高等医药院校新形态教材

供医学影像技术、临床医学、中医学及相关专业使用

医学影像诊断学

（第2版）

主　　编　陈青华　廖伟雄

副 主 编　蒋　蕾　王育新

编　　委（按姓氏汉语拼音排序）

陈青华　首都医科大学附属北京同仁医院

高天贶　山东医学高等专科学校

耿春叶　邢台医学高等专科学校

姜雨薇　首都医科大学附属北京同仁医院

蒋　蕾　南阳医学高等专科学校

廖伟雄　肇庆医学院

沈孝翠　江苏医药职业学院

孙小丽　首都医科大学附属北京世纪坛医院

王　琳　山东省泰安市中心医院

王育新　山东中医药高等专科学校

张晓丽　北京卫生职业学院

张艳辉　商丘医学高等专科学校

张艳霞　济南护理职业学院

赵威强　白城医学高等专科学校

朱旅聪　绍兴文理学院附属医院

科 学 出 版 社

北　京

内 容 简 介

本教材坚持为党育人、为国育才、培养德才兼备的高素质人才的宗旨，基于医学影像技术专业技师从业所必需的知识、能力和素质，遵循职业教育教学规律和人才成长规律，以必备和实用的原则编写本专业教育教材内容。第 1 章总论简要介绍了 X 线、CT 和 MRI 技术的基本原理和方法，并阐述了医学影像诊断原则和报告书写等内容；第 2～9 章分别介绍了全身各系统的影像学检查技术、正常影像学表现、异常影像学表现和常见疾病的影像诊断与鉴别诊断；第 10 章介绍了介入放射学概念、常用操作技术及临床应用。本教材章内设置了学习目标、读片窗、链接、医者仁心等特色栏目，利用"中科云教育"平台提供 PPT 课件、自制微课等数字资源，满足项目学习、案例学习、模块化学习等不同学习方式的要求，弘扬精益求精的专业精神、职业精神、工匠精神和劳模精神，使教材更加符合医学影像高素质技术技能人才的培养要求。

本教材可供医学影像技术、临床医学、中医学及相关专业使用。

图书在版编目（CIP）数据

医学影像诊断学 / 陈青华，廖伟雄主编 . —2 版 . —北京：科学出版社，2024.6

高等医药院校新形态教材

ISBN 978-7-03-077634-1

Ⅰ．①医… Ⅱ．①陈… ②廖… Ⅲ．①影像诊断－高等职业教育－教材 Ⅳ．① R445

中国国家版本馆 CIP 数据核字（2024）第 015937 号

责任编辑：王昊敏 / 责任校对：周思梦
责任印制：师艳茹 / 封面设计：涿州锦晖

科学出版社 出版
北京东黄城根北街16号
邮政编码：100717
http://www.sciencep.com

北京中科印刷有限公司印刷
科学出版社发行　各地新华书店经销
*

2017年1月第 一 版　开本：850×1168 1/16
2024年6月第 二 版　印张：25 3/4
2024年6月第十六次印刷　字数：780 000

定价：**109.80元**
（如有印装质量问题，我社负责调换）

前　言

党的二十大报告指出"人民健康是民族昌盛和国家强盛的重要标志。把保障人民健康放在优先发展的战略位置，完善人民健康促进政策。"贯彻落实党的二十大决策部署，积极推动健康事业发展，离不开人才队伍建设。"培养造就大批德才兼备的高素质人才，是国家和民族长远发展大计。" 教材是教学内容的重要载体，是教学的重要依据、培养人才的重要保障。本次教材修订旨在贯彻党的二十大报告精神，坚持为党育人、为国育才。

医学影像学是当今发展较快的学科之一。随着影像设备和技术的不断进步，医学影像学已从单一的 X 线成像发展成集 X 线、CT、MRI、超声、核素在内的综合成像体系；医学影像诊断也从早期单一的形态学诊断发展为集形态、功能和代谢并重的综合诊断，并且在疾病治疗前、后的评估中发挥了越来越重要的作用。医学影像诊断学在临床工作中具有重要价值。

编者在满足医学影像技术职业对知识、能力和素质的要求，参照放射技师执业资格考试标准，遵循必须、够用和实用的原则精心编写本教材内容。针对本专业课程特点，全书引入了大量病例插图，便于学生直观理解；同时，章内设置了学习目标、读片窗、链接、医者仁心等特色栏目，利用"中科云教育"平台提供 PPT 课件、自制微课等数字资源，满足项目学习、案例学习、模块化学习等不同学习方式的要求，弘扬精益求精的专业精神、职业精神、工匠精神和劳模精神，使教材更加符合医学影像高素质技术技能人才的培养要求。

本教材共 10 章。第 1 章总论简要介绍了 X 线、CT 和 MRI 技术的基本原理和方法，并阐述了医学影像诊断原则和报告书写等内容；第 2 ～ 9 章分别介绍了全身各系统的影像学检查技术、正常影像学表现、异常影像学表现和常见疾病的影像诊断与鉴别诊断；第 10 章介绍了介入放射学概念、常用操作技术及临床应用。本教材在内容上注重与其他专业课程之间的紧密联系，既强调影像解剖、疾病病理与临床概要等相关学科的知识关联与巩固，又注重影像判读能力及诊断思维锻炼，有利于培养学生在影像技术岗位工作中发现问题和解决问题的能力。

本教材编者均来自教学与临床经验丰富的一线影像学教师和医师。在整个编写过程中，科学出版社及编者所在单位给予了多方面的支持和建议，在此一并致谢。

限于编者经验和水平，本教材可能存在不足之处，敬请广大读者批评指正，以便及时修正。

陈青华　廖伟雄

2023 年 10 月

配 套 资 源

欢迎登录"中科云教育"平台，**免费**数字化课程等你来！

本系列教材配有图片、视频、音频、动画、题库、PPT 课件等数字化资源，持续更新，欢迎选用！

"中科云教育"平台数字化课程登录路径

电脑端

▶ 第一步：打开网址 http://www.coursegate.cn/short/S34W2.action

▶ 第二步：注册、登录

▶ 第三步：点击上方导航栏"课程"，在右侧搜索栏搜索对应课程，开始学习

手机端

▶ 第一步：打开微信"扫一扫"，扫描下方二维码

▶ 第二步：注册、登录

▶ 第三步：用微信扫描上方二维码，进入课程，开始学习

PPT 课件，请在数字化课程中各章节里下载！

目　录

1. 掌握　X 线、CT、MRI 技术的基本原理和图像特点；医学影像诊断的基本原则。
2. 熟悉　X 线、CT 和 MRI 的常用检查方法；不同影像成像技术的临床应用；影像报告的书写方法和要求。
3. 了解　医学影像学的发展简史；医学影像技术的新进展。

医学影像诊断学（medical imaging diagnostics）是应用医学成像技术获取的影像来显示人体内部组织器官的形态和生理功能状况，以及疾病所造成的病理改变，借以达到疾病诊断和评估的目的。随着医学影像技术的快速发展，医学影像诊断从早期单纯依赖形态学变化进行疾病诊断发展为目前集形态、功能和代谢变化于一体的综合诊断和评估体系，已成为疾病诊断的主要技术之一。

第 1 节　医学影像学发展简史

1895 年，德国物理学家 W.C. 伦琴（W.C. Roentgen）在研究阴极射线实验时，偶然发现了一种能穿透物体并能使荧光物质发光、胶片感光的射线，因当时不知其性质，故命名为 X 射线。伦琴为其夫人拍摄了世界上第一张手部的 X 线片，从此，人类无须解剖就可以在活体中观察体内结构。该发现创造了一门新的医学学科——放射学，1901 年伦琴也成为首位诺贝尔物理学奖获得者。

1942 年，奥地利科学家 Dussik 率先使用 A 型超声探测颅骨，从而拉开了超声诊断的序幕。1965 年，Lallagen 首先使用多普勒法探测胎儿心脏及某些血管疾病。1972 年，荷兰科学家 Bom 成功研制电子线性扫描 B 型成像仪，从此进入了超声图像诊断的新阶段。20 世纪 80 年代以来，超声诊断技术发展迅猛，图像质量日益提高。近年来，超声医学成像新技术层出不穷，如造影成像、弹性成像等技术都在临床上得到了应用，取得了很好的效果。

1946 年，美国的 Bloch 和 Purcell 发现了磁共振现象。1971 年，Damadian 教授认为磁共振信号可用来探测人类疾病。1978 年和 1980 年，头部和全身磁共振机相继面世。磁共振成像（magnetic resonance imaging，MRI）是利用人体自身质子在强磁场环境下共振的特性而成像，MRI 不仅可获得高对比及任意三维空间方位的人体解剖学图像，还可以了解器官的功能，以及探测组织细胞的分子结构和分子构成，而后者现称为分子影像探针技术。磁共振机的发明者 Lauterbur 和 Mansfield 荣获 2003 年诺贝尔生理学或医学奖。

1971 年，英国科学家 Houndsfield 制造了第一台计算机体层成像（computed tomography，CT）设备，并将其应用于临床。CT 不仅可获取人体的横断面解剖图像，还可测量人体不同组织的密度值，明显扩大了医学影像诊断的应用领域，提高了病变的检出率和诊断的准确率，促进了医学影像学的发展。Houndsfield 因此获得 1979 年的诺贝尔生理学或医学奖。

20 世纪 80 年代，人们成功制作了具有光电转换特性的非晶硒成像板，不以 X 线胶片为成像载体的数字 X 射线摄影（digital radiography，DR）技术随之诞生。DR 的出现不仅使图像质量有了大幅度提高，同时使 X 线辐射剂量降低，更重要的意义在于使医学影像学全面进入数字化时代。医学图像数字化不仅推动了影像存储与传输系统（picture archiving and communication system，PACS）的发展，也推动了信息放射学（information radiology，info-RAD）和远程放射学（teleradiology）等新兴学科的成立，这标志着医学影像学已经率先进入数字化时代和互联网时代。

各种医学影像学成像技术的出现使疾病的物理诊断产生了根本性变革，它们之间的相辅相成不仅提高了诊断的准确度、敏感度和特异度，同时使传统的形态学诊断与功能学诊断并进，宏观诊断与微观诊断并进的局面出现，从而形成了现代医学影像学。这些医学成像技术在临床疾病诊断中发挥着不可替代的作用。

自20世纪70年代介入放射学的兴起，传统的血管造影技术不再仅用于诊断，更重要的是借助其精确的导向作用已经可以对许多疾病进行微创治疗。今天介入放射学的诊断及治疗范围已涉及临床各个科室，是除内科治疗学、外科治疗学之外的第三大治疗学，成为人类疾病微创性诊断和治疗的重要手段。

我国医学影像学的发展和普及主要是在新中国成立之后，各类型的X线机相继面世，极大地推动了我国医学影像学事业的发展。自改革开放以来，我国引进并自行研发了大量先进的医学影像学设备，配备于我国不同级别的医疗机构，促进了与世界发达国家同步发展。特别是近年来，我国自主研发的高端DR、超声检查（USG）、CT及MRI等设备相继面世，打破了国外技术垄断，推动了我国医学影像学的快速发展。

🔗 链接 　中国 CT/MRI 设备发展史

（一）中国 CT 设备发展史

1994年，东北大学成功研制出第一台国产CT机；此后，国产CT技术不断创新突破，2004～2009年，我国先后推出自主知识产权的双层螺旋CT、16层螺旋CT；2012年，我国自主研发的第一台64层螺旋CT问世，标志着我国迈入高端CT生产领域；2018年起我国先后推出320排640层CT、256层宽体能谱CT。国产CT设备厂商勇于创新，依托先进技术，以振兴民族医疗设备的研发制造精神，推动了中国医疗科技创新与发展，赢得了临床的认可与好评。

（二）中国 MRI 设备发展史

1987年，中国首台永磁型MRI诞生；1992年，中国首台超导MRI系统研发成功；2007～2016年，我国先后推出自主研发的1.5T超导MRI、3.0T超导MRI、正电子发射体层成像MR（PET-MR）、5.0T超导MRI。当前，中国MRI企业已完全掌握MRI系统的相关核心技术和制造工艺，突破了一直受制于国外企业的技术垄断。

第2节　医学影像成像技术

一、X线成像和临床应用

X线成像技术应用于临床疾病诊断已有一百多年的历史，至今仍然是医学影像学检查的重要组成部分，它具有的重要作用并未完全被其他现代成像技术所取代。

（一）X线成像原理和X线设备

1. X线的特性　X线是一种电磁波，是在真空管内高速运行的电子束撞击钨（或钼）靶时产生的。

X线具有以下与X线成像相关的特性：

（1）穿透性　X线具有很强的穿透力，能穿透可见光不能穿透的物体，在穿透过程中有一定程度的吸收即衰减。X线的穿透力与X线管电压相关，管电压越高，所产生的X线穿透力越强；反之，X线穿透力越弱。穿透性是X线成像的基础。

（2）荧光效应 X线能激发荧光物质（如硫化锌镉及钨酸钙）产生可见光。荧光效应是透视检查的基础。

（3）感光效应 X线可引起感光材料感光，如使感光胶片乳剂中的溴化银放出银离子形成潜影，经显影、定影药液处理后，即可获得具有不同灰度的X线照片。感光效应是X线胶片成像的基础。

（4）生物效应 X线能使组织细胞和体液中的原子分离，产生生物学方面的改变，亦称电离效应。生物效应是放射治疗的基础，也是在X线检查时要注意X线防护的原因。

2. X线成像的基本原理 X线能使人体组织结构在荧屏上或胶片上形成影像，一方面是基于X线的穿透性、荧光效应和感光效应；另一方面是基于人体组织结构之间有密度和厚度的差别。

人体组织结构依密度不同大致可分为三类：①高密度的有骨和钙化灶等。②中等密度的有软骨、肌肉、神经、实质器官及体液等。③低密度的有脂肪组织及含有气体的肺组织、胃肠道、鼻窦和乳突气房等。

在人体X线摄影时，高密度组织如骨对X线吸收多，X线片感光少，呈白影；低密度组织如含气的肺，与之相反，呈黑影；中等密度组织如实质器官，则介于前两者之间，呈灰影（图1-2-1）。此外，透过组织结构的X线量的多少也与其厚度有关，厚度越大，则透过的X线就越少。因此，X线片上影像的黑白程度除与组织结构的密度有关外，也受其厚度影响。当X线透过人体不同组织结构时，由于密度和厚度的差别，X线被吸收的程度不同，所以到达荧屏或胶片上的X线量即有差异。这种因为各组织在荧屏或X线片上的感光度不同，就形成了明暗或黑白对比不同的影像（图1-2-2）。这就是应用X线检查进行人体疾病诊断的基本原理。

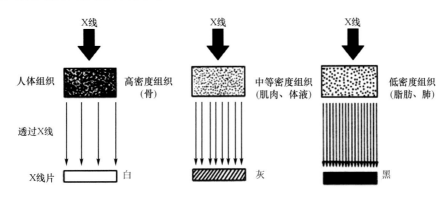

图1-2-1 不同组织密度与X线成像的关系

3. X线设备 传统X线设备包括通用型X线机、胃肠X线机、心血管造影X线机、床旁X线机、乳腺X线机和牙科X线机等，它们性能各异，分别有不同的用途。X线机主要由X线管、变压器、操作台及检查床、支架等辅助装置等部件构成。现在应用的X线设备包括传统X线设备和数字X射线设备，应用传统X线设备进行摄影时，是以胶片为载体，对透过人体的X线信息进行采集、显示和存储。现在的X线设备逐渐实现了计算机化、数字化和自动化。

（1）数字X射线设备 主要包括计算机X射线摄影（CR）、数字X射线摄影（DR）及数字减影血管造影（digital subtraction angiography，DSA）。应用CR或DR进行摄影时，将透过人体的X线信息进行像素化和数字化，再经计算机进行各种处理，最后转换为模拟X线图像。不同的是CR以影像板（imaging plate，IP）代替胶

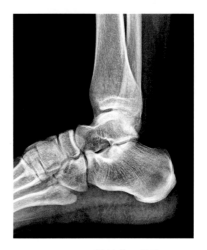

图1-2-2 踝关节X线片

显示骨、肌肉与脂肪的密度差异

片，作为透过人体X线信息的载体，而DR则用平板探测器（flat panel detector，FPD）。数字化X线成像的优点：①摄影条件的宽容度大，可明显降低X线辐射剂量。②提高了图像质量，可更加清晰地显示不同密度的组织结构（图1-2-3）。③具有测量、边缘锐化和减影等多种图像处理功能。④图像的数字化信息既可存储在光盘、硬盘中，还可通过影像存储与传输系统进行传输。CR的不足之处在于成像速度慢，图像质量也有待提高，是DR检查的过渡产品；与CR相比，DR成像速度快、图像质量高、辐射剂量低，已经成为主要X线摄影检查方法。

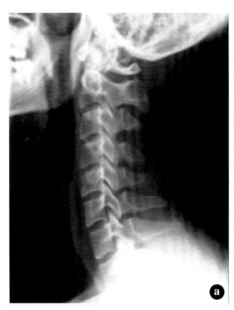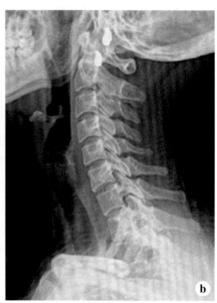

图1-2-3 X线胶片成像与数字成像比较

a.颈椎X线胶片成像；b.颈椎DR成像显示图像质量更清晰，组织结构层次更丰富

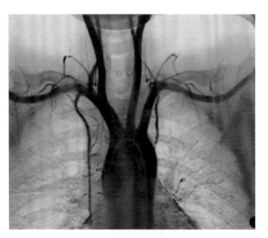

图1-2-4 DSA图像

消除胸部骨和软组织密度影，仅显示血管

（2）数字减影血管造影（DSA）设备　是一种特殊的专用于心血管造影和介入治疗的数字化X线设备。以往应用传统心血管造影设备进行血管造影检查时，血管影与邻近骨和软组织密度影相重叠，影响了血管的显示。DSA检查则可避免这种影像重叠。数字减影方法是应用计算机对血管内含与不含对比剂图像的数字矩阵进行相减处理，这样便可消除骨和软组织影像，仅留有清晰的血管影像（图1-2-4）。目前，DSA检查仍然是诊断心血管疾病的金标准，也是血管内介入治疗不可缺少的成像手段。

（二）X线检查技术

1. 普通检查

（1）透视　是利用透过人体被检查部位的X线在荧光屏上形成影像的检查方法。目前多采用平板探测器和影像增强电视系统代替荧光屏。透视下可转动患者体位，从不同方位进行观察；可了解器官的动态变化，如心和大血管的搏动、膈的运动及肠胃蠕动等；操作方便；费用低。透视主要用于胃肠道钡剂造影检查、介入治疗和骨折复位等。

（2）X线摄影　常简称为拍片，其影像对比度及清晰度均较好，广泛用于检查人体各个部位。X线摄影时，常需行两个方位摄影，如正位和侧位。目的是更好地发现病变，显示病变的特征和空间位置。

2. 特殊检查

（1）软X线摄影 是应用钼靶或铑靶X线管的摄影技术，专门用于乳腺检查。

（2）体层摄影 普通X线片上，一部分影像因与其前、后影像重叠而不能显示。体层摄影是指利用特殊装置获得某一选定层面上结构的影像，而选定层面以外的结构则在投影过程中被模糊掉，但影像分辨率低。目前主要用于口腔科检查，其他部位体层摄影已被CT检查替代。

3. 造影检查 是将造影剂（以下称对比剂）引入缺乏自然对比影像的器官内或其周围间隙，使之产生人工密度差，形成黑白对比影像，以显示器官形态结构和功能的方法。造影检查的应用，显著扩大了X线检查范围。

对比剂按其密度高低分为两类。高密度（阳性）对比剂有钡剂和碘剂；低密度（阴性）对比剂为气体，现临床上已较少使用。

钡剂为医用硫酸钡粉末，加水配成钡混悬液，主要用于消化道造影（图1-2-5）；用气钡双重造影，可提高诊断正确率。

有机碘对比剂分为两类：①离子型（如泛影葡胺），具有高渗性，易出现毒副作用，已趋于淘汰；②非离子型（如碘普罗胺），具有相对低渗性、低黏度和低毒性特点，减少了毒副作用的出现，临床应用广泛；主要用于心血管和尿路等造影检查。

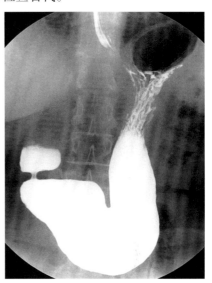

图1-2-5 胃肠钡餐造影
口服对比剂显示胃肠形态

（三）X线图像特点和临床应用

1. X线图像特点

（1）X线图像是黑白灰阶图像。图像的黑白灰度反映了物质的密度高低和受检部位的厚度。

（2）X线图像是立体结构的平面投影，有结构重叠。X线图像是X线束穿透某一部位的不同密度和厚度组织结构后的投影总和，是该穿透路径上各个结构影像相互叠加在一起的影像。例如，正位X线投影中，既有前部，又有中部和后部的组织结构。

（3）X线呈锥形投射，X线影像有一定的放大。X线束从X线管向人体作锥形投射，X线影像有一定程度的放大和使被照体原来的形状失真；被照体距探测器越远，放大率和失真度越大（图1-2-6）。因此，X线摄影检查时，要求被照体尽量接近探测器。

2. X线临床应用 近年来一些先进影像技术（如CT和MRI等）显示了很大的优越性，但它们并不能取代X线检查。肺部、胃肠道、骨关节及心血管等部位仍主要使用X线检查。X线检查具有整体成像、成像清晰、经济和简便等特点，仍然是影像诊断中使用最广泛和最基本的检查方法。

3. X线防护 X线照射人体将产生一定的生物效应。若接触的X线量超过容许辐射剂量，就可能产生放射反应甚至放射损害。要严格掌握X线检查的适应证，避免不必要的照射，尤其是孕妇和小儿，早孕者应属禁忌。但是，如X线量在允许范围内，则少有影响。因此，也不应对X线检查产生过度疑虑或恐惧，而应重视防护。X线检查时应遵循辐射防护基本原则：①屏蔽防护，用高密度物质作为屏蔽物，遮挡敏感部位和器官，如含铅的防护服、眼罩、颈套和三角裤等。②距离防护，利用X线量与距离成反比的原理，适当扩大检查室的空间，减

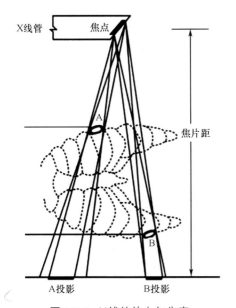

图1-2-6 X线的放大与失真
X线管焦点具有一定的面积，所投射的X线束使X线图像放大并产生半影，病灶A距离探测器较病灶B远，病灶A投影的放大率与失真度较病灶B大

少散射线的辐射。③时间防护，每次检查的照射次数不宜过多，并尽量避免重复检查。

二、CT成像和临床应用

（一）CT成像原理与CT设备

1. CT成像的基本原理　CT是利用X线束从多个方向对人体某部位一定厚度的层面进行扫描，由探测器接收透过该层面的X线，将其转变为可见光后，由光电转换器转变为电信号，再经模数转换器转为数字信号，输入计算机处理中进行并重建图像。图像处理时将选定层面分成若干个体积相同的长方体，称为体素。扫描所得信息经过计算而获得每个体素的X线衰减系数或吸收系数，再排列成数字矩阵。经数模转换器把数字矩阵中的每个数字转换为由黑到白的等灰度小方块，即像素，并按矩阵排列，构成CT图像（图1-2-7）。CT图像常为人体某一部位多个连续的轴面断层图像。

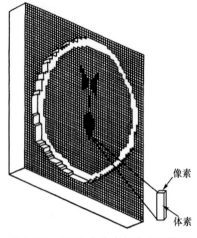

图1-2-7　CT图像体素与像素示意图

像素

体素

2. CT设备　CT主要由以下三部分组成。①扫描系统：包括X线发生装置、准直器、探测器、扫描机架和检查床等，用于不同部位和层厚的扫描。②计算机系统：负责整个CT装置的运行，进行CT图像重建和后处理，以及CT设备故障的检测。③图像显示和存储系统：包括显示器、激光打印机和光盘刻录机等，可进行图像显示、照片摄制和图像资料存储。

CT设备发展迅速，由单层采集CT发展到多层螺旋CT（multislice spiral CT，MSCT）。MSCT采用了滑环技术，X线管和探测器可单方向连续旋转，床和人体匀速前进或后退，连续产生X线，连续取样，围绕人体的一段体积螺旋式地采集数据，故也称容积CT（volume CT）。此外，MSCT在扫描速度和层厚方面也有了很大改进，单周360°的扫描速度已达0.27～0.40s，层厚可小至0.500～0.625mm。如此，不但显著提高了成像的时间分辨力，有利于活动器官如心脏的成像；而且进一步提高了图像的空间分辨力，提高了图像质量。目前，多层螺旋CT已成为主流机型，包括4层、16层、64层、256层和320层螺旋CT。MSCT的最新机型还有双源CT和能谱CT。

（二）CT检查技术

1. CT检查方法

（1）平扫　又称普通扫描，是指未用血管内对比剂的CT扫描。CT检查一般都是先行平扫。一些病变，如急性脑出血、支气管扩张、肝囊肿和肾结石等，平扫即能诊断；但更多见的是平扫虽显示病变，但难以明确诊断。

（2）增强扫描　是经静脉注入水溶性有机碘对比剂后再行扫描的方法，较常应用。血管内注入碘对比剂后，器官与病变内碘的浓度可产生差别，形成密度差，使病变显影更为清楚；还可观察某些器官或病变中对比剂分布与排泄的特点，以利于疾病的定性诊断。平扫显示病变而未能明确诊断或可疑异常时，均应行增强检查。增强检查时，正常组织结构及病变内可因其内含有碘对比剂而密度增高，称为强化。通过病变有无强化、强化的程度和方式等，常有助于定性诊断。

根据对比剂注入后的扫描延迟时间和扫描次数，分为以下几种增强检查方法：①普通增强检查，常用于头颈部疾病的诊断。②多期增强检查，能够动态观察病变强化程度随时间所发生的变化，有利于定性诊断（图1-2-8），主要用于腹、盆部疾病的诊断。③CT血管成像（CT angiography，CTA），用于血管病变的诊断，如肺动脉栓塞、动脉瘤和主动脉夹层等。

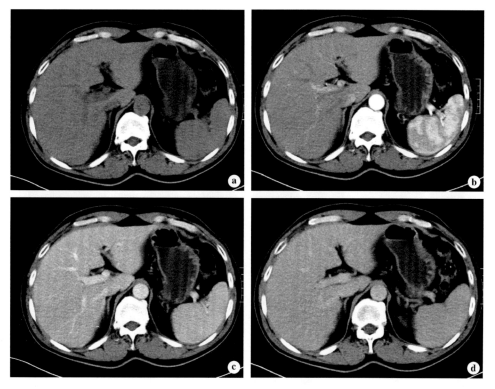

图 1-2-8 肝脏 CT 动态增强
a. 平扫；b. 动脉期；c. 门脉期；d. 平衡期

（3）高分辨率 CT（high resolution CT，HRCT） 是通过薄层扫描、大矩阵、骨算法重建图像，获得良好空间分辨力 CT 图像的扫描技术。常用于骨、内耳、肾上腺或肺等细微结构及微小病变的观察。

2. CT 图像后处理技术 螺旋 CT 扫描层厚较薄并获得连续横断层面容积数据，应用计算机软件，能够进行多种图像后处理，获得新的显示方式，以供观察和分析。

（1）二维显示技术 ①薄层面重组：可以提高图像的空间分辨力，有助于微小病灶的显示。②多平面重组（multiplanar reformation，MPR）：包括冠状、矢状及任何方位的图像重组，有利于确定病变位置及毗邻关系（图 1-2-9a）。③曲面重组（curved planar reformation，CPR）：能够整体显示走行弯曲的结构，如冠状动脉。

（2）三维显示技术 ①最大密度投影（maximum intensity projection，MIP）：可于不同方位上整体观察高密度结构，如增强后的血管显示（图 1-2-9b）。②最小密度投影（minimum intensity projection，MinIP）：可于不同方位上整体观察低密度结构，如支气管树（图 1-2-9c）。③表面遮盖显示（surface shaded display，SSD）和容积再现（volume rendering，VR）：两者均能三维显示复杂结构的全貌，立体感强（图 1-2-9d）。其中，VR 技术还可进行透明化和伪彩处理，形象逼真。主要用于立体显示心血管和骨骼系统以及与毗邻结构的关系。

（3）其他后处理技术 包括 CT 仿真内镜（CT virtual endoscopy，CTVE）、各种结构分析技术、肺结节分析技术、骨密度分析技术、心功能分析技术和冠状动脉分析技术等。

（三）CT 图像特点和临床应用

1. CT 图像特点

（1）CT 图像为层面图像 CT 图像是人体断面图像，解剖结构清晰，无影像重叠，明显提高了病变的检出率。但是，为了显示器官和组织结构的全貌，需要多个连续断面图像。

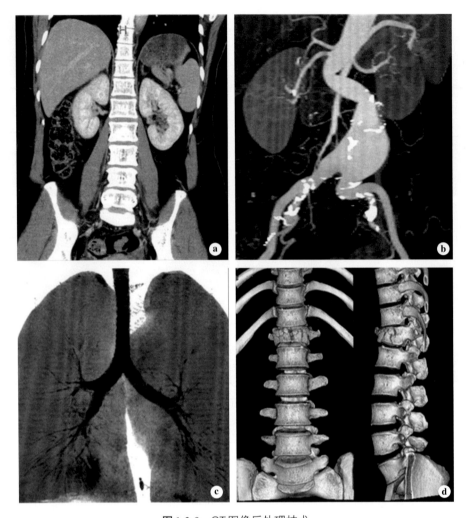

图1-2-9　CT图像后处理技术

a.腹部MPR冠状面重组；b.腹部血管最大密度投影；c.支气管最小密度投影；d.脊柱容积再现

（2）可行密度量化分析　CT图像以不同灰度反映器官和组织对X线的吸收程度。与X线图像一样，密度高的组织为白影，密度低的组织为黑影。CT测量组织密度的量化指标是CT值，可以更精确地反映组织密度高低，CT值单位为亨氏单位（Hounsfield unit，Hu）。人体中密度不同的各种组织的CT值在−1000～+1000Hu的2000分度之间（表1-2-1）。最低密度气体的CT值为−1000Hu，脂肪的CT值为−90～−70Hu，水的CT值为0Hu，人体软组织的CT值为25～60Hu（图1-2-10），人体中密度最高的骨皮质CT值为+1000Hu。

表1-2-1　人体部分组织器官的CT值参考范围

组织类型	CT值范围（Hu）	组织类型	CT值范围（Hu）
脑白质	25～35	血液	45～75
脑灰质	30～40	凝固血	35～55
脑脊液	0～10	胰	30～50
肌肉	45～55	肾	25～40
脂肪	−90～−70	脾	40～50
甲状腺	60～90	肝	50～70

（3）通过调整CT窗口技术显示人体不同组织结构　由于CT的密度分辨力高，人体组织的CT值有数千个，而一般人眼只能区分16个灰阶，CT值的数量大大地超出了人眼识别灰阶的能力。为了使图像上感兴趣区的组织结构达到最佳的观察效果，需根据其CT值范围，选用不同的窗口设置，其中包括窗位和窗宽。提高窗位，荧光屏上所显示的图像变黑；降低窗位则图像变白。增大窗宽，图像上的组织层次增多，组织间对比度下降；缩小窗宽，图像上的组织层次减少，组织间对比度增加。例如，在胸部CT图像上，肺窗（窗位-700Hu、窗宽1500Hu）显示肺组织及其病变最佳，而纵隔窗（窗位35Hu、窗宽300Hu）显示纵隔及其病变最佳（图1-2-11）。

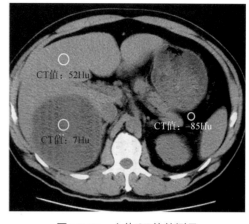

图1-2-10　人体CT值的测量

肝实质CT值为52Hu，脂肪CT值为-85Hu，肝囊肿CT值为7Hu

（4）CT图像可以进行后处理　螺旋CT能够运用计算机软件对成像数据进行多种后处理，可作任意平面的二维图像重组、三维立体图像重组及其他多种分析技术，可以从不同角度多方位观察，有利于直观地显示正常结构及病变的形态及毗邻关系。

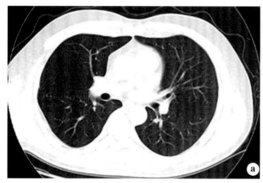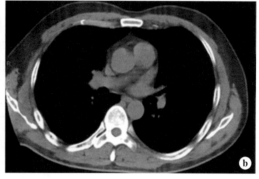

图1-2-11　CT窗技术

a.肺窗：窗位-700Hu、窗宽1500Hu；b.纵隔窗：窗位35Hu、窗宽300Hu

（5）受到部分容积效应影响　当CT图像中同一体素内含有两种密度不同组织时，则该像素所显示的密度或测得的CT值并非代表其中任何一种组织，此即部分容积效应；部分容积效应影响了小病灶的观察。采用更薄的扫描层厚或重建层厚，可克服部分容积效应的影响。

2. CT临床应用

（1）CT能无重叠地显示人体断面解剖结构。CT检查获取的图像是人体组织器官真正的横断面或冠状面的图像，这些图像既避免了不同组织器官病变影像的相互重叠，又能提供受检组织器官和病灶等的解剖细节；并可通过特殊的软件功能，对CT图像进行多方位重组，从而更好地对病变或组织器官的形态、大小、部位及邻近关系等作出准确和立体的判断，为临床诊断提供更有价值的依据。

（2）CT图像的密度分辨力高。CT和普通X线检查最大的不同是CT可把组织间的微小X线吸收差异以不同的灰阶表现在图像上。CT所摄取的是一个极薄层的人体横断面，将其显示在二维空间的画面上，不含有其他组织结构的重叠干扰。因此，CT图像具有较高的组织密度分辨力。

（3）CT为非侵袭性检查。与普通X线检查、同位素和超声波检查一样，均无须损伤身体即可完成检查，故称为无损伤性诊断方法，而且在CT检查全过程中患者所接受的照射均在安全允许范围内。

（4）CT具有很高的诊断价值。CT对脑部疾病的诊断价值已无可置疑，对颈部、纵隔、肺、大血管、脊柱、腹膜后、肝、脾、肾、胰、胆囊、肾上腺、子宫、卵巢和膀胱等软组织病变的发现，病变位置及其侵犯程度的确认等都有特殊价值。CT不但对诊断有帮助，对疾病治疗效果的追踪也有很大的参考价值。

三、磁共振成像和临床应用

磁共振成像（MRI）是利用强外磁场内人体中的氢质子（^{1}H）在特定射频（radio frequency，RF）脉冲作用下发生磁共振现象所产生的信号，经图像重建的一种成像技术。

（一）MRI原理和MRI设备

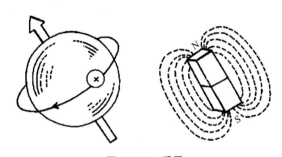

图1-2-12　质子
质子带正电荷，并做自旋运动，运动的电荷产生电流，电流产生磁场，质子为小磁体

1. MRI的基本原理

（1）物质基础　人体内广泛存在氢原子核，氢核内的质子（^{1}H）带正电荷，并因自旋运动而产生磁矩，^{1}H犹如一个小磁体（图1-2-12）。通常体内无数的小磁体呈随机无序排列，磁力相互抵消。

（2）纵向磁化与质子进动　当把人体放入一个强外加磁场中，氢质子将沿外加磁场方向排列，产生纵向磁化（图1-2-13）。同时，这些质子的自旋轴围绕着外加磁场的磁力线做快速锥形旋转运动，称为进动，每秒旋转的次数为进动频率。

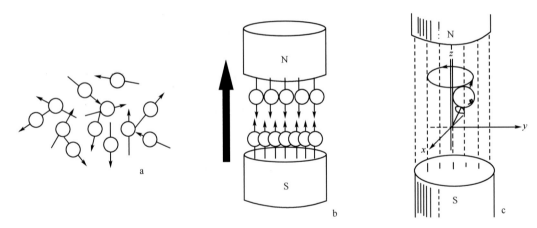

图1-2-13　进入主磁体前后人体组织中氢质子的核磁状态变化
a.进入主磁体前氢质子杂乱无章地排列；b.进入主磁体后，质子的磁场方向与主磁场方向平行排列，平行同向者略多于反向者，互相抵消后产生一个与主磁场方向一致的宏观磁化矢量；c.质子除自旋运动外，还做快速锥形的旋转运动，即进动

（3）纵向磁化减少与横向磁化出现　向人体发射与质子进动频率相同的RF脉冲而产生磁共振现象，一些质子吸收能量，发生相位变化及跃迁到高能状态，使纵向磁化减少和出现横向磁化（图1-2-14）。

（4）弛豫与弛豫时间　当RF脉冲停止后，处于高能状态的质子相位及能级恢复到原来的状态称为弛豫。弛豫有两种：纵向磁化恢复的过程为纵向弛豫，纵向磁化由零恢复到原来数值的63%所需的时间为纵向弛豫时间，简称T_1。横向磁化消失的过程为横向弛豫，横向磁化由最大减少到最大值的37%所需的时间为横向弛豫时间，简称T_2。人体不同器官的正常组织和病理组织的T_1和T_2是相对固定的，但有一定差别，这种组织弛豫时间的差别是MRI的基础。

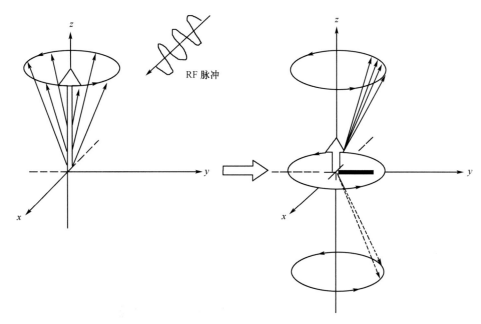

图1-2-14 纵向磁化减少与横向磁化

发射RF脉冲，一些质子吸收RF脉冲能量而跃迁到高能状态，从而纵向磁化减少；同时导致质子同步同速运动，即同相位，
其磁力叠加起来而出现横向磁化

（5）MRI信号的产生 在弛豫的过程中，高能状态的质子将能量释放并产生MRI信号，这个信号由一个绕在人体四周的接收线圈探测，通过计算机处理，形成MRI图像。

2. MRI设备 通常由主磁体、梯度系统、射频系统、计算机系统及其他辅助设备等五部分构成。

（1）主磁体 作用是产生一个均匀的静磁场，使处于该磁场中的人体内氢原子核被磁化。MRI设备的主要指标是静磁场的强度，即场强，单位为特斯拉（tesla，T）。目前临床应用的MRI设备有超导型和永磁型两种机型。①高场强1.5T和3.0T超导型MRI机：场强稳定，图像质量好，功能齐全，能够进行功能磁共振成像（functional magnetic resonance imaging，fMRI）检查。②低场强0.20～0.35T永磁型MRI机：图像质量尚佳，但成像脉冲序列受限，难以获得较佳的fMRI图像。

（2）梯度系统 主要由x、y、z三组梯度正交线圈组成，作用是产生梯度磁场，动态地叠加在静磁场上，使受检体在不同位置的磁场值有线性的梯度差异，实现成像体素的选层和空间位置编码的功能，即为人体MRI信号提供空间定位三维编码的条件。此外，在梯度回波和一些快速成像序列中，梯度磁场的翻转还起着RF激发后自旋系统的相位重聚，产生梯度回波信号的作用。

（3）射频系统 主要包括射频发生器、发射线圈和接收线圈。发射线圈发射RF脉冲激发人体内的质子发生共振；接收线圈接收人体内发出的MRI信号。MRI设备有多种射频线圈类型，包括全容积线圈（头线圈、体线圈）、表面线圈、腔内线圈和相控阵线圈等，适用于不同部位和组织器官的检查需要。

（4）计算机系统 主要包括模数转换器、阵列处理器及计算机等，控制磁共振的RF脉冲激发、信号采集、数据运算和图像显示等功能。

（5）其他辅助设备 如检查床及定位系统、液氦及水冷系统和磁屏蔽体等。

（二）MRI检查技术

MRI检查技术种类繁多，包括各种MRI检查序列、对比增强磁共振血管成像、磁共振血管成像、磁共振电影成像、磁共振水成像、功能磁共振成像和磁共振波谱成像等，它们各具特点和应用目的。

1. MRI检查序列 是指应用特定的RF脉冲组合、采集时间和编码方式等所进行的MRI检查技

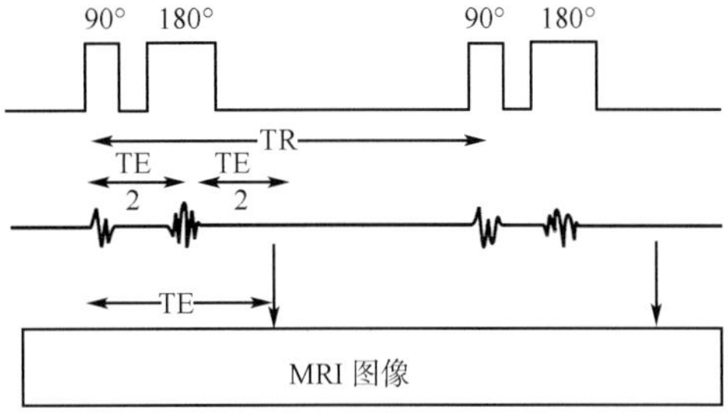

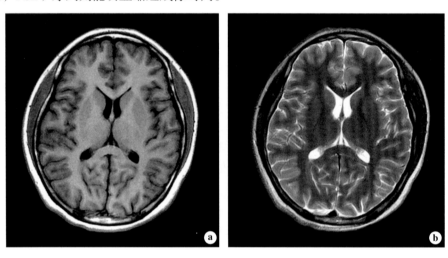

图1-2-15 自旋回波脉冲序列

TR. 重复时间；TE. 回波时间

术。当这些参数不同时，就组成了不同的MRI检查序列，获得了不同性质的MRI图像，用于不同的检查目的。

（1）自旋回波（spin echo，SE）序列 是MRI经典成像序列，采用90°和180° RF脉冲组合（图1-2-15）。根据发射RF脉冲类型、间隔时间和信号采集时间不同，所获得的图像代表T_1值或T_2值的权重亦不同。其中，相同RF脉冲的间隔时间称为重复时间（repetition time，TR），自发射RF脉冲至信号采集的时间称为回波时间（echo time，TE）。若使用短TR、短TE，则所获得的图像主要反映T_1值，代表组织间T_1值的差异，称为T$_1$加权像（T$_1$ weighted imaging，T$_1$WI）；如使用长TR、长TE，则图像主要反映T_2值，代表组织间T_2值的差异，称为T$_2$加权像（T$_2$ weighted imaging，T$_2$WI，图1-2-16）。快速自旋回波（fast SE，FSE）序列则能明显缩短成像时间。

图1-2-16 磁共振多参数成像

a.T$_1$加权像；b.T$_2$加权像

（2）反转恢复（inversion recovery，IR）序列 亦是临床上常用的序列。采用180°、90°和180°脉冲组合，并在第一个180°反转脉冲之后，经一定时间即反转时间（inversion time，TI）再施加90°脉冲。依TI长短，分为短TI反转恢复（short TI inversion recovery，STIR）序列、长TI反转恢复序列即液体抑制反转恢复（fluid attenuated inversion recovery，FLAIR）序列。STIR序列可抑制具有短TI值组织的信号，如脂肪；FLAIR序列可抑制T$_2$WI上自由水的信号强度，使邻近的病灶呈T$_2$WI高信号，如使脑室周围和脑沟旁的小病灶显示更为清楚。

（3）梯度回波（gradient echo，GRE）序列 可提高MRI的成像速度，在临床上常用。在GRE序列中，激励脉冲小于90°并施加梯度磁场代替180°脉冲，从而明显缩短了成像时间。快速梯度回波序列则能进一步提高成像速度。主要用于MRI动态增强检查及心脏、血管成像。

（4）平面回波成像（echo planar imaging，EPI） 为目前MRI中成像速度最快的技术，是在一个TR内利用一次RF脉冲激发，采集多个梯度回波。EPI几乎能与所有常规成像序列进行组合，如与SE序列组合，即在90°和180°脉冲之后进行平面回波数据采集。因此，明显缩短了成像时间，并可获得较高质量的图像。EPI适用于心脏快速成像、腹部快速成像、脑功能成像和介入MRI的实时监控。

（5）特殊检查序列 ①频率饱和脂肪抑制技术（frequency saturation fat suppression technology）：是先施加与脂肪中质子进动频率相同的RF脉冲及扰相梯度脉冲，使其磁化量为零，其后再行SE等序列检查，此时脂肪质子不产生MRI信号，即受到抑制。应用该检查技术能够明确病变内有无脂肪组织，有利于含脂肪病变的诊断。与前述STIR序列不同，该脂肪抑制技术对于确定脂肪组织是特异性的，而STIR序列则是非特异性的。②GRE序列同、反相位T_1WI：是利用脂质中质子和水中质子的进动分别处于同相位和反相位时成像，同相位成像时采集的MRI信号为两者信号之和，反相位时则为两者信号之差。因此，同一体素内若含丰富的脂质和水，则与同相位相比，反相位上的信号强度有明显下降。同、反相位成像在临床上主要用于检查脂肪肝和鉴别肾上腺瘤与非腺瘤。③水抑制T_2WI：能够抑制自由水信号，脑灰、白质信号对比同普通T_2WI图像，有利于脑室、脑沟旁长T_2高信号病灶的检出。④磁敏感加权成像（susceptibility weighted imaging，SWI）：为一种反映组织间磁敏感性差异的特殊成像技术，能够清晰显示小静脉、微出血和病灶内铁沉积（图1-2-17a）。

2. 对比增强磁共振血管成像 是经静脉注入顺磁性或超顺磁性对比剂后，再行T_1WI或T_2WI检查的方法。目前，普遍采用的对比剂是二乙烯五胺乙酸钆（gadolinium diethylene triamine penta-acetic acid，Gd-DTPA），为顺磁性对比剂，主要作用是缩短T_1值，可使T_1WI图像上组织与病变的信号强度发生不同程度增高，称为强化，从而改变其间的信号对比，有利于病变的检出和诊断。其他对比剂：①超顺磁性氧化铁（superparamagnetic iron oxide，SPIO）：为超顺磁性对比剂，主要作用是缩短T_2值，使T_2WI图像上信号减低，是网状内皮系统库普弗（Kupffer）细胞特异性对比剂。②钆塞酸二钠（Gd-EOB-DTPA）：为顺磁性对比剂，主要作用是缩短T_1值，是一种新型肝细胞特异性对比剂。

3. 磁共振血管成像（MR angiography，MRA） 主要用于血管性疾病的诊断（图1-2-17b），分以下两种方法。①普通MRA：检查无须注入对比剂，但对于小血管显示欠佳。②增强MRA：需经静脉注入Gd-DTPA，对于血管细节尤其小血管的显示效果要优于普通MRA。

4. 磁共振水成像 利用重T_2WI序列检查，不用任何对比剂，就能够整体显示含有液体的器官和间隙（图1-2-17c）。常用于MR胆胰管成像（MR cholangiopancreatography，MRCP）、MR尿路成像（MR urography，MRU）和MR脊髓成像（MR myelography，MRM）等。

5. 功能磁共振成像 是以组织结构的生理功能及其异常改变为成像信息，并以图像形式反映出来的成像技术。广义的功能磁共振成像（fMRI）是指除磁共振解剖成像外能够提供功能性信息的MRI技术，包括弥散加权成像（diffusion weighted imaging，DWI）、动态磁敏感对比（dynamic susceptibility contrast，DSC）、动态对比增强（DCE）、磁共振波谱成像、血氧水平依赖（BOLD）等。fMRI一般特指脑功能成像，即以BOLD为基础的脑功能MRI，脑血氧水平的变化是局部脑血流量变化导致的，而局部脑血流量的变化又和局部脑功能活动密不可分，因此通过探测MRI信号变化可以反映脑功能活动区。根据是否需要刺激及扫描流程，fMRI一般可以分为两大类：静息态和任务态。静息态（resting state）fMRI就是指人类在清醒、闭眼、放松状态下采用BOLD序列反映重复扫描获得所需要的数据，没有外界刺激的施加（干扰）。任务态又称实时（real-time）fMRI，是在扫描中给予实验所需要的刺激（任务）时持续进行脑功能扫描。

（1）弥散加权成像（DWI）和弥散张量成像（diffusion tensor imaging，DTI）检查 DWI是用特定的脉冲序列反映组织内水分子扩散运动状态，不同类型病变对水分子扩散产生不同的影响，这种功能改变早于病变形态学改变。DWI应用广泛，除常规用于超急性期脑梗死诊断外，也用于肿瘤性病变诊断与鉴别诊断（图1-2-17d）。DTI是在DWI的基础上发展而来，反映组织中水分子扩散的各向异性。目前常用于脑白质纤维束成像，能够清楚地显示其因病变所造成的移位、破坏和中断。

（2）灌注加权成像（perfusion weighted imaging，PWI）检查 PWI及DSC是在静脉内快速注入顺磁性对比剂Gd-DTPA，对感兴趣区进行快速连续成像，计算出相对血容量、相对血流量、平均通过时间和达峰时间等参数，并由此组成伪彩图。根据成像原理，PWI技术主要分为对比剂首过法和动脉自旋标记法，前者需要注射外源性对比剂，在临床上应用较为广泛，后者以动脉血中的质子作为内源性对比剂，无须注射外源性对比剂。PWI主要用于脑缺血性半暗带评估、肿瘤性病变诊断与鉴别诊断、术前分级、恶性程度评估、治疗后疗效评估及早期复发诊断等。

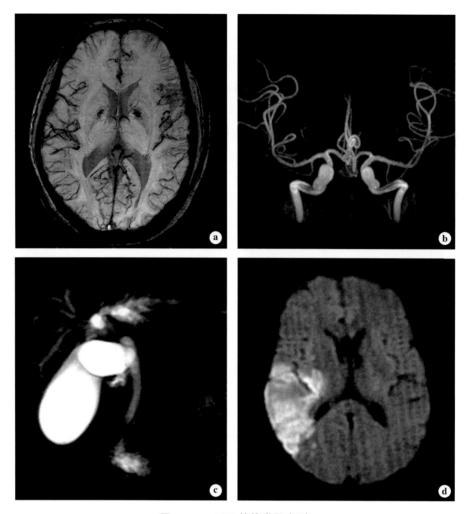

图1-2-17 MRI其他常用序列

a.磁敏感加权成像；b.MR血管成像；c.MR胆胰管成像；d.弥散加权成像

（3）脑功能定位成像 利用血氧水平依赖MRI技术来标识脑功能活动所致的血氧浓度改变，在MRI上直接实时显示脑功能变化。目前已用于观察颅内肿瘤对运动感觉皮质的影响，辅助脑肿瘤手术方案的制订，以尽可能避免损伤重要的脑功能区及术后评价；也用于语言及记忆优势半球的定位，癫痫的定位，痴呆及认知障碍的研究等。

6. 磁共振波谱（magnetic resonance spectroscopy，MRS）**成像** ^{1}H磁共振波谱（^{1}H-MRS）通常获取的是代表组织内不同代谢物的生化成分中^{1}H磁共振谱线图，进而能够明确其生化成分的组成和浓度；也可根据某一生化成分的空间分布和浓度转换成检查层面的伪彩图，并与普通平扫MRI图像叠加，以便直观分析。^{1}H-MRS检查对脑肿瘤、前列腺癌和乳腺癌等肿瘤的诊断与鉴别诊断有很大帮助。

（三）MRI图像特点和临床应用

1. MRI图像特点

（1）多参数成像 弛豫时间的差别，是MRI诊断的基础。人体不同组织和病变具有不同的T_1、T_2值，在T_1WI和T_2WI图像上产生不同的信号强度，具体表现为不同的灰度。因此，可分别获取同一解剖部位、同一层面的T_1WI、T_2WI。T_1WI有利于观察解剖结构，而T_2WI对显示病变组织较好。一般情况下，组织信号越强，图像上相应部分就越亮；组织信号越弱，图像上相应部分就越暗。在T_1WI上，短T_1值的呈高信号，如脂肪组织；长T_1值的呈低信号，如脑脊液。在T_2WI上，短T_2值的呈低信号，如骨皮质；长T_2值的呈高信号，如脑脊液（表1-2-2）。

表1-2-2 几种正常组织的信号强度与影像灰度

项目		组织							
		脑白质	脑灰质	脑脊液	韧带	肌肉	脂肪	骨皮质	骨髓
T_1WI	信号强度	较高	中等	低	低	中等	高	低	高
	影像灰度	白灰	灰	黑	黑	灰	白	黑	白
T_2WI	信号强度	中等	较高	高	低	中等	较高	低	中等
	影像灰度	灰	白灰	白	黑	灰	灰白	黑	灰

（2）具有多种成像序列 MRI能进行多种序列成像，最常用的是自旋回波（SE）序列和快速自旋回波（FSE）序列，其他成像序列包括梯度回波（GRE）序列、反转恢复（IR）序列和平面回波成像（EPI）等。这些成像序列和成像方法具有不同的组织对比和不同的成像速度，因而有不同的临床应用价值。

（3）直接获取多方位断层图像 MRI检查常规获得轴位断层图像，根据临床需要，还可以直接进行冠状位、矢状位及任意方位倾斜面的断层成像，能清楚地显示组织结构间的解剖关系，有利于明确病变的起源及范围。

（4）具有高的组织分辨力 MRI图像基于成像原理和多参数、多序列成像的特点，具有高的组织分辨力。在不同的扫描序列上，不同的组织表现出不同的信号特点，采用一些特定的成像序列和成像方法还有利于进一步确定病变的组织学特征。例如，亚急性出血和脂肪组织在T_1WI、T_2WI上均表现为相似的高信号，但采用频率饱和脂肪抑制技术，脂肪组织特征性被抑制为低信号，而亚急性出血仍呈高信号。因此，MRI应用不同的成像序列及成像方法，能准确识别正常结构和病变的不同组织学类型，有助于病变的检出和诊断。

（5）受流动效应影响 在MRI上，流动的液体信号比较复杂，取决于液体的流速、流动的类型和成像序列等多种因素。例如，在SE序列上，高速的血流由于流空效应，表现为信号丢失；而在GRE序列图像上，血流因流入增强效应而呈高信号。此外，流体的流速还可诱发流动的质子发生相位改变。流入相关增强效应和流速诱导的流动质子的相位改变，分别为时间飞跃法磁共振血管成像（TOF-MRA）和相位对比法磁共振血管成像（PC-MRA）的物理基础。MRA检查不仅能显示血管的形态，而且能提供血流方向和流速等方面的信息。

2. MRI临床应用

（1）MRI的主要优势 ①组织分辨力高：MRI为多参数、多序列成像，不同病变内的组织在这些成像序列和检查技术上，有不同的信号强度表现，从而有助于病变的检出及诊断和鉴别诊断。②直接进行水成像：磁共振水成像技术可不用对比剂，就能够整体显示含有液体的器官，类似X线造影检查效果；如MR胆胰管成像、MR尿路成像和MR内耳成像等。③直接进行血管成像：MRA能利用液体流动效应，不用对比剂即能整体显示血管，类似X线血管造影效果。④在体分析组织和病变代谢物的生化成分：MRS检查能够检测活体组织和病变内代谢物的生化成分及其含量。⑤能够进行fMRI检查：DWI能够反映组织和病变内水分子扩散运动及其受限程度；而DTI则能反映水分子扩散运动的各向异性。PWI可通过灌注参数值反映组织和病变的血流灌注状态。脑功能定位成像利用BOLD原理进行脑功能活动区的定位和定量。

（2）MRI的局限性 ①检查时间相对较长：常规MRI检查为多序列成像，耗时较长，不利于急症患者和难以制动者的检查。快速成像序列和技术，如平面回波成像，可在一定程度上缩短检查时间。

②识别钙化有限度：常规MRI检查多不易识别钙化，磁敏感加权成像有所帮助，但总体而言，MRI对钙化识别不及CT检查。③MRI检查的安全性：置有心脏起搏器者和体内有金属性（铁磁性）手术夹、支架、假体和假关节者，以及妊娠3个月以内者和幽闭恐惧症者，均不得进行此项检查。

第3节 各种成像技术的比较和综合应用

一、不同成像技术的临床应用

随着医学影像技术迅速发展，目前已形成了X线、CT和MRI等多种成像技术检查体系。鉴于这些成像技术的成像原理不同，它们在临床应用上各具不同的适用范围和诊断价值。

1. X线检查 具有经济、简便、设备普及和成像较清晰等特点，是影像诊断中使用最广泛和最基本的方法。临床上主要用于：①普通X线摄影：检查具有良好自然密度对比的器官和部位所发生的病变，如肺部、骨关节和乳腺疾病；检查能够与周围结构产生明显密度对比的病变，如尿路结石、胆石症、气腹和肠梗阻等。②X线造影：检查消化道、泌尿系统和心血管系统疾病，如胃肠钡餐和静脉肾盂造影等。

2. CT检查 CT的密度分辨力高，易于发现病变，临床上应用广泛。适用范围几乎涵盖了人体各个系统和解剖部位的检查，其中包括中枢神经系统、头颈部、胸部、心血管系统、腹盆部及骨骼肌肉系统等疾病；并可作为X线、超声的进一步检查手段。

3. MRI检查 MRI的组织分辨力高，易于发现病变并显示其特征，而且能进行^{1}H-MRS和多种功能成像检查。临床上主要用于：①检查中枢神经系统、头颈部、乳腺、纵隔、心脏大血管、腹盆部、肌肉软组织及骨髓等疾病，并可作为X线、超声和CT的进一步检查手段，如乳腺肿块、肝脏肿块和肾上腺病变等。②检出X线、超声和CT检查难以或不能发现的病变，如脑内微小转移瘤、骨挫伤、关节软骨退变和韧带损伤等。③fMRI和^{1}H-MRS也常用于疾病的早期发现及诊断与鉴别诊断，如应用DWI检查超急性期脑梗死、鉴别脑转移瘤与脑脓肿，应用^{1}H-MRS诊断前列腺癌并与良性前列腺增生鉴别等。

二、不同成像技术和检查方法的选择

不同成像技术在检查的易行性、创伤性、安全性和费用等方面有明显不同，更重要的是对于不同系统和解剖部位病变的检出和诊断能力也有很大差异。例如，①在中枢神经系统疾病诊断上，X线检查的密度分辨力低，加之组织结构影像的重叠干扰，因而价值有限，已基本不再使用；CT和MRI检查则分别具有高的密度分辨力和组织分辨力，已成为目前中枢神经系统疾病广泛应用的检查技术。②在呼吸系统疾病诊断方面，X线检查由于具有良好的自然对比，仍是常用和首选的检查技术；CT检查基于密度分辨力高和无重叠影像干扰等优点，对疾病的检出和诊断明显优于X线片，已成为呼吸系统的主要检查技术；由于肺组织的质子密度低，MRI很少用于呼吸系统疾病的检查。③在胃肠道疾病诊断上，尽管CT和MRI对于检出某些胃肠道疾病及显示壁外侵犯有较高的价值，但X线钡剂造影检查简便易行，能观察胃肠蠕动、排空等功能变化，仍是首选和主要的检查技术。

上述示例说明，造成不同成像技术适用范围和诊断能力差异的主要原因，除了与各种成像技术的成像原理及成像性能密切相关外，还取决于不同系统和解剖部位组织结构的差异。因此，影像学检查时，首先要综合性考虑简单易行、安全、无创和检查费用低，同时要针对性选择易于检出病变且诊断价值高的成像技术。

每一种成像技术还包括不同的检查方法，这些检查方法适用范围和诊断能力同样有很大差别。例如，①怀疑急性脑血管病变时，需选用CT或MRI检查，但在超急性期脑梗死时，常规CT或MRI检查常不能发现病灶，而需进一步选用CT灌注检查或DWI检查，以发现病灶和明确诊断（图1-3-1）。②在肝脏肿瘤性病变的鉴别诊断上，多种常见肝脏肿瘤CT平扫检查可表现为相似的局灶性低密度病变，而采用多期增强CT检查，根据病变的强化特征，常能作出明确诊断。因此，不同检查方法各有其适用范围和应用价值。当确定所用成像技术后，还应根据具体情况进一步选用合适的检查方法以反映病变的特征。

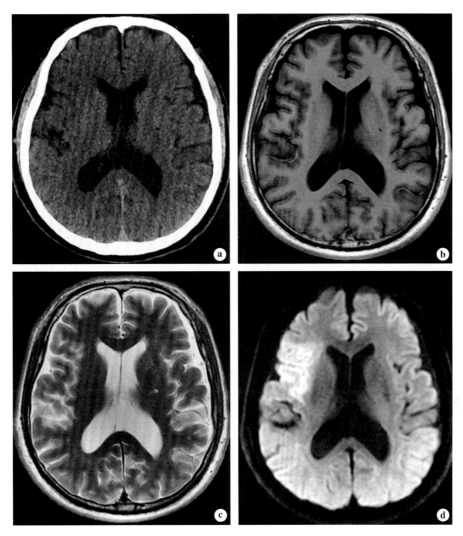

图1-3-1 急性期脑梗死CT和MRI比较
a～c.同一病例CT平扫、T_1WI、T_2WI均未见明确异常；d.DWI示右侧额颞叶交界区呈异常高信号

三、不同成像技术和检查方法的综合应用

影像学检查时，常常需要综合应用两种或以上的成像技术和检查方法，目的是更好地检出病变，提高病变的诊断准确性。①不同成像技术的综合应用：根据某一成像技术的初次检查表现，进一步选用另一种成像技术进行检查。例如，胸部X线检查时发现肺内孤立性结节，需进一步选用胸部平扫CT检查，以明确肺结节形态、密度及结节周围情况的细节，以利肺结节的定性诊断。②不同检查方法的综合应用：影像学检查也经常综合应用同一种成像技术中的不同检查方法。例如，MRI检查对前列腺病变具有较高的诊断价值，除常规采用平扫T_1WI和T_2WI检查外，还常需行DWI、^{1}H-MRS和PWI检查才能进一步明确前列腺病变的性质。

第4节　医学影像诊断原则和报告书写

一、医学影像诊断原则

影像诊断是临床诊断的重要组成部分，起着举足轻重的作用。X线、CT和MRI都是以图像改变为依据的，因此熟悉图像的正常表现，发现和辨认异常表现是正确诊断的前提条件。当发现异常后，还要进行分析归纳，明确异常表现所反映的病理变化。最后，综合各种异常表现，结合临床资料，进行逻辑推理，才可能提出比较客观、正确的诊断。因此，医学影像诊断的基本原则是：熟悉正常、辨认异常、分析和归纳、综合诊断。

（一）熟悉正常影像学表现

熟悉正常影像学表现是辨认异常影像学表现的先决条件。熟悉和掌握正常影像学表现应具备以下条件：①要有良好的人体解剖学基础。②要认识不同成像技术的成像原理和图像特点。③要清楚同一种成像技术但不同检查方法之间的差异。④要注意性别、年龄及个体之间的差异。⑤要识别各种正常解剖变异。

（二）辨认异常影像学表现

异常影像学表现是进行疾病影像诊断的主要依据，在识别异常表现过程中，注意受检器官和结构的形态、密度和信号强度是否发生改变。当发现图像有可疑异常时，应进一步运用所掌握的知识判断是否代表病理改变所引起的异常表现。

为了避免遗漏图像上的异常表现，应当有序、全面、系统地进行观察，并养成良好的阅片习惯。例如，在观察和分析胸部正位X线片时，应由外及里依次观察和分析胸壁、肺、肺门、纵隔和心脏大血管等影像。在观察和分析肺部时，亦应自肺尖至肺底、自肺门向肺周有顺序地进行。否则，很容易遗漏某些具有重要临床意义的病灶，如忽略肋骨的骨质破坏，这种情况并非少见。对于CT和MRI的多幅横断层图像，也要逐层认真全面观察和分析，稍不细心就容易遗漏小病灶。

（三）异常影像学表现的分析和归纳

对于所见异常影像，要按照影像学表现的特点进行分类和概括，进一步分析异常表现所代表的病理意义。要注意从病变的部位及分布、数目及大小、形态及边缘、密度（信号）及均匀度、周围情况、功能变化和动态发展等方面逐一进行分析。

（1）部位及分布　一些病变常有其好发部位。如骨巨细胞瘤常位于长骨骨端，而骨肉瘤多位于长骨干骺端。

（2）数目及大小　如原发性肿瘤多为单发性病灶，转移性肿瘤常为多发性病灶。

（3）形态及边缘　反映了病变的大体形态。如类圆形且边缘光整肿块常为良性病变，而形态不规则、边缘不清者，可能为恶性肿瘤或急性炎症。

（4）密度（信号）及均匀度　密度（信号）的高低可大致反映病变的组织结构和成分。例如，含液囊肿在CT上为均匀水样密度，畸胎瘤常为含有脂肪的不均匀密度肿块；对比增强检查能反映病变组织的血供情况。

（5）周围情况　邻近器官和结构改变对诊断常有较大帮助。例如，发现肺内肿块，若同时有同侧肺门淋巴结增大，提示为周围型肺癌并淋巴转移。

（6）功能变化　某些器官的病变既有形态学改变，也可见功能的异常。如胃肠道蠕动改变，有时甚至是疾病诊断的重要依据。

（7）动态发展 通过不同时期的病变随访来比较疾病的治疗效果很重要，同时对一些初诊不能定性的疾病有很大帮助。例如，发现肺部孤立性结节，若结节长期无明显变化，常指示为良性结节；若结节短期内明显增大，则提示有肺癌的可能性。

（四）结合临床资料进行综合诊断

由于疾病的异常表现常常缺乏特异性，同样的异常表现可见于不同疾病，同一疾病不同类型或进展阶段也可有不同的异常表现，即异病同影或同病异影。因此，发现病变时，根据异常影像学表现的特征获得初步病理结果后，还须结合临床进一步推断是何种疾病所致。

1. 年龄和性别 不同年龄和性别，考虑的疾病也有差异。例如，肺门肿块，在儿童常为淋巴结结核，在老年人则多考虑中央型肺癌；肝内肿块，肝细胞癌易发生于男性，肝细胞腺瘤则多见于中年妇女。

2. 职业史和接触史 是诊断职业病和一些疾病不可或缺的依据，如肺尘埃沉着病的诊断须具有粉尘职业史。

3. 生长和居住史 对地方病诊断有重要作用。例如，肝棘球蚴病多发生在西北牧区，而肝华支睾吸虫病则以华东、华南一带多见。

4. 家族史 对某些疾病诊断具有重要意义。例如，神经纤维瘤病、结节性硬化症和多囊肾等均为遗传性疾病，常有阳性家族史。

5. 临床症状、体征和实验室检查 是进行最终影像诊断所必须参考的内容。例如，影像学检查根据肝内病灶的异常表现，考虑为肝细胞癌，实验室检查血中甲胎蛋白明显增高，则支持肝细胞癌诊断；如CT上显示肺内大片实变影，据此考虑为常见的肺炎性病变，当患者并无发热和血白细胞增高，则不支持最初考虑，而有可能为细支气管肺泡癌。因此，结合临床资料进行综合分析，是作出正确影像诊断的至关重要的环节。

二、影像诊断报告书写

书写诊断报告是影像学科从事诊断工作医师的主要任务，它是患者进行影像学检查所获得的最后结果。影像诊断报告的正确与否，直接关系到患者是否能够获得及时有效的治疗。因此，为了保证影像诊断报告书写质量，必须熟悉影像诊断报告书写的原则和步骤。

（一）充分做好书写前的准备工作

1. 仔细阅读检查申请单 在书写影像诊断报告之前，要认真阅读申请单，它是作出正确影像诊断的重要参考资料。若这些项目不齐全或填写不够详细和充分时，应及时予以补充。申请单通常记载的内容：①患者的姓名、性别和年龄等一般资料。②患者的临床病史、症状、体征、实验室检查和其他影像学检查结果。③患者的临床拟诊情况、本次影像学检查的要求和目的等。

2. 认真审核图像 ①查对图像所示一般资料是否与申请单相符：要认真审核图像上的姓名、性别、年龄、检查号是否与申请单上一致，避免发生错误，否则将会导致医疗事故。②审核检查技术和检查方法是否合乎要求：认真审核所进行的影像学检查技术能否满足临床的要求和目的；若不符合需要，则应及时补充检查。③审核图像质量是否符合标准：图像的良好清晰度和对比度对于疾病的显示至关重要，在数字化图像上正确运用窗技术亦是疾病能够清楚显示的关键。对于不符合质量要求的图像，不能勉强书写，以免发生误诊和漏诊。

3. 相关资料准备齐全 包括与疾病有密切关系的各种实验室检查、各种功能检查、各种其他辅助检查和其他影像技术检查（包含既往影像学检查的图像及诊断报告），这些检查结果对影像学检查的最终诊断和鉴别诊断有着重要的价值。

4. 初步得出诊断结论 按照影像诊断的基本原则，采用全面观察、具体分析、结合临床和综合诊断的方法，作出初步影像诊断结论。影像诊断可分为肯定诊断、否定诊断和可能性诊断三种。综合诊断思维需遵循一些基本原则：①一元论，要尽量用一种疾病来解释影像。②影像诊断首先考虑常见病和多发病原则。

（二）认真书写影像诊断报告书

影像诊断报告要求用计算机打印。对于不具备打印条件的单位，书写时要求字迹清楚、字体规范和不得涂改，禁用不标准简化字和自造字。书写时要使用医学专用术语，要语句通畅和逻辑性强，并且要正确运用标点和符号。

影像诊断报告一般包括下述五项基本内容：一般资料；成像技术和检查方法；影像学表现；诊断意见；书写医师和复核医师签字。

1. 一般资料 要认真填写在诊断报告书上，其中包括患者的姓名、性别、年龄、门诊号、住院号、病区、科室、床号、检查号、检查部位、检查日期和报告日期等，并注意与申请单和图像上相应项目的内容保持一致。

2. 成像技术和检查方法 要明确叙述是采用何种成像技术和何种检查方法获取的影像。对与图像分析有关的检查步骤（如消化道造影的胃肠道准备、动态增强CT的扫描时间）、使用的材料（如增强检查所用对比剂的名称、剂量）及检查时患者的状态（神志欠清、不配合检查）等要予以说明。

3. 影像学表现 影像学表现的描述是影像诊断报告书的核心部分，是最后诊断意见的重要依据。应在系统、全面观察图像的基础上书写这部分内容，包括异常和正常部分的描述。①关于异常表现：应重点叙述，要详细描述病灶的部位及分布、数目及大小、形态及边缘、密度（信号）及均匀度（包括增强表现）、周围情况、功能变化和动态发展等，这些征象是疾病诊断的主要依据。描述中注意不要出现疾病名称的术语，不能与印象或诊断相混淆。②关于正常表现：应简明扼要地描述图像上已显示但未发现异常表现的组织结构和器官，这表明诊断医师已经注意了这些部位，并排除了病变的可能性。

4. 诊断意见 是诊断报告的结论部分，要注意其准确性。在书写印象或诊断时，要注意以下几点：

（1）诊断意见与影像学表现的一致性 诊断意见应与影像学表现所述内容相符，绝不能相互矛盾，也不应有遗漏，即"影像学表现"已描述有异常，但诊断意见却无相应内容的结论；反之亦然。

（2）"正常"的影像诊断 若影像学检查的描述中未发现异常，则诊断意见应为"表现正常"或"未见异常"。

（3）"疾病"的影像诊断 可分为以下几种情况：①在影像学检查的描述中发现异常，应在诊断意见中指明病变的部位、范围和性质，如"右上肺中央型肺癌并纵隔淋巴结转移及右侧第5后肋骨质破坏"。②发现异常但确定病变性质有困难时，则应述清病变的部位和范围，指明病变性质待定或列出几种可能性病变，并按可能性大小排序。此外，还应提出进一步检查的手段（包括其他影像学检查、实验室检查或其他辅助检查等）。③当"表现"中描述有几种不同疾病异常表现时，诊断意见中应依这些病变的临床意义进行排序，如"1.肝右前叶巨块型肝癌并肝门淋巴结转移；2.胆囊结石；3.右肾小囊肿"。

（4）用词的准确性 在书写诊断意见时，更应注意用词的准确性。疾病的名称要符合规定，避免错别字、漏字及左右侧之误，否则会导致严重后果。

5. 书写医师和复核医师签名 为诊断报告书的最后一项内容，不应用计算机打印，而应当用笔手签，以表示对报告内容负有责任。其中书写医师在完成报告书写后，要认真检查各项内容并确认无误后，交给复核医师审核。复核医师应严格把关，逐一复核报告书各项内容并确认无误后，才签字并准发报告。

（廖伟雄）

第2章
中枢神经系统

第1节 影像学检查技术

一、X线检查

1. 头颅平片 一般采用正、侧位。因无法直接显示脑组织，基本已被CT和MRI检查取代。

2. 脑血管造影 包括颈内动脉、颈外动脉和椎动脉血管造影，根据脑血管的分布、形态、位置等变化来判断颅内疾病，并可经导管行介入治疗。主要用于诊断及评价动脉瘤、血管畸形和血管狭窄、闭塞等，也可了解脑肿瘤的供血情况。

3. 脊髓造影 将非离子型碘对比剂注入蛛网膜下腔，观察椎管内病变，主要用于判定椎管内有无梗阻及梗阻部位。目前已被MRI检查替代。

二、CT 检 查

1. CT平扫 颅脑CT采用螺旋CT扫描，层厚5～10mm。CT平扫对急性颅脑出血、颅内钙化的敏感性高，对颅骨疾病、颅脑外伤、脑出血等疾病等能明确诊断。

2. CT增强扫描 有助于进一步明确病变性质，常用于平扫显示不清或病变定性困难者；颅内肿瘤、炎症、动脉瘤、血管畸形等病变常需做增强扫描。

3. CT灌注成像（CT perfusion imaging，CTP） 是通过CT动态增强获得脑组织血流灌注的定量信息。临床上常用于发现或显示脑缺血及脑缺血性半暗带，进行急性脑卒中的诊断。

4. CT血管成像（CTA） 常采用MIP、SSD和VR等三维重组技术显示颅内血管情况。主要用于脑血管病变如动脉狭窄和闭塞、动脉瘤、血管畸形等。

三、MRI 检 查

（一）颅脑

1. MRI平扫 常规采用快速自旋回波（FSE）序列T_1WI、T_2WI、液体抑制反转恢复序列（FLAIR序列），选择性使用脂肪抑制技术。常规采用横断面、矢状面扫描，根据需要可行冠状面扫描。

2. MRI增强扫描 包括常规增强扫描和动态增强扫描（dynamic contrast enhanced scan，DCE）。

增强扫描较平扫能够提供更多诊断信息，常用于病变的鉴别诊断及进一步定性及定量诊断。

3. 弥散加权成像（DWI） 常用于超早期脑梗死、颅内囊性病变的鉴别诊断，良恶性肿瘤的鉴别诊断。

4. 灌注加权成像（PWI） 可反映脑组织微循环血流动力学状态，提供血流动力学定量信息，反映器官或组织的血流灌注情况，观察更早期的缺血病变或显示器官及病变的血流通过状况、局部血流量的变化。

5. 磁共振波谱（MRS）成像 是无创性观察活体组织代谢及生化变化的技术。可用于脑内外肿瘤的鉴别、胶质瘤恶性程度的分级诊断、脑瘤放疗后复发与坏死的鉴别诊断、缺血缺氧性脑病的严重程度及预后诊断、精神疾病的辅助诊断等方面。颅脑MRS常见代谢物意义：①*N*-乙酰天冬氨酸（NAA）：仅存在于神经元内，是神经元活动的标志物，正常MRS第一大峰，神经元受到破坏时其峰值往往下降；②肌酸（Cr）：脑组织能量代谢提示物，峰值相对稳定，常作为分析参照物；③胆碱（Cho）：细胞磷脂代谢成分之一，是细胞膜合成的标志，肿瘤进展时细胞代谢活跃，其峰值往往升高；④乳酸（Lac）：缺氧时出现，是无氧代谢的产物，正常细胞有氧代谢时检测不到；⑤脂质（Lip）：细胞坏死提示物；⑥谷氨酰胺与谷氨酸（Glu）：脑组织缺血缺氧及肝性脑病时增加；⑦肌醇（mI）：代表细胞膜稳定性，判断肿瘤级别；⑧丙氨酸（Ala）：正常人测不到，Ala波升高是脑膜瘤的特征，可以区别胶质瘤和脑膜瘤，Ala波也可见于垂体瘤。

6. 磁敏感加权成像（SWI） 比常规梯度回波序列更敏感地显示出血，甚至是微小出血。SWI对脑小血管病、血管炎、海绵状血管瘤、静脉畸形、淀粉样脑血管病及相关血管炎、脑外伤后弥漫性轴索损伤、蛛网膜下腔出血、脑铁沉积的神经变性等疾病有重要价值，可显示微出血和脑表面铁沉积，评估微出血分布的位置、范围和数量及脑表面铁沉积状态等。

7. 磁共振血管成像（MRA）

（1）磁共振动脉成像 ①主要采用时间飞跃法（time of flight，TOF）和相位对比法（phase contrast，PC），无须应用对比剂就能清楚显示脑动脉的大中分支，属无创检查。常用于脑血管病变的筛查，如脑血管狭窄和闭塞、动脉瘤、血管畸形等；可评估颅脑肿瘤的血供，显示肿瘤与血管的关系等。与CTA、DSA比较，MRA具有无创性、安全性、无辐射等优势。②对比增强MRA（contrast enhanced MRA，CE-MRA）克服了普通TOF和PC技术成像时间较长、过高评价血管狭窄、搏动伪影明显的缺点，并具有高空间分辨力。③动脉自旋标记（ASL）MRA是利用ASL的原理进行内源性标记，使得标记的血管或者ASL的血管成像，可以选择性地标记左侧、右侧大脑中动脉或者椎基底动脉系统，从而分别选择性地显示左侧、右侧大脑血管及大脑后动脉血供。

（2）磁共振静脉成像（MR venography，MRV） 磁共振血管造影用于颅内静脉成像的技术，主要诊断脑静脉系统疾病，如静脉窦血栓、脑血管畸形及颅内肿瘤对脑静脉系统的侵犯和压迫等。

8. fMRI脑功能皮质定位成像 可用于观察颅内肿瘤对运动感觉皮质的影响，辅助制订术前计划及术后评价；语言及记忆优势半球的定位；癫痫的定位；痴呆及认知障碍的研究等。

（二）脊髓

1. MRI平扫 脊髓MRI检查一般以矢状面扫描为主，辅以病变区横断面和冠状面扫描。目前，MRI检查是显示脊髓病变的最佳方法。常规获取SE或FSE序列T_1WI及T_2WI，脂肪抑制（STIR）序列也常使用。

2. MRI增强扫描 采用静脉团注法注入Gd-DTPA，剂量为0.1～0.2mmol/kg。

3. MRI脊髓成像 又称脊髓水成像，利用重T_2加权FSE序列加脂肪抑制技术，获得脊髓蛛网膜下腔脑脊液影像，类似脊髓造影效果，为一种简便、易行、无创的检查方法，成像效果和诊断价值类似脊髓造影。

第2节 正常影像学表现

一、正常X线表现

（一）头颅X线片

1. 颅板 儿童颅板较薄，成人颅板较厚。颅板可分为内板、外板及板障三层，内、外板为致密骨，呈线状高密度；板障位于内、外板之间，为较低密度的松质骨。

2. 颅缝与囟门 颅缝表现为锯齿状透亮影，勿将颅缝误认为骨折。新生儿颅缝较宽，约1mm；颅缝随年龄增长逐渐闭合，颅缝边缘出现硬化。2岁以内的儿童可见囟门，呈较清楚的不规则多角形透亮区。

3. 颅板压迹 包括脑回压迹、脑膜中动脉压迹、蛛网膜颗粒压迹及板障静脉压迹。

4. 生理性钙化 包括松果体钙化、大脑镰钙化、床突间韧带钙化及脉络丛钙化等。

（二）正常脑血管造影表现

正常脑动脉管径光滑，走行自然，由近至远逐渐变细，分布均匀；各支位置较为恒定并与脑叶有一定的对应关系，包括颈动脉系统、椎基底动脉系统及静脉系统。

1. 颈动脉系统 颈总动脉在相当于第4颈椎水平分出颈内及颈外动脉。颈内动脉由颈段和颅内段构成。颅内段虹吸部在侧位片上呈C形，分为五段，分别为C_5（颞骨岩部段）、C_4（海绵窦段）、C_3（前膝段）、C_2（床突上段）及C_1（终段）。颅内段的终段分为大脑前动脉及大脑中动脉。大脑前动脉分布于大脑半球的内侧面，顶枕裂之前和大脑半球外侧面的上缘；大脑中动脉是颈内动脉的直接延续（图2-2-1）。

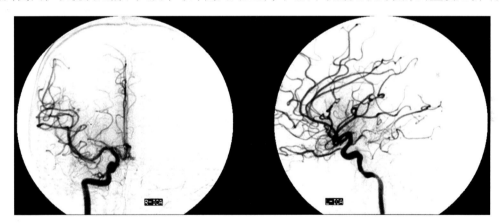

图2-2-1 正常脑血管X线造影

2. 椎基底动脉系统 ①椎动脉：起自锁骨下动脉，经第6至第1颈椎的横突孔内上行，通过枕大孔入颅。②基底动脉：由双侧椎动脉在脑桥下方汇合而成，终末支为双侧大脑后动脉。

3. 静脉系统 ①浅静脉：主要收集大脑灰质及皮质下白质的血液，包括大脑上、中、下静脉等，分别汇入上矢状窦、海绵窦、横窦、岩上窦和岩下窦，其间有交通吻合静脉相沟通。②深静脉：收集深部白质、基底节和丘脑的静脉，丘纹上、下静脉和透明隔静脉在室间孔后壁汇合成大脑内静脉，两侧大脑内静脉及基底静脉汇合成大脑大静脉，最终汇入直窦。③静脉窦：上矢状窦汇入窦汇；下矢状窦与大脑大静脉汇合为直窦，入窦汇；窦汇位于两侧小脑幕游离缘之间，分出左、右横窦并延续为乙状窦，最后均汇入颈内静脉。

（三）脊髓造影表现

脊髓造影正位片上椎管内对比剂呈柱状，两侧高密度窄条影为蛛网膜下腔，对比剂柱对应椎间孔处有近似三角形的外突致密影，为神经根袖，其内可见细带状透明影，为神经根；中央相对低密度的宽带状影为脊髓，在颈膨大及腰膨大处稍宽；第1腰椎平面以下，因无脊髓，密度均匀的对比剂柱中呈均匀排列的点、线状低密度影为马尾神经。

脊髓造影侧位片上椎管内对比剂呈柱状，在椎间隙后方略凹陷，深度较浅。

二、正常CT表现

（一）颅脑

1. 颅骨及气腔 用骨窗（窗宽1000Hu、窗位300Hu）观察。可显示颅骨内外板、颅缝、蝶骨大小翼、蝶鞍、颞骨、颈静脉孔、破裂孔及各鼻窦等；颅骨呈高密度，鼻腔、鼻窦及乳突气房内气体呈低密度。

2. 脑实质

（1）白质及灰质 脑实质分白质和灰质，白质CT值为28～32Hu，灰质CT值为32～40Hu。白质分布于大脑皮质下方广泛的脑实质之中，灰质分布于大脑皮质及白质内的灰质核团。

（2）灰质团块 两侧大脑半球深部的一些灰质团块，主要包括尾状核、豆状核（壳核和苍白球）及屏状核。尾状核头部位于侧脑室前角的外侧，体部沿丘脑和侧脑室体部之间向后下走行；豆状核位于尾状核与丘脑的外侧，呈楔形，自内向外分为苍白球和壳核；豆状核外侧近岛叶皮质下的带状灰质为屏状核。丘脑位于第三脑室的两侧。尾状核、丘脑和豆状核之间的带状白质结构为内囊，分为前肢、膝部和后肢。豆状核与屏状核之间的带状白质结构为外囊（图2-2-2）。

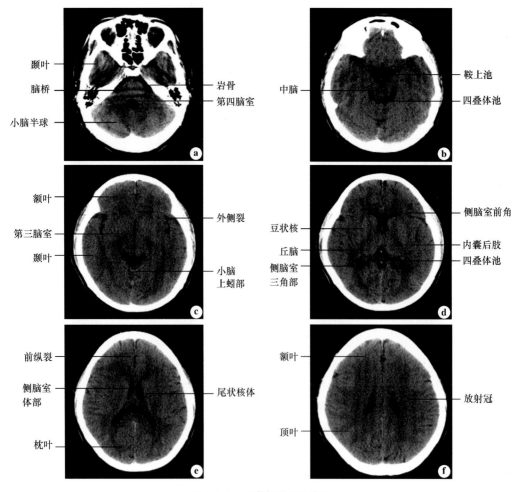

图2-2-2 正常颅脑CT表现

a.脑桥层面；b.中脑层面；c.第三脑室层面；d.丘脑层面；e.侧脑室体部层面；f.侧脑室顶部层面

3. 含脑脊液的间隙　脑室、脑池、脑裂和脑沟内因含有脑脊液而呈低密度，CT值为0～20Hu；其包括双侧侧脑室、第三脑室、第四脑室、纵裂池、侧裂池、枕大池、桥池、小脑脑桥角池、鞍上池、环池、四叠体池、大脑大静脉池等。新生儿发育期部分脑裂、脑池较宽，老年人因脑萎缩而含脑脊液的腔隙扩大。

4. 非病理性钙化　颅内非病理性钙化CT检出率明显高于平片，常见部位为松果体、缰联合、脉络丛、大脑镰、基底核及齿状核；一般钙化多见于40岁以上成人。

5. 增强扫描　注入对比剂后扫描，正常脑实质因血脑屏障而轻度强化；脑内血管明显强化；其他结构，如硬脑膜、垂体和松果体因无血脑屏障，均可发生明显强化。

（二）脊髓

1. 平扫　硬膜囊位于椎管内，横断面呈圆形或椭圆形，硬膜囊内含脊髓。

2. CT脊髓造影　目前已较少应用，可显示脊髓形态及大小，正常颈髓前后径为6～8mm，横径为7～12mm，颈髓膨大横径可达12～15mm；胸腰髓的前后径为5～7mm，横径为7～9mm。脊髓圆锥轻度增粗，逐渐变细成终丝，马尾神经在蛛网膜下腔呈均匀分布的点状低密度影。

三、正常MRI表现

（一）颅脑

1. 脑实质　脑白质较脑灰质含水量少而含脂量多，故脑白质的信号在T_1WI上为高于脑灰质，在T_2WI上则为低于脑灰质；在白质深部的苍白球、红核、黑质及齿状核等灰质核团中铁沉积较多，在高场T_2WI上呈低信号。基底节是大脑半球中最重要的灰质核团，其内侧为侧脑室，外侧为外囊；在豆状核、尾状核与丘脑间有内囊（图2-2-3，图2-2-4）。MRI图像因无颅骨伪影干扰，是小脑、脑干病变的最佳检查方法。

2. 含脑脊液的结构　脑室和蛛网膜下腔含脑脊液，其信号均匀，T_1WI为低信号，T_2WI为高信号，FLAIR为低信号；但在双侧孟氏孔附近可有局部高信号。

3. 脑血管　血管内流动的血液因"流空效应"常显示为无信号区，即T_1WI、T_2WI均呈低信号，而血流缓慢或梯度回波成像时则呈高信号。MRA和MRV在一定程度上可代替DSA显示脑血管形态及分布。

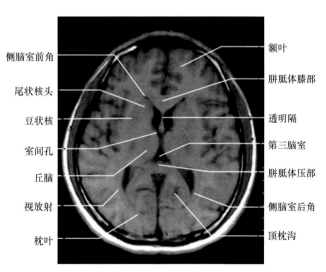

左侧标注（从上到下）：侧脑室前角、尾状核头、豆状核、室间孔、丘脑、视放射、枕叶

右侧标注（从上到下）：额叶、胼胝体膝部、透明隔、第三脑室、胼胝体压部、侧脑室后角、顶枕沟

图2-2-3　正常颅脑MRI横断面T_1WI表现（基底节层面）

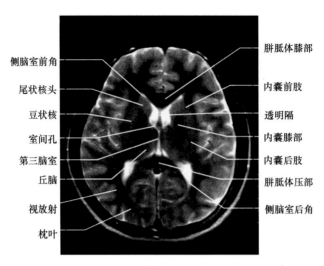

图 2-2-4 正常颅脑 MRI 横断面 T₂WI 表现（基底节层面）

4. 脑神经 高分辨率MRI能清晰显示多对脑神经，T₁WI为等信号，自上而下层面依次可显示第 Ⅲ、Ⅳ、Ⅴ、Ⅱ、Ⅵ、Ⅶ、Ⅷ、Ⅸ、Ⅹ、Ⅺ、Ⅻ对脑神经。

5. 颅骨 颅骨内、外板因含水量和氢质子含量少，故T₁WI、T₂WI均为低信号；板障内含脂肪组织，T₁WI、T₂WI均为高信号。

（二）脊髓

1. 矢状位 可充分连续地显示脊髓及椎管内外的结构，脊髓位于椎管中心，在T₁WI、T₂WI上均呈等信号带状影，脊髓圆锥位于第11～12胸椎水平，其末端位于第1～2腰椎水平；马尾神经信号较圆锥略低。

2. 横断位 脊髓在T₁WI上呈较高信号，位于低信号蛛网膜下腔内，蛛网膜下腔周围的静脉丛、纤维组织和骨皮质均为低信号；在T₂WI上脊髓呈较低信号，而周围脑脊液呈高信号。横断位还可清楚显示硬膜囊及脊神经根，为低信号。

3. 冠状位 用于显示脊髓两侧的神经根和脊髓病变的形态、位置。

第3节 异常影像学表现

一、异常X线表现

（一）头颅X线片

1. 高颅压 是颅内病变较常见的共同表现。在儿童表现为头颅增大，囟门增宽，颅板变薄，颅缝分离和脑回压迹增多；在成人主要表现为蝶鞍增大，鞍底和鞍背骨质模糊或消失，颅骨变薄。

2. 颅内肿瘤定位征

（1）局限性颅骨变化 表现为颅骨的局限性增生、破坏或结构改变，见于脑表面或靠近颅骨的肿瘤。增生多见于脑膜瘤；颞骨岩部尖破坏、缺损多见于三叉神经瘤，内耳道扩大多见于听神经瘤。

（2）蝶鞍改变 鞍内型，蝶鞍气球样膨大，见于垂体瘤；鞍上型，蝶鞍扁平，鞍背缩短，见于鞍上肿瘤；鞍旁型，鞍底受压下陷，形成双鞍底，前床突上翘或破坏，见于鞍旁肿瘤。

（3）钙化 根据钙化表现可初步判断肿瘤的位置和性质；根据正常生理钙化可推断肿瘤的大致位置和大小，如松果体钙化的移位情况等。

（二）脑血管造影

1. 脑血管移位 颅内占位性病变及其周围的水肿可使脑血管移位，移位的程度取决于病灶的大小与位置。

2. 脑血管形态改变 可表现为脑动脉增粗、迂曲，均匀或不均匀性狭窄、痉挛或走行僵硬、闭塞及出血，常见于脑血管性病变和肿瘤等。

3. 脑血管循环改变 有助于定位和定性诊断。颅内压增高时，脑循环减慢；良性肿瘤常可见局部循环时间延长，而恶性肿瘤则表现为局部血液循环加速。

4. 肿瘤血管的形态与分布 颅内占位性病变导致正常的脑血管受压移位、聚集或分离、扭曲或僵直。良性肿瘤的新生血管较为成熟、粗细均匀，轮廓清楚，瘤内小动脉显影如网状；恶性肿瘤的新生血管粗细不等，密度不均，分布弥漫，呈模糊的小斑点状。

（三）脊髓造影

脊髓造影可明确椎管内占位所在的部位及肿瘤与脊髓、脊膜的关系。

1. 脊髓内占位 可见脊髓呈梭形膨大，造影剂于病变处出现不完全性或完全性梗阻，梗阻处呈大杯口状；两侧脊髓蛛网膜下腔均匀变窄或闭塞。常见于室管膜瘤和星形细胞瘤。

2. 脊髓外硬脊膜内占位 脊髓受压变窄并侧移，患侧脊髓蛛网膜下腔增宽，梗阻处呈小杯口状；对侧脊髓蛛网膜下腔变窄。常见于神经鞘瘤、神经纤维瘤和脊膜瘤。

3. 硬脊膜外占位 脊髓及脊髓蛛网膜下腔均受压侧移，患侧脊髓蛛网膜下腔增宽，梗阻处较平直；脊髓向对侧轻度移位并导致对侧脊髓蛛网膜下腔变窄。常见于转移瘤和淋巴瘤。

二、异常CT表现

（一）头颅

1. 颅骨异常改变

（1）颅骨异常 表现为骨质连续性中断、骨质破坏、软组织肿块，常见于骨折、颅骨肿瘤、颅内肿瘤累及颅骨等。

（2）颅内病变 根据颅骨的增厚、变薄或吸收破坏等改变可判断肿瘤的位置，如脑膜瘤可出现邻近颅骨骨质增生变厚。

2. 脑实质密度改变

（1）高密度灶 指比脑实质密度高的病灶，CT值多大于40Hu，如钙化、新鲜出血、部分肿瘤等。

（2）等密度灶 指与脑实质密度相似的病灶，CT值为28～40Hu，如亚急性出血、某些脑肿瘤、脑梗死早期的模糊效应期等。可根据脑室、脑池及中线结构的移位和变形、周围水肿带等间接征象发现病灶。

（3）低密度灶 指比脑实质密度低的病灶，CT值多小于28Hu，如炎症、脑梗死、囊肿、部分脑肿瘤、陈旧性出血、脑水肿、脑软化灶或脑脓肿等。

（4）混杂密度灶 指同时存在两种或两种以上不同密度的病灶，如出血性脑梗死或伴有出血坏死囊变的肿瘤和畸胎瘤等。

3. 占位效应

由于颅腔容积固定，所有肿瘤、出血等占位性病变及其引起的周围脑组织水肿均可产生占位效应。常见的占位征象：①中线结构移位：正常中线结构包括大脑镰、松果体钙化灶、第三脑室、第四脑室及透明隔等，一侧占位性病变可使这些结构向对侧移位。②脑室、脑池与脑沟变窄或闭塞：脑室与脑池外占位性病变可引起脑室与脑池的移位与变形，甚至闭塞；脑室与脑池内占位性病变及其所致的脑积水可引起脑室与脑池扩大;脑内占位性病变常因推压周围脑组织致邻近脑沟变窄、闭塞。

4. 脑积水 是指因脑脊液产生和吸收失衡或脑脊液循环通路障碍所致的脑室系统异常扩大,脑池无增宽,包括交通性脑积水和梗阻性脑积水。因脑脊液产生过多或吸收障碍而形成的脑积水称为交通性脑积水,表现为脑室系统普遍扩大,脑沟正常或消失;因脑室系统或第四脑室出口处阻塞而形成的脑积水称为梗阻性脑积水,表现为梗阻近端脑室系统扩大积水,远端正常或缩小。

5. 脑萎缩 是指各种原因所致的脑组织减少而继发的脑室和蛛网膜下腔扩大,表现为脑沟、脑池增宽和脑室扩大;脑沟宽度大于5mm可认为增宽。常见于老年脑萎缩、退行性脑病等。

6. 增强改变 增强后病灶是否强化及强化的程度,与病变组织血供是否丰富及血脑屏障被破坏的程度有关。强化程度因病变性质不同亦有很大差异,分为明显强化、轻中度强化或无强化等。强化形式可表现为均匀强化、斑片状强化、环形强化、不规则强化和脑回状强化等。均匀强化常见于脑膜瘤、生殖细胞瘤、动脉瘤等;斑片状强化常见于血管畸形、星形细胞瘤、脱髓鞘疾病、炎症等;环形强化常见于脑脓肿、脑转移瘤、星形细胞瘤等;不规则强化常见于恶性胶质瘤等;脑回状强化是脑梗死的一种特征性表现;无强化见于脑水肿和脑囊肿。

(二)脊髓

脊柱CT平扫可显示椎管内占位性病变,多呈软组织密度;并可显示脊髓肿胀、断裂和萎缩及脊髓空洞症等。脊髓血管病变及肿瘤常需进行对比增强检查。CT脊髓造影(CT myelography,CTM)有助于病灶的定位,能较清晰地显示肿瘤与脊髓、硬膜及蛛网膜下腔的关系,判断原理同脊髓造影。

三、异常 MRI 表现

(一)头颅

1. 脑实质信号异常

(1)长 T_1、长 T_2 信号 即在 T_1WI 上呈低信号,在 T_2WI 上呈高信号。多见于富含水的组织或病变,如脑肿瘤、脑梗死、脑囊肿、脱髓鞘病变、脑脓肿及脑炎等。

(2)长 T_1、短 T_2 信号 即在 T_1WI、T_2WI 上均为低信号。多见于不含水或含水少的组织或病变、快血流等,如动脉瘤、动静脉畸形、钙化、肿瘤内血管、骨化、纤维组织增生等。

(3)短 T_1、长 T_2 信号 即在 T_1WI、T_2WI 上均为高信号。多见于出血、脂肪、黏液成分、含蛋白质的病变等,如亚急性期脑出血、含脂肪类肿瘤等。

(4)短 T_1、短 T_2 信号 即在 T_1WI 上呈高信号,T_2WI 上呈低信号。多见于亚急性早期出血、肿瘤内出血、黑色素瘤等。

(5)混杂信号 即病变内部信号不均匀,含高、低混杂信号,如动脉瘤内湍流现象,动静脉畸形伴血栓形成,肿瘤合并坏死、囊变、钙化、出血等,均表现为混杂信号。

2. 形态、结构异常 MRI的软组织分辨力较CT更高,且可以行多方位成像和功能成像,可清楚显示颅内病变与邻近结构的关系,有利于颅内各种病变的定位和定性诊断。脑结构的MRI形态变化与CT相同。

3. MRA脑血管改变 脑动脉走行僵硬、节段性狭窄、分支减少,常见于动脉硬化;脑动、静脉狭窄或中断,多见于脑血管栓塞、脑梗死;脑血管扭曲成团并可见供血动脉及引流静脉,多见于脑动静脉畸形;脑动脉局部增粗或向外凸出,多见于动脉瘤;脑动脉移位,多见于肿瘤、血肿等占位性病变。

4. 增强改变 用于鉴别病灶与水肿、病灶与正常脑组织,显示微小病灶,了解病变的血供情况及血脑屏障的破坏程度,有助于病变的鉴别诊断。强化特点与CT相同。

（二）脊髓

MRI显示脊髓病变具有独特的优势，对脊髓的形态、脊髓内外病变的位置及性质、脊髓位置改变的观察均有很大的价值。

1. 脊髓增粗 局部脊髓宽度超过相邻脊髓呈梭形，相应的蛛网膜下腔发生对称性狭窄乃至闭塞。常见于脊髓炎症、肿瘤、外伤、脊髓血管畸形等。后者常伴有迂曲、粗大的流空血管影。

2. 脊髓变细 矢状面上均可直接观察脊髓萎缩的程度与范围。常见于脊髓损伤后期、脊髓外硬脊膜内肿瘤、脊髓空洞症等。

3. 脊髓信号异常 ①脊髓内长 T_1、长 T_2 信号：即在 T_1WI 上呈低信号，在 T_2WI 上呈高信号。常见脊髓缺血、感染及脱髓鞘病变、肿瘤等。②长 T_1、短 T_2 信号：即在 T_1WI、T_2WI 上均为低信号。常见于脊髓血管畸形、钙化、纤维组织增生等。③短 T_1、长 T_2 信号，即在 T_1WI、T_2WI 上均为高信号。常见于亚急性期出血、肿瘤内出血等。

4. 脊髓移位 脊髓外硬脊膜内占位，脊髓局部移位较为明显，常伴有病灶一侧上下方蛛网膜下腔的显著增宽。硬脊膜外占位，脊髓轻度移位但移位范围常较长，常伴有病灶上、下方蛛网膜下腔的变窄。MRI有助于病灶的定位，可较清晰地显示肿瘤与脊髓、硬膜及蛛网膜下腔的关系，判断原理同脊髓造影。

第4节 颅脑外伤

颅脑外伤为外力作用于头部所致，根据外力大小、受伤部位可出现不同程度的损伤，一般可分为头皮软组织损伤、颅骨损伤和脑实质损伤。

一、颅骨骨折

颅骨骨折（fracture of skull）指颅骨受暴力作用所致颅骨结构改变，可发生于颅骨任何部位，最常见于顶骨，额骨次之，再次为颞骨和枕骨。

【病理与临床】 按骨折部位分为颅盖骨折和颅底骨折，颅盖骨折较常见，占颅骨骨折的4/5。按骨折形态分为线形骨折、凹陷骨折、粉碎骨折和穿入骨折。按骨折与外界是否相通分为开放性骨折与闭合性骨折。颅骨骨折的严重性在于合并脑膜、脑及脑血管、脑神经等损伤。

颅骨骨折的临床表现为局部肿胀、压痛。颅底骨折时可出现脑脊液鼻漏、耳漏、失明、眼球内陷、面瘫、听力下降等症状。合并颅内其他损伤时，可出现不同程度的头痛、头晕、呕吐等。

【影像学表现】

1. X线表现 可表现为线形骨折、凹陷骨折、粉碎骨折、穿入骨折及颅缝分离等改变，可发生于颅盖骨及颅底骨，平片显示边缘锐利的透亮线。

2. CT表现 CT是颅骨骨折的主要检查方法。颅骨骨折的CT表现可有骨质的连续性中断、移位、颅缝增宽分离等，CT检查还可确定颅内血肿的位置、范围、周围的脑水肿及脑室变形和中线移位等。骨窗可显示骨折的部位、骨碎片分布、骨折凹陷程度（图2-4-1）。脑窗可显示有无颅骨骨折并发的颅内损伤。颅底骨折通常采取高分辨率CT扫描，能清楚显示骨折线，常伴有颅内积气、鼻窦腔积液和乳突气房积液等间接征象。

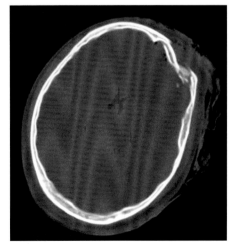

图2-4-1 左额骨凹陷骨折CT表现

CT检查时应根据临床表现，重点观察，避免漏诊。颅骨的三维重组能立体显示骨折与周围结构的关系，为临床治疗方案的制订提供有效的依据。

【诊断与鉴别诊断】 依据X线或CT表现，结合外伤史即可诊断颅骨骨折。若发现颅内积气，无论是否显示颅底骨折线，也提示有颅底骨折。高分辨率CT可以发现较为隐蔽的骨折。颅骨骨折线要与正常颅缝鉴别，正常颅缝有固定的位置和走行，宽度不超过1.5mm，且两侧对称。

【影像学检查方法优选】 CT为诊断颅骨骨折首选影像学检查方法，CT不仅可显示颅骨骨折、头皮损伤、颅内损伤的情况，还能发现平片不易显示的颅底骨折；由于CT密度分辨力较高，不但可以更好地显示各期血肿，而且可以更早地发现血肿机化。单纯颅骨骨折通常不作MRI检查，如需了解颅内损伤严重程度时，可行MRI检查。

二、颅内血肿

颅内血肿是指颅脑损伤后引起颅内继发性出血。血液积聚在颅腔内达到一定体积（幕上出血≥20ml，幕下出血≥10ml）时，可形成占位效应，导致颅内压增高。按血肿形成的部位，分为硬脑膜外血肿、硬脑膜下血肿和脑内血肿等。按病程和血肿形成时间，分为急性（3天内）、亚急性（3天至3周）、慢性（3周以上）血肿。

（一）硬脑膜外血肿

硬脑膜外血肿（epidural hematoma）是指位于颅骨内板与硬膜外之间的血肿，好发于大脑的幕上半球凸面，往往与外伤有关，占颅脑损伤的2%～3%，其中急性、亚急性、慢性分别占85%、12%、3%。

【病理与临床】 硬脑膜外血肿多发生于头颅直接损伤部位，常见于颞部、额顶部和颞顶部。损伤处一般伴有颅骨骨折，骨折线可越过脑膜中动脉沟，后枕部受伤时骨折线可越过横窦。因硬脑膜与颅骨粘连紧密，故血肿范围通常较局限，形成梭形或双凸透镜形，可合并颅内其他损伤。

临床表现可有瞳孔散大，对光反射消失，进行性的血压和体温升高、心率加快，一侧肢体肌力减退或进行性加重。伤后数小时至1～2天内可发生意识障碍，部分意识障碍患者有中间清醒期（即昏迷—清醒—再昏迷），如果原发性脑损伤较重或血肿形成迅速，则无中间清醒期。大部分患者在昏迷前已有头痛、呕吐等高颅压症状，严重者出现脑疝。

【影像学表现】

1. X线表现 平片可见颅骨骨折。脑血管造影表现为脑凸面血管与颅骨内板之间梭形或双凸透镜形无血管区。

2. CT表现 平扫检查时，急性期的典型表现为颅骨内板下方梭形或双凸透镜形高密度区，多数密度均匀，边缘锐利光滑，范围一般不超过颅缝（图2-4-2）。硬脑膜外血肿常并发颅骨骨折，血肿较大时可见中线结构移位、侧脑室受压等占位效应。硬脑膜外血肿可并发脑挫裂伤等其他损伤。亚急性、慢性期血肿表现为等密度或低密度或高等低混杂密度。

3. MRI表现 硬脑膜外血肿形态与CT显示相似，呈梭形或双凸透镜形。血肿急性期在T_1WI上信号强度与脑实质相近，在T_2WI上多呈低信号（图2-4-3），亚急性期T_1WI和T_2WI均呈高信号，慢性期在T_1WI上逐渐呈低信号，在T_2WI上呈高信号，周边呈低信号。

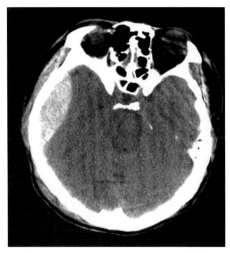

图2-4-2 右颞部急性硬脑膜外血肿CT表现

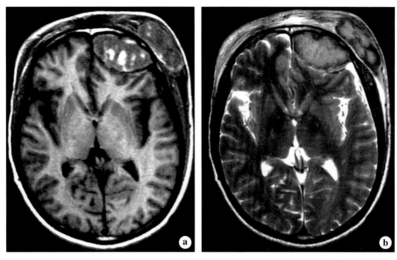

图2-4-3 急性硬脑膜外血肿MRI表现

a. 左额部颅骨内板下方呈双凸透镜形异常信号灶，T_1WI呈等高信号；b. T_2WI呈等信号

【**诊断与鉴别诊断**】 根据外伤史、CT、MRI检查及临床表现可做出诊断。MRI对亚急性、慢性硬脑膜外血肿的诊断优于CT。本病应与硬脑膜下血肿鉴别，两者的出血部位、出血来源不同，影像学表现也有差异，硬脑膜下血肿影像学检查多呈狭长的镰刀形或新月形高密度影。

【**影像学检查方法优选**】 急性期或超急性期血肿首选的影像学检查方法为CT。MRI显示颅中窝、颅顶及微小硬脑膜外血肿优于CT；但MRI检查时间长，不利于危重患者抢救，难以显示颅骨骨折，可作为CT检查的补充。

（二）硬脑膜下血肿

硬脑膜下血肿（subdural hematoma）是指颅内出血积聚于硬脑膜与蛛网膜之间，在颅内血肿中发生率最高。通常为减速性头颅外伤所致，可无颅骨骨折或骨折仅位于暴力作用部位。根据伤后血肿发生时间，分为急性硬脑膜下血肿（3天以内）、亚急性硬脑膜下血肿（3天至3周）和慢性硬脑膜下血肿（3周以上）。

【**病理与临床**】 硬脑膜下血肿多为脑皮质动脉或静脉、矢状窦旁桥静脉或静脉窦破裂，血液流入硬脑膜下腔所致。因蛛网膜柔软无张力，血液可沿脑表面分布到硬脑膜下腔的广泛腔隙，形成较大范围的血肿，额、顶和颞叶等部位可同时受累。

急性硬脑膜下血肿病情危重，发展较快，可有喷射性呕吐、剧烈头痛、持续性昏迷且进行性加重，脑疝和颅内压增高出现较早。亚急性和慢性硬脑膜下血肿的特点是有轻微头部外伤史或无明确外伤史，患者症状出现较晚或较轻，有头痛、头晕、轻度偏瘫等表现，或无明显症状。

【**影像学表现**】

1. X线表现 脑血管造影显示脑凸面血管与颅骨内板之间新月形或镰状无血管区，范围较广泛。

2. CT表现 在CT平扫时，急性硬脑膜下血肿表现为颅骨内板下方新月形高密度区，少数血肿因血清与脑脊液混合，呈等密度或稍低密度，血肿范围广泛，可跨越颅缝。合并脑挫伤时，可导致占位效应，表现为脑皮质受压向内侧移位，局部脑沟消失，同侧侧脑室受压变形移位，中线结构向对侧移位（图2-4-4）。亚

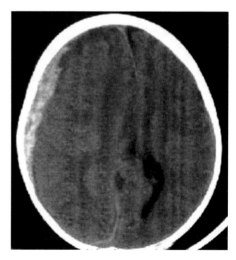

图2-4-4 右额颞部急性硬脑膜下血肿CT表现

急性和慢性硬脑膜下血肿表现为高密度、等密度或低密度，也可为混杂密度。如血肿内含沉淀的血细胞和上浮的血清，则表现为新月形血肿的上半部为低密度而下半部呈高密度。

3. MRI表现 血肿形态与CT显示相似，呈新月形。血肿信号强度变化与血肿的期龄及设备场强有关。急性期血肿T_1WI呈等、高信号T_2WI呈低信号；亚急性期血肿T_1WI、T_2WI均呈高信号（图2-4-5）。

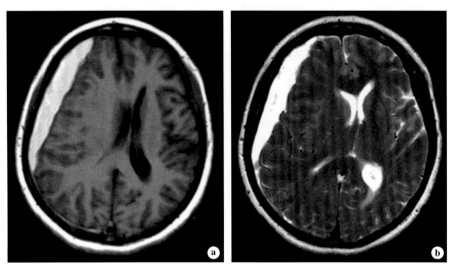

图2-4-5 右额颞部亚急性硬脑膜下血肿MRI表现

a. 右侧额颞部颅骨内板下方新月形异常信号灶，T_1WI呈等高信号；b. T_2WI呈高信号

【诊断与鉴别诊断】 根据外伤史、临床症状、CT或MRI特征表现可做出诊断。本病主要与硬脑膜外血肿鉴别。

【影像学检查方法优选】 CT是硬脑膜下血肿首选的影像学检查方法，可直接显示血肿。MRI一般不用于急性期硬脑膜下血肿的检查，但对于少量硬脑膜下血肿、亚急性及慢性血肿较敏感。常规X线检查对于硬脑膜下血肿的诊断价值较为有限。

三、脑挫裂伤

脑挫裂伤（contusion and laceration of brain）是指颅脑外伤所致的脑组织器质性损伤，分脑挫伤和脑裂伤。脑挫伤是指皮质或深层的散发小出血灶。脑裂伤是指脑和软脑膜血管破裂。两者常同时并存，临床上不易区别，故称脑挫裂伤，为常见的颅脑损伤之一。

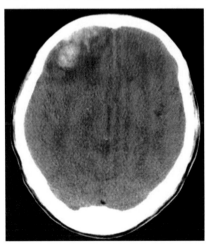

图2-4-6 右额叶脑挫裂伤CT表现

【病理与临床】 脑挫裂伤好发于额极、颞极及其底面。病理改变包括外伤引起的局部脑水肿、坏死、液化和多发散在小灶性出血，可伴有蛛网膜下腔出血、脑内血肿、脑外血肿、颅骨骨折等。广泛的脑挫裂伤在数周后可形成外伤性脑萎缩。

临床有头痛、恶心、呕吐、失语、抽搐或偏瘫、意识障碍等症状和体征。意识障碍的程度和持续时间与脑挫裂伤的程度、范围直接相关，大多持续半小时以上，重者长期持续昏迷。

【影像学表现】

1. CT表现 脑挫裂伤的CT平扫检查有以下特点：①损伤区局部改变：表现为形态不一、大小不等的低密度区，边界不清，白质和皮质常同时受累；低密度区中可见散发点片状高密度出血灶（图2-4-6）。②占位效应：与受伤面积相关，表现为同侧的侧脑室受压变小或完全闭塞，中线结构移位。③合并征象：可并发脑内和脑外血肿、蛛网膜下腔出血、颅骨骨折、颅内积气等。④晚期可形成脑组织软化灶。

2. MRI表现 脑水肿、脑出血和脑挫裂伤的程度不同，MRI信号也不同。脑水肿T_1WI呈片状低信号，T_2WI呈片状高信号，其内点片状出血灶MRI信号变化与脑出血一致，可有占位效应（图2-4-7）。脑挫裂伤晚期，可不留痕迹，也可形成软化灶，表现为T_1WI低信号，T_2WI高信号。部分伴局部脑萎缩，表现为邻近脑室扩大，脑沟增宽。

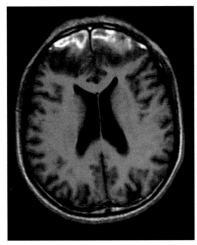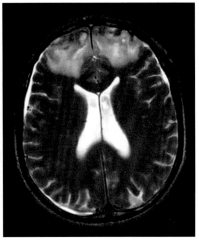

图2-4-7 双侧额叶脑挫裂伤MRI表现

【诊断与鉴别诊断】 根据外伤史、临床表现、CT平扫或MRI平扫特征即可做出诊断。其中MRI对小出血灶、早期脑水肿、脑神经及颅后窝结构显示较清楚，有其独具的诊断优势。注意与颅内血肿鉴别。

【影像学检查方法优选】 脑挫裂伤首选的影像学检查方法是CT，特别是重症、形成脑内血肿的患者。MRI对于显示早期、微小挫裂伤及弥漫性轴索损伤、脑干损伤显示较好，可用于对脑挫伤的随访及后遗改变的显示。

第5节 脑血管疾病

脑血管疾病是常见病和多发病，包括缺血性和出血性脑血管疾病，常见的有脑梗死、脑出血、脑动脉瘤与脑血管畸形等。其发病率、病死率、致残率和复发率均高，极大地危害了中老年人的身体健康，给社会和家庭造成沉重负担。影像学检查可快速、准确获得诊断。

一、脑 梗 死

脑梗死（cerebral infarction）是一种缺血性脑血管疾病，又称缺血性脑卒中，发病率在脑血管疾病中占首位，为脑的供血动脉狭窄或闭塞所致。其包括脑动脉闭塞性脑梗死和腔隙性脑梗死。

（一）脑动脉闭塞性脑梗死

脑动脉闭塞性脑梗死主要病因为脑组织的大或中等管径的动脉粥样硬化，继发血栓形成，导致管腔狭窄、闭塞，引起病变血管供应区脑组织缺血坏死。多见于50岁以上有动脉粥样硬化、糖尿病、高脂血症的患者。

【病理与临床】 梗死发生后4～6小时脑组织缺血、水肿,继而出现坏死,1～2周后脑水肿逐渐减轻,坏死脑组织液化,同时有胶质细胞增生及肉芽组织形成,8～10周后坏死区形成含液体的囊腔(软化灶)。少数缺血性脑梗死在发病24～48小时后可因再灌注而发生梗死区内出血,转为出血性脑梗死。急性脑梗死病灶由中心坏死区及其周围的缺血性半暗带组成,半暗带组织如及时恢复血流或进行脑保护,可能存活下来,否则将演变成坏死组织,所以急性脑梗死治疗的关键就是及时挽救缺血性半暗带。

脑梗死的临床表现与梗死部位相关,常见偏瘫、偏身感觉障碍、偏盲、失语等。小脑或脑干梗死还会出现共济失调、吞咽困难、呛咳等症状。

【影像学表现】

1. X线表现 脑血管造影的特征性表现为血管闭塞,其他可见病变区动脉血流缓慢、循环时间延长、对比剂排空延迟或出现逆向血流、动静脉短路、占位征象等。

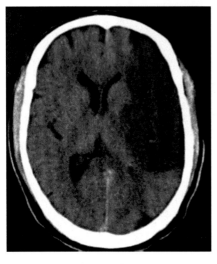

图2-5-1 左侧额、颞叶脑梗死的CT表现

2. CT表现

(1)平扫 CT平扫检查可有以下征象:①脑梗死发生6小时内,CT检查可无阳性发现;之后可仅显示模糊的低密度区,少数病例可显示动脉高密度征,为大脑中动脉或颈内动脉等某一段内血栓形成或栓塞,导致此段血管密度增高所致;大脑中动脉闭塞也会使岛带区灰白质界面模糊或消失,即岛带征。②脑梗死发生24小时后,CT平扫梗死灶呈较清楚的低密度,较大低密度区的范围与闭塞血管的供血区一致,皮质和髓质常同时受累(图2-5-1)。低密度区的大小和形态与闭塞的血管有关:大脑中动脉主干闭塞,低密度区横断面上多呈扇形,基底朝向脑凸面,尖端指向第三脑室;大脑前动脉闭塞,低密度灶多呈长条状,位于大脑镰旁;大脑后动脉闭塞,低密度灶一般呈半圆形,位于顶叶后部及枕叶。③脑梗死发生后2～15天为水肿高峰期,较大的梗死灶可出现占位效应,表现为同侧脑室受压和中线结构移位等。④脑梗死发生后2～3周,脑水肿消失,吞噬细胞浸润使组织密度增加,病变区显示等密度,临床称为模糊效应。⑤脑梗死1～2个月后形成边界清楚的囊性软化灶,CT显示密度更低,可伴有患侧半球变小,即脑萎缩表现,多见于大面积梗死,此时中线结构移向患侧,陈旧性脑梗死灶相邻部位的脑室、脑池或脑沟扩大,称为负占位效应。

(2)增强扫描 梗死后血脑屏障破坏、新生毛细血管和血液灌注过度时,增强扫描可表现为不均匀强化,脑回状、条状或环状强化。CT灌注成像(CTPI)对梗死区血流灌注状况的判断有参考意义,常用观察指标有脑血流量(CBF)、脑血容量(CBV)、平均通过时间(MTT)和达峰时间(TTP),CBF、TTP、MTT减低而CBV下降不明显区域,即为缺血性半暗带。

3. MRI表现 DWI对早期及超急性期脑梗死敏感性高,可在脑梗死发生1～6小时内显示病灶DWI异常高信号,表现弥散系数(apparent diffusion coefficient, ADC)图呈低信号,之后梗死灶呈T_1WI低信号、T_2WI高信号。1天至1周后,水肿逐渐加重,占位效应明显,梗死灶仍表现为T_1WI低信号、T_2WI高信号。脑梗死后期,小病灶可不显示,大病灶形成软化灶,信号类似脑脊液,并出现局限性脑萎缩(图2-5-2)。

除MRI常规序列外,还可使用MRA扫描直接显示血管的狭窄或中断情况;联合应用PWI、DWI,二者不匹配区域即为梗死周边缺血性半暗带,为临床溶栓治疗提供有效的指征。

【诊断与鉴别诊断】 根据CT、MRI表现,结合临床症状,即可诊断脑梗死。MRI比CT更敏感,特别是显示脑干、小脑的梗死。

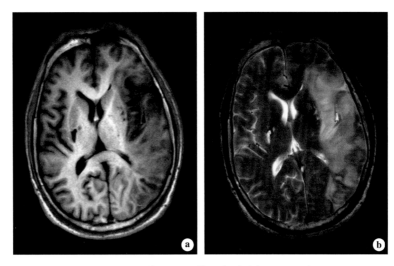

图 2-5-2 左侧额、颞、枕、岛叶脑梗死 MRI 表现

a. T_1WI 示左侧额、颞、枕、岛叶大片状低信号影；b. T_2WI 呈高信号

不典型脑梗死应与脑胶质瘤、转移瘤、脑炎、脱髓鞘疾病等鉴别。脑肿瘤占位效应常较脑梗死更显著，胶质瘤多呈不规则强化，转移瘤常多发且呈均匀或环形强化，脑脓肿呈规则的环形强化，脱髓鞘疾病的病灶多位于侧脑室周围且形态不规则，结合各种疾病的影像学特点和临床表现即可鉴别。

【影像学检查方法优选】 CT 为脑梗死的首选影像学检查方法，但早期脑梗死可呈阴性表现。CTPI 对超急性期、急性脑梗死的诊断有较大帮助。CTA 可显示颈动脉和椎基底动脉系统较大血管的狭窄情况，但小分支难以显示。MRI 能够更早、更准确地显示梗死灶，DWI 序列起病 6 小时内即可显示病变。MRA 可观察颈动脉和椎基底动脉系统的较大血管的异常狭窄情况。基于 CTPI 或 PWI、DWI 联合应用均可判定缺血性半暗带。

（二）腔隙性脑梗死

腔隙性脑梗死（lacunar infarction）是大脑半球或脑干深部脑穿支小动脉闭塞引起的较小面积的缺血性坏死。病因主要为高血压、动脉粥样硬化、糖尿病和吸烟等，好发于基底节区、丘脑区及小脑、脑干等部位，常多发。

【病理与临床】 病理改变为脑穿支小动脉闭塞引起的深部脑组织局部小面积缺血性坏死，约 1 个月后形成软化灶，腔隙灶直径为 5～15mm，大于 10mm 可称为巨腔隙灶。腔隙性脑梗死常起病缓慢，少数可急性起病，不同部位的腔隙性脑梗死，临床表现各异，症状轻且局限，也可无明显的临床症状，预后较好。个别严重者可发展为多发腔隙性脑梗死，使中枢神经系统广泛受损，可导致痴呆、延髓麻痹等。

【影像学表现】

1. CT 表现 平扫基底节区、丘脑区或脑干呈现类圆形低密度灶，边界清楚，直径在 5～10mm，无水肿及明显占位效应，可多发（图 2-5-3a）。4 周左右形成低密度软化灶，可同时出现病灶附近脑室扩大、脑沟及脑池增宽等局部萎缩性病变。

2. MRI 表现 MRI 平扫病灶表现为 T_1WI 低信号、T_2WI 高信号（图 2-5-3b），无明显占位征象。MRI 对腔隙性脑梗死的检出率明显高于 CT，能发现 CT 上难以发现的病灶，特别是 DWI 序列有利于早期腔隙性脑梗死灶的发现。

【诊断与鉴别诊断】 在基底节区、丘脑区或脑干区出现单发或多发类圆形小病灶，边界清楚，无明显占位效应，结合临床症状，可以明确诊断。腔隙性脑梗死需与脑软化灶、血管周围间隙鉴别，必要时可进行增强扫描。

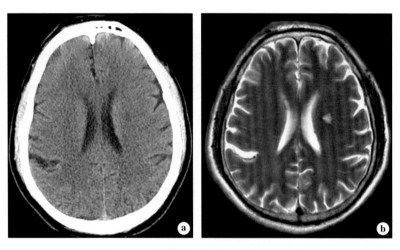

图 2-5-3 腔隙性脑梗死的CT与MRI表现
a. CT示左侧放射冠小片状低密度影；b. MRI平扫T₂WI呈小片状高信号影

【影像学检查方法优选】 CT及MRI均为诊断腔隙性脑梗死的常用方法，但MRI对腔隙性脑梗死的检出率明显高于CT，能发现CT上难发现的病灶，尤其是脑干及小脑病灶，DWI序列有利于早期腔隙性脑梗死灶的发现。

二、颅内出血

颅内出血（intracranial hemorrhage）包括高血压脑出血、脑血管畸形出血、动脉瘤破裂出血和出血性脑梗死等。出血可发生于脑实质、脑室内或蛛网膜下腔，也可同时累及多个部位。儿童及青壮年脑血管畸形出血多见，中年以动脉瘤破裂出血多见，老年以高血压脑出血最常见。颅内出血一般起病急、病情重，影像学检查是诊断的重要手段，特别是CT检查，辅以DSA和MRI等影像学检查。

（一）高血压脑出血

高血压脑出血（hypertensive cerebral hemorrhage，HICH）为颅内最常见的出血，是由于长期高血压引起脑动脉硬化小血管破裂所致。本病好发于50岁以上的中老年人，发病率仅次于脑梗死，病死率占脑血管疾病的首位。

【病理与临床】 高血压导致脑小动脉的微型动脉瘤或玻璃样变，是脑血管破裂出血的病理基础，其中以豆纹动脉破裂最多见，其他依次为丘脑穿通动脉、丘脑膝动脉和脉络丛后内动脉等，好发部位为基底节、丘脑、脑干、小脑等。在发病的不同时期有不同的病理学改变，①超急性期（≤6小时）：血肿内红细胞完整，主要含氧合血红蛋白。②急性期（7～72小时）：血凝块形成，红细胞明显脱水萎缩，氧合血红蛋白逐渐变为去氧血红蛋白，灶周水肿明显。③亚急性期（3天至2周）：早期（3～6天），从血肿外周向中心发展，红细胞内的去氧血红蛋白转变为正铁血红蛋白；晚期（1～2周），正铁血红蛋白释放到细胞外，血肿周围出现炎症反应，灶周水肿减轻。④慢性期（2周后）：血块周围水肿消失，反应性星形细胞增生，坏死组织被清除，缺损部分由胶质细胞和胶原纤维形成瘢痕，血肿小、可填充，血肿大则遗留囊腔，成为囊变期。瘢痕组织由于血红蛋白代谢产物的残留而呈棕黄色。

高血压脑出血常由情绪激动、体力活动过度等诱发，临床表现为剧烈头痛、头晕、恶心、呕吐、失语、不同程度的肢体瘫痪、意识障碍等，严重者短期内颅内压急剧升高，可导致患者死亡。

【影像学表现】

1. CT表现 ①急性期及超急性期：脑内圆形、肾形或不规则形高密度灶，CT值50～80Hu；病灶周出现水肿，血肿较大时占位效应明显（图2-5-4）。血肿可破入脑室形成脑室铸型。②亚急性期：血肿密度逐渐降低，边缘模糊，病灶周围水肿及占位效应由明显逐步减轻，血肿周边吸收，中央仍为高密度区，称融冰征。③慢性期：病灶呈圆形、类圆形或裂隙状低密度影，病灶较大者呈囊状低密度区，此期周围水肿及占位效应消失。④其他表现：可见脑积水、脑沟（脑池）等密度或高密度影。

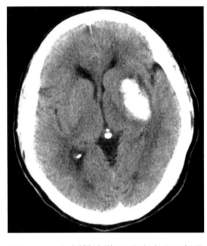

图2-5-4　左侧基底节区脑出血CT表现

2. MRI表现　MRI信号与血肿内成分的演变有关，能反映氧合血红蛋白、去氧血红蛋白、正铁血红蛋白和含铁血黄素之间的演变过程，进行出血分期，在显示出血、判断出血时间和原因等方面有着独特的优势。①超急性期：血肿内含氧合血红蛋白，T_1WI为等信号，T_2WI为高信号（图2-5-5）。②急性期：氧合血红蛋白逐渐变为顺磁性去氧血红蛋白，血肿在T_1WI为等或略低信号，在T_2WI为低信号。③亚急性期：亚急性早期红细胞内去氧血红蛋白逐渐变为顺磁性正铁血红蛋白，T_1WI呈周边高信号环，中心低信号，T_2WI为低信号；亚急性晚期正铁血红蛋白随着红细胞的溶解而游离，血肿在T_1WI、T_2WI上均呈高信号，病灶周围水肿及占位效应减轻。④慢性期：正铁血红蛋白变为顺磁性的含铁血黄素，T_1WI、T_2WI均呈高信号，血肿周围包绕一圈低信号环，为含铁血黄素环。如血肿充分吸收，在T_1WI、T_2WI表现为斑点样不均匀略低信号或低信号影；软化灶形成，T_1WI为低信号，T_2WI为高信号，周围有低信号。

部分高血压患者，用SWI可显示脑内微小出血灶，表现为直径1～5mm的低信号（图2-5-6），而这些病灶用CT或MRI常规序列均难以显示。

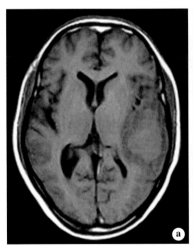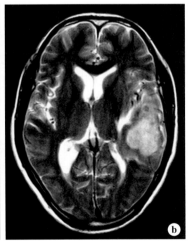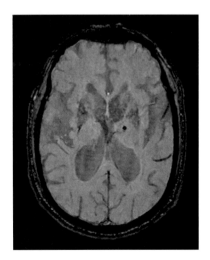

图2-5-5　高血压脑出血的CT表现　　　　　　　　　**图2-5-6**　左侧丘脑微出血灶MRI表现

a. T_1WI示颞叶团块状等信号灶，周围有低信号带环绕；b. 团块影T_2WI呈高信号，周围有高信号带环绕为水肿带等或略低信号，T_2WI为低信号，灶周出现水肿，占位效应明显

【诊断与鉴别诊断】　高血压脑出血常见于50岁以上、有高血压病史者，结合CT、MRI检查及临床表现，可以明确诊断。高血压脑出血与外伤性脑出血、动脉瘤和动静脉畸形破裂形成的脑内血肿具有相似的演变规律，可结合外伤史、血肿的位置等进行鉴别，必要时进行MRA或DSA检查。

【影像学检查方法优选】　超急性期和急性期的脑出血应以CT作为首选影像学检查，该期血肿CT表现较MRI表现更具特点，且该期患者常不能耐受MRI检查；但MRI检查可以较清楚地区分出血时期，且对颅后窝、脑干血肿显示较好。

（二）蛛网膜下腔出血

蛛网膜下腔出血（subarachnoid hemorrhage，SAH）是由于颅内血管破裂，血液进入蛛网膜下腔所致。根据病因分为外伤性和自发性，自发性见于颅内动脉瘤破裂、高血压动脉硬化和脑动静脉畸形等，以颅内动脉瘤破裂出血最常见。

【病理与临床】 蛛网膜下腔出血后，可出现脑血管痉挛，脑组织缺血水肿，甚至发生梗死、软化等。脑脊液中的氧合血红蛋白可致无菌性脑膜炎。急性期过后会出现正压性脑积水，慢性期蛛网膜颗粒受阻、脑脊液吸收障碍也可导致脑积水。

临床起病突然，表现为剧烈头痛，部分患者出现意识障碍、癫痫发作，严重者可致死亡，主要并发症为再出血、脑血管痉挛导致缺血性脑损害和脑积水等，有剧烈头痛、脑膜刺激征、血性脑脊液三联征。

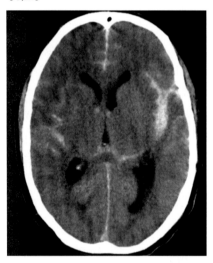

图 2-5-7　蛛网膜下腔出血 CT 表现
双侧额颞叶脑沟、纵裂池和双侧侧裂池被高密度影填充

【影像学表现】

1. CT 表现　蛛网膜下腔出血的 CT 表现有以下几方面。①直接征象：脑沟、脑池和脑裂内被高密度影填充（图 2-5-7）。出血量大时呈铸型。大脑前动脉破裂，血液积聚于视交叉池和侧裂池前部；大脑中动脉破裂，血液积聚于同侧外侧裂池附近；颈内动脉破裂，血液积聚于大脑侧裂池；椎基底动脉破裂，血液主要沉积于脚间池和环池。随着时间延长，出血被脑脊液冲淡，血红蛋白降解，密度可逐渐减低，3 天后呈等密度，1 周后 CT 检查为阴性。②间接征象：包括脑积水、脑水肿、脑梗死、脑内血肿、脑室内出血、脑疝等。

2. MRI 表现　急性期蛛网膜下腔出血在 T_1WI 上稍高于脑脊液信号，T_2WI 稍低于脑脊液信号。亚急性期 T_1WI、T_2WI 均表现为高信号影；慢性期 T_2WI 出现低信号的含铁血黄素影，较具特征性。

【诊断与鉴别诊断】 根据 CT 和 MRI 表现和典型临床表现可做出诊断。当蛛网膜下腔出血量少时，CT 和 MRI 可无阳性发现。急性期使用 CT 检查更敏感，亚急性期和慢性期 MRI 检查更具优势。

【影像学检查方法优选】 CT 为首选检查，蛛网膜下腔出血早期即可显示，如需排除动脉瘤，可行CTA 检查。MRI 显示亚急性期及慢性期蛛网膜下腔出血优于 CT，需要时可加做 SWI 序列。

三、脑血管畸形

脑血管畸形（cerebral vascular malformation）是脑血管的先天发育异常，分为动静脉畸形、海绵状血管瘤、毛细血管扩张症和静脉畸形。其中动静脉畸形最多见。本节只介绍动静脉畸形。

脑动静脉畸形（cerebral arteriovenous malformation，CAVM）是脑血管发育异常所致畸形中最常见的一种，占脑血管畸形的90%以上，畸形血管是由动脉与静脉构成，有的包含动脉瘤与静脉瘤。脑动静脉畸形有供血动脉与引流静脉，其大小与形态多种多样。可发生于脑的任何部位，常为单发。

【病理与临床】 脑动静脉畸形最常见于大脑中动脉分布区的脑皮质，亦可发生于侧脑室、硬脑膜、软脑膜、脑干和小脑等。脑动静脉畸形大小差异明显，病变中畸形的血管粗细不等，呈团块状，病变血管有的极度扩张、扭曲，有的血管细小，部分可见动脉与静脉直接相通。血管区内夹杂正常或变性神经组织，病灶周围脑组织常有变性和胶质增生，继发脑萎缩。有些部位还可有脑水肿、梗死、钙化和出血等。

脑动静脉畸形的临床主要表现为头痛、急性脑出血和癫痫等症状，有时也可出现颅内压增高征象、精神症状等，约半数患者因脑出血就诊时被发现。

【影像学表现】

1. X线表现 脑血管造影是诊断脑动静脉畸形最可靠、最准确的方法。在动脉期可见粗细不等、迂曲成团的血管，有时可表现为网状或血窦状，供血动脉增粗，并于动脉期见引流静脉显影，邻近血管往往显影不良或变细。约20%的患者脑血管造影为阴性，称隐匿性脑动静脉畸形。

2. CT表现 脑动静脉畸形在CT平扫时常表现为边界不清的混杂密度病灶，其中可见等或高密度点状、线状血管影及高密度钙化灶和低密度软化灶，一般无占位效应，周围脑组织常有脑沟增宽等脑萎缩改变（图2-5-8a）。增强扫描时可见点、条状血管强化影，亦可显示粗大引流血管。CTA可见异常血管团，并可见增粗的供血动脉和引流静脉。

3. MRI表现 平扫时异常血管团T₁WI、T₂WI均显示流空信号影（图2-5-8b、c）。供血动脉为低或无信号区，引流静脉由于血流缓慢，T₁WI为低信号、T₂WI为高信号。病变区常见新鲜或陈旧局灶性出血信号。增强扫描时可显示异常血管明显强化。MRA可直接显示脑动静脉畸形的供血动脉、异常血管团、引流静脉及静脉窦（图2-5-8d）。

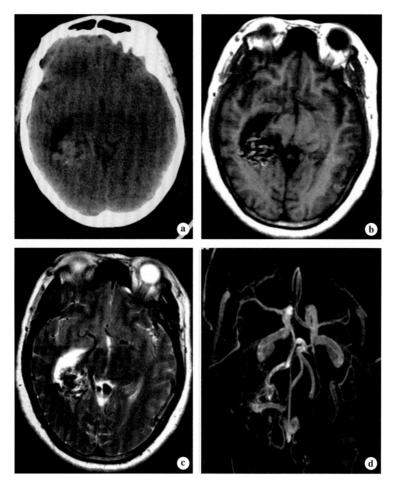

图2-5-8 脑动静脉畸形CT、MRI表现

a. CT平扫示右侧颞、枕叶不规则形混杂密度灶；b. c. MRI平扫T₁WI及T₂WI见混杂信号灶内有明显流空信号的异常血管团；d. MRA见紊乱的异常血管团，并可见增粗的供血动脉

【诊断与鉴别诊断】 根据脑血管造影、CT检查和MRI检查，结合临床表现即可做出诊断。脑血管造影可以清晰显示脑动静脉畸形的异常血管结构，是脑动静脉畸形的重要检查方法和诊断金标准。

在CT上特征性地表现为脑表浅部位不规则形混杂密度灶，无占位表现，增强扫描显示点状或弧形血管影。在MRI上特征性地表现为毛线团状或蜂窝状血管流空影等，均为脑动静脉畸形的诊断依据。本病应注意与脑梗死、软化灶、脑肿瘤等进行鉴别。

【影像学检查方法优选】　增强CT可发现绝大多数脑动静脉畸形，并显示钙化、局部脑组织的改变。MRI多序列、多方位成像显示脑动静脉畸形的效果优于CT。CTA及MRA可帮助显示血管构筑情况，尤其是PC-MRA（相位对比法磁共振血管成像）可区分脑动静脉畸形的供血动脉、瘤巢及引流静脉，但目前DSA仍是诊断脑动静脉畸形的金标准。

四、颅内动脉瘤

颅内动脉瘤（intracranial aneurysm）是指颅内动脉壁的囊性膨出，是造成蛛网膜下腔出血的首位病因，在脑血管意外中，仅次于脑血栓和高血压脑出血，位居第三。本病好发于40～60岁中老年人，青少年少见。发病原因有先天性因素、动脉粥样硬化、感染、外伤等。

【病理与临床】　颅内动脉瘤约90%起自颈内动脉系统，10%起自椎基底动脉系统。动脉壁呈病理性局限扩张，动脉瘤壁仅存一层内膜，缺乏中层平滑肌组织，瘤壁内有炎症细胞浸润。电镜下可见动脉瘤壁弹力板消失。巨大动脉瘤内常有血栓形成甚至钙化。影像学常依据动脉瘤的形态将其分为粟粒状动脉瘤、囊状动脉瘤、假性动脉瘤、梭形动脉瘤和夹层动脉瘤五类；根据血栓形成情况分为无血栓形成动脉瘤、部分血栓形成动脉瘤、完全血栓闭塞性动脉瘤。

临床上，中小动脉瘤未破裂时常无症状，部分患者可出现头痛、癫痫、脑神经压迫症状。破裂出血后可表现为蛛网膜下腔出血、颅内血肿等相应的症状和体征。

【影像学表现】

1. X线表现　脑动脉造影可见动脉瘤起源于动脉壁一侧，凸出呈囊状，多为圆形、卵圆形，少数呈葫芦状等不规则形。

2. CT表现　颅内动脉瘤的CT表现与有无血栓相关：①无血栓形成动脉瘤CT平扫检查，呈类圆形稍高密度影，边界清楚（2-5-9a）；增强扫描呈均匀强化。②部分血栓形成动脉瘤CT平扫可见瘤内有血流的部分密度稍高，血栓部分等密度；增强扫描瘤腔和瘤壁明显强化，血栓不强化。如果血栓是偏心形，强化部分显示为新月形、半圆形等，若血栓位于血管腔内的周边，可见靶征。③完全血栓闭塞性动脉瘤CT平扫检查，增厚的动脉瘤壁呈环形稍高密度灶，常有钙化，瘤腔内密度不均匀，新鲜的血栓呈高密度；增强扫描仅瘤壁呈环形强化，血栓不强化。

CTA可清晰显示瘤体与动脉相连，并能显示动脉瘤的部位、大小和形状。动脉瘤破裂后CT多不能显示瘤体，但可见蛛网膜下腔出血、水肿、脑积水，甚至脑疝形成。

3. MRI表现　与动脉瘤的血流、血栓、钙化和含铁血黄素沉积有关。①无血栓形成动脉瘤：T_1WI和T_2WI上均为圆形低信号。较大的动脉瘤，动脉瘤内的涡流导致信号不均匀，瘤腔内血流速度快的部分出现流空效应，血流速度慢的部分在T_1WI上呈低信号或等信号，T_2WI呈高信号。增强扫描时无血栓部分明显强化。②部分血栓形成动脉瘤：MRI可为高、低、等或混杂信号，信号随血栓形成时间不同而变化（图2-5-9b、c）。增强扫描时瘤腔和瘤壁均有强化。③完全血栓闭塞性动脉瘤：因血栓形成早晚不同，MRI表现各异，增强扫描时仅有囊壁的环状强化。

在MRA上动脉瘤显示为与载瘤动脉相连的囊状影（图2-5-9d），可显示动脉瘤内部结构，对血栓、夹层及瘤周出血等诊断有优势。

颅内动脉瘤破裂出血形成颅内血肿的MRI表现（见本节颅内出血）。

【诊断与鉴别诊断】　根据脑血管造影、CT或MRI检查表现，结合病灶位置可做出颅内动脉瘤诊断。鞍区附近的动脉瘤有时需与鞍区肿瘤如垂体瘤、颅咽管瘤和脑膜瘤进行鉴别。

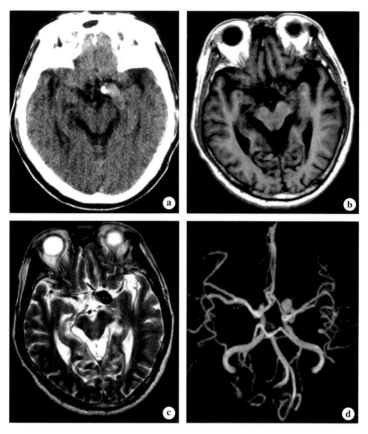

图2-5-9 颅内动脉瘤CT、MRI表现

a. CT平扫示鞍上池左侧一卵圆形稍高密度灶，其内侧边缘见钙化；b、c. MRI平扫见鞍上池病灶 T₁WI 及 T₂WI均有流空信号；d. MRA 显示位于左侧基底动脉环前交通支动脉瘤

【影像学检查方法优选】 DSA是诊断动脉瘤的金标准。CTA可作为首选的无创检查，显示动脉瘤阳性率较高，可发现约2mm的动脉瘤。MRA 显示5mm以上的动脉瘤较好，可用作高危无症状人群的筛查。

第6节 颅内肿瘤

颅内肿瘤是中枢神经系统常见疾病，种类繁多。依据中枢神经系统颅内肿瘤的起源和部位不同，总体将其分为脑内肿瘤和脑外肿瘤，如神经上皮组织起源肿瘤为脑内最常见肿瘤，脑膜瘤等属于脑外肿瘤。无论脑内、脑外颅内肿瘤，其发病率、类型和部位与患者年龄、性别均有极大的相关性。

一、神经上皮肿瘤

神经上皮肿瘤（neuroepithelial tumor），又称为胶质瘤（glioma），是各种神经上皮细胞起源肿瘤的总称，为脑内最常见的原发性肿瘤。依据WHO分类，可分为星形细胞瘤、少突胶质细胞瘤、混合性胶质瘤、室管膜瘤及髓母细胞瘤等。85%以上的神经上皮肿瘤位于幕上，50%累及多部位。

（一）星形细胞瘤

星形细胞瘤（astrocytoma）是最常见的神经上皮肿瘤，占颅内原发肿瘤的60%，可发生于中枢神经系统的任何部位。成人多发生于大脑半球，以额叶及颞叶最常见，可多发累及两个以上脑叶；儿童多发生于幕下小脑半球，也可见于脑干。

【病理与临床】 肿瘤主要位于白质内，可侵犯皮质及脑内深部结构，恶性度较高的肿瘤可沿胼胝体侵及对侧。星形细胞瘤分类复杂，按WHO脑肿瘤分类法，分为毛细胞型星形细胞瘤（Ⅰ级）、弥漫性星形细胞瘤（Ⅱ级）、间变性星形细胞瘤（Ⅲ级）和胶质母细胞瘤（Ⅳ级）。Ⅰ级分化良好，呈良性；Ⅱ级为良恶交界性；Ⅲ～Ⅳ级为恶性，分化不良。分化良好的肿瘤多位于大脑半球白质，肿瘤含神经胶质纤维多，多表现为瘤内囊变，肿瘤血管较成熟。分化不良的肿瘤呈弥漫浸润性生长，边界不清，易发生大片出血、坏死和囊变，肿瘤血管丰富且发育不良。

临床表现与肿瘤部位有关，主要临床表现为肿瘤所致定位体征和高颅压症状，包括头痛、偏瘫、抽搐、局灶性或全身性癫痫发作等，常在病变后期出现。

【影像学表现】

1. CT表现

（1）平扫 Ⅰ～Ⅱ级星形细胞瘤表现为低密度病灶，密度较均匀，界限相对清楚，瘤周水肿及占位效应不明显。Ⅲ～Ⅳ级星形细胞瘤表现为低、略高或混杂密度病灶，且坏死、囊变多见，有时可见高密度钙化和出血，形态不规则，边界不清，瘤周水肿明显，有不同程度的占位效应。

（2）增强扫描 Ⅰ级星形细胞瘤多无强化；Ⅱ级不强化或轻度强化；Ⅲ～Ⅳ级通常呈花环状或不规则强化，环壁上可见强化的壁结节，若肿瘤沿胼胝体向对侧生长则呈蝶翼状强化。

2. MRI表现

（1）平扫 肿瘤在T_1WI上呈低、等信号，T_2WI及FLAIR呈高信号（图2-6-1a、b）。Ⅰ级星形细胞瘤信号较均匀，Ⅱ～Ⅳ级信号多不均匀，尤其Ⅲ～Ⅳ级则呈混杂信号；Ⅰ、Ⅱ级星形细胞瘤边界相对清楚，瘤周水肿及占位效应不明显，而Ⅲ、Ⅳ级星形细胞瘤边界不清，瘤周水肿明显，有不同程度的占位效应。

（2）增强扫描 同CT，Ⅰ级星形细胞瘤多无强化；Ⅱ级不强化或轻度强化；Ⅲ、Ⅳ级通常呈花环状或不规则强化（图2-6-1c），环壁上可见强化的壁结节，若肿瘤沿胼胝体向对侧生长则呈蝶翼状强化，即蝶翼征。

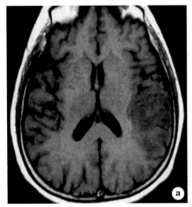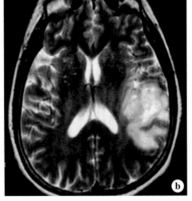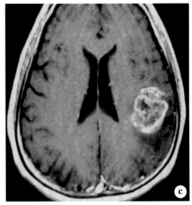

图2-6-1 星形细胞瘤MRI表现

a～c.左颞叶团块状占位性病变，T_1WI呈低信号，T_2WI呈高信号，增强呈不规则强化，瘤周见水肿灶

（3）波谱成像 MRS上Cho峰升高，NAA峰降低。低级星形细胞瘤（Ⅰ～Ⅱ级）还可见MI、Cr含量下降。Cho/Cr值上升，且肿瘤级别越高，比值越大。

【诊断与鉴别诊断】 根据病变发生的部位、密度或信号强度及增强特点，诊断星形细胞瘤并不困难。星形细胞瘤需与脑梗死、髓母细胞瘤、脑脓肿等疾病鉴别。脑梗死的特点是临床上有突发偏瘫病史，病灶多呈楔形，同时累及皮、髓质，增强扫描病灶呈脑回状强化。

【影像学检查方法优选】 MRI是该病的最佳影像学检查方法，MR灌注扫描可提供肿瘤分级信息，MR弥散张量成像能够提供脑肿瘤有无破坏脑白质纤维的信息。CT检查作为该病的补充检查方法，用于对肿瘤内出血、钙化及骨质改变的观察。

（二）少突胶质细胞瘤

少突胶质细胞瘤（oligodendroglioma）起源于少突胶质细胞。95%以上发生于幕上大脑半球，以额叶多见，其次为顶叶和颞叶。

【病理与临床】 肿瘤一般为实性，质硬易脆，但无包膜。肿瘤位于白质和皮质浅层，可向外生长，有时可与脑膜相连。钙化为本病的重要特征之一，钙化形态多样，多为点状或斑片状钙化。肿瘤可见囊变与出血。

临床多以癫痫为首发症状，其他症状与体征则与肿瘤生长部位有关。1/3有偏瘫和感觉障碍，还可出现颅内压增高及精神症状等。

【影像学表现】

1. X线表现 平片常显示颅内肿瘤区呈条带状或团絮状的钙化。

2. CT表现

（1）平扫 肿瘤位置表浅，位于皮质或皮质下区，呈混杂密度肿块，多呈类圆形，边界不清，囊变者为边缘清楚的低密度区；钙化是少突胶质细胞瘤的特征性改变，多呈条索状或团块状钙化；瘤周水肿及占位效应多较轻（图2-6-2a）。

（2）增强扫描 多不强化或轻度强化。若出现斑片状中等强化且不均，多提示为间变性少突胶质细胞瘤。

3. MRI表现 肿瘤位置表浅，呈团块状异常信号，T_1WI呈低信号或等信号，T_2WI呈高信号，信号多不均匀；钙化在T_1WI与T_2WI上均为低信号；肿瘤边缘清晰、锐利，瘤周无水肿或仅有轻度水肿，占位效应轻（图2-6-2b、c）。MRS对肿瘤的定性诊断有帮助。

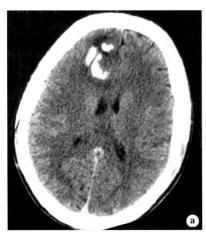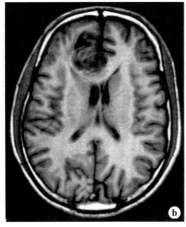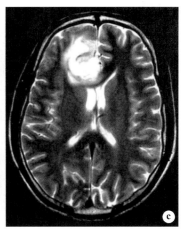

图2-6-2 少突胶质细胞瘤CT与MRI表现

a. CT示右侧额叶占位，内有点、条状及弯曲条索状钙化；b. MRI平扫T_1WI呈低、等混杂信号；c. MRI平扫T_2WI呈高信号，瘤周见少量水肿

【诊断与鉴别诊断】 少突胶质细胞瘤好发于成人，以癫痫为首要症状，病灶多见于额叶，位置表浅，水肿及占位效应轻，CT或MRI显示高钙化率（约70%），增强后无明显强化，可提示此病。应与脑膜瘤、星形细胞瘤及钙化性脑动静脉畸形等鉴别。①脑膜瘤：为颅内脑外肿瘤，广基底与颅骨或硬膜相连；肿瘤强化明显，有脑膜尾征、邻近颅骨骨质增生等改变；MRI上T_1WI和T_2WI多为等信号。

②星形细胞瘤：好发部位较深，CT平扫呈低密度；瘤内钙化率偏低。③脑动静脉畸形：无占位效应；增强扫描可见增粗迂曲的血管团；MRI上可见流空血管影。

【影像学检查方法优选】 同星形细胞瘤。

（三）室管膜瘤

室管膜瘤（ependymoma）为起源于室管膜细胞的胶质性肿瘤，多见于儿童及青少年。可发生于脑室系统的任何部位，最常见于第四脑室，依次为侧脑室三角区和第三脑室；儿童以第四脑室多见，成人好发于侧脑室。

【病理与临床】 肿瘤位于脑室内，生长缓慢，多呈膨胀性塑形性生长，界限较清；界限不清楚者为浸润性生长。肿瘤多为实性，多呈分叶状和结节状生长，可有囊变和颗粒状钙化，较少有出血、坏死。肿瘤可发生室管膜种植性转移。

临床常有头痛、恶心、呕吐、共济失调和眼球震颤等，症状与肿瘤所在位置有关。

【影像学表现】

1. CT表现 肿瘤于脑室内、脑室壁或脑室内、外生长，呈等密度或稍高密度，密度均匀或不均匀，可见低密度囊变和高密度钙化等；瘤周多无水肿，位于第四脑室内的病灶，可引起侧脑室和第三脑室阻塞性脑积水。增强扫描时肿瘤呈均匀或不均匀强化。

2. MRI表现 肿瘤在T_1WI上为低信号或等信号，在T_2WI上为高信号，常伴脑积水；增强扫描肿瘤呈均匀或不均匀明显强化。

【诊断与鉴别诊断】 儿童及青少年脑室内在CT上为等密度病灶或在MRI上为T_1WI呈低信号或等信号，T_2WI呈高信号病灶，伴有脑积水；增强后呈均匀或不均匀明显强化，可考虑室管膜瘤。主要与髓母细胞瘤及脑室内脑膜瘤鉴别。①髓母细胞瘤：位于小脑蚓部，而室管膜瘤位于第四脑室内。髓母细胞瘤常引起第四脑室向前方或前上方移位、缩小，为压迫所致；而室管膜瘤多引起第四脑室腔缩小，甚至消失，为占位所致。②脑室内脑膜瘤：好发于侧脑室三角区，CT、MRI上呈脑膜瘤样密度、信号，钙化多见。

【影像学检查方法优选】 同星形细胞瘤。

（四）髓母细胞瘤

髓母细胞瘤（medulloblastoma）占神经上皮肿瘤的4%~6%，属于胚胎性肿瘤，75%在15岁以前发病，4~8岁为发病高峰。

【病理与临床】 髓母细胞瘤是儿童最常见的颅后窝肿瘤，其恶性程度高，主要发生于小脑蚓部，易向前压迫第四脑室，引起梗阻性脑积水；成人发病部位常在小脑半球。肿瘤生长迅速，易沿脑脊液种植播散，并可广泛种植于脑室系统、蛛网膜下腔和椎管内。肿瘤呈浸润性生长，边界不清；血供丰富，出血、坏死、囊变、钙化少见。

临床常见共济失调及头痛、恶心、呕吐等高颅压征象。

【影像学表现】

1. CT表现 可见小脑蚓部类圆形略高密度肿块，密度均匀或不均匀，约半数病灶周围有水肿且较轻，第四脑室受压变形移位，侧脑室、第三脑室扩张积水；增强后肿瘤明显不均匀强化，呈"快进快出"表现（图2-6-3）。

2. MRI表现 肿瘤T_1WI呈低信号，T_2WI呈高信号或等信号；肿瘤压迫阻塞第四脑室时，可见第三脑室及侧脑室扩张等脑积水表现。肿瘤明显强化。

【诊断与鉴别诊断】 儿童颅后窝小脑蚓部实性肿块，CT平扫呈略高密度，MRI上T_1WI呈低信号，T_2WI呈高信号；增强扫描明显强化，伴脑积水，可考虑髓母细胞瘤。但需与室管膜瘤和小脑星形细胞

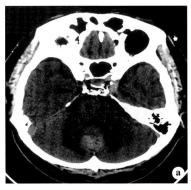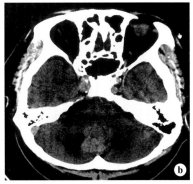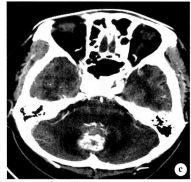

图 2-6-3　髓母细胞瘤 CT 表现

a、b. CT 平扫，小脑蚓部不规则略高密度团块，第四脑室缩小、部分闭塞；c. CT 强化扫描，该病灶呈不均匀明显强化

瘤鉴别。①室管膜瘤：见室管膜瘤的鉴别诊断。②小脑星形细胞瘤：好发于儿童，肿瘤位于小脑半球，CT 平扫多为低密度囊性病灶，增强扫描病灶可见环壁强化及高强化壁结节，呈典型"囊中瘤"表现。

【影像学检查方法优选】　MRI 是中枢神经系统脑内肿瘤的诊断和鉴别诊断的首选影像学检查方法，且磁共振灌注扫描可提供肿瘤分级信息，磁共振弥散张量成像能够提供脑肿瘤有无破坏脑白质纤维的信息。CT 在显示肿瘤是否钙化、有无出血及颅骨有无累及等方面仍有其独到之处，可作为脑肿瘤诊断的重要补充。

二、脑 膜 瘤

脑膜瘤（meningioma）起源于脑膜，是最常见脑膜起源肿瘤，占颅内肿瘤的 15%～20%，发病率仅次于神经上皮肿瘤；多见于 40～60 岁女性，男女发病率约 2 : 1。大多数为良性，极少为恶性。

【病理与临床】　脑膜瘤起源于蛛网膜的帽状细胞，与硬脑膜相连，多数由脑膜动脉分支供血，血运丰富。好发部位与蛛网膜颗粒分布一致，常见于矢状窦旁、大脑镰、脑凸面及小脑幕等。肿瘤有完整包膜，质坚韧，多为结节或颗粒状，可有钙化或骨化。多数脑膜瘤为良性，生长缓慢，可长大并嵌入脑内，压迫脑皮质；脑膜瘤因紧邻颅骨，易引起颅骨骨质增生、破坏或变薄。恶性脑膜瘤瘤体较大，呈膨胀性或浸润性生长，多数出现囊变、坏死和出血。大多数脑膜瘤位于脑外，偶见于脑内。

脑膜瘤起病缓慢，病程长，头痛、头晕等颅内压增高及局部定位症状和体征出现较晚。位于大脑凸面者常有癫痫发作；位于功能区的脑膜瘤，可有局限性体征及神经功能障碍。

【影像学表现】

1. CT 表现

（1）平扫　肿瘤呈圆形或类圆形，边界清晰，呈略高或等密度影。肿瘤以广基底靠近颅板或硬脑膜，瘤体可见钙化；可见瘤周水肿，程度不一，多较轻；占位效应较明显。有时可见颅板增厚、破坏等，出血、坏死和囊变少见。

（2）增强扫描　多呈明显均匀强化，边缘锐利；发生坏死、囊变时则不强化（图 2-6-4）。

2. MRI 表现

（1）平扫　肿瘤信号多与脑皮质接近，T_1WI 多为等信号，T_2WI 多为等信号或稍高信号（图 2-6-5a、b），又称为脑膜瘤样信号，内部信号可表现不均匀，可见血管流空影。囊变呈长 T_1、长 T_2 信号，钙化在 MRI 上无信号；瘤周水肿亦为长 T_1、长 T_2 信号。介于肿瘤与水肿之间可见低信号环，为肿瘤包膜。

（2）增强扫描　肿瘤多呈明显强化；出现囊变、坏死时强化不均匀。肿瘤相邻脑膜可呈鼠尾状强化，称为脑膜尾征（图 2-6-5c）。

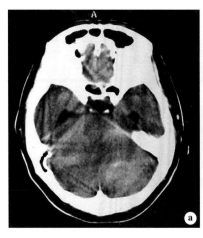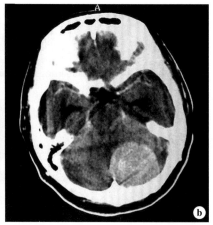

图 2-6-4 脑膜瘤CT表现

a. CT平扫示左侧小脑半球密度稍增高；b. CT增强示左侧枕部颅骨内板下方一类圆形均匀强化肿块，边缘光滑，广基底与脑膜相连

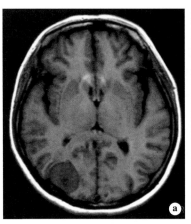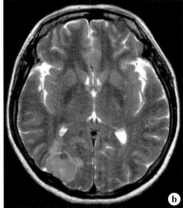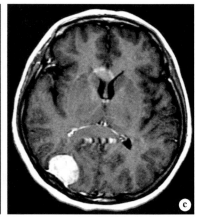

图 2-6-5 脑膜瘤 MRI表现

a. MRI平扫，T_1WI示右枕部类圆形低信号肿块，广基与脑膜相连；b. MRI平扫，T_2WI呈稍高信号；c. 增强，肿块明显强化，可见脑膜尾征

（3）波谱成像 脑膜瘤大部属于脑外肿瘤，不含正常神经元，MRS表现为NAA峰缺乏，Cho峰升高，Cr峰下降，可出现丙酸（Ala）峰。

（4）DWI 利用DWI可在术前鉴别良性、非典型性和恶性脑膜瘤，为临床制订手术方案提供指导。

【诊断与鉴别诊断】 矢状窦旁、大脑镰、脑凸面等蛛网膜分布区域见等密度或等信号的肿块，增强扫描明显强化，且见脑膜尾征，可诊断脑膜瘤。

脑膜瘤需与星形细胞瘤鉴别；小脑脑桥角脑膜瘤要与听神经瘤鉴别；鞍区脑膜瘤要与颅咽管瘤鉴别；脑室内脑膜瘤要与室管膜瘤鉴别。

【影像学检查方法优选】 与神经上皮肿瘤影像学检查方法的选择相似。

三、垂体腺瘤

垂体腺瘤（pituitary adenoma）为起源于腺垂体的良性肿瘤，是鞍区最常见的肿瘤，占颅内肿瘤的第三位。本病以成人多见，男女发病率相等，但分泌催乳素的微腺瘤多见于女性。

【病理与临床】 垂体腺瘤属脑外肿瘤，常累及蝶鞍周围及颅前窝底，较大的肿瘤包膜完整，呈圆形或分叶状，膨胀性生长，与周围组织界限清楚。根据有无激素分泌，可分为功能性（75%）和无功能性（25%）两类。功能性包括分泌生长激素和泌乳素的嗜酸细胞瘤，分泌促肾上腺皮质激素、促甲状腺激素、促性腺激素等的嗜碱细胞瘤；无功能性的为嫌色细胞瘤。根据其大小可分为微腺瘤（直径≤10mm）和大腺瘤（直径＞10mm）。肿瘤较大时可出现出血、坏死和囊变；偶可钙化。垂体瘤常发生出血或梗死，称为垂体卒中；进而可产生囊变和坏死。

临床表现多样性，表现为内分泌亢进和压迫症状。泌乳素腺瘤出现闭经、泌乳；生长激素腺瘤出现肢端肥大；促肾上腺皮质激素腺瘤出现皮质醇增多症等。巨大垂体腺瘤可出现压迫症状，如视力障碍、垂体功能低下、头痛等。

【影像学表现】

（一）垂体大腺瘤

1. CT表现

（1）平扫　①鞍区肿块：呈圆形、椭圆形或分叶状，边缘光滑，多为等密度或稍高密度肿块，密度均匀或不均匀。②蝶鞍扩大，鞍背变薄后移。③鞍上池闭塞，视交叉受压上移。④冠状位扫描显示肿瘤呈哑铃状。

（2）增强扫描　多呈均匀强化或周边强化，冠状位可见典型"雪人征"；囊变、坏死、出血和钙化灶不强化。

2. MRI表现　瘤体T_1WI呈较低信号或等信号，T_2WI呈等信号或较高信号，信号均匀或不均匀；若肿瘤内部发生囊变或坏死，在T_1WI上肿瘤内部出现更低信号，T_2WI则呈更高信号；伴出血则在T_1WI、T_2WI上均呈高信号。增强扫描肿瘤多呈均一强化；坏死、囊变、出血和钙化部分不强化（图2-6-6）。肿瘤向外侵犯征象与CT检查相似，但比CT更清晰。

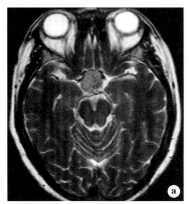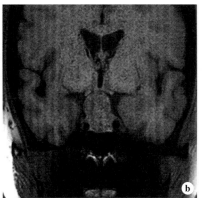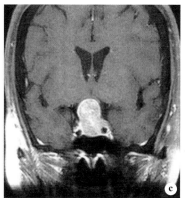

图2-6-6　垂体大腺瘤MRI表现

a. MRI平扫，横断面示鞍区一类圆形占位，T_2WI上呈稍高信号；b. 冠状面占位呈哑铃状，T_1WI上呈等信号；c. 增强扫描呈明显强化，病灶向上压迫视束和视交叉

（二）垂体微腺瘤

1. CT表现

（1）平扫　无特异性。

（2）增强扫描　常需薄层强化扫描、冠状面MPR观察，可表现为：①垂体高度增加（男性＞7mm，女性＞9mm）；②垂体密度改变：早期呈低密度，延迟扫描呈等密度或稍高密度；③垂体上缘局部膨隆；④垂体柄偏移；⑤蝶鞍骨质改变：变薄、凹陷等破坏征象。

2. MRI表现

（1）平扫　冠状位及矢状位薄层扫描时T_1WI呈低信号，伴出血为高信号；T_2WI呈高信号或等信号。肿瘤通常位于垂体一侧，可见垂体高度增加，上缘局部膨隆；垂体柄偏移；鞍底下陷或局部骨质吸收（图2-6-7a）。

（2）增强扫描 增强早期肿瘤信号强度低于正常垂体，晚期信号强度等于或高于正常垂体（图2-6-7b、c）。

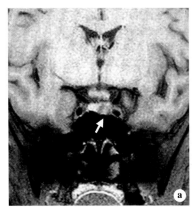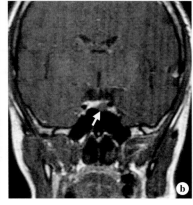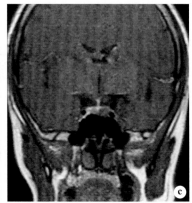

图2-6-7 垂体微腺瘤MRI表现

a. MRI平扫，T_1WI冠状面示垂体偏左侧可见类圆形稍低信号结节，鞍底局部下陷（↑）；b.增强早期正常垂体明显强化，结节（↑）强化程度低于正常垂体；c.增强后期，结节强化程度增加，呈等信号

【诊断与鉴别诊断】 鞍内或鞍上类圆形略高或等密度肿块，MRI上T_1WI为等信号，T_2WI为高信号，均一或周边强化，伴蝶鞍扩大、破坏等影像学改变，结合内分泌紊乱可诊断垂体大腺瘤。垂体内低密度或T_1WI低信号小病灶，伴垂体柄偏移等间接征象，增强后早期信号强度低于正常垂体，晚期信号强度高于正常垂体，结合内分泌紊乱可诊断垂体微腺瘤。

垂体大腺瘤需与发生在鞍区的其他肿瘤进行鉴别，如脑膜瘤、颅咽管瘤及动脉瘤等，主要鉴别点在于能否见到正常垂体。微腺瘤需与青春期或哺乳期妇女正常垂体鉴别，后者也可表现为垂体高度增加，垂体饱满，上缘局部膨隆，但垂体左右对称，垂体柄居中，鞍底无下陷。

【影像学检查方法优选】 MRI动态增强扫描是诊断微腺瘤的最佳影像学检查方法。MRI矢状位和冠状位薄层扫描有助于微腺瘤的发现，CT平扫加增强扫描对显示较大的垂体腺瘤，显示肿瘤钙化、出血及鞍底骨质情况较好。

四、颅咽管瘤

颅咽管瘤（craniopharyngioma）是较常见的颅内肿瘤，多位于鞍上，是鞍区仅次于垂体腺瘤的常见肿瘤。常见于儿童，也可发生于成人。5～10岁、40～60岁是该病发病的两大高峰段。

【病理与临床】 目前普遍认为该肿瘤起自颅咽管在退化过程中的残留上皮细胞，肿瘤可沿鼻咽后壁、蝶窦、鞍内、鞍上至第三脑室前部发生，以鞍上多见。肿瘤可分为囊性、囊实性和实性三种，多为囊性；囊内可为单房或多房，囊液呈黄褐色并漂浮胆固醇结晶；囊壁和肿瘤实性部分多有钙化。

肿瘤因压迫垂体、下视丘而出现相应临床症状。儿童以发育停滞、侏儒、颅内压增高为主；成人则多出现视力、视野障碍，部分患者可有精神异常及垂体功能低下。

【影像学表现】

1. CT表现

（1）平扫 表现为鞍上区圆形、类圆形或分叶状肿块，以囊性和部分囊性居多。密度变动范围大，含胆固醇多则CT值低，含钙质或蛋白质多则CT值高。囊壁呈蛋壳状钙化是颅咽管瘤的特征性表现，实体肿瘤内可见点状、不规则或团块状钙化。一般无脑水肿，可出现脑积水。

（2）增强扫描 囊壁可出现环状强化，肿瘤实性部分可呈均匀或不均匀强化，低密度囊液不强化。

2. MRI表现

（1）平扫 因瘤内成分有蛋白质、胆固醇、正铁血红蛋白、钙化等诸多成分，且含量各异，平扫MRI表现变化多样。T_1WI上可呈高信号、等信号、低信号或混杂信号，T_2WI以高信号多见（图2-6-8）。实性肿瘤T_1WI为等信号，T_2WI为高信号。囊变在FLAIR上亦表现为高信号。

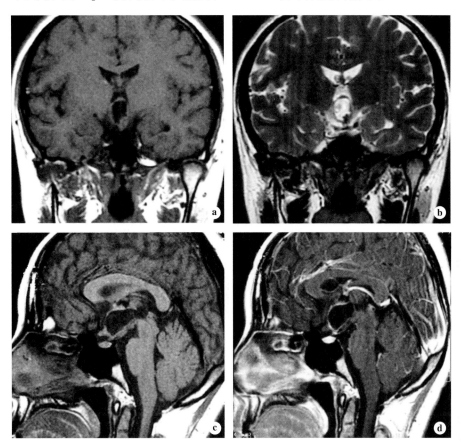

图2-6-8 颅咽管瘤MRI表现

a、c. MRI平扫，T_1WI冠状面示鞍上一囊性低信号占位；b. T_2WI上呈高信号；d. 增强示囊壁环状强化

（2）增强扫描 与CT增强表现类似。

【诊断与鉴别诊断】 儿童鞍上肿块，有囊变及多种形式钙化，特别是蛋壳样钙化，增强扫描可见实体部分均匀或不均匀强化，囊壁可出现环状强化，结合临床表现可诊断颅咽管瘤。需与鞍区脑膜瘤及胶质瘤鉴别。①鞍区脑膜瘤：鞍旁骨质增生硬化，MRI上T_1WI和T_2WI肿瘤均呈等信号，增强扫描肿块明显均一强化，并可见脑膜尾征。②胶质瘤：与实性颅咽管瘤较难鉴别，但胶质瘤好发于青壮年，肿块发生钙化较少见。

【影像学检查方法优选】 MRI平扫加增强扫描、CT平扫加增强扫描均能检查颅咽管瘤。MRI显示病灶的形态、大小、侵及范围优于CT，但是CT对肿瘤钙化的显示优于MRI，钙化是确诊本病的重要征象。

五、听神经瘤

听神经瘤（acoustic neurinoma）是最常见的源于脑神经的肿瘤，占原发颅内肿瘤的8%～10%，属于颅内脑外肿瘤，好发于中年人，10岁以下儿童少见。

【病理与临床】 听神经瘤多起源于听神经前庭支内听道段，属神经鞘瘤，为生长缓慢的良性肿瘤。

肿瘤呈圆形或类圆形,质地坚硬,有包膜,境界清楚,易发生囊变;常伴有内耳道扩大;肿瘤可压迫脑干和小脑,可产生梗阻性脑积水。

临床主要表现为小脑脑桥角综合征,即患侧听神经、面神经和三叉神经受损症状及小脑症状,具体表现为单侧耳鸣、听力减退或耳聋等。肿瘤压迫小脑和脑干时可出现颅内压增高征象。

【影像学表现】

1. CT表现

(1)平扫 表现为小脑脑桥角区类圆形肿块,可呈低密度、等密度或混杂密度。肿瘤居颞骨岩部后缘,以内耳道为中心,与颞骨岩部接触面多成锐角。骨窗显示内耳道呈漏斗状扩大,骨质吸收模糊,甚至骨质破坏,此征象为听神经瘤的特征性改变。肿瘤增大压迫小脑和脑干时可导致其变形移位,压迫第四脑室使其闭塞形成梗阻性脑积水。

(2)增强扫描 多呈明显均匀或不均匀强化,病变边界清楚;肿瘤囊变坏死区不强化。

2. MRI表现

(1)平扫 小脑脑桥角区类圆形或分叶状肿块,肿瘤长轴与听神经走行一致,瘤体内部常发生囊变,多呈不均匀性长T_1、长T_2异常信号;累及内听道,内听道呈漏斗状扩大(图2-6-9)。在T_2WI上可清晰显示内耳道内的微小肿瘤。

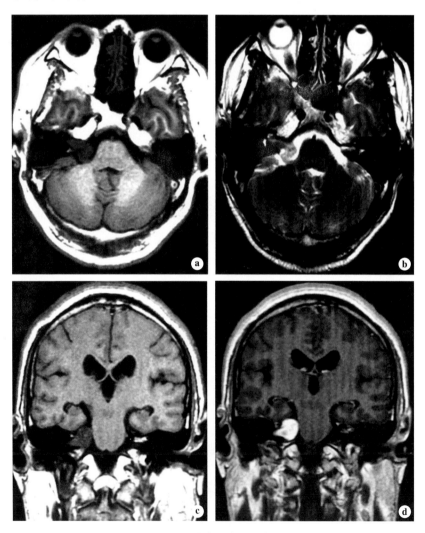

图2-6-9 听神经瘤MRI表现

a~d. MRI横断面及冠状面平扫见右侧小脑脑桥角区类圆形实性占位,T_1WI上呈低信号,T_2WI上呈较高信号

（2）增强扫描 瘤体实质部分明显强化，囊变区无强化。

【诊断与鉴别诊断】 根据听力障碍，小脑脑桥角区实性或囊实性肿块伴有听神经增粗、内耳道扩大，可诊断听神经瘤。要注意与发生在小脑脑桥角区的脑膜瘤、表皮样囊肿（胆脂瘤）等鉴别。①脑膜瘤：脑膜瘤与颞骨岩部夹角成钝角，一般无内听道扩大，邻近颞骨岩部可有骨质增生；MRI增强明显均匀强化，有脑膜尾征。②表皮样囊肿：呈脑脊液样密度或信号肿块，形态不规则，沿蛛网膜下腔呈塑形性生长；增强扫描不强化，无内听道扩大。

【影像学检查方法优选】 CT是听神经瘤首选影像学检查方法，易于显示内听道扩大，但CT平扫难以显示局限于内耳道内、未引起内耳道扩大的小肿瘤。MRI是本病最佳影像学检查方法，显示微小的听神经瘤优于CT。

六、脑转移瘤

脑转移瘤（brain metastatic tumor）比较常见，可发生于任何年龄，以中老年人最常见。

【病理与临床】 脑转移瘤血行转移者，依脑转移概率由多到少依次为肺癌、乳腺癌、胃癌、结肠癌、肾癌、甲状腺癌等；直接蔓延者，可来自鼻咽、鼻窦、眼眶的恶性肿瘤。转移部位以幕上多见，好发于皮髓质交界区。肉眼观察肿瘤与正常脑组织分界清楚，肿瘤中心常发生坏死、出血、囊变；瘤周水肿明显。肿瘤血供多较丰富。

临床多有原发恶性肿瘤病史，但部分患者以颅脑症状为首发症状。颅脑症状与肿瘤的占位效应有关，常见症状有头痛、恶心、呕吐、视盘水肿等高颅压表现，亦可表现为共济失调，进一步加重可出现意识障碍及脑疝等症状。部分患者无明显神经系统症状。

【影像学表现】

1. CT表现

（1）平扫 肿瘤常为多发，呈类圆形高、等、低或混杂密度肿块，多位于皮髓质交界区，其内可有出血、坏死、囊变等；瘤周水肿多广泛，呈"小肿瘤、大水肿"特征性表现；占位效应明显。

（2）增强扫描 肿瘤多呈均匀性或环形强化，环形强化者环壁较厚且不均或可有壁结节；肿瘤坏死、出血区无强化。

2. MRI表现

（1）平扫 肿瘤表现为T_1WI低信号、T_2WI及FLAIR高信号；瘤周可见广泛水肿，占位效应明显（图2-6-10a、b）。少数可无水肿及占位效应。

（2）增强扫描 可呈结节状或环状明显强化（图2-6-10c）。

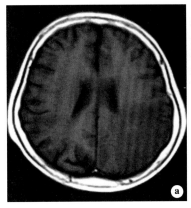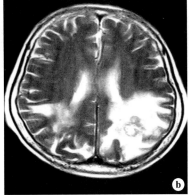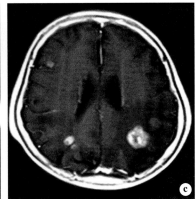

图2-6-10 脑转移瘤MRI表现

a. MRI平扫，T_1WI示双侧顶叶呈片状低信号相连；b. MRI平扫，T_2WI见双侧顶叶多个小结节状高信号灶，周围大片状水肿；c. MRI增强示颅内多个结节状明显强化灶

【诊断与鉴别诊断】 有原发恶性肿瘤病史，脑内多发皮髓质交界区病灶，病灶周围水肿明显，均匀或环状强化，则可诊断为转移瘤。需与多发结核球、脑寄生虫病、多中心性脑胶质瘤鉴别；环状强化的脑转移瘤要与星形细胞瘤、脑脓肿鉴别。

【影像学检查方法优选】 CT平扫加增强扫描可发现大多数病灶，但敏感性不如MRI。MRI增强扫描能发现脑内较小的转移灶和软脑膜转移。

第7节 颅内感染性疾病

一、脑 脓 肿

脑脓肿（brain abscess）是由化脓性细菌进入脑组织引起炎症，进而形成脓肿。脑脓肿以幕上多见，最常见于额叶。感染途径以邻近感染蔓延至颅内居多，其次为血源性感染。

【病理与临床】 病理分期可分为三期。①急性脑炎期：病变多位于白质，有充血、水肿、炎症细胞浸润、斑点状出血，伴有小静脉炎和血栓形成。②局部化脓期：脑炎进展，坏死液化区扩大，脓腔形成，周围肉芽组织和胶原组织增生，脓肿壁逐渐形成，周围水肿明显。③包膜形成期：脓腔增大，脓肿壁内层为炎症细胞，中层为肉芽和纤维组织，外层是神经胶质层。脓肿中多坏死，呈液态、干酪或凝块状。若脓肿破溃外溢，可形成多房脓肿或卫星脓肿。

临床上除患者有原发感染症状外，一般也有急性全身感染症状。当包膜形成以后，上述症状好转或消失，并逐渐出现颅内压增高和脑脓肿的局灶体征和症状。

【影像学表现】

1. CT表现

（1）急性脑炎期 ①平扫表现为边界不清的低密度或不均匀的混合密度区；周围脑水肿和占位效应明显。②增强扫描病灶一般无强化，也可有斑点状强化。

（2）局部化脓期和包膜形成期 ①平扫示脓肿壁呈等密度，壁完整或不完整，约半数患者可显示低密度的脓腔；有些脓腔内可见气液平面；周围水肿逐渐减退。②增强扫描示化脓期脓肿壁轻度强化，脓腔不强化、仍为低密度；包膜形成期脓肿壁明显强化，脓肿呈圆形、椭圆形或不规则形，壁较薄且完整光滑、均匀（图2-7-1）。

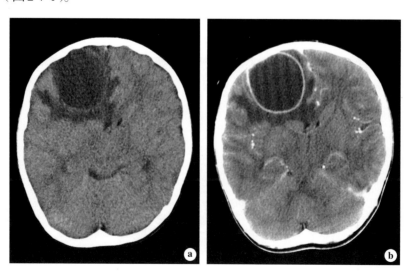

图2-7-1 脑脓肿CT表现

a. CT平扫示右侧额叶大片状低密度灶；b. CT增强示右额叶一薄壁强化影，其内低密度影无强化，囊壁周围见明显水肿及占位效应

2. MRI 表现

（1）急性脑炎期 ①平扫示初期病灶范围小，位于皮质或皮髓质交界区，T_2WI 呈略高信号。病变进一步发展，范围增大，T_1WI 为低信号，T_2WI 呈高信号，占位效应明显。②增强扫描示病灶无强化或斑点状强化。

（2）局部化脓期和包膜形成期 ①T_1WI 上脓肿和其周围水肿为低信号，两者之间的脓肿壁为等信号环形间隔；T_2WI 脓肿和周围水肿为高信号，脓肿壁为等信号或低信号。②增强扫描示脓肿壁显著环状强化，脓腔不强化；脓肿壁的特点与CT类似。③DWI脓肿腔内呈高信号，ADC图呈低信号，DWI及ADC图上脓肿壁多呈等信号。

【诊断与鉴别诊断】 患者有感染史及白细胞增高等临床表现；典型脑脓肿的影像学表现为，CT平扫可显示等密度或高密度的环壁，内可见水样密度；MRI为等信号环壁，内可见水样信号；增强扫描示环壁光整且强化明显，根据以上典型表现可诊断脑脓肿。有时需与肿瘤性病变鉴别：星形细胞瘤：环形强化，壁厚薄不一，有壁结节；无发热、白细胞升高等感染症状。脑转移瘤：有原发肿瘤病史；病灶常多发，可呈环状、结节状、斑状等多种强化形式；强化环周围脑水肿特别明显，呈"小病灶、大水肿"表现；无发热、白细胞升高等感染症状。DWI有助于鉴别脓肿与有中心坏死区的胶质瘤或转移瘤，后者坏死区在DWI上多呈低信号。

【影像学检查方法优选】 CT能够显示脑脓肿的脓肿病灶及周围水肿，并可在CT导向下进行脑脓肿穿刺引流。MRI是脑脓肿最佳的影像学检查方法，能精准显示水肿范围，显示血脑屏障破坏，显示早期脓肿壁形成，并更容易区分坏死、液化和脑炎；DWI有助于鉴别脓肿与有中心坏死区的胶质瘤或转移瘤。

二、脑寄生虫病

脑寄生虫病包括脑囊虫病、脑包虫病、弓形虫病、血吸虫病、脑型肺血吸虫病等，其中以脑囊虫病最常见，以下主要介绍脑囊虫病。

脑囊虫病（cerebral cysticercosis）主要流行于我国北方地区，为猪带绦虫的囊尾蚴寄生于人脑内所致的疾病。

【病理与临床】 囊尾蚴进入脑内形成囊泡，囊泡内含有液体和白色头节。虫体死亡后由炎症细胞包裹，外层是富于血管的胶原纤维形成的肉芽肿；后期由于胶原纤维结缔组织修复变成瘢痕，死亡虫体发生钙化。根据病变部位的不同又可分为脑实质型、脑室型、脑膜型和混合型。

脑囊虫病的临床症状复杂多变，主要有意识障碍及精神障碍，多种类型的癫痫发作，高颅压、脑积水等；查体可触及皮下结节。囊虫病补体结合试验多呈阳性。

【影像学表现】

1. CT 表现

（1）脑实质型 ①平扫示病灶多发，呈广泛性分布，主要位于幕上大脑半球。病灶形态可呈多样性改变：急性脑炎型呈脑内散在多发低密度影，并全脑肿胀、脑室变窄等；多发小囊型为脑内多发小圆形低密度灶，其内可见小结节状致密影（图2-7-2a）；单发大囊型表现为单发巨大圆形或分叶状囊液性占位；多发钙化型呈脑内多发小结节状钙化；多发结节型呈散在多发不规则低密度影。②增强扫描示多发结节型，可呈结节状强化或点环状强化；其余各型均无强化。

（2）脑室型 ①平扫多位于第四脑室和第三脑室，CT难以直接显示囊泡，仅表现为脑室形态异常、局限性不对称扩大或阻塞性脑积水等间接征象。②增强扫描可见囊壁环形强化。

（3）脑膜型 ①平扫可见外侧裂池、鞍上池呈囊性扩大，有轻度占位现象，蛛网膜下腔扩大、变形，脑室对称性扩大。②增强扫描有时可见囊壁强化或结节状强化，脑膜也可强化。

（4）混合型　上述两种或两种以上类型同时存在。

2. MRI 表现

（1）脑实质型　①平扫：活动期表现为多发圆形囊性病灶，大小为2～8mm，其内可见小结节影附着在囊壁上，为囊虫头节；脑囊虫存活期水肿轻微。退变期周围水肿加重，白靶征出现，即在T$_2$WI上囊肿内囊液及周围水肿呈高信号，而囊壁与囊内模糊不清的头节呈低信号，低信号为囊虫逐渐纤维化、机化和钙化所致（图2-7-2b、c）；囊虫钙化后出现黑靶征，即在T$_2$WI上囊肿内除有一点状高信号外，其余均呈低信号。②增强扫描：活动期囊壁可强化或不强化；退变期出现环状强化；非活动期病灶无强化。

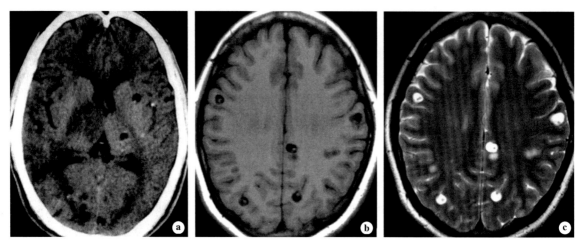

图2-7-2　脑囊虫病CT、MRI表现

a. CT平扫示大脑实质内多发小圆形囊性低密度灶，囊内可见小结节致密影；b. MRI平扫示大脑实质内多发圆形囊性病灶，T$_1$WI呈低信号；

c. T$_2$WI呈高信号，囊内可见低信号结节影，呈白靶征

（2）脑膜型　①平扫示脑池扩大或脑积水征象，多由脑沟内的囊虫与脑膜粘连所致。②增强扫描可见脑膜强化。

（3）脑室型　①平扫示脑室、脑沟及脑池内的囊虫，表现为2～8mm小圆形囊状影，呈长T$_1$、长T$_2$信号，头节常显示不清，偶见头节位于边缘。②增强扫描可见囊壁环形强化。

（4）混合型　上述两种或两种以上类型同时存在。

【诊断与鉴别诊断】　影像学发现脑内多发囊性病灶，囊内有头节存在，结合疫区或绦虫病感染史及囊虫补体试验阳性，可做出本病的诊断。

（1）脑囊虫病非钙化期需与下列病变鉴别　①脑转移瘤：多为欠规则的厚环状或结节状强化，瘤周水肿较明显；有原发肿瘤病史。②脑结核瘤：一般为小结节状病灶，无头节，好发于脑底部；脑脊液检查及治疗随访有助于鉴别。③细菌性脑脓肿：有发热、头痛等炎性症状和体征，囊内无头节。

（2）脑囊虫病钙化需与下列病变鉴别　①生理性钙化：发生于基底节区、小脑齿状核区。②结节性硬化症：钙化多在脑室旁。③甲状旁腺功能减退：钙化以两侧基底核或小脑齿状核为主，形态不规则。

【影像学检查方法优选】　脑囊虫病的首选影像学检查方法是MRI，该检查办法能够显示脑室内、脑干及大脑半球表面的囊虫病灶，常用于囊虫病患者治疗的随访。CT对脑囊虫的钙化性病灶显示更加敏感。

第8节　颅脑先天畸形

一、结节性硬化症

结节性硬化症（tuberous sclerosis）是常染色体显性遗传病，是由于胚胎时期各胚层的分化发生紊乱所致。男性发病率为女性的2～3倍。该病以不同器官形成错构瘤为特点。

【病理与临床】　该病的脑部病理特征为皮质和室管膜下的白色结节，结节由神经胶质细胞和各种奇特的异常神经细胞所构成，内有钙盐沉积，偶有囊变；皮质结节以额叶为多。室管膜下的小结节极易钙化，可阻塞脑脊液通路形成脑积水。该病易伴发室管膜下巨细胞型星形细胞瘤，可合并身体其他部位的错构瘤。

临床特征性表现为癫痫、智力障碍和皮脂腺瘤；皮肤改变主要是棕色痣，呈蝶翼状分布于鼻、颊、颏部。常伴发纤维瘤等多种畸形。

【影像学表现】

1. X线表现　平片有时可见颅内散在钙化点和颅骨内板局限性骨质增生；钙斑多位于基底节区、蝶鞍区和脉络丛，也可见于脑实质，大小不等。

2. CT表现

（1）平扫　可见室管膜下与脑室周围多发高密度结节或钙化（图2-8-1），呈类圆形或不规则形，病灶为双侧对称性分布；皮质或白质内有时可见多发小结节状钙化，其密度比脑室壁钙化低，边界不清。如发生在小脑，可呈广泛结节状钙化。可出现脑萎缩和脑积水。

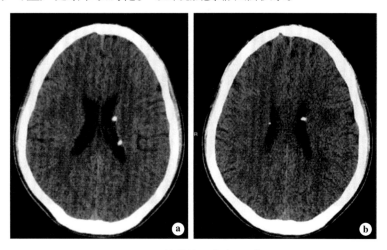

图 2-8-1　结节性硬化症CT表现

a、b. 双侧侧脑室室管膜下可见多发钙化结节，部分突入侧脑室内

（2）增强扫描　室管膜下、皮质和皮质下结节无强化。

3. MRI表现　早期表现为脑皮质形态异常，以后出现皮髓质界限不清，白质内可出现长 T_1、长 T_2 脱髓鞘斑；较大结节在 T_1WI 上呈等信号或低信号，T_2WI 呈高信号；可见脑积水、脑萎缩征象。

【诊断与鉴别诊断】　根据颜面部皮脂腺瘤、癫痫、智力发育障碍等临床特点，结合CT和MRI上室管膜下、皮质和皮质下结节，部分伴钙化，可诊断结节性硬化症。该病应与其他原因所引起的多发钙化鉴别。①脑囊虫病：其钙化一般位于脑实质的皮髓质交界区，室管膜下较少发生。②甲状旁腺功能减退：钙化以两侧基底节和（或）小脑齿状核为主，形态不规则。

【影像学检查方法优选】　CT对钙化显示敏感，MRI对显示皮质结节、脑白质内异位细胞簇更加敏感。增强扫描能够发现平扫不能显示的结节。

二、胼胝体发育不全

胼胝体发育不全（agenesis of corpus callosum）是常见的颅脑先天发育畸形，包括胼胝体完全缺如和部分缺如，常合并脂肪瘤、纵裂囊肿等其他颅脑发育畸形。

【病理与临床】 胼胝体发育不全常伴有第三脑室上移，两侧侧脑室分离，也可伴有颅脑其他发育畸形，如胼胝体脂肪瘤、多小脑回畸形、脑膜脑膨出、视隔发育不全及前脑无裂畸形等。

本病轻者无明显临床症状，或有视觉、触觉障碍，重者出现智力障碍、癫痫及脑积水。

【影像学表现】

1. CT表现 两侧侧脑室室间距加宽、分离，后角扩张，呈"八"字形，第三脑室扩大上移，插入两侧侧脑室体部之间，甚至可上移到两侧半球纵裂的顶部。

2. MRI表现 矢状面T_1WI可清晰显示胼胝体部分或全部缺如，以压部畸形最为常见；横断面及冠状面T_1WI显示两侧侧脑室体部明显分离，体部正常弧度消失、外凸，与后角呈微抱球状，后角相对扩大；第三脑室位置上抬，居两侧侧脑室之间。

【诊断与鉴别诊断】 根据MRI正中矢状面显示胼胝体形态异常，CT及MRI横断面及冠状面显示两侧侧脑室体部明显分离等征象，可明确诊断胼胝体发育不全。胼胝体发育不全伴发纵裂囊肿时，需与前脑无裂畸形鉴别，前脑无裂畸形无正常的大脑镰结构，丘脑呈融合状，往往伴有面部畸形；而胼胝体发育不全，丘脑明显分离，并有其他典型表现。

【影像学检查方法优选】 CT和MRI都能够清晰显示胼胝体发育不全的不同表现及伴随的畸形，MRI正中矢状面可直接显示胼胝体缺如、部分缺如或者变薄的表现。

三、蛛网膜囊肿

蛛网膜囊肿（arachnoid cyst）是脑脊液在脑外异常的局限性积聚，分为原发性和继发性两种。原发性多见于儿童；继发性由外伤、感染、手术等所致，多见于中青年。

【病理与临床】 原发性蛛网膜囊肿多属于蛛网膜内囊肿，囊肿与蛛网膜下腔不交通，也称蛛网膜内囊肿、非交通性囊肿，好发于侧裂池、大脑半球凸面、鞍上池及枕大池。继发性蛛网膜囊肿的囊腔多数情况下与总的蛛网膜下腔之间存在相连的狭窄通道，实际上是蛛网膜下腔的局部扩大，也称为蛛网膜下囊肿，多见于较大的脑池处，如鞍上池、枕大池、侧裂池和四叠体池。

临床上部分患者无任何症状或体征，部分患者可出现头痛、癫痫发作等。

【影像学表现】

1. X线表现 小的囊肿平片常无异常改变，大的囊肿可见局部颅板变薄、外突。

2. CT表现 可见蛛网膜囊肿位于脑外，边界清楚、光滑，与脑脊液密度完全一致，囊肿壁不显示；囊肿较大时可造成局部颅骨变薄、膨隆，局部脑组织被推压移位，甚至引起脑萎缩（图2-8-2）。

3. MRI表现 蛛网膜囊肿在T_1WI上呈低信号，在T_2WI上呈高信号，与脑脊液信号完全一致；但当囊液内蛋白质和脂类成分较高时，其在T_1WI和T_2WI上的信号可均稍高于脑脊液。

【诊断与鉴别诊断】 根据脑外边缘锐利的圆形或卵圆形脑脊液密度或信号病灶，局部颅板变薄；增强后无强化，可确诊为蛛网膜囊肿。有时需与表皮样囊肿鉴别，表皮样囊肿边缘呈扇贝样，沿脑池匍匐生长，具有包绕血管或神经的趋势，在FLAIR序列和DWI上均为高信号。

【影像学检查方法优选】 CT和MRI检查都能够诊断蛛网膜囊肿，都能显示囊肿的性质、部位、大小及病灶周围情况，MRI对于鉴别血肿和肿瘤液化优于CT检查。MRI流体定量技术可以鉴别蛛网膜囊肿是否与蛛网膜下腔交通。

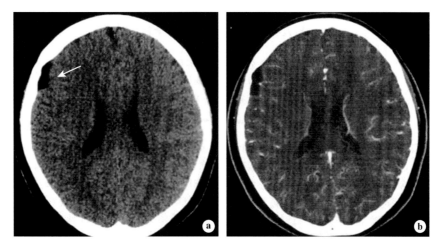

图2-8-2 蛛网膜囊肿CT表现

a. CT平扫示右额部颅骨内板下囊液性低密度灶，邻近颅骨及脑实质轻度受压（↑）；b. CT增强无强化

第9节 脊髓和椎管内病变

一、椎管内肿瘤

椎管内肿瘤按其生长部位可分为脊髓内、脊髓外硬脊膜内和硬脊膜外三种，以脊髓外硬脊膜内最为多见。脊髓内肿瘤以室管膜瘤和星形细胞瘤多见，脊髓外硬脊膜内肿瘤以神经鞘瘤、神经纤维瘤和脊膜瘤多见，硬脊膜外肿瘤多为转移瘤和淋巴瘤。

（一）室管膜瘤

室管膜瘤是成人最为常见的脊髓内肿瘤，约占60%。

【病理与临床】 室管膜瘤（ependymoma）好发于儿童和中青年人，是起源于脊髓中央管的室管膜细胞或终丝等部位的室管膜残留物。室管膜瘤可发生于脊髓各段，好发于腰髓、圆锥及终丝，其次为颈髓段。肿瘤多呈膨胀性生长，边界较清楚，多为良性；约半数可囊变，囊变、出血多位于肿瘤边缘。肿瘤可沿终丝进入神经孔向髓外和硬脊膜外生长，也可经脑脊液种植性生长。

临床表现为局限性颈背痛，可逐渐出现肿瘤节段以下的运动障碍和感觉异常。肿瘤生长缓慢，症状轻，就诊时肿瘤常较大。

【影像学表现】

1. X线表现 平片多无异常发现，仅少数患者可见椎管扩大，椎弓根间距增宽。椎管造影大多数可见脊髓增粗，周围可见新月状造影剂包绕。

2. CT表现

（1）平扫 可见脊髓不规则增粗，密度略低，出现囊变则密度更低。有时肿瘤边缘模糊与正常脊髓分界不清；肿瘤较大时可见椎管扩大并伴椎间孔扩大。

（2）增强扫描 肿瘤实质部分轻度强化或不强化，囊变部分无强化。

3. MRI表现

（1）平扫 矢状面可见脊髓局限性增粗，肿瘤T_1WI信号等或低于脊髓信号，T_2WI呈高信号；肿瘤较大时发生出血、坏死、囊变，使其信号强度变得不均匀；周围蛛网膜下腔变窄、闭塞（图2-9-1a）。

（2）增强扫描 肿瘤呈均匀强化，瘤周水肿及囊变无强化（图2-9-1b）。

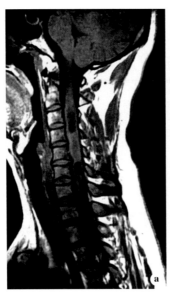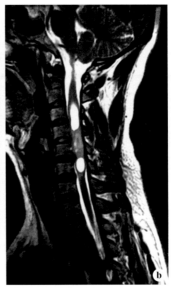

图 2-9-1　室管膜瘤 MRI 表现

a、b. MRI 平扫矢状面示第 3～4 颈椎及第 6 颈椎椎体水平多发类圆形占位，T_1WI 上呈低信号，T_2WI 上呈高信号

【诊断与鉴别诊断】 根据脊髓内异常密度或信号肿物，伴发囊肿和蛛网膜下腔变窄、阻塞，结合临床表现，可诊断室管膜瘤。

（1）星形细胞瘤和室管膜瘤的鉴别　前者以颈、胸段最为常见，较少累及马尾、终丝，累及范围较大，伴发囊肿机会较少；而后者瘤体较大，呈边界清楚的结节影，并伴发广泛囊肿。

（2）脊髓内肿瘤与脊髓外硬脊膜内肿瘤的鉴别　脊髓外硬脊膜内肿瘤表现为局部脊髓受压变细，病灶同侧蛛网膜下腔增宽。

【影像学检查方法优选】 MRI 平扫、增强及 MRM 检查是室管膜瘤的首要检查方法，能直接显示肿瘤部位、范围及与蛛网膜下腔等邻近结构的关系，增强扫描可判别肿瘤复发及发现沿蛛网膜下腔的种植转移灶。平扫、增强 CT 及 CTM 也可用于检查该病，但不如 MRI。平片及椎管造影目前已较少应用。

（二）星形细胞瘤

星形细胞瘤是由星形胶质细胞组成的胶质瘤，多见于儿童或青壮年。

【病理与临床】 星形细胞瘤起源于脊髓星形细胞，占脊髓内肿瘤 30% 左右，好发于颈、胸髓，其次为腰髓；沿脊髓纵轴浸润性生长，可累及多个节段甚至脊髓全长；肿瘤与正常组织多无明显分界，常呈偏心性且伴不规则囊变，甚至合并脊髓空洞或囊变。

临床表现为局限性颈背痛；晚期可引起神经脊髓功能不全。

【影像学表现】

1. X 线表现　平片多无异常发现；椎管造影可见多节段脊髓增粗。

2. CT 表现

（1）平扫　可见脊髓不规则增粗，常累及多个脊髓节段，呈等密度或低密度；囊变或出血表现为低密度或高密度；有时肿瘤边缘模糊，与正常脊髓分界不清。

（2）增强扫描　肿瘤实质部分轻度不均匀强化。

3. MRI 表现

（1）平扫　可见脊髓局限性增粗，肿瘤 T_1WI 呈低信号，T_2WI 呈高信号；肿瘤发生出血、囊变可使其信号不均匀。肿瘤常位于脊髓后部，呈偏心性，可见肿瘤周围蛛网膜下腔变窄、闭塞。

（2）增强扫描　与 CT 增强表现相同。

【诊断与鉴别诊断】 根据脊髓内多节段异常密度或信号肿物，结合患者发病年龄及相应的临床表现，可诊断星形细胞瘤。鉴别诊断见上述室管膜瘤。

【影像学检查方法优选】 星形细胞瘤与室管膜瘤的影像学检查方法相似。

（三）神经鞘瘤与神经纤维瘤

神经鞘瘤（neurilemmoma）为最常见的脊髓外硬脊膜内肿瘤，占所有椎管内肿瘤的25%～30%，较神经纤维瘤多见。

【病理与临床】 神经鞘瘤起源于神经鞘膜的施万细胞，故又称施万细胞瘤（Schwannoma）。肿瘤可发生于脊髓的各个节段，以上、中颈段及上胸段多见，绝大多数生长于椎管后外侧。肿瘤常呈卵圆形或分叶状，多单发，有蒂及完整包膜；大的肿瘤可发生囊变或出血。肿瘤常累及神经根，当肿瘤沿神经根生长，穿过椎间孔侵及椎管外时，呈典型的哑铃状。脊髓可见肿瘤压迫所致的扁条状压迹，多有水肿和软化。

神经纤维瘤起源于神经纤维母细胞。肿瘤可发生于脊髓的各个节段，但很少发生于圆锥以下。肿瘤沿神经根生长，呈圆形，易侵入椎间孔，侵犯邻近椎弓根和椎体。

临床主要表现为神经根性疼痛，以后出现肢体麻木、酸胀感或感觉减退；随着病情进展可出现瘫痪及膀胱、直肠功能障碍等脊髓压迫症状。

【影像学表现】

1. X线表现 可见椎管及椎间孔扩大等，也可无异常发现。椎管造影可见肿瘤本身所造成的充盈缺损及肿瘤侧蛛网膜下腔被肿瘤撑宽。

2. CT表现

（1）平扫 肿瘤呈圆形软组织密度影，脊髓受压向对侧移位，其上、下方的蛛网膜下腔扩大。神经鞘瘤部分易向椎管外生长而呈哑铃状，神经孔扩大；骨窗可见椎弓根骨质吸收、破坏。

（2）增强扫描 肿瘤呈中度强化。

3. MRI表现

（1）神经鞘瘤 ①平扫：神经鞘瘤常位于脊髓背侧，肿瘤在 T_1WI 上呈等或略高于脊髓信号，少数呈低信号，T_2WI 呈高信号。横断位或冠状位往往可见瘤体从椎间孔穿出，呈哑铃状。②增强扫描：肿块呈均匀强化；合并囊变呈不均匀强化。

（2）神经纤维瘤 ①平扫：肿瘤在 T_1WI 上呈等信号或低信号，在 T_2WI 上呈等信号或高信号。②增强扫描：肿块明显强化。靶征为其增强的特征性表现，病灶中心为胶原纤维组织，在 T_1WI 和增强 T_1WI 上呈低信号，周边呈环形高信号的为黏液基质成分。

【诊断与鉴别诊断】 根据椎管内肿块，推挤脊髓移位，同侧蛛网膜下腔增宽，对侧变窄；肿块呈明显强化效应等可诊断脊髓外硬脊膜内肿瘤。但脊膜瘤与神经鞘瘤需相互鉴别，脊膜瘤常发生于胸段，女性多见，钙化率高，且增强后可有硬膜尾征；肿瘤呈哑铃状及椎间孔扩大，常见于神经鞘瘤。

【影像学检查方法优选】 MRI平扫、增强及MRM检查是神经鞘瘤与神经纤维瘤的首要检查方法，能直接显示肿瘤部位、范围及与蛛网膜下腔等邻近结构的关系，增强扫描可判别肿瘤复发及发现沿蛛网膜下腔的种植转移灶。平扫、增强CT及CTM也可用于检查该病，但不如MRI。平片能够显示脊椎形态与骨质改变，椎管造影能够显示蛛网膜下腔异常，但这两种方法目前已较少应用。

（四）脊膜瘤

脊膜瘤（spinal meningioma）发病率位居椎管内肿瘤的第二位，占25%；好发于中青年，女性多于男性。

【病理与临床】 脊膜瘤起源于脊髓上皮蛛网膜细胞，主要发生于中、上胸段，其次为颈段，腰段少见。肿瘤常位于脊髓背侧，呈类圆形实性肿块，质地较硬，基底宽，紧贴于脊髓硬脊膜表面；约10%病例可出现钙化。脊髓受压移位、变形，可出现水肿、软化甚至囊变。大多数位于脊髓外硬脊膜内，少数可向椎管外发展呈哑铃状。

临床表现与神经鞘瘤相似。

【影像学表现】

1. X线表现 多无异常发现，较大肿瘤可显示椎管膨大，少数可见结节状钙化。椎管造影与神经鞘瘤等造影所见相似。

2. CT表现

（1）平扫 可见类圆形肿块，密度略高于脊髓，有时瘤体内可见不规则钙化，包膜完整，邻近骨质可呈增生性改变。

（2）增强扫描 肿块呈中度强化。

3. MRI表现

（1）平扫 肿块呈类圆形，常位于胸段蛛网膜下腔，在T_1WI上呈等信号，少数呈低信号；T_2WI呈稍高信号或等信号。钙化在T_1WI及T_2WI上均呈低信号。肿块以宽基底与硬脊膜相连；脊髓受压向对侧移位，同侧蛛网膜下腔增宽，对侧变窄。

（2）增强扫描 肿瘤呈持久性明显强化；脊膜瘤增强时亦可见硬膜尾征，肿瘤邻近的硬脊膜呈线性明显强化并与肿瘤相连，为脊膜瘤特征性表现。

【诊断与鉴别诊断】 同神经鞘瘤和神经纤维瘤。

【影像学检查方法优选】 与神经鞘瘤的影像学检查方法相似。

二、脊髓损伤

脊髓损伤（spinal cord injury）是指由于车祸、工伤、运动及火器伤等外力因素导致的脊髓受伤，往往同时累及脊椎与脊髓，构成联合性损伤，是极其严重的外伤。

【病理与临床】 病理上按损伤轻重程度分为脊髓震荡、脊髓挫裂伤、脊髓压迫或横断和椎管内血肿。脊髓震荡属最轻的类型，脊髓形态一般正常，为短暂的脊髓功能超限抑制所致。脊髓挫裂伤常伴有较严重的脊柱骨折和脱位，脊髓内可见点片状或局灶性出血，常合并水肿、液化坏死及蛛网膜下腔出血，损伤可多节段存在；严重者脊髓可部分或完全断裂。

脊髓损伤早期出现脊髓休克，损伤水平以下功能丧失，肢体呈弛缓性瘫痪，感觉、反射和括约肌功能部分或全部丧失。轻者如脊髓震荡可在短期内恢复；脊髓挫裂伤可不完全恢复；完全横断时其损伤水平以下的运动和感觉均丧失。

【影像学表现】

1. X线表现 平片可观察椎体及附件有无骨折或脱位，椎管内有无碎骨片，脊柱有无生理性弯曲形变及侧弯等。

2. CT表现 可清晰显示椎体及附件骨折、滑脱等。挫裂伤表现为脊髓肿大，边缘模糊，其内密度不均，有时可见点状高密度区。脊髓内血肿呈高密度，脊髓外血肿常使相应脊髓受压移位。

3. MRI表现 脊髓挫裂伤在T_1WI上见脊髓外形膨大，信号不均，可见低信号水肿区，也可无信号异常改变，或仅见脊髓外形改变；T_2WI可见不均匀高信号。合并出血时，急性期T_1WI可显示正常，T_2WI呈低信号；亚急性期T_1WI、T_2WI均呈高信号。脊髓横断时MRI可清晰观察横断的部位、形态及脊柱的损伤程度。T_2WI上无需对比剂就能直接观察到神经根撕脱和硬脊膜囊撕裂。

【诊断与鉴别诊断】 根据明确的外伤史和典型的X线、CT椎体骨折征象和MRI脊髓受损水肿、出血、断裂等表现，可明确诊断脊髓损伤。

外伤后脊髓空洞症需与脊髓软化灶及脊髓内肿瘤囊变鉴别，主要依据外伤史、脊柱骨折征象鉴别。

【**影像学检查方法优选**】 对于脊柱外伤患者，一般先行脊柱平片检查，发现骨折后，再对骨折节段进行CT检查，以进一步明确骨折情况和移位情况。对于脊髓压迫情况的判断需要用MRI检查。目前也倾向于直接行MRI检查。MRI对椎体新旧骨折的判断也有重要价值。

📖 **读片窗**

病例1：患者，男，28岁。车祸外伤后昏迷1小时，行CT平扫检查（图2-9-2）。

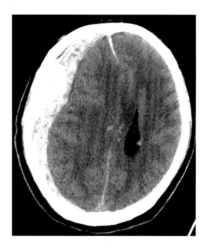

图2-9-2 读片窗图1

问题及讨论：

1. 指出病变部位。

2. 分析病灶的形态、边缘和密度特点。

3. 试解释病灶形态的病理基础。

4. 初步诊断是什么疾病？请说出诊断依据。

病例2：患者，男，68岁，意识不清，左侧肢体无力11小时，行MR平扫检查（图2-9-3）。

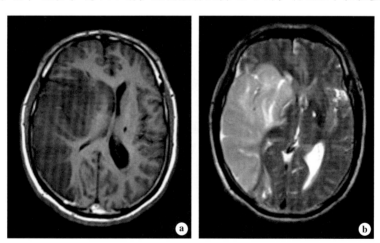

图2-9-3 读片窗图2

问题及讨论：

1. 指出病变部位。

2. 初步诊断是什么疾病？请说出诊断依据。

3. 根据病变信号及分布推测责任血管。

（陈青华 高天贶 王育新 张晓丽）

第**3**章
头 颈 部

🎯 学习目标

1. 掌握　头颈部正常影像学表现；头颈部常见疾病的影像诊断与鉴别诊断。
2. 熟悉　头颈部影像学检查技术；头颈部异常影像学表现；头颈部常见疾病的病理及临床表现。
3. 了解　头颈部影像学检查技术的新进展。

第1节　眼和眼眶

一、影像学检查技术

（一）X线检查

该检查方法目前已很少使用。普通平片仅局限于显示眶骨和不透X线异物。

1. 普通X线检查

（1）眼眶后前位　取柯氏位（Caldwell位），患者俯卧，头部矢状面与床面垂直，中心线向足侧倾斜10°～20°；主要显示双侧眼眶各部骨质结构、额窦及筛窦。

（2）眼眶侧位　头部矢状面与床面平行，中心线垂直于眼眶；可观察眶顶壁、眶底壁及眼眶密度。

2. 泪囊造影　主要用于慢性泪囊炎，显示泪囊的大小、泪道有无阻塞及其阻塞程度和部位。泪囊造影常用碘化油或有机碘溶剂作为对比剂。

（二）CT检查

CT能显示眼球和眼眶病变的大小、位置和结构，尤其是骨质变化；也能准确显示眼眶骨折的直接和间接征象，以及进行异物定位。

1. 平扫　一般取横断面扫描，扫描基线为听眶线。扫描范围包括全眼眶和病变。一般采取薄层扫描，层厚以2mm为佳；常规软组织窗和骨窗同时观察；采用双侧对称的多平面重组技术进行图像重建。眼眶冠状面的重组基线为垂直硬腭，范围从眶前缘至前床突，斜矢状面的重组基线平行于视神经，范围包括眼眶内外侧壁。

2. 增强扫描　用于了解病变的血供丰富与否，亦可了解病变与其周围组织间的关系。

（三）MRI检查

MRI可多参数、多方位成像，对软组织病变的显示优于CT；适合诊断眼球及眼眶肿瘤、肿瘤样病变、视网膜脱离、眼肌病变及视神经病变等。

通常采用头线圈或眼表面线圈，采用横断面、冠状面及斜矢状面（与视神经长轴一致）扫描，层厚3～5mm，扫描序列包括T_1WI及T_2WI；脂肪抑制序列可降低球后脂肪信号强度，有利于病灶形态的观察。需要进一步明确病变性质时需行动态增强扫描，绘制动态增强曲线。

二、正常影像学表现

（一）正常X线表现

1. 眼眶后前位 眼眶前缘呈类方形，四角圆钝；眼眶腔内可见由蝶骨大翼及蝶骨小翼围成的眶上裂；眼眶的形态、大小通常两侧对称。

2. 眼眶侧位 两侧结构重叠。眼眶侧壁前缘双侧重叠或平行显示，侧壁后缘以蝶骨平面后缘和鞍结节之间的视交叉沟为界。

3. 泪囊泪道造影 泪囊位于眼眶前缘泪骨的泪囊窝内，呈椭圆形；鼻泪管上端连接泪囊下方，下端开口于下鼻道。正常泪囊泪道造影显示泪囊无对比剂潴留，鼻泪管通畅，鼻腔内可见对比剂。

（二）正常CT表现

1. 横断面 主要显示眶壁、眼球、球后脂肪、眼外肌、视神经等（图3-1-1）。①眶壁：内下壁薄，外壁最厚，上壁厚薄不均。②眼球：眼环呈均匀浓白色环，厚约1mm。晶状体呈梭形均匀高密度，前方为房水，呈均匀低密度；后方为玻璃体，呈均匀低密度。③球后脂肪：为球后锥形低密度区，密度均一，其内可见视神经及血管等结构。④视神经：自球后极中央至眶锥中央，粗细均匀，直径为3～4mm。⑤眼外肌：呈等密度，其厚度因部位不同而异，肌腹处最厚。

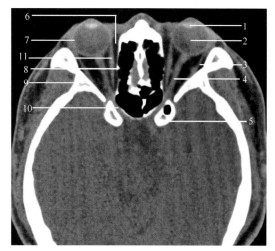

图3-1-1 正常眼部CT解剖（横断面）

1. 晶状体；2. 玻璃体；3. 外直肌；4. 视神经；5. 前床突；6. 泪囊；7. 泪腺；8. 眼眶内壁；9. 眼眶外壁；10. 视神经管；11. 内直肌

2. 冠状面 分为眼球赤道层面和球后层面。①眼球赤道层面：主要对上直肌及其上方的上睑提肌、下直肌及其下方的下斜肌，以及眼眶外上方的泪腺显示清晰。此外，对眶骨四周的轮廓结构显示亦清晰（图3-1-2）。②球后层面：可见四条直肌及上斜肌围成的肌锥内间隙，中间有视神经通过，可清晰显示其位置、形态、大小和密度；同时可见眼动脉和眼上静脉的正常影像（图3-1-3）。

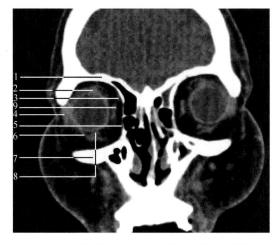

图3-1-2 正常眼部CT解剖（冠状面-眼球赤道层面）

1. 眼眶上壁；2. 上直肌；3. 上斜肌；4. 泪腺；5. 眼眶内壁；6. 下斜肌；7. 眼眶下壁；8. 下直肌；9. 内直肌

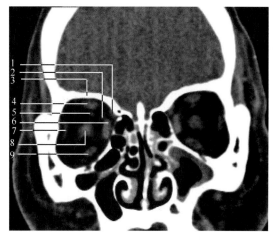

图3-1-3 正常眼部CT解剖（冠状面-球后层面）

1. 上斜肌；2. 眼上静脉；3. 眼眶上壁；4. 上直肌；5. 眼上动脉；6. 内直肌；7. 外直肌；8. 视神经；9. 下直肌

（三）正常MRI表现

MRI图像上，眶壁骨皮质呈低信号；骨松质因含脂肪而呈高信号，应用脂肪抑制技术后呈低信号。眼外肌、视神经、眼环及晶状体呈等信号。前房及玻璃体T_1WI呈低信号、T_2WI呈高信号；球后脂肪呈高信号，应用脂肪抑制技术后呈低信号。

三、异常影像学表现

1. 形态与大小异常 CT和MRI检查均可观察眼眶形态及大小改变，通常可提示眼部外伤、畸形、肿瘤等病变的存在。眼眶增大主要见于占位性病变；眼眶变形见于先天发育畸形或骨纤维异常增殖症、额筛窦黏液囊肿等；眼球增大见于眼球占位、青光眼晚期、高度近视等；眼外肌增粗见于炎性病变、外伤、甲状腺相关眼病等；视神经增粗见于肿瘤、炎症等。

2. 密度或信号异常 CT可显示眶内异常密度。低密度提示含脂肪性病变、积气或表皮样囊肿等；等密度多见于炎性或肿瘤性病变；高密度见于骨瘤，钙化可见于视网膜母细胞瘤。MRI可显示眶内信号异常，眶内大部分病变呈T_1WI低信号，T_2WI高信号；脉络膜黑色素瘤T_1WI呈高信号，T_2WI为低信号；表皮样囊肿或皮样囊肿因含脂类成分，T_1WI及T_2WI均呈高信号，行脂肪抑制扫描后信号强度减低。

3. 位置异常 眼球突出见于球后占位性病变、外伤后出血、甲状腺相关眼病及颈内动脉海绵窦瘘等，体位性眼球突出见于脉管性病变；眼球内陷多见于爆裂骨折或眶内静脉曲张；眼外肌或视神经位置异常时，可根据移位方向判断病变的位置或起源。

4. 眶壁骨质异常 包括骨质中断、骨质破坏和骨质增生。骨质中断为外伤骨折所致；骨质破坏提示眶内、眶周恶性肿瘤或转移瘤；骨质增生多见于骨纤维异常增殖症、脑膜瘤或炎性病变。

5. 眼眶通道异常 视神经管扩大见于视神经胶质瘤、视神经鞘脑膜瘤或神经纤维瘤病；眶上裂增大见于神经鞘瘤和颈内动脉海绵窦瘘等。

6. 肿块 边界光整、密度均匀的软组织肿块多为良性肿瘤；密度不均匀、边界不规则的肿块提示炎性病变或恶性病变；如伴有骨质破坏，多为恶性肿瘤。血供丰富的病变强化明显，见于炎性病变、恶性肿瘤、血管瘤等；而缺乏血供的病变强化不明显或不强化，见于黏液囊肿、皮样囊肿或表皮样囊肿等。

7. 邻近解剖结构改变 需要注意病变毗邻结构，如鞍区、颅底、鼻窦是否受累，以利于眶内病变的鉴别诊断。

四、眼部外伤

眼部外伤主要包括眼部异物和眼眶骨折。

（一）眼部异物

眼部异物（ocular foreign body）是眼外伤中最常见的损伤，以眼球最多见，其次为眶内球后或视神经管内。

【病理与临床】 眼部异物分类：①按位置分类：眼内异物、球壁异物和眶内异物。②按种类分类：金属异物、非金属异物。金属异物包括磁性异物、非磁性异物；非金属异物包括植物性和非植物性。

临床上常有外伤史，主要表现有视力障碍、眼球疼痛等。眶内异物若损伤视神经则表现为视力障碍；若损伤眼外肌可出现复视、斜视和眼球运动障碍等。

【影像学表现】

1. X线表现 平片可显示不透X线异物，表现为高密度致密影。

2. CT表现 CT检查为首选检查方法。CT横断面及冠状面可清晰准确地显示眶内异物。①金属异物：表现为极高密度影，CT值在2000Hu以上；可有明显的放射状伪影（图3-1-4）。②高密度非金属异物：包括沙石、玻璃和骨片等，CT值多在300Hu以上。③低密度非金属异物：包括植物类、塑料类等。植物类如木质异物CT值为−199～−50Hu；塑料类异物CT值为0～20Hu；但对木屑、橡胶、塑料、泥沙等X线可透性细小异物，CT不易检出。

3. MRI表现 铁磁性异物是MRI检查的禁忌证。MRI对非金属异物（如植物、塑料等）优于CT，由于含氢质子少，非金属异物在T_1WI、T_2WI上均呈低信号，眼内异物在T_2WI高信号玻璃体及房水的衬托下易于显示，肌锥内、外间隙异物在T_1WI或T_2WI高信号脂肪衬托下易于显示。

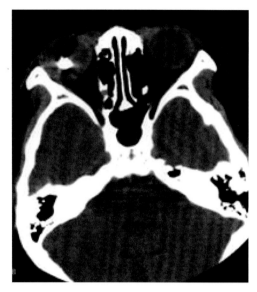

图3-1-4 眼球金属异物CT表现
平扫见右侧眼球玻璃体内椭圆形极高密度影

【诊断与鉴别诊断】 如有外伤史，诊断明确，X线片或CT发现眼眶内异常密度影，即可考虑眼部异物。

眼部异物需与钙化灶鉴别，详细询问有无外伤史是鉴别诊断的关键。

【影像学检查方法优选】 异物首选X线或CT。当怀疑眼部有金属磁性异物时，禁行MRI检查，以免异物移动造成二次损伤。MRI可显示X线及CT检查不能显示的植物类异物，对显示眼部异物的并发症优于CT，可作为补充检查。

（二）眼眶骨折

眼眶骨折（orbital fracture）是眼科常见疾病之一。

【病理与临床】 眼眶骨折主要是直接暴力打击，当眼部突然遭受打击，骤增的压力经眼球传送至眶壁即可致其骨折，即爆裂骨折。按照受伤机制和骨折类型可分为爆裂骨折、直接骨折和复合骨折。

主要临床表现为复视，眼球内陷或突出，皮下气肿，眼部和（或）眶内软组织肿胀、出血，视力下降等。

【影像学表现】

1. X线表现 X线目前较少使用。表现为骨壁连续性中断、成角或塌陷变形；可合并患侧鼻窦腔积血而密度增高；眶内侧壁骨折，可致筛窦透光度降低。

2. CT表现 CT为首选检查方法。①直接征象：眶壁骨质连续性中断、粉碎及移位等改变（图3-1-5）。②间接征象：眶内积气；眶内血肿；眼外肌、视神经增粗扭曲或移位；筛窦或同侧上颌窦黏膜肿胀；窦腔积液、积血等。

3. MRI表现 骨折主要表现为皮质信号连续性中断，显示不如CT敏感；但对显示眶内容物继发改变及有无嵌入上颌窦或筛窦内则较直观。可直接观察视神经情况。

【诊断与鉴别诊断】 诊断时注意不要把正常结构，如眶下孔，眶内壁的筛前、后动脉走行处及眶壁正常弯曲处误认为骨折。还必须注意周围结构有无骨折或其他外伤性改变。

【影像学检查方法优选】 眼眶骨折一般首选CT检查，若有非金属异物则应考虑使用MRI检查。如损伤血管或形成动静脉瘘，根据临床需求选择CTA、MRA、DSA检查。

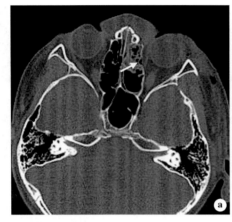
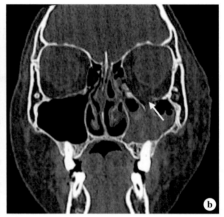

图 3-1-5　眼眶骨折 CT 表现

a. CT 横断面骨窗示左侧眼眶内壁骨质不连续（↑），筛窦积液；b. CT 冠状面骨窗显示左侧眼眶下壁骨质不连续（↑），左上颌窦积液

五、眼眶炎性假瘤

眼眶炎性假瘤（orbital inflammatory pseudotumor）又称非特异性眼眶炎症反应或特发性眼眶炎症反应，是一组无明确病因的良性占位性眼眶炎症反应病变，可累及眼眶多个部位，引起炎症反应或肿瘤样病变，单眼或双眼同时或先后发生。

【病理与临床】　根据炎症累及的范围可分为炎性肿块型（以肿块为主）、肌炎型（以眼外肌肥大为主）、弥漫水肿炎型。急性期主要为水肿和轻度炎症细胞浸润，浸润细胞包括淋巴细胞、浆细胞和嗜酸细胞；亚急性期和慢性期为大量纤维血管基质形成，病变逐渐纤维化。

临床上急性期表现为眼周不适或疼痛、眼球转动受限、眼球突出、球结膜充血水肿、眼睑皮肤红肿、复视和视力下降等；亚急性期、慢性期症状和体征可于数周至数月内缓慢发生，持续数月或数年。

【影像学表现】

1. X线表现　多无异常发现。

2. CT表现　根据炎症累及的范围分为不同类型，以肿块型和肌炎型常见。①眶隔前炎型：表现为隔前眼睑组织肿胀增厚。②肌炎型：眼外肌增粗，典型表现为眼外肌肌腹和肌腱同时增粗，以上直肌和内直肌最易受累。③巩膜周围炎型：表现为眼球壁增厚。④视神经束膜炎型：视神经增粗，边缘模糊。⑤弥漫型：可为双侧性，病变范围广，典型的CT表现为患侧眶内脂肪密度影被软组织密度影取代，形成所谓的"冰冻眼眶"；眼外肌增粗，泪腺增大，视神经可被病变组织包绕。⑥泪腺炎型：表现为单侧或双侧泪腺增大，呈椭圆形，可超出眶缘以外，眼球向内下轻度移位。⑦肿块型：表现为边界清楚的软组织密度影，增强扫描呈轻至中度强化（图3-1-6）。

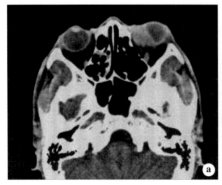
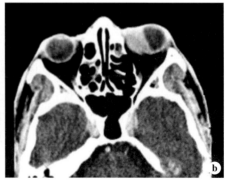

图 3-1-6　眼眶炎性假瘤 CT 表现

a. CT平扫可见左眼球内侧不规则的软组织肿块，左眼球受压变形；b. CT增强扫描见肿块呈均匀强化

3. MRI表现 眼眶炎性假瘤以T$_2$WI低信号为特征性表现，T$_1$WI显示为低或中等信号（图3-1-7）。

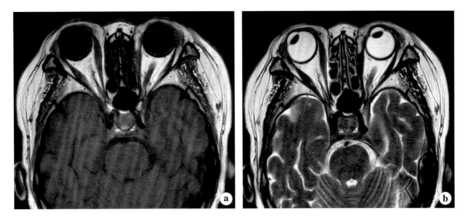

图3-1-7 眼眶炎性假瘤MRI表现

a. 双侧眼眶内直肌、外直肌增粗，T$_1$WI呈等信号；b. 双侧眼眶内直肌、外直肌增粗，T$_2$WI呈低信号

【诊断与鉴别诊断】 泪腺增大、眼外肌肌腹和肌腱增粗、眼睑软组织肿胀增厚、眶内异常密度或信号影、巩膜增厚和视神经增粗，具有上述任何一项并排除肿瘤病变后即可提示本病。①肌炎型与甲状腺相关眼病鉴别：甲状腺相关眼病眼外肌增粗，外形清楚，以肌腹增厚为主，肌腱附着点正常。②肿块型与眶内肿瘤鉴别：良性肿瘤多有完整包膜；淋巴瘤形态不规则，边界模糊。

【影像学检查方法优选】 本病一般首选MRI检查，如需进一步观察骨质情况则需补充CT检查。

六、视网膜母细胞瘤

视网膜母细胞瘤（retinoblastoma，RB）是婴幼儿眼部最常见的眼球恶性肿瘤，起源于原始视网膜干细胞或视锥细胞前体细胞。绝大多数见于3岁以下幼儿。单眼患者占70%～80%，双眼患者占20%～30%。90%为散发，10%有家族史。

【病理与临床】 肿瘤位于视网膜，向玻璃体内或视网膜下生长，呈团块状，大多呈灰白色；常有钙化和坏死。

由于绝大多数是婴幼儿患者，早期不易被家长注意，多因白瞳征就诊，患者瞳孔区呈黄白色，俗称"猫眼"，可出现斜视；晚期可继发青光眼；球后扩散可引起眼球突出，肿瘤向前生长侵及球外。可向颅内蔓延，也可发生骨骼、肝和淋巴结等远处转移。

【影像学表现】

1. X线表现 眶内细小斑点状钙化影为常见表现；晚期可出现眶壁骨质破坏及眶腔增大等。

2. CT表现 为眼球内圆形或椭圆形软组织密度肿块，密度不均匀，95%可见肿块内钙化，钙化可呈团块状、片状或斑点状，是本病特征性表现（图3-1-8a）。增强扫描可见肿块轻至中度强化。肿瘤可直接穿破眼球壁形成球后肿块或沿视神经蔓延致视神经增粗，也可经视神经管侵及颅内（图3-1-8b）。

3. MRI表现 MRI是显示肿瘤沿视神经蔓延和颅内蔓延的最佳影像学检查方法。在T$_1$WI表现为眼球内形态不规则肿块，信号不均匀，T$_1$WI呈低信号至中高信号，在T$_2$WI上呈中等信号或明显低信号；钙化在T$_1$WI、T$_2$WI上均呈低信号；增强扫描示肿块呈不均匀轻至中度强化（图3-1-9）；肿瘤内坏死在T$_2$WI上呈片状高信号，不强化。

【诊断与鉴别诊断】 钙化和发病年龄是视网膜母细胞瘤的重要诊断依据，婴幼儿眼球内发现有钙化的肿块，应首先考虑视网膜母细胞瘤。

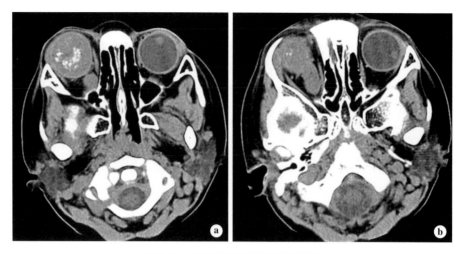

图3-1-8 视网膜母细胞瘤CT表现

a. CT平扫示右侧眼球内充满软组织密度肿块，内有不规则钙化；b. 右侧视神经增粗

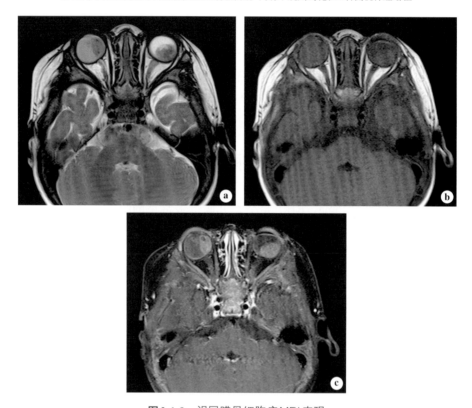

图3-1-9 视网膜母细胞瘤MRI表现

a、b. MRI平扫示双侧眼球内肿块，T_1WI呈等信号，T_2WI呈中等信号；c. 增强扫描示肿块不均匀中度强化

【**影像学检查方法优选**】 本病首选高频线阵探头的超声检查或MRI检查，MRI有利于明确病变范围、有无球后侵犯或颅内蔓延。

🔗 **链接** 影像学报告描述重点

影像学报告应适当描述扫描方法及后处理技术，报告应包括眼眶壁及眶腔情况，眼球形态、位置、内容物情况，视神经有无增粗、萎缩、信号及密度改变，眼外肌异常改变，眼眶脂肪间隙有无异常，海绵窦有无增宽，眼眶周围结构有无异常，是否有颅内或鼻窦侵犯等。

第2节 鼻和鼻窦

一、影像学检查技术

（一）X线检查

1. 鼻骨侧位片 主要用于诊断鼻骨骨折。
2. 鼻窦平片 目前较少使用。显示鼻腔、鼻窦及其邻近结构，一般采取华氏位（Water位）和柯氏位投照。
（1）华氏位 主要用于检查上颌窦，也可观察额窦、筛窦及眼眶。
（2）柯氏位 主要用于观察额窦、前组筛窦、鼻腔及眼眶。

（二）CT检查

1. 鼻骨CT检查 采用螺旋扫描，扫描范围自鼻根至鼻尖，采用骨算法重建，利用软组织算法的薄层影像进行VR重建。
2. 鼻窦CT检查 采用螺旋扫描，扫描范围自额窦上缘至硬腭，用软组织窗和骨窗观察，行冠状面及矢状面MPR，并根据临床需要采用增强检查。目前，CT已成为鼻和鼻窦病变的常规检查方法。

（三）MRI检查

鼻和鼻窦的MRI检查用于评估鼻和鼻窦的软组织病变，采用头颅正交线圈或头颈联合线圈，层厚3.0～5.0mm，层间距0～1.0mm，常规扫描序列包括横断面T_1WI和T_2WI、冠状面T_2WI、矢状面T_1WI，增强扫描包括横断面、冠状面及矢状面，肿瘤性病变需行DWI和动态增强扫描，怀疑脑脊液鼻漏者需行水成像扫描。

二、正常影像学表现

（一）正常X线表现

1. 鼻骨侧位 鼻骨呈由后上向前下斜行的条状连续骨影，顶端以鼻额缝与额骨相接，下端与软骨相连，因后者不显影而形成游离缘。
2. 华氏位 鼻窦为鼻腔周围颅面骨中的含气空腔，共四对，为上颌窦、额窦、筛窦及蝶窦。上颌窦位于鼻腔两侧，为倒置的三角形透光区，左右对称，骨壁清楚；黏膜可不显影或为沿窦壁厚度不超过1mm的软组织密度影。额窦位于两侧眼眶的内上方，左右各一；正常额窦气化程度差异大，气化良好的额窦略呈花瓣状。筛窦位于鼻腔和两侧眼眶间呈小蜂窝状影，为筛窦前群；筛窦后群在此位置位于眼眶内下方并与鼻腔侧壁重叠，不易观察。鼻腔是上窄下宽、前后径大于左右径的狭长腔隙，由鼻中隔分为左、右鼻腔，双侧大体对称（图3-2-1）。
3. 柯氏位 可显示额窦形态和大小，多呈扇形，透亮度略高于眼眶；两侧多不对称，大小、形态差异较大。筛窦投影于两眶之间，呈多房状，透亮度高于眼眶，前组与后组无明显界限。

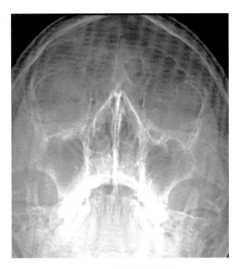

图3-2-1 鼻窦华氏位

（二）正常CT表现

鼻窦是颅骨不规则的骨内气腔，分为上颌窦、筛窦、蝶窦与额窦。鼻和鼻窦的CT影像解剖见图3-2-2。

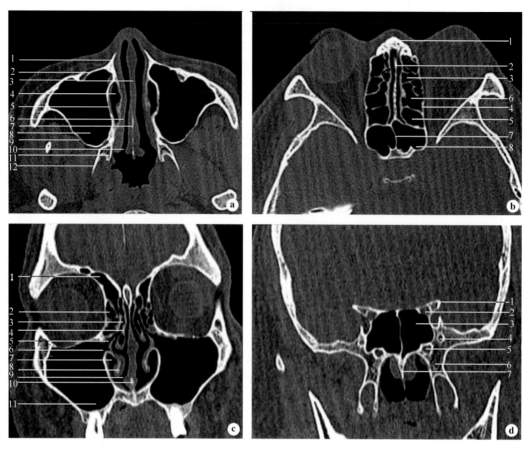

图3-2-2 正常鼻腔鼻窦CT解剖

a. 鼻窦CT横断面上颌窦层面：1. 上颌骨额突；2. 上颌窦前壁；3. 鼻中隔软骨部；4. 下鼻道；5. 上颌窦内侧壁；6. 下鼻甲；7. 骨性鼻中隔；8. 上颌窦；9. 上颌窦外侧壁；10. 总鼻道；11. 翼突；12. 翼突外侧板。b. 鼻窦CT横断面蝶筛层面：1. 鼻骨；2. 骨性鼻中隔；3. 前组筛窦；4. 筛骨纸板；5. 后组筛窦；6. 中组筛窦；7. 蝶窦骨性间隔；8. 蝶窦。c. 鼻窦CT冠状位窦口鼻道复合体层面：1. 额窦；2. 筛泡；3. 中鼻道；4. 中鼻甲；5. 筛漏斗；6. 上颌窦开口；7. 下鼻道；8. 下鼻甲；9. 总鼻道；10. 鼻中隔；11. 上颌窦。d. 鼻窦CT冠状位后鼻孔层面：1. 前床突；2. 视神经管；3. 蝶窦；4. 圆孔；5. 翼腭窝；6. 翼突；7. 鼻中隔

（三）正常MRI表现

MRI检查时窦腔内气体及骨皮质呈低信号；骨髓呈高信号或中等信号；黏膜呈线状影，T_1WI为中等信号、T_2WI为高信号。

三、异常影像学表现

异常影像学表现包括黏膜增厚、窦腔积液、软组织肿块、骨质异常等。

1. 黏膜增厚 呈与窦壁平行的软组织密度影，在HRCT上为中等密度条带影；在MRI上呈T_2高信号。

2. 窦腔积液 表现为窦腔内液体密度或信号影，并可见气液平面，见于炎症、外伤等。

3. 软组织肿块 若密度中等、均匀、边界清楚光整，呈轻、中度强化，多为良性肿瘤；若无强化或周边强化者，提示为黏膜或黏液囊肿；密度不均匀，边界不规则，且明显强化的病变多为恶性肿瘤；密度高且近似于骨密度者，提示为骨瘤或骨化性纤维瘤。

4. 骨质异常 骨质破坏见于各种恶性肿瘤、急性炎症、真菌感染及部分良性肿瘤；骨质增生见于长期慢性炎症、骨纤维异常增殖症、成骨性转移瘤；骨质中断、移位、粉碎常见于外伤骨折；骨质吸收见于炎性病变或部分良性肿瘤。

5. 窦腔大小异常 窦腔增大多提示病变原发于鼻窦或窦口阻塞；窦腔缩小提示病变来源于窦周结构。

6. 鼻腔形态异常 鼻腔狭小或闭塞见于先天发育畸形、鼻甲黏膜肥厚、鼻息肉及各种鼻腔肿瘤。

7. 邻近解剖结构改变 鼻和鼻窦病变易累及眼眶、颅底、颅内、口腔及鼻咽部，引起上述部位的形态或骨质异常。

四、鼻和鼻窦外伤

【**病理与临床**】 鼻和鼻窦骨折临床常见，病因以交通事故、暴力、坠落多见，外伤往往造成复合多发骨折，及时、准确、全面地诊断是选择治疗方案及预后的依据。根据受伤部位及程度不同，症状也有所不同，主要包括面部青紫肿胀、鼻出血、脑脊液鼻漏、鼻塞、鼻部变形及感觉异常。

【**影像学表现**】

1. X线表现 可见骨质中断、移位，窦腔密度增高。

2. CT表现 能清晰显示外伤后鼻和鼻窦诸骨骨质的细微改变，为常规首选检查方法；三维重组技术有助于显示骨折及移位情况。

（1）鼻骨骨折 ①鼻骨骨质中断和（或）移位（图3-2-3）；②骨缝分离增宽，鼻额缝、鼻颌缝、上颌骨额突与泪骨缝分离和（或）错位；③可伴发邻近上颌骨额突、骨性鼻中隔骨折。

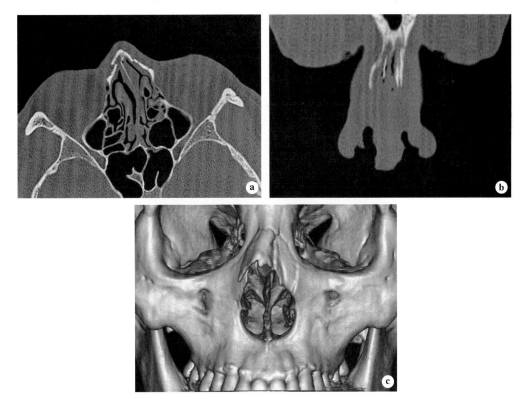

图3-2-3 鼻骨骨折CT表现

a.鼻骨横断面CT示双侧鼻骨及骨性鼻中隔骨折；b.鼻骨冠状面CT示双侧鼻骨及骨性鼻中隔骨折；c.鼻骨VR像示双侧鼻骨及左侧上颌骨额突骨折

（2）鼻窦骨折 CT可清晰显示窦壁骨质连续性中断、移位，窦腔内积血、积液和黏膜肿胀增厚（图3-2-4）；也可显示周围组织疝入窦内的情况。

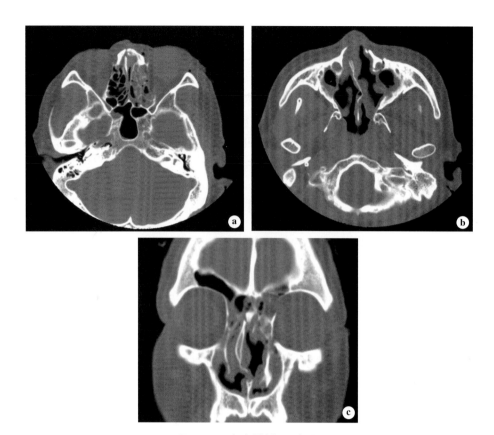

图3-2-4 鼻窦骨折CT表现

a.鼻窦横断面CT示左侧筛窦外壁、筛房分隔骨折；b.鼻窦横断面CT示左侧上颌窦前壁、内侧壁及上颌骨额突骨折，累及鼻泪管；c.鼻窦冠状面CT示左侧筛窦外壁、额窦外下壁、鼻中隔骨折

3. MRI表现 主要应用于外伤后导致的脑脊液鼻漏，清晰显示鼻漏位置（图3-2-5）。

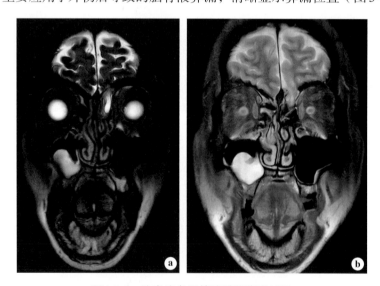

图3-2-5 脑脊液鼻漏伴脑膜脑膨出MRI

a.鼻窦水成像示左侧前颅底脑脊液高信号影与左侧筛窦内高信号影之间可见条状高信号影相连；b.冠状位T$_2$WI可见前颅底部分骨质信号缺损，部分脑组织疝出

【诊断与鉴别诊断】 结合外伤史，CT易于明确骨折诊断。诊断时注意与神经血管沟和骨缝等鉴别，不要误认为是骨折线。

【**影像学检查方法优选**】 鼻和鼻窦外伤一般首选CT检查，如怀疑有外伤后脑脊液鼻漏，应考虑补充磁共振水成像检查。

五、鼻 窦 炎

鼻窦炎（sinusitis）多继发于急性鼻炎或上呼吸道感染，也可为变态反应的继发感染或邻近器官炎症的扩散等。上颌窦发病率最高，其次为筛窦，常为多发；若一侧或双侧各鼻窦均发病，称全鼻窦炎，可分为急性和慢性两类。

【**病理与临床**】 病理改变：主要为急性期黏膜充血、水肿，炎症细胞渗出，黏膜肿胀阻塞窦口，分泌物潴留，少数可有骨髓炎；慢性期黏膜肥厚、增生，窦壁骨质硬化增生。

临床表现：急性期主要为鼻塞、脓涕和头痛，全身症状有畏寒、发热、乏力、食欲缺乏；慢性期以鼻腔内黏脓涕增多为主要症状，全身症状一般不明显。

【**影像学表现**】

1. X线表现 X线检查目前已较少使用。急性期表现为窦腔密度均匀性增高；慢性期黏膜肥厚更加明显，沿窦壁呈环形增厚，也可呈凹凸不平的息肉状。

2. CT表现 急性期鼻腔内可见黏膜肿胀增厚明显，鼻甲肥大，鼻腔、鼻道狭窄，鼻窦内含伴有气泡的中低密度脓性分泌物；鼻窦内黏膜肿胀增厚，呈中低密度影，增厚的黏膜多与鼻窦骨壁平行，相应窦腔变小，中央可残留部分空气影，与窦腔内分泌物形成气液平面（图3-2-6）。增强扫描示肿胀的黏膜强化，窦腔中央的积液不强化，窦腔骨壁一般无明显改变。窦腔软组织密度影内见不规则钙化，提示并发真菌感染。

3. MRI表现 增厚的鼻窦黏膜在T₁WI上呈等信号，在T₂WI上呈高信号。急性期窦腔内渗出液为浆液，T₁WI呈低信号，T₂WI呈高信号（图3-2-7）；若蛋白质含量较高，则T₁WI为等信号或高信号，T₂WI为高信号。增强扫描示黏膜强化。

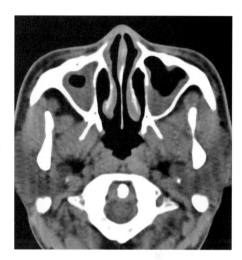

图3-2-6 鼻窦炎CT表现
双侧上颌窦内可见中低密度影，右侧上颌窦内可见气液平面

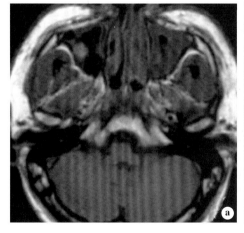
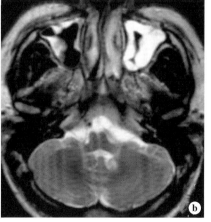

图3-2-7 鼻窦炎MRI表现
a. T₁WI；b. T₂WI示双侧上颌窦内可见等T₁、长T₂的液性信号

【**诊断与鉴别诊断**】 根据临床表现，结合影像学所见窦腔积液、黏膜增厚和骨壁改变，诊断并不困难；出现气液平面提示急性炎症，窦壁骨质增生硬化提示慢性炎症。

【影像学检查方法优选】 本病一般首选CT检查，需同时结合横断面和冠状面图像，对于解剖变异也应重点观察；病变定性困难时应行MRI进一步检查。

六、鼻窦囊肿

鼻窦囊肿可分为黏液囊肿（mucocele）和黏膜囊肿（mucosa cyst）。黏液囊肿以往认为是窦口堵塞，分泌物在窦腔内大量潴留所致。黏膜囊肿包括黏液潴留囊肿及浆液囊肿；黏液潴留囊肿是由于黏膜腺体分泌物在腺体内潴留形成，可发生于任何鼻窦，但以上颌窦最为常见。

【病理与临床】 黏液大量潴留压迫窦壁，致窦腔膨胀，窦壁变薄；多为慢性鼻窦炎的并发症。黏液囊肿多发生于单个窦腔，好发于额窦和筛窦，蝶窦和上颌窦相对少见。浆液囊肿为渗出的浆液在黏膜下层结缔组织内潴留，常见于上颌窦底部和内壁，呈圆形或半球形，大小不一，直径多在2cm以下。

鼻窦囊肿早期多无症状，随着囊肿的增大可引起头痛；若发生于筛窦，可突入眼眶出现复视、眼痛、流泪等眼部症状，眼球向外移位等。

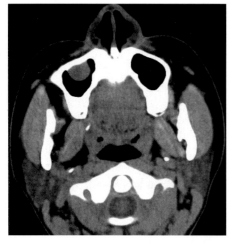

图 3-2-8 上颌窦黏膜囊肿CT表现
右侧上颌窦见一类圆形液性密度影，广基底与窦壁相连

【影像学表现】

1. X线表现 黏液囊肿表现为窦腔透亮度减低、浑浊，窦腔膨大，窦腔骨壁菲薄。黏膜囊肿表现为窦腔内半圆形软组织密度影，边缘光滑锐利，骨壁和黏膜多无异常。

2. CT表现

（1）黏液囊肿 典型表现为囊腔扩大，窦腔内呈均匀一致的较低密度影，窦壁均匀性变薄，呈气球样改变；增强扫描示囊内无强化。筛窦黏液囊肿可侵入眼眶致眼球突出、移位，眼外肌和视神经移位等征象。

（2）黏膜囊肿 表现为窦腔内低密度结节影或呈基底部位于窦壁的半球形、球形液性密度影，密度均匀，边界清楚、锐利，一般较小，不充满窦腔（图3-2-8）；增强扫描无强化，表面黏膜可有轻度强化。

3. MRI表现

（1）黏液囊肿 黏液是鼻窦内含蛋白质的一种分泌物，在不同患者中蛋白质浓度差异较大，黏蛋白较少时，T_1WI为中低信号，T_2WI为高信号；黏蛋白较多时，T_1WI及T_2WI均呈中等信号或高信号（图3-2-9）；若水分吸收而囊内分泌物十分黏稠时，T_1WI和T_2WI均为低信号。

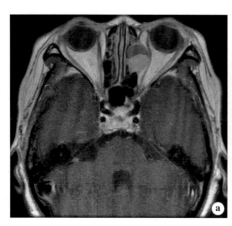
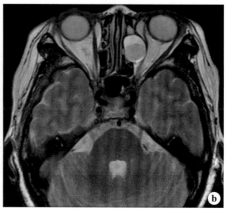

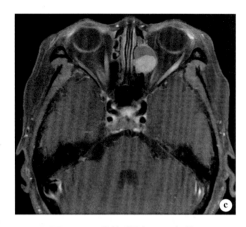

图 3-2-9 黏液囊肿 MRI 表现

a、b. 左侧筛窦见类圆形混杂 T_1、混杂 T_2 信号影，筛窦壁受压、膨胀性改变；c. 增强扫描病变未见强化

（2）黏膜囊肿　黏膜下囊肿因渗出液中蛋白质含量较低，呈长 T_1、长 T_2 信号，信号均匀一致。黏液囊肿 T_1WI 呈略低信号或中等信号、T_2WI 呈高信号。增强扫描示囊肿内部无强化，覆盖于囊肿表面的黏膜呈线状强化。

【诊断及鉴别诊断】　影像学上发生窦腔内圆形、类圆形液性密度或信号肿块，无强化，CT 多可显示本病的主要特征，故本病行 CT 检查即可明确诊断。当本病与肿瘤鉴别有困难时，行 MRI 检查有助于鉴别。

【影像学检查方法优选】　鼻窦囊肿一般首选 CT 检查，MRI 检查可以作为补充。

七、上颌窦癌

上颌窦癌（carcinoma of maxillary sinus）是最常见的鼻窦恶性肿瘤，约占鼻窦恶性肿瘤的 4/5，多见于中老年人，以男性多见。

【病理与临床】　病理上以鳞状细胞癌最多见，其次为腺癌、乳头状瘤、淋巴上皮癌等，肉瘤少见。

早期临床症状不典型，可有鼻塞、血涕、头痛、面部肿胀不适等，与慢性炎症难以鉴别。晚期可表现为面部畸形、肿胀等，侵及邻近组织器官则引起相应症状及体征；若侵犯眶下神经可引起面颊部疼痛和麻木；侵犯牙槽骨时引起牙痛、牙松动；侵犯眼眶引起突眼、复视、充血、运动受限；侵犯翼腭窝引起张口困难；侵犯颞下窝及翼内外肌引起三叉神经痛、面部感觉障碍。

【影像学表现】

1. X 线表现　可表现为窦腔内不规则肿块，晚期可见窦壁骨质破坏。

2. CT 表现　①软组织肿块：一般密度均匀，较大肿块可有液化坏死；部分肿瘤还可见钙化。②侵蚀性改变：可直接侵犯邻近结构，如眼眶、翼腭窝、颞下窝、面部软组织，甚至侵及颅内等。③骨质破坏：可为大片状或侵蚀状骨质破坏；当病灶突破骨壁后向周围蔓延，表现为上颌窦周围脂肪间隙变形、变窄甚至消失。④增强扫描：肿瘤可呈较明显强化（图 3-2-10）。

3. MRI 表现　肿瘤 T_1WI 为等信号，T_2WI 为中等稍高信号。当肿瘤较大时，整个窦腔可被瘤体取代，其内可见坏死、囊变区，T_1WI 呈低信号，T_2WI 呈高信号；增强扫描肿瘤呈轻至中度强化，其中囊变、坏死区不强化。

【诊断与鉴别诊断】　中老年患者，影像发现上颌窦肿块，伴骨质破坏，可考虑上颌窦恶性肿瘤。本病需与内翻性乳头状瘤、淋巴瘤、血管瘤、真菌感染等疾病鉴别，有时鉴别诊断需依赖病理检查。

【影像学检查方法优选】　CT 检查可以更好地显示病变对于窦壁骨质的破坏情况，MRI 检查则对病变范围、周围结构受累情况显示更佳。

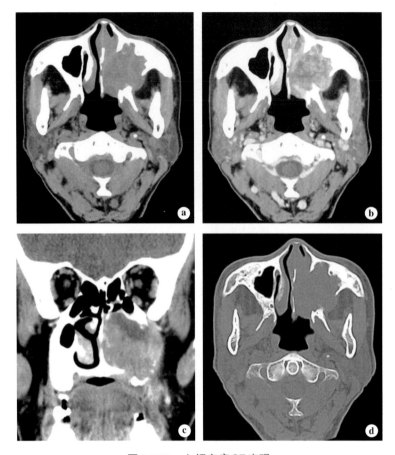

图3-2-10 上颌窦癌CT表现

a. CT横断面示左侧上颌窦内软组织肿块；b. CT增强示肿块呈不均匀性明显强化；c. CT冠状面示肿块充满整个窦腔，并向外侵犯；d. 骨窗示部分窦壁骨质破坏

🔗 **链接 鼻-颅-眶沟通病变**

　　鼻部病变可以直接侵犯周围结构或经颅底孔道蔓延至眼眶或颅内，如鳞癌多直接破坏骨质，腺样囊性癌多沿颅底孔道蔓延。此类病变通常范围较广，注意准确描述其累及的重要结构，同时颅内或眼眶起源的病变也可累及鼻部，此时需注意判断病变起源。

第3节 耳 部

一、影像学检查技术

　　1. X线检查　耳部的X线摄影体位有许氏位、梅氏位、汤氏位及颞骨岩部后前位等，主要显示乳突小房、鼓窦、鼓室、颞下颌关节、内听道、外耳孔和颞骨岩部。由于耳部结构细小、重叠多，X线检查分辨力差，目前X线检查已被CT检查取代。

　　2. CT检查　常规行高分辨率CT（HRCT）检查，扫描范围自颞骨岩部上缘至乳突尖，采用骨算法重建，如为软组织病变则加做软组织算法重组，层厚＜1mm，必要时行增强扫描。MPR重建常规包括横断面（平行于水平半规管）、冠状面（垂直于水平半规管）、斜矢状面（分别平行于同侧面神经管鼓室段）。

3. MRI检查 MRI可较好地显示听神经、面神经、膜迷路结构及软组织等病变；MRI水成像技术可很好地显示膜迷路的三维结构。常规扫描序列包括横断面T_1WI及T_2WI、冠状面脂肪抑制T_2WI，怀疑内耳畸形等病变行水成像，怀疑肿瘤或肿瘤样病变行DWI及增强扫描。

二、正常影像学表现

（一）正常CT表现

常规应用HRCT横断面和冠状面骨窗观察。耳由外向内依次为外耳、中耳及内耳（图3-3-1）。①外耳道呈S形管道，由骨和软骨组成；软骨占外1/3，骨部占内2/3。②中耳由鼓室、鼓窦、咽鼓管、乳突组成。鼓室为不规则含气腔，分为上鼓室、中鼓室、下鼓室，鼓室内有听小骨，包括锤骨、砧骨、镫骨。鼓窦为含气空腔，大小、形状、位置与乳突发育相关。咽鼓管是鼓室与鼻咽相通的管道，外1/3为骨性管道，内2/3为软骨性管道。③内耳位于颞骨岩部内，又称迷路，由致密骨构成，分为前庭、前庭窗、前庭水管、半规管、耳蜗、耳蜗水管。面神经管走行于颞骨内，分为迷路段、鼓室段、乳突段和腮腺段。

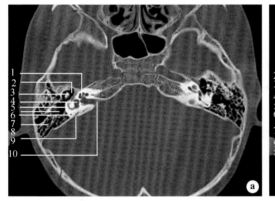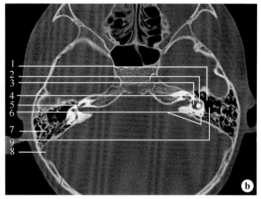

图3-3-1 颞骨HRCT横断面

a. 1. 耳蜗；2. 上鼓室；3. 锤骨；4. 前庭；5. 外半规管；6. 乳突窦；7. 后半规管；8. 乳突气房；9. 前庭导水管；10. 内耳道。b. 1. 鼓窦入口；2. 水平半规管；3. 前庭；4. 面神经管鼓室段；5. 面神经管迷路段；6. 后半规管；7. 乳突气房；8. 乙状窦；9. 乳突窦

（二）正常MRI表现

鼓室骨壁、听小骨及其中气体均为低信号。内耳骨迷路无信号，其中的膜迷路在T_2WI上呈高信号。薄层扫描或内耳水成像可显示膜性耳蜗、前庭、半规管及内耳道内的神经等结构，内耳道内神经为条状中等信号影，增强扫描无强化。

三、异常影像学表现

（一）异常CT表现

1. 颞骨结构与形态异常 外耳与中耳的先天畸形，可表现为颞骨正常结构和形态的改变，如外耳道狭窄、闭锁，听小骨畸形、融合，鼓室腔狭窄等；内耳的先天畸形，可表现为前庭半规管及耳蜗的结构异常、内耳道狭窄等。内耳道单侧或双侧扩大提示内耳道占位性病变，常见于听神经瘤。

2. 颞骨骨质异常 CT可清晰地显示颞骨有无骨质破坏及其骨质破坏的部位、范围和分界，以及骨破坏区内有无软组织密度肿块。

3. 乳突窦与乳突气房异常 乳突窦与乳突气房的发育与密度异常，是急性和慢性中耳乳突炎和胆脂瘤所致的改变之一。

4. 骨质连续性异常 颞骨骨折可表现为平行（纵行）或垂直于（横行）颞骨岩部的骨折线，有时合并听骨链脱位及面神经管骨折。

（二）异常MRI表现

1. 信号异常 鼓室骨壁、听小骨及其中气体等，MRI均呈无信号；如鼓室内积液、积血、炎症、肉芽肿、新生物及胆脂瘤，可出现异常MRI信号。

2. 结构异常 内耳畸形在内耳水成像中可显示结构异常；听神经瘤表现为内耳道内异常信号占位性病变且向小脑脑桥角蔓延。

3. 中耳乳突炎的并发症 如硬膜外脓肿、乙状窦栓塞性静脉炎等在MRI上均可显示。

四、化脓性中耳乳突炎

（一）急性化脓性中耳乳突炎

急性化脓性中耳乳突炎（acute suppurative otomastoiditis）是中耳黏膜的急性化脓性炎症，多因上呼吸道感染或腺样体肥大致咽口阻塞；主要致病菌为肺炎链球菌、流感嗜血杆菌、溶血性链球菌及金黄色葡萄球菌等。儿童及成人均可发病，但以儿童及婴幼儿多见。

【病理与临床】 化脓性细菌多经咽鼓管侵入鼓室，病变常累及鼓室、咽鼓管、鼓室窦和乳突小房。临床主要表现有耳痛、听力减退、耳鸣，鼓膜穿孔和耳溢液，初为血水样，后为黏液脓性。若合并有乳突炎则乳突部皮肤肿胀、潮红，乳突尖有明显压痛，可伴有全身症状如发热、头痛等。

【影像学表现】

1. CT表现 乳突气房密度增高，气房间隔骨质吸收，密度减低；鼓室、乳突窦内积脓，表现为密度增高，有时可见液平面（图3-3-2）。

2. MRI表现 可见中耳腔积液，乳突气房信号增高，可有气液平面。液体的T_1和T_2值均较长，T_1WI呈低信号或中等信号，T_2WI呈高信号；若为积血，则T_1WI及T_2WI均呈高信号。

【诊断及鉴别诊断】 急性化脓性中耳乳突炎根据临床症状和体征一般可做出诊断，CT及MRI检查的主要目的是了解骨质破坏程度及颅内并发症情况。

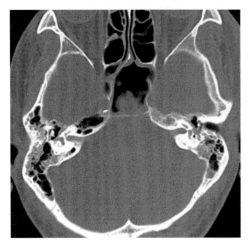

图3-3-2 急性化脓性中耳乳突炎CT表现
HRCT显示双侧乳突气房、上鼓室及乳突窦内密度增高

（二）慢性化脓性中耳乳突炎

慢性化脓性中耳乳突炎为中耳黏膜的慢性化脓性炎症，多源于未吸收消散的急性或亚急性中耳炎，中耳持续地渗液导致一系列异常改变；少数无急性感染病史者，可由低毒性感染而致。常与慢性乳突炎合并存在。

【病理与临床】 慢性化脓性中耳乳突炎在病理上可分为三型。①单纯型：最常见，致病菌多经咽鼓管反复进入鼓室，导致鼓室、鼓室窦和乳突小房慢性化脓性感染。②肉芽肿型：又称坏死型或骨疡型，多见于气化差的板障型或硬化型乳突；此型组织破坏较广泛，炎症可侵入骨质深部，造成听骨链及乳突窦周围骨质坏死，但范围一般较局限，同时可有肉芽组织或息肉形成。③胆脂瘤型：详见下一疾病。

单纯型在临床上有间歇性外耳道流脓，呈黏液性或黏液脓性，脓量多少不一，一般无臭；鼓膜穿孔为中央型，周围常有残存鼓膜。肉芽肿型在临床上多有持续性流脓，并有臭味，偶带血丝；鼓膜紧张部可有较大穿孔，此处无残存鼓膜；鼓室内可见肉芽组织和黏稠的脓液，其他症状同单纯型。

【影像学表现】

1. CT表现

（1）单纯型　鼓室及乳突内可见软组织密度影，可包绕听小骨，无骨质破坏（图3-3-3）。

（2）肉芽肿型　听小骨破坏，严重者可见听骨链中断、破碎，上鼓室、乳突窦入口和乳突窦可见骨壁破坏、模糊，密度增高，其中的肉芽组织显示为软组织密度影。增强扫描因肉芽组织血管丰富，可有强化。

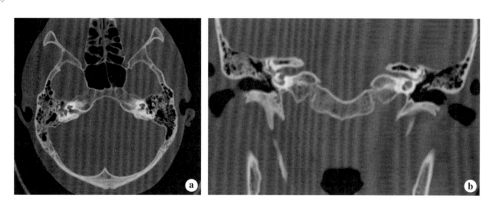

图3-3-3　中耳乳突炎CT表现

a. 横断面CT示右侧中耳鼓室及乳突蜂房内可见软组织密度影，包绕听小骨，未见明显骨质破坏；b. 右侧鼓膜增厚，鼓室及乳突内软组织密度影，盾板未见骨质破坏

2. MRI表现　炎性肉芽组织在T_1WI上多呈等信号或稍高信号，在T_2WI上多呈高信号；增强扫描可见强化（图3-3-4）。

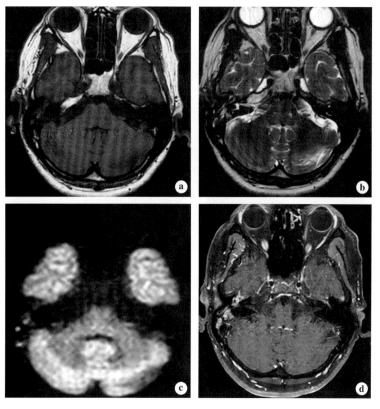

图3-3-4　炎性肉芽肿MRI表现

a、b. 右侧中耳鼓室及乳突窦内等T_1、长T_2信号影；c. DWI未见明显扩散受限；d. 增强扫描病变呈明显强化

【诊断与鉴别诊断】 CT检查显示鼓室、鼓室窦和乳突窦气房密度增高，结合临床病史及体征，可诊断为慢性单纯型中耳乳突炎；若发现窦内软组织密度影、骨壁模糊、破坏，可考虑为慢性肉芽肿型中耳乳突炎。肉芽肿型中耳乳突炎需与胆脂瘤型中耳乳突炎及中耳癌鉴别：①胆脂瘤型中耳乳突炎的骨质破坏较肉芽肿型严重，上鼓室、乳突窦入口及乳突窦明显扩大；但早期胆脂瘤型中耳乳突炎的乳突窦腔尚无明显扩大时，与肉芽肿型中耳乳突炎不易区别。②中耳癌好发于中年以上患者，骨破坏边缘呈虫蚀样，且临床常有耳流血、同侧面瘫；但早期难以与本病鉴别。

【影像学检查方法优选】 中耳乳突炎一般首选CT检查，若怀疑颅内并发症则行MRI检查。

五、胆　脂　瘤

胆脂瘤（cholesteatoma）并非真性肿瘤，多在长期慢性中耳炎的基础上发展而来，属慢性中耳炎的类型之一。

【病理与临床】 外耳道上皮经鼓膜穿孔处移行长入鼓窦，上皮脱落、角化物及胆固醇结晶堆积，被鳞状上皮囊包裹而形成胆脂瘤。肉眼观，病灶呈白色牙膏样或豆腐渣样，由角化上皮和胆固醇结晶混合组成，典型表现为上皮呈葱皮样层状堆积。

临床上多见于儿童及青壮年，表现为长期持续性耳流脓，脓量多少不等，但有特殊恶臭；多数为混合性耳聋，听力丧失较重。检查可见鼓膜松弛部或紧张部后上方有边缘性穿孔，从穿孔处可见鼓室内有灰白色鳞屑状或豆渣样无定型物质。

【影像学表现】

1. CT表现 ①骨质破坏：上鼓室、乳突窦入口及乳突窦内软组织密度肿块影，并有骨质破坏，乳突窦入口、鼓室腔扩大，边缘光滑并有骨质增生、硬化。②胆脂瘤形成：根据CT值不能与肉芽肿鉴别，增强扫描胆脂瘤本身无强化，其周围炎性肉芽组织强化。③其他征象：听骨链、鼓室盾板破坏，严重者可破坏乙状窦壁、鼓室乳突窦盖、半规管及面神经管等结构（图3-3-5）。

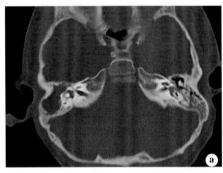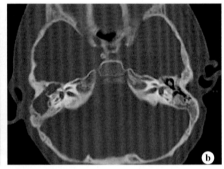

图3-3-5 胆脂瘤CT表现

a、b. HRCT显示右侧上鼓室、乳突窦扩大，其内填充软组织密度影，周围骨质硬化，听小骨骨质吸收破坏

2. MRI表现 胆脂瘤在T_1WI上信号与肌肉相似而低于脑组织，T_2WI呈高信号，DWI呈高信号，ADC图呈低信号，增强后胆脂瘤本身不强化，但其周围的肉芽组织可强化（图3-3-6）。

【诊断与鉴别诊断】 横断面结合冠状面HRCT检查可显示胆脂瘤从上鼓室、乳突窦入口至乳突窦的发展顺序，可明确有无并发症；MRI显示颅内并发症，如硬膜外脓肿、乙状窦血栓性静脉炎和脑脓肿等更具优势。

本病需与下列疾病鉴别：①胆固醇性肉芽肿和炎性肉芽肿：胆脂瘤T_1WI呈中等信号，T_2WI为高信号，增强扫描不强化；胆固醇性肉芽肿T_1WI及T_2WI均可出现高信号，增强扫描无强化；而炎性肉芽肿有强化。肉芽肿型中耳炎虽有上鼓室和乳突窦骨质破坏，但无窦腔膨大。②中耳癌：好发于中老

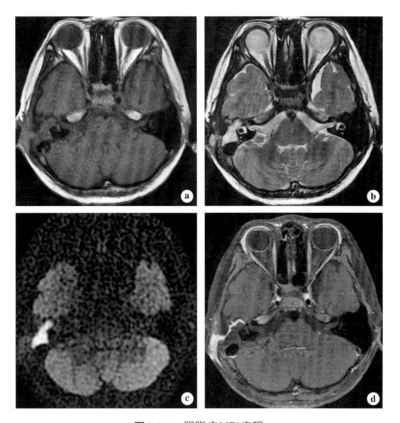

图 3-3-6 胆脂瘤 MRI 表现

a、b. 右侧中耳鼓室及乳突窦内等 T_1、长 T_2 信号影；c. DWI 示病变呈高信号；d. 增强扫描病变边缘可见强化

年患者，其骨质破坏以中耳腔为中心向周围发展，骨质破坏呈虫蚀样且强化明显；而胆脂瘤破坏腔边缘光滑、锐利，增强扫描无强化。

【影像学检查方法优选】 CT检查主要通过骨质破坏间接反映胆脂瘤形成，MRI检查中病变显示扩散受限可以进一步明确诊断，同时可以帮助显示是否合并颅内并发症。

第4节 咽 喉 部

一、影像学检查技术

1. X线检查 已很少应用。

2. CT检查 多采用横断面扫描，选用软组织窗；颅底部则选用骨窗进行观察。螺旋CT容积扫描可进行多平面重组，发现病变时应行增强检查。

3. MRI检查 常规扫描序列包括横断面 T_1WI 和 T_2WI、冠状面 T_1WI 和脂肪抑制技术。对可疑血管性病变、肿瘤侵入颅内或需确定肿瘤形态、大小及邻近组织的浸润范围时，应行增强扫描及动态增强扫描。

二、正常影像学表现

（一）正常CT表现

1. 咽部平扫 鼻咽腔在不同层面中形态各异，咽鼓管圆枕层面是较典型的横断面（图3-4-1）。

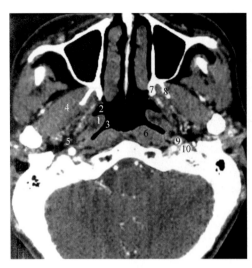

图 3-4-1　鼻咽部正常 CT 表现（咽鼓管圆枕层面）
1.咽鼓管圆枕；2.咽鼓管咽口；3.咽隐窝；4.翼外肌；5.咽旁间隙；6.头长肌；7.翼内板；8.翼外板；9.颈内动脉；10.颈内静脉

2. 喉部平扫　CT 横断面扫描可观察会厌、喉前庭、杓会厌襞、梨状隐窝、室带、声带、声门下区的形态结构；骨窗可显示舌骨、甲状软骨、杓状软骨、环状软骨的位置、形态及其关系；喉旁间隙的形态与密度；喉外肌肉、血管、间隙等结构。增强扫描示喉黏膜明显强化。

（二）正常 MRI 表现

MRI 所见与 CT 相似，组织分辨力明显优于 CT。MRI 能直接显示黏膜、肌肉、间隙、血管、神经等结构。T_1WI 上黏膜、肌肉为等信号，筋膜为低信号，脂肪为高信号；T_2WI 上黏膜、脂肪为高信号，肌肉为较低信号。

MRI 横断面可见两侧咽隐窝对称，鼻咽圆枕和咽鼓管咽口清楚，鼻咽黏膜、黏膜下层外肌群形态及咽旁间隙组织显示良好，如颈内动脉、颈静脉等结构。

MRI 可直接显示喉部矢状面、横断面和冠状面的影像，喉软骨在未钙化前 T_1WI、T_2WI 呈中等信号，钙化后呈不均匀低信号；喉肌 T_1WI 和 T_2WI 呈偏低信号；喉黏膜 T_1WI 呈中等信号，T_2WI 呈明显高信号；喉旁间隙 T_1WI 和 T_2WI 均呈高信号影；喉前庭、喉室和声门下区均呈极低信号。

三、异常影像学表现

1. 咽腔改变　咽腔狭窄或闭塞，常见于肿瘤、异物和外伤等。

2. 咽壁改变　咽壁增厚或不对称，可见于炎症、肿瘤；炎症常见表现为弥漫性软组织增厚，肿瘤表现为局限性软组织增厚。

3. 咽喉旁间隙改变　正常咽喉旁间隙两侧对称，其位置和形态的改变有助于肿瘤定位，如来源于鼻咽部肿瘤，咽旁间隙向外移位；咀嚼肌间隙或腮腺深叶的占位性病变，咽旁间隙向内或前内移位。

4. 颅底骨质改变　常见于鼻咽部恶性肿瘤，少数病变可见颅底骨质增生。

5. 喉软骨的破坏　是诊断喉部肿瘤的重要征象，提示肿瘤已广泛浸润。CT 表现为骨质破坏或消失；MRI 表现为 T_1WI 上喉软骨出现异常信号或高信号影，骨髓中出现中等信号、低信号。

6. 增强改变　脓肿壁强化而中心液化区不强化；肿瘤可有不同程度强化。

四、鼻咽血管纤维瘤

鼻咽血管纤维瘤（nasopharyngeal angiofibroma）又称为青少年出血性纤维瘤，为鼻咽部最常见的良性肿瘤。发病原因不明，多见于 10～25 岁男性。

【病理与临床】　瘤内血管丰富，易出血，由增生的血管和纤维结缔组织组成，组织学上虽属良性，但其具有侵袭性，可沿颅底自然孔道或骨缝延伸、扩展至周围器官，甚至破坏颅底造成严重后果。

临床症状以进行性鼻塞和反复顽固性鼻出血为主；肿瘤较大时，可压迫周围组织而出现鼻、鼻窦、耳、眼等相应症状。鼻咽检查可见突向鼻咽腔的粉红色肿块，易出血。

【影像学表现】

1. CT 表现　CT 能准确显示肿瘤的部位、形态、大小及邻近结构受侵情况。平扫可见鼻咽顶部密度较均匀的软组织肿块影，与肌肉分界不清；鼻咽腔变形，可经后鼻道长入同侧鼻腔；蝶腭孔扩大，肿瘤长入翼腭窝、颞下窝，向上可破坏颅底骨质，侵入蝶窦或海绵窦。增强扫描肿瘤强化显著，其CT值可超过100Hu。

2. MRI表现 肿瘤在T_1WI呈中等或稍高信号，T_2WI呈明显高信号，内部可掺杂低信号。瘤内血管因流空效应而呈低信号条状或点状影，称为椒盐征，此征象对诊断鼻咽血管纤维瘤具有特征性；增强扫描肿瘤明显强化（图3-4-2）。

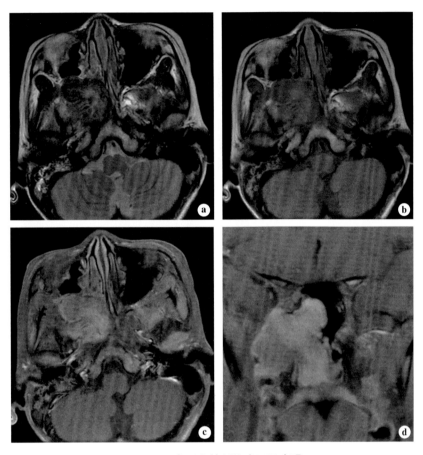

图3-4-2 鼻咽血管纤维瘤MRI表现

a.T_2WI示右侧鼻腔、翼腭窝区肿块呈混杂信号，其内可见流空血管影；b.T_1WI示病变呈等-稍高信号；c.横断面增强T_1WI示肿块不均匀明显强化；d.冠状面增强T_1WI示病变累及蝶窦、颅中窝

【诊断与鉴别诊断】 鼻咽血管纤维瘤主要影像学检查为CT和MRI扫描，MRI为首选检查方法，增强扫描有助于诊断。本病主要与鼻咽癌、腺样体增生鉴别。

五、鼻 咽 癌

鼻咽癌（nasopharyngeal carcinoma）是我国鼻咽部最常见的恶性肿瘤，发病因素包括种族、遗传、环境及EB病毒感染等。好发于鼻咽隐窝和顶壁，男性多见。

【病理与临床】 鼻咽癌多数起源于呼吸道柱状上皮，分为鳞癌、腺癌、泡状细胞癌和未分化癌。

临床表现主要有血涕、鼻出血、耳鸣、听力减退、鼻塞、头痛等。部分患者以颈部淋巴结肿大为首发症状。晚期可引起视力障碍、视野缺损、突眼、复视、眼球活动受限；可侵犯脑神经，以三叉神经、展神经、舌咽神经及舌下神经损害多见。

【影像学表现】

1. CT表现 依肿瘤大小及其侵及范围而异（图3-4-3）。

（1）咽隐窝变浅、消失　鼻咽癌好发于咽隐窝，肿瘤向黏膜下浸润性生长致黏膜增厚，引起咽隐窝变浅、消失。

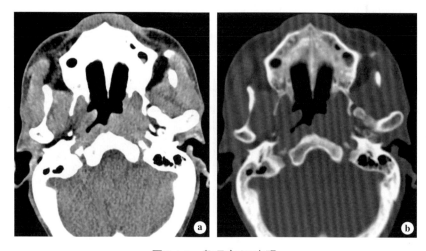

图3-4-3　鼻咽癌CT表现
a. 平扫示鼻咽左侧壁增厚，左侧咽隐窝变浅、消失；b. 骨窗示左侧翼内板骨质破坏

（2）鼻咽腔内软组织肿块　中、晚期鼻咽腔内可见明显软组织肿块，肿块常突入鼻咽腔，使鼻咽腔呈不对称性狭窄或闭塞；肿块平扫多为等密度，与颈部肌肉密度大致相仿；呈浸润性生长，与周围组织分界不清。

（3）咽周软组织及间隙改变　肿瘤向周围蔓延，容易侵入周围软组织及其间隙。

（4）颅底骨质破坏　鼻咽癌可沿神经、血管周围间隙蔓延，使颅底骨性孔或管道扩大或破坏，好发于卵圆孔、破裂孔、颈动脉管、蝶骨大翼等；向后发展可破坏颈静脉孔，向顶部发展可破坏斜坡、蝶骨等。

（5）增强扫描　肿块多为轻至中度强化，强化不均匀。

（6）淋巴转移　早期即可有淋巴转移，多见于颈上深淋巴结及颈外侧区淋巴结等，增强扫描呈轻至中度强化。

2. MRI表现　肿瘤T_1WI呈中低信号，T_2WI呈中高信号；增强扫描呈轻至中度强化。MRI检查有利于显示病灶范围、侵犯程度及与周围组织结构的关系等（图3-4-4）。

【诊断与鉴别诊断】　MRI可作为鼻咽癌的首选检查方法，由于其组织分辨力高，显示肿瘤侵犯范围及病变沿神经和软组织的延伸情况优于CT。鼻咽癌需与鼻咽血管纤维瘤鉴别。

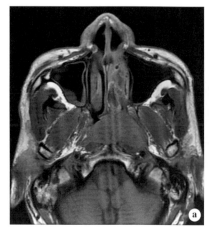
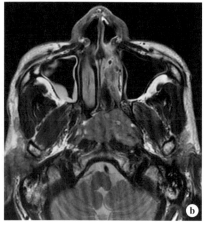

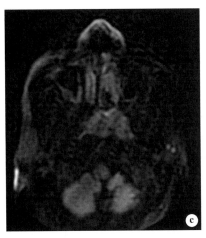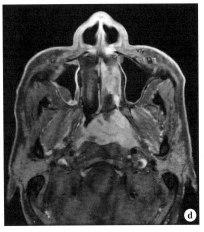

图3-4-4 鼻咽癌MRI表现

a. T₁WI示鼻咽侧壁及顶后壁肿块呈等信号；b. T₂WI示肿块呈稍高信号；c. DWI示病变扩散受限；d. 增强扫描病变呈明显不均匀强化，左侧咽隐窝消失，咽鼓管阻塞

链 接 鼻咽癌国际抗癌联盟（UICC）/美国癌症联合会（AJCC）分期（第八版）——————

1. T分期

Tx：原发肿瘤无法评估

T0：未发现肿瘤，但有EB病毒（EBV）阳性且有颈部淋巴结转移

T1：肿瘤局限于鼻咽，或侵犯口咽和（或）鼻腔，无咽旁间隙受累

T2：肿瘤侵犯咽旁间隙和（或）邻近软组织受累（翼内肌、翼外肌、椎前肌）

T3：肿瘤侵犯颅底骨质结构、颈椎、翼状结构和（或）鼻旁窦

T4：肿瘤侵犯至颅内，有脑神经、下咽、眼眶、腮腺受累和（或）有超过翼外肌的外侧缘的广泛软组织侵犯

2. N分期

Nx：无法评估局部淋巴结

N0：无局部淋巴结转移

N1：单侧颈部和（或）咽后淋巴结转移（不论侧数）：最大径≤6cm，环状软骨下缘以上区域

N2：双侧颈部淋巴结转移：最大径≤6cm，且位于环状软骨下缘以上区域

N3：颈部淋巴结转移（不论侧数）：最大径＞6cm和（或）位于环状软骨下缘以下区域

3. M分期

M0：无远处转移

M1：有远处转移

六、喉 癌

喉癌（laryngocarcinoma）是常见的恶性肿瘤之一，90%以上为鳞癌。多发生于声门区，声门上区次之，声门下区最少。常见于40岁以上男性。

【病理与临床】 根据肿瘤发生的解剖部位分为：①声门上型：发生于会厌、室带、喉室及杓会厌襞等处；②声门型：发生于声带的喉室层面；③声门下型：发生于声带下缘至环状软骨下缘之间；④贯声门型（混合型）：主要侵犯喉旁间隙，并跨越两个喉解剖区，为喉癌晚期表现。其中声门型约占60%，组织学上以鳞癌多见。

临床表现为喉部异物感、喉痛、声嘶、呼吸困难、喉部肿块和淋巴结肿大等。

【影像学表现】

1. CT表现 喉部不规则软组织肿块或喉壁不规则增厚；喉腔变形和功能异常；喉旁间隙水肿及软组织浸润；增强扫描肿块有不同程度强化。

（1）声门上型癌 表现为声门上区不规则软组织肿块，喉腔变形、狭窄。会厌前间隙和喉旁间隙受侵，表现为脂肪密度影消失；喉软骨受累表现为不规则骨破坏。

（2）声门型癌 多数位于声带前部邻近前联合处。早期表现为一侧声带增厚，外形不规则；进展期表现为声带显著增厚变形，有软组织肿块，声带固定在内收位，并可见杓状软骨移位和周围软组织及喉软骨破坏（图3-4-5）。

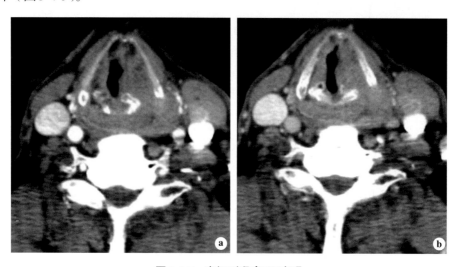

图3-4-5 声门型喉癌CT表现

a、b. CT增强示左侧声带呈不规则软组织肿块增大，左侧喉旁间隙脂肪密度影消失

（3）声门下型癌 表现为声门下区偏心性结节或肿块。

（4）贯声门型癌 肿瘤累及声门区及声门上区，声带和室带多同时受累；常伴周围软组织广泛浸润及颈部淋巴结转移。

2. MRI表现 肿瘤T_1WI呈中等信号，T_2WI呈高信号；肿瘤强化明显（图3-4-6）。MRI检查对显示肿瘤累及的范围和淋巴转移更加准确。

【诊断与鉴别诊断】 本病多见于中老年男性，临床上有声音嘶哑、呼吸困难及咽喉痛；临床上依据喉镜和活检，对喉癌的定性诊断不难。鉴别诊断包括喉息肉、乳头状瘤、喉水肿、声带息肉等。

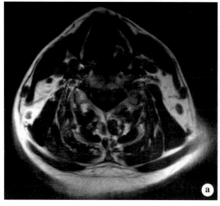
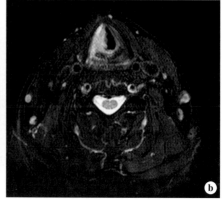

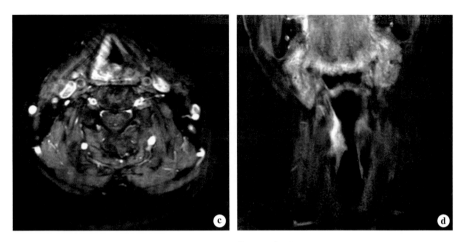

图 3-4-6　喉癌 MRI 表现

a. T₁WI 示右侧声带增厚；b. T₂WI 示右侧声带增厚呈高信号；c. 增强扫描横断面病变呈明显强化，累及喉旁间隙及环后区；d. 增强扫描冠状面示
右侧室带、声带增厚强化，累及声门下

【**影像学检查方法优选**】　CT 检查可以清晰显示咽喉部肿瘤的局部浸润情况及其与邻近结构的关系；MRI 在明确病变范围方面更具有优势，是 CT 检查的重要补充。

第 5 节　口腔颌面部

一、影像学检查技术

1. X 线检查　简捷、快速和经济，在口腔颌面部检查中仍具有一定作用。目前较常用的口腔颌面部 X 线检查技术有口内牙科 X 线摄影、咬合片摄影、下颌骨侧位摄影、下颌骨后前位摄影、颞下颌关节张闭口位摄影、上下颌骨曲面体层摄影和涎腺导管造影等。

2. CT 检查

（1）锥形线束 CT　特点是硬组织空间分辨力高，X 线剂量少，但软组织分辨力低。目前主要用于牙科结构及其病变的检查和评价，如牙种植前的颌骨状况评估、牙和颌骨畸形矫治前后的评估、颞下颌关节骨质异常的显示，牙体和牙周组织病变的检查和诊断，也可评估上呼吸道和面部血管钙化状况。

（2）螺旋 CT　广泛应用于颌面部病变的检查和诊断，颌面部 CT 影像需要软组织窗和骨窗显示；CT 增强检查多用于明确病变的范围和性质，并有助于区别颌面部病变与血管。

3. MRI 检查　采用 SE 或 FSE 序列获取 T₁WI 和 T₂WI 像，常规矢状面、横断面和冠状面观察；脂肪抑制序列可降低脂肪的高信号，有利于部分病灶的观察。平扫发现病变后可作 T₁WI 增强扫描。

二、正常影像学表现

口腔颌面部包括牙、上颌骨、下颌骨、舌、唾液腺等结构。

（一）正常 X 线表现

1. 牙　由牙釉质、牙本质、牙骨质、牙髓组成，可分为切牙、尖牙和磨牙；包括牙冠和牙根两部分，牙冠的外层是牙釉质，牙周膜和牙槽骨包绕牙根。

牙片或口腔全景 X 线片上，可清晰显示牙髓腔的形态、大小和骨质（图 3-5-1），其中牙釉质显示为致密影，牙本质密度稍低，牙骨质呈高密度线状影，牙髓呈边缘光整、轮廓清晰的低密度影；牙周

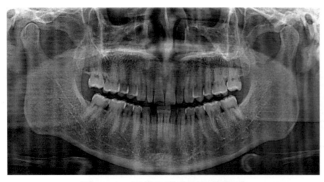

图3-5-1 正常口腔全景X线表现

显示下颌骨、颞下颌关节、牙结构清晰，骨质完整

膜呈低密度线状影，牙槽骨、牙周骨板呈高密度影，骨松质显示为网状。

2. 上颌骨 由体部和四个突起构成。体部主要由上颌窦组成，上面为眶面，外缘至眶下裂；前面为颜面，有眶下孔；外面为颧突；后面为颞面，与蝶骨翼突形成蝶颌裂向上连接翼腭窝；内面为鼻面。突起分为额突、颧突、齿槽突和腭突，双侧腭突与腭骨水平板组成硬腭。在上颌骨正位X线片上，上颌骨和颈椎的影像互相重叠（图3-5-1）。

3. 下颌骨 由体部和升支构成，二者交界处为下颌角。下颌骨体部上缘为齿槽骨，下缘皮质厚2～3mm，体部内有宽约3mm的下颌管。下颌骨升支包括喙突和髁突，喙突和髁突间称下颌切迹；升支中部舌侧面有下颌孔。

在下颌骨侧位或后前位X线片上，下颌骨皮质呈致密条状影，骨松质内可见网状骨小梁结构，下颌管呈线条状低密度影；髁突皮质呈光滑致密影，喙突密度显示相对较低。口腔全景X线片，能将弓形的上、下颌骨展开，避免重叠，可显示下颌骨全貌（图3-5-1）。颞下颌关节侧斜位X线片，能清晰显示颞骨和下颌骨髁突骨质影，关节间隙显示为低密度影，宽度大于2mm，双侧等宽。

（二）正常CT表现

CT检查可观察正常颌骨、颞下颌关节、腮腺及颌下腺等解剖结构，利用CT图像后处理技术观察颌面骨及颞下颌关节的某些病变有重要价值。

1. 牙及颌骨 HRCT可以清楚显示牙及颌骨的骨质结构，特别是可以清晰显示牙根与牙槽骨、牙根与上颌窦的关系。通过颌骨曲面重组技术可以整体观察颌骨和牙的结构及其相互间的关系（图3-5-2）。

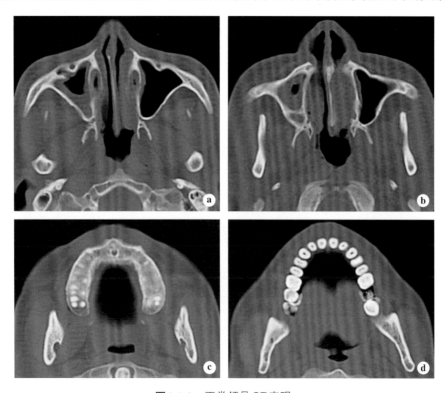

图3-5-2 正常颌骨CT表现

a. 上颌骨额突层面；b. 上颌骨颧突层面；c. 上颌骨牙槽突层面；d. 下颌弓层面

2. 颞下颌关节 是由颞骨的关节凹与下颌骨的髁突构成（图3-5-3）。在横断面CT上，可清楚地显示双侧关节的骨性结构及其周围组织，包括髁突、关节结节、关节后结节及关节前、后间隙；CT三维重组图像可直观显示颞下颌关节的空间关系，并可对其形态进行线性和体积测量。

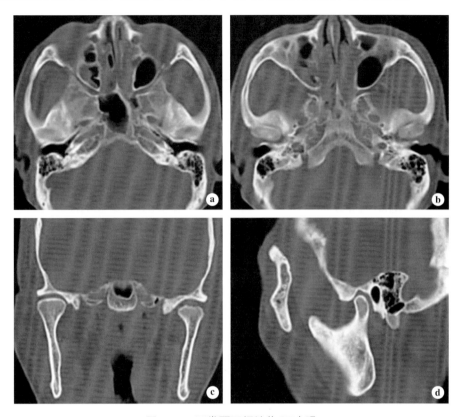

图3-5-3 正常颞下颌关节CT表现

a、b. 横断面；c. 冠状面；d. 斜矢状面

3. 腮腺 是颌面部中最大的一对腺体，两侧基本对称，位于下颌骨后方，胸锁乳突肌前方。上起自乳突尖和颞下颌关节之间，下至下颌角，是茎突前咽旁间隙内的重要器官。腮腺富含脂肪组织，其形状不规则。

在横断面CT图像上，腮腺呈近似三角形低密度影，低于周围肌肉密度，但高于皮下、颞下窝及咽旁间隙内的脂肪；CT值为−25～−10Hu（图3-5-4）。腮腺实质内的血管可清晰显示，尤其是在增强扫描时显示更为清楚；腮腺导管在CT平扫时不能分辨，但腮腺导管造影后行CT扫描，可清楚地显示导管的解剖结构。

4. 颌下腺 位于舌骨的外上，下颌下三角的下颌骨体与舌骨舌肌之间，颌下腺的位置可随颜面部的伸屈而上下移动。在横断面CT图像上，颌下腺显示为圆形或卵圆形，与邻近肌肉密度相似或略低，高于腮腺密度，位于下颌角的前方（图3-5-5）。

（三）正常MRI表现

腮腺因富含脂肪成分，在T_1WI上呈高信号，在T_2WI上呈略高信号，其内后静脉及颈外动脉呈圆点状无信号区，面神经则呈相对低信号，周围肌肉组织则呈略低信号；颌下腺一般不含脂肪，信号与肌肉相近；咽旁间隙脂肪呈高信号；下颌骨骨皮质呈低信号，髓腔部分呈高信号。

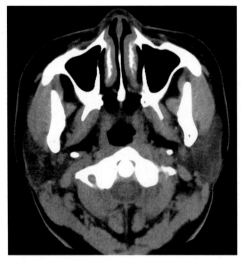 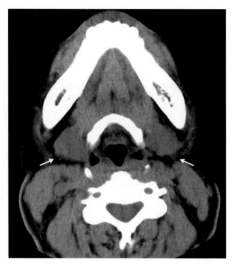

图3-5-4 正常腮腺CT表现
双侧腮腺位于下颌骨和咬肌的后外方，略呈三角形，
其密度低于邻近肌肉

图3-5-5 正常颌下腺CT表现
颌下腺位于下颌角的内下方（↑），呈圆形，其密度
稍低于邻近肌肉

三、异常影像学表现

（一）异常X线表现

1. 牙与牙周组织改变　表现为牙萌出的时间、形态和结构异常。牙周病变可见牙根与牙槽骨间隙、牙槽骨增生、吸收或破坏。

2. 下颌骨骨质结构改变　牙根炎症或颌骨肿瘤可见骨质结构模糊、破坏。

3. 颞下颌关节改变　颞下颌关节脱位与功能紊乱表现为颞下颌关节间隙异常增宽，髁突与下颌关节窝相对关系发生改变。颞下颌关节功能紊乱与关节强直在张、闭口位摄片均可见关节活动度受限。

（二）异常CT表现

1. 涎腺腺体改变　据此可评判病变的部位及蔓延范围，鉴别良、恶性肿瘤，以及评价肿瘤的侵犯情况。良性肿瘤多呈类圆形，边界清楚，密度均匀；恶性肿瘤形态多不规则，边界不清，密度不均，内部常有出血坏死或囊变，常侵犯周围结构及淋巴转移。

2. 颞下颌关节改变　外伤骨折可见骨质连续性中断；颞下颌关节形态改变，常见于下颌及颅面骨发育异常；骨质破坏，常见于肿瘤、化脓性炎症及类风湿关节病变。

（三）异常MRI表现

1. 涎腺腺体改变　包括腺体形态、大小、信号改变及其周围结构的位置与信号的改变。

2. 颞下颌关节改变　包括关节盘的移位及其信号改变，髁突及关节面下骨质信号改变，关节腔内积液造成的信号改变等。

四、牙源性囊肿

牙源性囊肿（odontogenic cyst）发生于颌骨内，与成牙组织或牙有关。好发于青壮年，以男性多见。

【病理与临床】　根据来源和发生部位不同，可将其分为根尖囊肿、含牙囊肿和角化囊肿三种类型，以根尖囊肿多见。①根尖囊肿：是由于根尖慢性炎症组织坏死而形成的囊肿。②含牙囊肿：是发生于牙冠或牙根形成之后，牙冠尚未长出之前，在残余釉上皮与牙冠面之间出现液体渗出而形成含牙囊肿。③角化囊肿：来源于原始牙胚或压板残余，也称始基囊肿。

初期临床上多无症状，增大后局部肿胀膨隆，可形成面部畸形；较大囊肿因骨板极薄，压之可有乒乓球感。

【影像学表现】

1. 根尖囊肿 多见于前牙区，囊内有根尖存在为其特点。

（1）X线表现 病变呈圆形或类圆形低密度区，多为单房，边界清楚，其内常可见病源牙根端，囊肿周边可见骨质硬化带。

（2）CT表现 颌骨内囊状膨胀性低密度区，轮廓清晰，边缘光整，围绕于病源牙的根尖周围，其内包含牙根（图3-5-6），囊肿周围皮质呈薄层高密度带；增强扫描病变无强化。冠状位扫描及螺旋CT多层面重组可显示囊肿与根尖的关系。

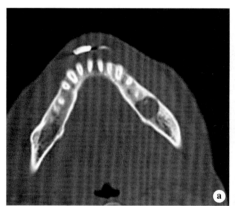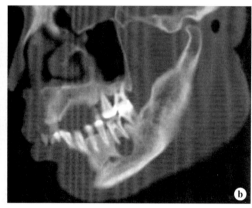

图3-5-6 下颌骨根尖囊肿CT表现

a、b. 横断面、矢状面CT平扫骨窗示下颌骨体左侧囊状低密度影，包绕牙根

（3）MRI表现 T_1WI呈中低信号，T_2WI呈高信号，其内可见低信号的根尖。

2. 含牙囊肿 多发生在上颌尖牙或下颌后磨牙区。

（1）X线表现 病变呈围绕尚未萌出的牙冠或部分牙根的类圆形或不规则形低密度区，囊壁连于牙冠、牙根交界处，边界清楚，单房或多房，周边可见骨质硬化带。

（2）CT表现 病变呈囊状膨胀性低密度影，边缘光滑锐利，包裹牙冠，并附着于其牙龈交界处（图3-5-7）；增强扫描囊壁可呈环状强化。

（3）MRI表现 囊液在MRI上T_1WI呈中低信号、T_2WI呈高信号；囊壁T_2WI呈中等信号，但不如鼻窦黏膜信号高，增强扫描呈厚度均匀环状强化。

3. 角化囊肿 多见于下颌后磨牙区及下颌支。

（1）X线表现 病变呈膨胀性低密度区，25%～40%的囊肿内可含牙。小的病灶常为单房，大的病灶常为多房。突入上颌窦内的小病灶类似于黏液潴留囊肿，大病灶可致窦腔明显膨大，边缘呈蛋壳状。

（2）CT表现 颌骨内囊状膨胀性低密度区，单房或多房，密度均匀或不均，边界光整，周围常有骨性包壳；常伴上颌窦骨壁的吸收变薄；囊肿可有沿颌骨长轴发展而累及多个牙齿的趋势。增强扫描囊壁和分隔一般无强化。

（3）MRI表现 囊液在T_1WI上呈中低信号、在T_2WI上呈高信号；囊壁和分隔在T_2WI上呈稍低信号，囊内牙为低信号。

【诊断与鉴别诊断】 结合病史、临床及影像学表现，一般可明确诊断牙源性囊肿。

本病应与成釉细胞瘤鉴别，成釉细胞瘤以囊实性多见，增强扫描实质成分可强化，多房者分房常不规则，大小不一，间隔较厚；而牙源性囊肿一般无实质成分，多房者分房规则，间隔较薄。

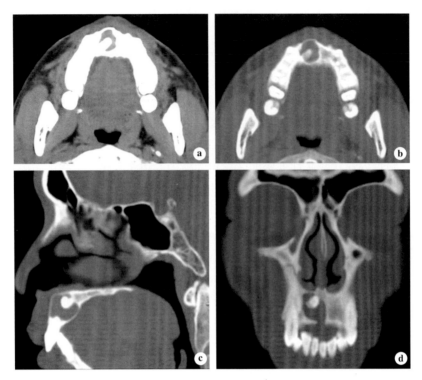

图3-5-7　上颌骨含牙囊肿CT表现

a. 横断面CT软组织窗示上颌骨牙槽突内囊状低密度影；b、c、d. 横断面、矢状面、冠状面CT平扫骨窗示病变边缘光滑锐利，包裹牙冠，并附着于牙釉交界处

【影像学检查方法优选】　本病通常首选CT检查，MRI检查可作为补充手段。

五、成釉细胞瘤

成釉细胞瘤（ameloblastoma）又称为造釉细胞瘤，为最常见的上皮性牙源性颌骨肿瘤，约占牙源性肿瘤的63%。多见于30～40岁的青壮年。80%发生于下颌骨，多见于升支远端和磨牙区。

【病理与临床】　肿瘤主要来源于牙板和造釉器的残余上皮，亦可来源于含牙囊肿上皮和牙源性角化囊肿上皮或口腔黏膜上皮。病理上分为实质性和囊性两种类型，以囊性多见，边缘常有骨质硬化。肿瘤多为良性，生长缓慢，可达数年或更长。

早期临床上无明显症状，肿瘤长大后可表现为疼痛和颌面部肿块，触诊有乒乓球感；可有面部畸形、牙松动、移位或脱落等。合并感染时可有疼痛及瘘管。

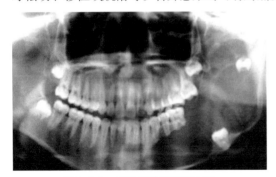

图3-5-8　成釉细胞瘤X线表现

全景X线片显示左下颌骨巨大囊状骨质破坏区，骨皮质膨胀变薄，边界清楚，其内见高密度牙齿影

【影像学表现】

1. X线表现

（1）实性　多见于肿瘤早期，表现为密集细小的蜂窝状骨质破坏区，边缘骨皮质吸收变薄；肿瘤较大时，可见局部骨质膨隆、骨皮质变薄。

（2）囊性　多囊者表现为大小不等的多囊状或皂泡状骨质破坏区，其内可见骨性分隔及钙化，边缘有明显硬化带；骨皮质膨胀变薄，病变与正常组织分界清楚。单囊者显示为单个囊状骨质破坏区，边缘可有分叶，囊壁边缘有硬化带。有时囊性病变内可见牙或钙化（图3-5-8）。

若颌骨内见不规则低密度骨质破坏区，边界不清，颌骨轮廓消失，周围软组织肿块形成，则考虑为成釉细胞癌或恶性成釉细胞瘤。

2. CT表现 平扫表现为颌骨内囊状骨质破坏区，可为单房、多房或蜂窝状，边界清楚，周围有一层致密硬化带，少数可见牙影；因肿瘤膨胀性生长，可致颌骨皮质显著变薄，严重者呈线样高密度影甚至消失（图3-5-9）。增强扫描病灶强化不明显。若肿瘤向外呈浸润性生长，可穿破骨皮质形成骨外软组织肿块，CT可清晰显示病变浸润的范围，增强扫描软组织肿块强化。

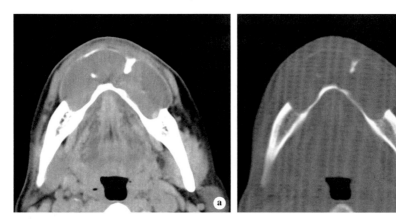

图3-5-9 成釉细胞瘤CT表现

a、b. 下颌骨体部囊性骨质破坏，骨皮质膨胀变薄

3. MRI表现 在T_1WI上，囊性成分呈低信号，实质成分呈等信号或低信号；在T_2WI上，囊性成分呈高信号，实质成分和囊壁及其间隔呈等信号。增强检查，实质成分、囊壁和间隔可强化。

【诊断与鉴别诊断】 根据临床症状及体征，结合影像学表现为颌骨内囊状骨质破坏区，呈单房或多房，骨皮质膨胀变薄，边缘光整；发生于下颌磨牙和升支，偏向唇颊侧；邻牙牙根常被侵蚀吸收，一般可诊断成釉细胞瘤。

鉴别诊断：①含牙的成釉细胞瘤需与牙源性囊肿鉴别，牙源性囊肿表现为圆形、边缘光滑的低密度区，周边可见完整均匀硬化环。②蜂窝状的成釉细胞瘤需与骨巨细胞瘤鉴别，巨细胞瘤多房者多显示为皂泡状，边缘无分叶、切迹和硬化。

【影像学检查方法优选】 本病通常首选CT检查，MRI检查可作为补充手段。

六、涎腺肿瘤

多形性腺瘤（pleomorphic adenoma）又称混合瘤，起源于黏膜腺的腺上皮和肌上皮细胞，是涎腺肿瘤中最常见的良性肿瘤，约占70%。

【病理与临床】 多形性腺瘤最好发于腮腺，约占80%，其次为下颌下腺。多形性腺瘤多呈圆形或椭圆形，包膜较完整，可为分叶状，边界清楚，肿瘤增大后可发生钙化和出血。肿瘤虽为良性，但易复发且具有恶性变的危险。

肿瘤生长缓慢，常体检时发现腮腺或下颌下腺内无痛性肿块。

【影像学表现】

1. CT表现 平扫表现为腮腺内呈圆形或类圆形软组织密度肿块，其密度一般高于正常腮腺组织，密度较均匀或不均匀，边缘光滑，与正常低密度的腺体分界清楚（图3-5-10a）；较大的肿瘤内可见出血、坏死、囊变和钙化。增强扫描示较小的肿块无明显强化或均匀强化；而较大的肿块可呈不均匀强化（图3-5-10b）。若肿瘤轮廓不规则或呈分叶状，边界不清，密度不均匀，伴有颈部淋巴结肿大，提示恶性肿瘤。

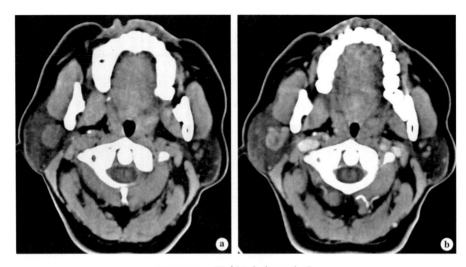

图 3-5-10　腮腺混合瘤 CT 表现
a. 平扫示右侧腮腺内一类圆形软组织肿块；b. 增强示肿块不均匀强化

2. MRI 表现　在 T_1WI 上多呈均匀低信号，在 T_2WI 上可呈中等信号或不均匀高信号；增强扫描病变呈不均匀强化。

【诊断与鉴别诊断】　根据腮腺内无痛性肿块，CT 显示腮腺内软组织密度肿块，分界较清楚；增强扫描有强化，一般可诊断腮腺混合瘤。

【影像学检查方法优选】　CT 检查可以清楚显示病变范围、对邻近结构的累及情况等，如病变定性困难，则需进行 MRI 检查，动态增强检查可进一步帮助判断病变良恶性情况。

第 6 节　颈　　部

一、影像学检查技术

1. X 线检查　颈部解剖结构复杂，传统的 X 线检查已不能提供足够的诊断信息。目前 X 线片多用于观察颈椎病变，还可以观察气管有无狭窄、移位和软组织内有无钙化等。

2. CT 检查　颈部 CT 检查主要用于观察颈部肿瘤、甲状腺肿大、喉部肿瘤和各种原因引起的颈部淋巴结肿大等；通常采用横断面 CT 扫描。

3. MRI 检查　具有多平面成像、软组织分辨力高、无骨质伪影等特点，能很好地显示颈部解剖形态；可区分血管与淋巴结；对纤维瘢痕与肿瘤复发等可提供多方面信息。因此，颈部 MRI 检查应用越来越广泛。

二、正常影像学表现

（一）正常 X 线表现

颈部侧位片可清晰显示颅底及颈椎骨结构。在咽喉与气管影衬托下，可见软组织轮廓；颈椎前方软组织与上方枕骨斜坡下的软组织相延续；咽后壁为上下连续的直线，无局部隆起；寰椎至第 2～4 颈椎前缘的软组织厚度大致相等；食管入口以下软组织的厚度，为相应椎体前后径的 3/4 左右（图 3-6-1）。

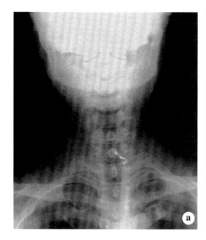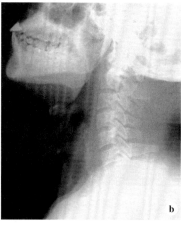

图3-6-1 颈部正侧位X线表现

a. 正位；b. 侧位

（二）正常CT表现

颈部解剖结构复杂，CT检查对颈椎、食管、喉部及气管、甲状腺及甲状旁腺、颈筋膜间隙、淋巴结等病变均可提供重要的诊断信息。在此，简单介绍几个颈部典型横断面的正常CT表现（图3-6-2）。

1. 舌骨平面 舌骨呈半环形，颌下腺位于舌骨前外侧；舌骨后方可显示会厌谿、舌根、会厌软骨和梨状窝上部；舌骨的后外侧是颈血管鞘内的血管，增强扫描颈内动脉及颈内静脉显示更清晰。甲状软骨上角是成对的钙化结构，位于颈血管鞘内侧；含气的梨状窝位于甲状软骨上角和喉前庭之间，最前面的是舌骨下带状肌（图3-6-2a）。

2. 甲状软骨平面 甲状软骨呈弓形或三角形高密度影，其后外侧为颈血管鞘；两侧甲状软骨板之间的透亮腔隙是喉前庭；两侧甲状软骨体后内侧的低密度区是梨状窝（图3-6-2b）。

3. 环状软骨平面 是颈部唯一能完整显示环状软骨结构的层面，后方为软骨板，软骨弓在前；环状软骨板的后外侧是甲状软骨下角，甲状腺上极也出现于这一水平。甲状腺内侧是环状软骨，外侧和后外侧是颈内静脉和颈内动脉（图3-6-2c）。

4. 甲状腺体部平面 甲状腺位于环状软骨以下、气管前方两旁，由左右两叶及其间的峡部组成，呈蝴蝶形；因甲状腺富含碘，甲状腺密度明显高于肌肉组织，密度均匀，境界清楚。增强扫描呈显著均匀强化（图3-6-2d）。

5. 甲状腺下平面 两侧颈静脉常不对称，一侧（常为右侧）可显著增粗。胸锁乳突肌向中央斜行。甲状旁腺在常规CT扫描上一般不能显示，增强扫描时甲状腺下动脉和下静脉显示，则可提示下甲状旁腺的位置。

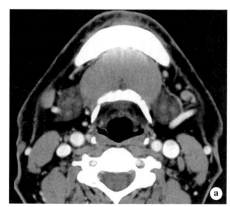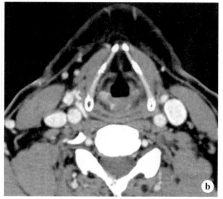

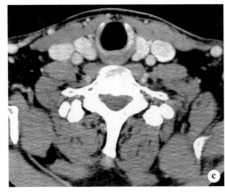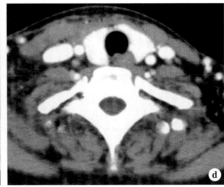

图3-6-2　正常颈部横断面CT表现（增强扫描）
a.舌骨平面；b.甲状软骨平面；c.环状软骨平面；d.甲状腺体部平面

（三）正常MRI表现

皮下脂肪T_1WI和T_2WI均呈高信号。颈部肌肉、神经和淋巴结T_1WI和T_2WI均呈中等信号。血管呈流空效应。甲状腺在T_1WI上较周围肌肉信号稍高，T_2WI呈高信号。

三、异常影像学表现

（一）异常X线表现

1. 颈椎骨质与椎间隙改变　骨肿瘤、骨结核可见椎体破坏；颈椎退行性变可见椎体边缘骨质增生、椎间隙变窄。

2. 软组织改变　软组织炎症、肿瘤可见软组织增厚或肿块。

（二）异常CT表现

1. 病变部位　发生于颈前甲状腺区的病变，多来源于甲状腺或甲状旁腺；发生于颈外侧区的病变，多来源于血管、神经或淋巴组织；发生于颈后区的病变较少，多为颈椎骨质病变。

2. 病变密度　以此可区分囊性或实性病变。增强检查有利于区分血管性病变及了解病变的血供情况。

（三）异常MRI表现

1. 颈部结构形态和大小改变　颈部许多病变可引起组织器官形态、大小和信号的改变。

2. 颈部脂肪间隙改变　许多病变可造成相邻脂肪间隙受压、推移及信号改变，据此易于对病变的大小、形态与侵犯范围做出准确的评价。

四、甲状腺肿瘤

（一）甲状腺腺瘤

甲状腺腺瘤（thyroid adenoma）是起源于甲状腺滤泡细胞的良性肿瘤，是最常见的甲状腺肿瘤，占甲状腺肿瘤的60%，多发于20～40岁女性。

【病理与临床】　病理上甲状腺腺瘤可分为滤泡性腺瘤和乳头状腺瘤两型，以滤泡性最常见。肿瘤生长缓慢，呈膨胀性生长，有完整包膜；当肿瘤较大时，可有出血、坏死、囊变和钙化。

临床一般无明显症状，常因发现甲状腺结节而就诊。结节质韧，境界清楚；肿瘤较大时，可引起声音嘶哑、呼吸困难等症状；个别可伴有甲状腺功能亢进症状。

【影像学表现】

1. CT表现 平扫可见甲状腺内圆形或类圆形低密度肿块影，边界清楚，密度多均匀，多为单发，直径多为1～5cm；增强扫描病灶呈均匀性轻度强化，强化程度不如正常甲状腺组织显著（图3-6-3）。较大的肿瘤内可有出血、坏死、囊变，少数可见斑点状钙化；增强扫描呈不均匀强化。

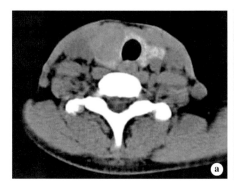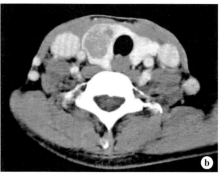

图3-6-3 甲状腺腺瘤CT表现

a. 平扫示甲状腺右侧叶内见一类圆形略低密度肿块影，密度欠均，边界清楚；b. 增强扫描示肿块部分轻度强化，正常甲状腺强化明显，使病灶显示更清楚

2. MRI表现 甲状腺内可见边缘光滑、有包膜、直径为1～5cm的肿块，肿块T_1WI为低信号或等信号，T_2WI为高信号；亚急性出血时，T_1WI呈高信号，T_2WI为低信号。注射Gd-DTPA后肿瘤有轻度强化；肿瘤体积较大时，可出现囊变和坏死，囊变和坏死区不强化。部分有功能的甲状腺瘤在T_1WI和T_2WI上与正常组织信号相似。

【诊断与鉴别诊断】 临床上有甲状腺结节或肿块，CT显示甲状腺内有边界清楚的低密度肿块影，呈轻中度强化，应首先考虑甲状腺腺瘤。

【影像学检查方法优选】 本病通常首选超声检查，CT和MRI检查主要用于观察病变与周围结构的关系，或当病变范围较大延伸至纵隔时可以更好地显示病变范围。

（二）甲状腺癌

甲状腺癌（thyroid carcinoma）是最常见的甲状腺恶性肿瘤，占全身恶性肿瘤的2%～3%，占甲状腺肿瘤的10%左右。多发于老年女性。

【病理与临床】 甲状腺癌病理上可分为乳头状癌、滤泡状癌、髓样癌等类型，以乳头状癌最多见。

临床主要表现为甲状腺肿块，质硬，边界不清，位置较固定；肿块较大可引起声音嘶哑、呼吸困难，约半数可出现颈部淋巴结肿大。

【影像学表现】

1. CT表现 平扫表现为甲状腺内低密度结节或团块，形态不规则，边界不清，密度不均，可有更低密度的坏死、囊变区；30%～50%可见钙化；常伴有转移的颈部淋巴结肿大。增强扫描肿块呈不均匀明显强化，但不如正常甲状腺组织强化明显；转移淋巴结呈环形强化。

对较大肿瘤CT可以显示甲状腺癌是否侵犯喉、气管和食管，发现有无气管或食管旁淋巴结转移，判断喉返神经是否受累；也可显示颈部或上纵隔有无淋巴结转移。

2. MRI表现 肿瘤轮廓不规则，边界不清楚；肿瘤信号多不均匀，T_1WI呈略低信号，T_2WI呈高信号。囊变坏死时，在T_1WI上为更低信号，T_2WI为更高信号；并有出血时，T_1WI和T_2WI均为高信号（图3-6-4）。增强扫描肿瘤多为明显不均匀强化；坏死、出血区不强化。肿瘤可压迫周围结构，特别是以气管受压移位或变窄常见。可见颈部淋巴结转移征象。

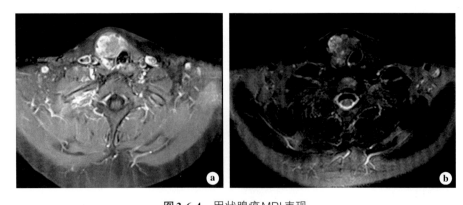

图3-6-4 甲状腺癌MRI表现

a.T₁WI示甲状腺右侧叶高低混杂信号团块，边界不清，内有出血灶；b.T₂WI示肿块信号不均匀

【诊断与鉴别诊断】 临床上查体有甲状腺肿块，边界不清，伴颈部淋巴结肿大；CT表现为甲状腺内不规则低密度肿块，密度不均，呈不均匀强化，并侵犯周围组织结构，应考虑甲状腺癌。

本病主要与甲状腺腺瘤、弥漫性甲状腺肿大鉴别。

【影像学检查方法优选】 本病通常首选超声检查，CT和MRI检查主要用于观察病变范围、与周围结构的关系及颈部淋巴结情况。

五、颈部淋巴结病变

颈部淋巴结呈软组织密度，为类圆形或卵圆形，正常时短径小于5mm。分为七区（图3-6-5）：Ⅰ区，颏下及颌下淋巴结；Ⅱ区（ⅡA区和ⅡB区），颈内静脉链上组；Ⅲ区，颈内静脉链中组；Ⅳ区，颈内静脉链下组；Ⅴ区（ⅤA区和ⅤB区），颈后三角区淋巴结，即胸锁乳突肌后缘、斜方肌前缘及锁骨构成的三角区内的淋巴结；Ⅵ区，中央淋巴结，包括喉前、气管前和气管旁淋巴结；Ⅶ区，上纵隔淋巴结。其他淋巴结，如咽后组、颊组、腮腺、耳前、耳后、枕下组淋巴结，不包括在上述七分区内。

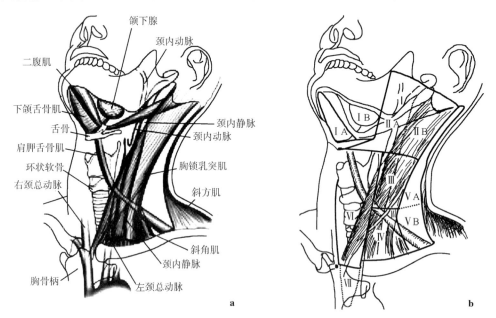

图3-6-5 颈部解剖结构与颈部淋巴结分区示意图

（一）颈部淋巴结转移瘤

颈部恶性肿瘤中约20%为原发性肿瘤，80%为转移性。头颈部、胸腹部肿瘤均易发生颈部淋巴结转移。

【病理与临床】 颈部淋巴结转移瘤的80%来源于头颈部恶性肿瘤，淋巴转移主要分布于颈内静脉区、胸锁乳突肌周围淋巴结。多为鳞状细胞癌，主要来源于口腔、鼻窦、喉及咽等处的恶性肿瘤；腺癌则多来源于甲状腺癌及涎腺、鼻腔肿瘤。20%来源于胸、腹部恶性肿瘤，淋巴转移以腺癌居多，多来自乳腺、胃、肠道等恶性肿瘤，常为锁骨上区淋巴结。

临床上以中老年多见，主要表现为颈部结节或肿块，可单发或多发，质硬、固定，边界不清，症状多不明显；少数可伴有局部疼痛和（或）压痛。

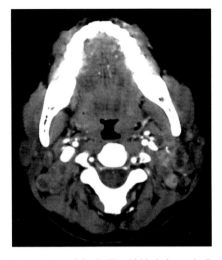

图3-6-6 双侧颈部淋巴结转移瘤CT表现

增强CT横断面示双侧颈部ⅡA、ⅡB区多发淋巴结肿大，边界不清，并向结外扩展，淋巴结呈环形强化，内部见低密度坏死区

【影像学表现】

1. CT表现 平扫表现为乳突下区、颌下区、颈动脉间隙内多发大小不一的类圆形软组织肿块，边缘清晰或模糊，可融合，直径可达3～4cm。增强扫描病灶呈轻度强化；中央坏死时呈环形强化，环壁厚且不规则；无坏死者强化均匀（图3-6-6）。可侵犯颈静脉引起癌栓或侵犯其他结构。

2. MRI表现 在T_1WI上呈等信号或略低信号，T_2WI呈等信号或高信号；增强扫描未坏死的淋巴结呈均匀中等强化；坏死囊变者呈不规则环形强化（图3-6-7）。

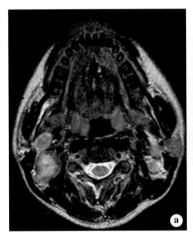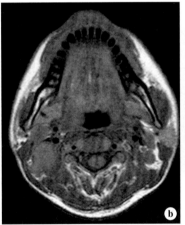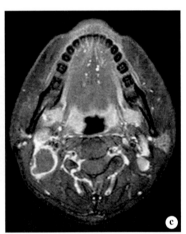

图3-6-7 双侧颈部淋巴结转移瘤MRI表现

a、b. 双侧Ⅱa、Ⅱb区淋巴结肿大，T_2WI呈等信号或高信号，T_1WI上呈等信号或略低信号；c. 增强扫描示左侧颈部淋巴结呈均匀中等强化，右颈部淋巴结坏死囊变，呈不规则环形强化

【诊断与鉴别诊断】 中老年患者，单侧或双侧结节及肿块，边缘规则或不规则，质硬、固定，结合原发肿瘤病史，一般不难诊断。主要与下列疾病鉴别。

1. 颈部淋巴结结核 青少年多见，多数边界不清，可浸润周围脂肪组织，淋巴结可融合；特征性改变为肿大淋巴结呈不规则环形强化，内有多个分隔及低密度区，呈花环状改变；严重者可有窦道或冷脓肿。

2. 淋巴瘤 淋巴结受侵范围较广泛，主要为咽后组、颈静脉链周围及颈后三角区淋巴结，常为双侧侵犯；淋巴结边缘常较清楚，密度均匀，增强检查常无明显强化。

（二）颈部淋巴瘤

颈部淋巴瘤是原发于淋巴结的恶性肿瘤，为青壮年颈部淋巴结肿大的常见原因之一。

【病理与临床】 按组织病理学改变，淋巴瘤分为霍奇金淋巴瘤与非霍奇金淋巴瘤两大类。

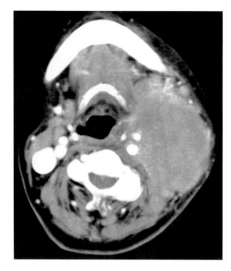

图3-6-8 淋巴瘤CT表现

增强CT横断面示左侧颈部多发淋巴结肿大并融合成团块，轻度强化，内部密度较均匀

临床上主要为无痛性进行性淋巴结肿大和局部肿块，可有不规则发热、消瘦等症状；还可有其他部位淋巴结肿大和肝脾大等。

【影像学表现】 颈部双侧或单侧多发淋巴结肿大，常为双侧侵犯，可融合成团块，主要为咽后组、颈静脉链周围及颈后三角区淋巴结；有时可侵及颌下和腮腺内淋巴结（图3-6-8）。肿大淋巴结边缘常较清楚，CT表现为稍低密度影，在MRI上T_1WI为等或略低信号，T_2WI为高信号；较小的病灶密度均匀，较大的病灶可有不规则坏死，但较少见。增强检查常无明显强化或呈轻度强化。

【诊断与鉴别诊断】 本病确诊主要靠穿刺活检或手术病理，CT和MRI可提示诊断并可显示肿大淋巴结的数目及范围。本病需与淋巴结结核和淋巴结转移瘤等病鉴别。

【影像学检查方法优选】 本病超声检查是最佳的筛查手段，但对于深部淋巴结或纵隔淋巴结显示受限，此时需行CT进一步检查，MRI检查作为补充手段。

📖 读片窗

病例：男，14岁。双侧鼻塞、间断性流脓涕5年。查体示双侧鼻黏膜略充血，双侧下鼻甲肥大，鼻中隔不规则偏曲，各鼻窦区压痛明显，行CT平扫检查（图3-6-9）。

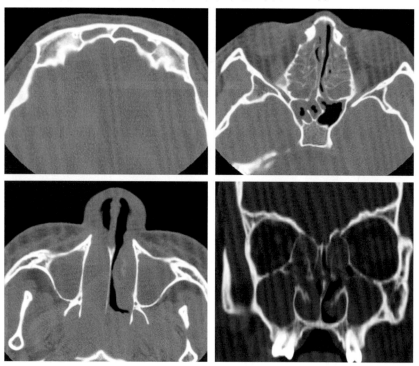

图3-6-9 读片窗图

问题及讨论：

（1）指出病变发生部位。

（2）初步诊断是什么疾病？请说出诊断依据。

（3）应与何种疾病鉴别？简要说明鉴别要点。

（4）完成该病例CT诊断报告书写。

（姜雨薇　陈青华）

第**4**章
呼吸系统

📎 **学习目标**

1. 掌握 呼吸系统正常影像学表现；分析呼吸系统常见疾病的影像诊断与鉴别诊断。

2. 熟悉 呼吸系统临床影像学检查技术；理解呼吸系统异常影像学表现；分析呼吸系统常见疾病的病理及临床表现。

3. 了解 呼吸系统检查技术的临床新进展。

第 1 节　影像学检查技术

呼吸系统疾病十分常见且病种繁杂，因为胸部具有良好的自然对比，所以X线和CT是目前临床常用的影像学检查技术。随着近些年影像学检查技术的发展，MRI、超声和核医学检查技术也越来越广泛地应用于呼吸系统疾病的检查中。

一、X线检查技术

1. 胸部透视检查　优点是便捷、动态成像、检查费用低等；但其缺点是输出的图像噪声值大、不易检出细微病变、患者所受辐射剂量较大、影像无法全部保存等。目前临床应用较少，仅作为胸部摄影的辅助检查。

2. 数字X射线摄影（digital radiography，DR）　X线检查经过使用增感屏-胶片系统成像方式，目前步入数字化时代。DR不仅减少了受检者所受辐射剂量，而且改善了图像后处理功能，提高了诊断效能，均优于传统的胸部平片。作为胸部疾病的首选检查方法，该检查技术操作简便，影像清晰。然而，DR所得影像部分是重叠影像，所以，对于胸部一些隐蔽部位往往需要CT进一步检查。

3. 数字合成X线断层成像技术（digital tomosynthesis，DTS）　是常规X线检查的提升和延伸。其原理是X线球管移动时多角度连续投照，使球管与探测器做平行于患者的同步运动，然后快速采集图像，采用计算机处理进行图像重建。与DR相比，它减少了结构间的重叠，提高了病变的检出率。与CT相比，DTS操作空间范围更广，可实现功能位的断层图像。然而，DTS密度分辨力相对较低，仅适用于自然对比较好的部位，且由于受到成像时移动角度的限制而不能进行三维重建。

二、CT检查技术

胸部CT检查是目前临床最重要和理想的检查方式。因其有良好的密度分辨力，能弥补X线检查技术可能遗漏的病灶。胸部CT影像通常需要肺窗和纵隔窗两种窗口技术来显示影像信息。

1. 普通扫描（平扫）　即不使用对比剂的常规扫描，扫描范围通常从颈根部到肺底。对于多数胸部病变，平扫基本能够满足临床影像诊断的需求。

2. 高分辨率CT（HRCT）　采用薄层（1～2mm）扫描和高分辨率算法图像重建技术，主要应用于病灶细微结构的显示。例如，周围型肺癌的早期磨玻璃结节的诊断、间质性肺疾病的分型和评估等，尤其是对于弥漫性肺病变和支气管扩张的诊断。

3. 增强扫描 包括普通增强扫描、动态增强与CT灌注成像和CT血管成像，增强扫描技术可以更好地观察病变的血供情况、血管的走行；辅助良、恶性病变的鉴别诊断；对感兴趣区进行测量分析反映血流灌注功能信息；多方位显示血管结构等功能。

4. 低剂量CT扫描（LDCT） 是肺癌高危人群首选的筛查手段。建议使用16层或以上多层螺旋，扫描范围为肺尖至肋膈角水平，螺旋扫描模式，没有迭代重建技术的可使用120kV、30~50mA·s的扫描参数，有迭代重建技术的使用100~120kV、低于30mA·s的扫描参数，若重建层厚≤0.625mm，即可无间隔重建，若重建层厚为0.625~1.250mm，则重建间隔≤层厚的80%；采用标准算法，或者肺算法和标准算法同时进行重建。LDCT实现了最大限度减少受检者所受辐射剂量，广泛应用于健康体检和肺癌筛查。

5. CT图像后处理技术 通过对容积数据进行多方位图像后处理，得到所需要的任意角度感兴趣区的影像信息。常用的方法包括多平面重组（MPR）、最大密度投影（MIP）或最小密度投影（MinIP）、表面遮盖（SSD）、容积再现（VR）和CT仿真内镜技术（CTVE）。常用于肺部、胸膜及纵隔病变等部位的影像诊断。

三、MRI检查技术

MRI检查在呼吸系统中的优势在于无电离辐射，具有良好的软组织对比度和信噪比，能发现肺部结构和功能的改变；鉴别纵隔肿块的分类；显示肿瘤与周围组织的毗邻关系；近年来，MRI在儿科先天性发育异常肺部疾病的临床诊断中应用日益广泛；肺血管成像、肺MRI快速成像等新技术也得到了广泛应用。MRI检查新序列包括T_1-YIBE、自由呼吸的Radial VIBE及DWI序列等。

但由于肺信号较弱、呼吸运动和心脏大血管搏动的影响，MRI检查对肺部微小结构的显示效果不如X线检查和CT检查。

四、超声检查技术

超声检查通过摄入的声波产生声阻抗的差异，可区别液体和实变等组织或病灶，具有较好的成像条件，如胸膜病变、肺表浅部位病变、纵隔及膈病变、大血管病变等。但对于含气多且缺乏必须透声条件的深层肺组织病变则不适合超声检查。

五、核医学检查技术

核医学检查区别于前几种影像学检查方法，它是利用放射性核素作为示踪剂，引入体内，通过高度选择性被目标器官或病灶摄取，通过体外仪器进行检测并显像的一种影像学检查技术。肺部放射性核素显像包括肺灌注显像和肺通气显像，能够显示肺部病灶功能和结构的异常。PET-CT检查融合了CT的解剖学成像及PET的功能学成像，优势明显；尤其在肺部肿瘤的定性诊断、临床分期、预后及评估疗效中具有重要参考价值。

第2节 正常影像学表现

一、正常胸部X线表现

正常胸部X线影像包括胸壁软组织、胸膜、肺部、心脏大血管、膈肌、骨骼等互相重叠的影像。

由于检查方法的局限性，需要拍摄胸部后前位像和侧位像分析胸部影像结构。

（一）胸廓

胸廓包括软组织和骨骼，正常胸廓后前位像两侧基本对称。

1. 骨骼

（1）肋 由肋骨和肋软骨组成，共12对，起自胸椎两侧。肋骨后段呈水平由内向外走行，密度较高；前段由外上方向内下方倾斜走行，形成肋弓，密度稍低。第1～10肋骨前端有肋软骨与胸骨相连，因软骨不显影，所以在X线片上呈游离状态。25岁后开始出现肋软骨钙化，首先是第1肋软骨钙化，然后开始自下而上顺序钙化；X线表现为斑点状不规则高密度影。肋骨有多种先天变异，常见的有颈肋、叉状肋、肋骨联合，应注意与肺内病变进行鉴别。相邻两根肋骨之间称为肋间隙，肋骨和肋间隙常作为肺部病变的临床定位点（图4-2-1）。

（2）肩胛骨 在标准后前位胸片上，肩胛骨应位于肺野之外。有时上肢内旋不足，使得其内缘与肺野上外带重叠，误诊为胸膜肥厚。此外，在发育到青春期时，肩胛骨下角可出现二次骨化中心，勿误诊为骨折。

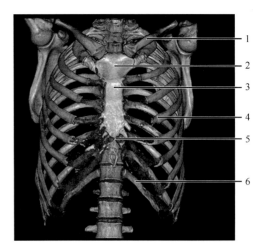

图4-2-1 正常骨性胸廓三维重建图像

1. 锁骨；2. 胸骨柄；3. 胸骨体；4. 左侧第4肋骨；5. 剑突；6. 左侧第12肋骨

（3）锁骨 正常锁骨呈左右对称的横S形，其内端与胸骨柄形成胸锁关节，正常情况下双侧胸锁关节到胸部中线距离相等，否则为摄片时投照体位不正。外端与肩峰形成肩锁关节。锁骨内端下缘有半月形凹陷，为菱形韧带附着点，称菱形窝。注意勿误诊为骨质破坏。

（4）胸骨 由柄、体和剑突组成。胸骨柄与体交界处略向前突，形成胸骨角，一般与第2肋骨前端在同一水平。后前位胸片上，胸骨几乎完全与纵隔重叠；仅有胸骨两侧外上缘凸出于纵隔影之外。侧位胸片上可以较好地显示胸骨。

（5）胸椎 后前位胸片上胸椎大部分与纵隔影重叠，仅第1～4胸椎清晰可见。胸椎横突后前位像凸出于纵隔以外，勿误诊为淋巴结肿大。

2. 软组织

（1）胸锁乳突肌及锁骨上皮肤褶皱 胸锁乳突肌与颈根部软组织相连，在两肺尖内形成外缘锐利、均匀致密的阴影。当颈部偏斜一侧时，影像可不对称或失去锐利的边缘。锁骨上皮肤皱褶与胸锁乳突肌影相连，形成锁骨上缘平行的1～3mm宽的薄层软组织密度影，左右基本对称。

（2）胸大肌 肌肉发达男性，胸大肌位于两肺中外带，呈扇形高密度影，右侧为著。下缘锐利，斜向前与腋前皮肤皱褶相连。

（3）乳房与乳头 女性乳房在两下肺野呈下缘清楚、上缘逐渐变淡的半圆形密度增高影，左右基本对称。其下缘向外与腋部皮肤相连。当在第5前肋附近时，易误诊为肺内小结节性病灶。乳房大小、形态、密度等与年龄、发育等因素有关，两侧可不对称。

（二）气管和支气管

1. 气管 起于环状软骨下缘，长11～13cm，宽1.5～2.0cm，在第5～6胸椎平面分为左、右主支气管。其分叉部下壁向前隆起，称气管隆嵴。气管分叉角度为60°～85°，吸气时角度增大，一般不超过90°。

2. 支气管及分支

（1）主支气管 后前位胸片上，两侧主支气管密度较低，显示不清。两侧主支气管与气管长轴所夹角度不同，右侧一般为20°～30°；左侧一般为35°～45°。

（2）叶支气管及分支　两侧主支气管逐级分出叶支气管、肺段支气管、肺亚段支气管、小支气管、细支气管、呼吸细支气管、肺泡管和肺泡囊。终末细支气管以上的支气管一般只有气体传输作用，而终末细支气管以下的支气管、肺泡管等结构兼具气体传输和交换作用。

（三）肺

1. 肺野　是在正位胸片上双侧含气的肺组织的投影，表现为均匀一致的较为透明的区域。两肺野透过度基本一致，其透过度与肺内所含气体量成正比。为了便于标明病变的位置，通常将一侧肺野纵行分成三等份，称为内、中、外带；又分别在第2、4肋骨前端下缘作水平线，将肺野分为上、中、下野。临床上习惯将第1肋骨以内的部位称为肺尖区，锁骨以下至第2肋骨以内的部位称为锁骨下区（图4-2-2a）。

2. 肺叶　胸部X线片上，一般不能清楚显示各肺叶的界限，可以借助叶间胸膜显影和止侧胸片辅助推断大致位置。右肺有上、中、下三叶，左肺有上、下两叶。各肺叶由叶间裂分隔，侧位胸片上右肺水平裂上方为上叶，下方为中叶、斜裂之后的下方为下叶。左肺只有斜裂，其前上方为上叶，后下方为下叶。左肺上叶相当于右肺上、中两叶。肺叶在后前位胸片上部分影像前后重叠，如右肺中叶与下叶完全重叠。此外肺副叶属于肺分叶的先天变异，是由副裂深入肺叶内而形成。

3. 肺段　肺叶由2～5个肺段组成，肺段之间无胸膜分隔，各有独立的支气管和血管供应。肺段多呈圆锥形，尖端指向肺门，底部位于肺的外周。各个肺叶、肺段名称与相应的支气管一致（表4-2-1）。正常时，X线片上不能显示肺段的界限，一般在病理情况下单独某一肺段受累，可以显示肺段轮廓。

表4-2-1　双肺各肺段名称

分叶	右肺	左肺
上叶	1. 尖段	1+2. 尖后段
	2. 后段	
	3. 前段	3. 前段
中叶	4. 外段	4+5 舌段
	5. 内段	4. 上舌段
	6. 背段	5. 下舌段
下叶	7. 内基底段	6. 背段
	8. 前基底段	7+8. 前内基底段
	9. 外基底段	9. 外基底段
	10. 后基底段	10. 后基底段

4. 肺门　解剖学上由肺动静脉、支气管、淋巴结、神经及其周围的结缔组织构成。但是正常大小的淋巴结、神经及结缔组织不能显影，因此正常肺门阴影主要由肺动脉、肺叶动脉、肺段动脉、伴行支气管及与肺动脉重叠的肺静脉阴影构成。

（1）正位胸片上　肺门位于两肺中野内带第2～4前肋间处，左侧比右侧略高1～2cm。右肺门分为上、下两部，上部由上肺静脉和段间静脉近段、上肺动脉和肺段动脉起始部及上叶支气管和肺段支气管形成。下部由右下肺动脉和肺段动脉起始部构成，其内侧有含气的中间支气管衬托而轮廓清晰，正常成人一般不超过15mm。上下两部形成钝角，相交点称肺门角。左肺门上部由左肺动脉弓、左上叶支气管和肺段支气管起始部、左上叶肺动脉和肺段动脉起始部及上肺静脉的分支构成。下部由左下肺动脉和肺段动脉起始部构成，因心脏阴影的遮盖而显示不完全。

（2）侧位胸片上　两侧肺门大部重叠，右肺门略偏向前。肺门表现似一尾巴拖长的逗号，其前缘为上肺静脉干，后上缘为左肺动脉弓，拖长的逗号尾巴由两下肺动脉干构成。由于肺门大小的差异较大，缺乏正常标准，因而除非明显增大，否则多较难判断（图4-2-2）。

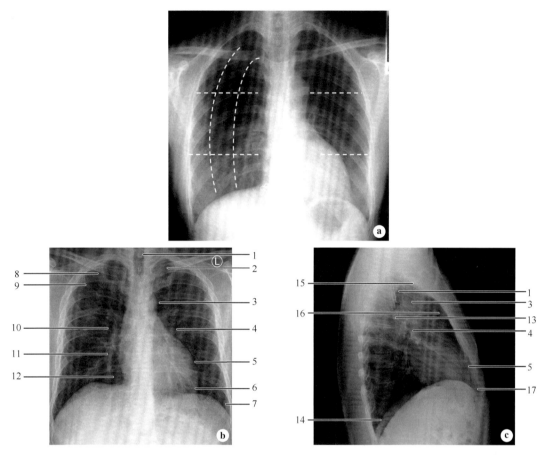

图4-2-2　正常胸部X线正侧位片

a.肺野的分区示意图；b.正常胸部X线正位片；c.正常胸部X线侧位片。1.气管；2.锁骨；3.主动脉弓；4.左侧肺门；5.心脏左缘；6.左心膈角；7.左肋膈角；8.右侧第1肋骨；9.右侧第2前肋；10.右侧肺门；11.右下肺动脉；12.右侧心膈角；13.降主动脉；14.后肋膈角；15.胸骨；16.胸骨后间隙；17.前肋膈角

5. 肺纹理　自肺门向肺野呈放射状分布的树枝状影。由肺动脉、肺静脉及支气管形成，其主要是肺动脉及其分支。肺纹理自肺门向外周延展逐渐变细。肺野内带的肺纹理包括肺动脉、肺叶动脉、叶间动脉、静脉干、段间静脉近段、叶支气管及中间支气管的影像，主要是肺动脉的1、2级分支。肺野中带的肺纹理主要是肺动脉的3、4级分支，段间静脉及亚肺段间静脉、肺段和亚肺段支气管也参与其构成。肺野外带的肺纹理主要由5级以下的肺动脉影像构成。正位胸片，由于站立时重力作用，肺下部血流量较大，故下肺野纹理较上肺野粗，而卧位时则上下肺野相差不多。

6. 肺实质和肺间质　肺组织由肺实质与肺间质组成。肺实质为肺部具有气体交换功能的含气间隙及结构。肺间质是肺的框架组织，分布于支气管、血管周围、肺泡间隔及脏胸膜下。

（四）胸膜

位于胸壁内侧的胸膜称为壁胸膜，包绕于肺部表面的为脏胸膜。脏、壁胸膜紧邻，其间为一潜在腔隙，即胸膜腔。胸膜菲薄，只有在胸膜反折处X线与胸膜走行方向平行时，X线片上可显示为薄层状或线状致密影。

1. 斜裂胸膜　在正位片上一般不能显示，侧位片上表现为自后上第4、5胸椎水平斜向前下方线状阴影，在前肋膈角后数厘米与膈肌相交。

2. 水平裂胸膜 半数以上正常人在胸部正位片可以见到上叶和中叶之间的水平裂胸膜线，为自外向内延伸的水平线影，从腋部第6肋骨水平向内终止于肺门外1cm处。侧位片上水平裂起自斜裂中点，水平向前走行达前胸壁。

（五）纵隔

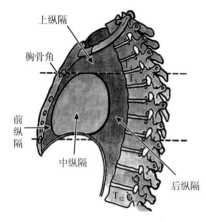

图 4-2-3 纵隔分区示意图

纵隔位于胸骨之后，胸椎之前，界于两肺野之间，上方为胸廓入口，下方为膈。两侧为纵隔胸膜和肺门。其中包括心脏、大血管、气管、食管、主支气管、淋巴组织、胸腺、神经及脂肪等。在X线胸片上除气管及主支气管可以分辨外，其余结构因缺乏对比度，只能观察其与肺部邻接的轮廓。

纵隔的分区对于判断病变的来源和性质有重要临床意义。纵隔的分区方法有数种，现介绍临床最常用的六分区法，即在侧位胸片上，从胸骨柄体交界处至第4胸椎下缘画一水平线，其上为上纵隔，其下为下纵隔。以气管主动脉及心脏前缘的连线作为前、中纵隔的分界，再以食管前壁及心脏后缘作一连线作为中、后纵隔的分界，从而将上、下纵隔各分为前、中、后3区，共6区（图4-2-3）。

（六）膈

膈是分隔胸、腹腔的腱膜性隔膜，由中心腱和周围的肌性部分组成。两侧均有肌束附着于肋骨、胸骨及腰椎。膈上有数个孔，可供连接胸腹腔的结构通过，如在第1腰椎前缘的主动脉裂孔，有主动脉、奇静脉、胸导管和内脏神经通过。

1. 膈形态 在后前位胸片上，两侧膈呈圆顶状。膈在外侧及前、后方与胸壁相交形成肋膈角，在内侧与心脏形成心膈角。膈的圆顶偏内前方，此外，后肋膈角深而锐利。

2. 膈位置 右膈顶较左膈顶高1～2cm，一般位于第9、10后肋水平，相当于第6前肋间隙。呼吸时两膈上、下对称运动，运动范围为1～3cm，深呼吸时可达3～6cm。

3. 膈的先天变异 当膈的局部发育较薄时，其向上呈局限性隆起，称局限性膈膨升，多发生于右侧，为正常变异。有时深吸气时，膈顶可呈波浪状，右侧多见，称波浪膈，为膈肌附着于各肋骨前端、深吸气时受牵拉所致。

二、正常CT表现

（一）胸膜

壁胸膜由胸壁侧及纵隔侧胸膜组成，由于胸膜很薄，而且胸壁、纵隔间缺乏良好对比度，正常时，CT无法辨别壁胸膜。

脏胸膜紧贴在肺叶表面，两肺叶间脏胸膜组成叶间裂，在CT影像上可作为肺叶分界的重要标志。叶间裂又分为斜裂和水平裂，斜裂从后上方向前下斜行，左肺斜裂起于气管隆嵴上方水平，较右肺斜裂略高。在常规CT扫描影像上，双肺斜裂显示类似，表现为低密度的无肺纹理区；在HRCT上，斜裂表现为一细线条状密度影（图4-2-4）。

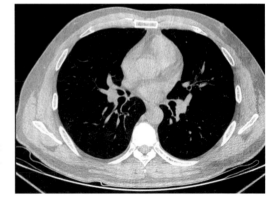

图 4-2-4 双肺斜裂呈线样稍高密度影

（二）支气管

CT图像上，当支气管纵轴与扫描平面平行时，表现为长管状影；当支气管纵轴与扫描平面垂直时，则表现为圆形断面影。当支气管纵轴与扫描平面成一定角度时，则表现为椭圆形环影。左、右主支气管在气管隆嵴下方分出后，斜向肺外下方走行，一般右主支气管较左主支气管短而粗；多曲面重建或三维重建可显示各级支气管的长轴形态。常规CT扫描能显示肺叶、肺段支气管，薄层重建图像后可显示亚段支气管。

（三）肺

1. 肺门 为两肺支气管、肺动脉、肺静脉、神经及淋巴组织所形成的影像。其中神经组织及正常大小的淋巴结多不能显影，故正常肺门主要由支气管与肺动、静脉组成投影。肺叶、肺段支气管与肺动脉分支血管的相对位置、伴行关系及管径的大小较为恒定。通常肺动脉与其伴行的支气管管径相近。通常左肺门位置略高于右肺门，血管位置差异较大。

2. 肺叶和肺段 在CT横断面图像上，叶间裂是辨别肺叶的标识，它由伸入叶间裂的两层脏胸膜构成。右肺由斜裂和水平裂将上、中、下三叶分隔。左肺由斜裂将上、下叶分隔。各级肺段之间没有明确边界，在CT图像上一般通过叶间裂、肺段支气管、肺段动静脉的分支走行来区分。

3. 肺小叶 也称次级肺小叶，为3～5个终末细支气管所属的肺组织，具有纤维结缔组织。肺小叶由小叶间隔、小叶中心结构和小叶实质所组成。常规CT扫描时一般不能显示肺小叶的结构；在高分辨率CT上可部分显示，一般表现为10～25mm的均匀线样致密影，常见于胸膜下方，且与胸膜垂直（图4-2-5）。

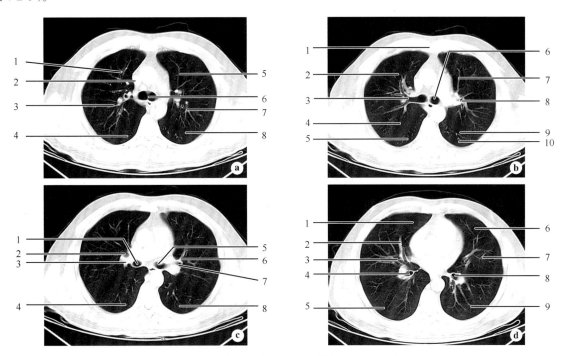

图4-2-5 胸部正常CT增强横断面图像：肺窗

a. 气管杈层面：1. 右肺上叶前段；2. 上腔静脉；3. 右肺上叶后段；4. 右肺斜裂；5. 左肺上叶前段；6. 气管杈；7. 左肺上叶尖后段；8. 左肺斜裂。b. 左右主支气管层面：1. 胸骨；2. 右肺上叶前段支气管；3. 右肺上叶尖段支气管；4. 右肺斜裂；5. 右肺下叶背段；6. 右肺主支气管；7. 左肺上叶前段支气管；8. 左肺上叶尖后段支气管；9. 左肺斜裂；10. 左肺下叶背段。c. 右肺中间段支气管层面：1. 右肺中间段支气管；2. 右肺中叶支气管；3. 右肺下叶支气管；4. 右肺下叶背段；5. 右肺主支气管；6. 左肺上叶前段支气管；7. 左肺上段支气管；8. 左肺下叶背段。d. 左右支气管基底干层面：1. 右肺上叶前段；2. 右肺中叶内侧段支气管；3. 右肺中叶外侧段支气管；4. 右肺下叶支气管基底干；5. 右肺下叶背段；6. 左肺上叶前段；7. 左肺上叶上舌段；8. 左肺下叶支气管基底干；9. 左肺下叶背段

(四)纵隔

纵隔结构主要在纵隔窗进行观察。纵隔解剖结构包括心脏和大血管、气管、主支气管、食管、胸腺和淋巴结等。

1. 心脏和大血管 是纵隔窗显示最清晰的解剖结构(图4-2-6)。

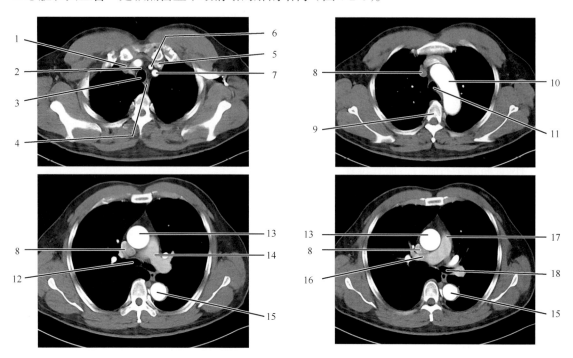

图4-2-6 胸部正常CT增强横断面图像:纵隔窗

1. 右头臂静脉;2. 气管前间隙;3. 气管;4. 食管;5. 左头臂静脉;6. 左颈总动脉;7. 左锁骨下动脉;8. 上腔静脉;9. 胸椎;10. 主动脉弓;11. 气管;12. 右主支气管;13. 升主动脉;14. 左肺动脉;15. 降主动脉;16. 右肺动脉;17. 肺动脉干;18. 左主支气管

2. 胸腺 位于前上纵隔的血管前间隙,见于主动脉弓和主肺动脉之间层面,形似箭头,分为左、右两叶,尖端指向胸骨,正中常见脂肪组织形成的间隙。胸腺大小、形态和密度随年龄增大变化显著。10岁以下其胸腺外缘轮廓常隆起,10岁以上外缘常呈凹陷状;20~30岁胸腺密度略低于肌肉组织。30~40岁胸腺密度显著下降;60岁以上胸腺几乎全部被脂肪组织代替。

3. 淋巴结 正常淋巴结直径多小于10mm,一般将直径≥15mm淋巴结视为病理性,直径≥20mm的淋巴结多为恶性或转移性病灶。前纵隔淋巴结较多,气管旁较少,心包旁最少。气管隆嵴下方淋巴结直径较大,下部气管右旁淋巴结次之,最小的为上部气管旁淋巴结。增强CT扫描有助于辨别纵隔淋巴结与其他肺门血管等结构。

三、正常MRI表现

(一)胸壁

胸壁肌肉在T_1WI和T_2WI上均呈较低信号,而肌腱、韧带等因氢质子含量少,在T_1WI和T_2WI上均呈低信号。肌肉间可见线状的脂肪高信号影及流空的低信号血管影。胸部骨骼的周边骨皮质因氢质子密度含量低,在T_1WI和T_2WI上均显示为低信号;中心部的骨松质内含有脂肪,显示为较高信号。而肋软骨信号高于骨皮质信号,低于骨松质信号(图4-2-7)。

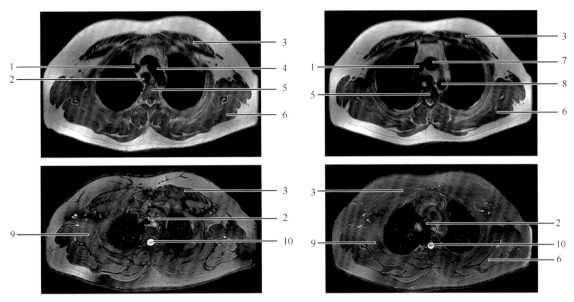

图4-2-7 正常胸部T₁WI、T₂WI影像学表现

1. 上腔静脉；2. 气管；3. 胸大肌；4. 主动脉弓；5. 胸椎；6. 冈下肌；7. 升主动脉；8. 降主动脉；9. 肩胛下肌；10. 脊髓

（二）肺和支气管

肺组织约80%为气体，其质子密度极低，在MRI图像上呈低信号。此外肺内的叶间胸膜、脏胸膜、壁胸膜及小叶间隔等结构在MRI图像上均难以显示。组成肺门的肺动脉、肺静脉、支气管、淋巴结及周围的脂肪组织在CT图像上显示不清，但在MRI图像上由于低信号血管流空影则更易显示肺门部异常肿大的淋巴结。肺门部的叶支气管、肺叶动脉也均能显示，但肺段支气管及动静脉显示欠佳。

气管与主支气管在MRI图像上呈低信号，由于周围高信号的脂肪组织，可清晰显示其管腔及管壁的形态。气管壁在T₁WI上呈中等信号，而肺段支气管在MRI图像上不易显示。

（三）纵隔

1. 血管 在自旋回波序列（SE）上，血管腔因血流所产生的流空效应表现为无信号区，与周围脂肪的高信号形成鲜明对比。血管壁较薄，一般呈中等强度信号，在MRI图像上难以分辨。

2. 食管 胸段食管（上段和下段）由于其周围结构干扰少，易于显示；中段因与左心房紧贴而不易分辨。

3. 胸腺 一般呈均质的信号影。儿童期在T₁WI上信号强度低于脂肪。随着年龄的增长，胸腺组织逐渐被脂肪组织取代，与脂肪信号强度差别缩小。而胸腺的 T_2 值与脂肪相似，且不随年龄而变化，因此在T₂WI上信号强度与脂肪信号类似。

4. 淋巴结 纵隔内的淋巴结显示清晰。淋巴结的 T_1 值比脂肪长，所以在短TR序列上更易显示，在T₁WI和T₂WI上均表现为中等信号的均质圆形或椭圆形信号影，其横径一般不超过10mm。

第3节 异常影像学表现

一、异常X线表现

（一）气管、支气管病变

X线胸片显示气管、支气管的异常主要是管腔的狭窄和阻塞。常见病因包括管腔内异物、肿瘤、炎性病变等，或者管腔外肿瘤、肿大淋巴结、邻近脏器病变累及等。其中不完全阻塞形成肺气肿，完全阻塞则形成肺不张。

1. 阻塞性肺气肿 指肺组织过度充气膨胀所导致的病理状态。由于支气管的活瓣作用，吸气时管腔扩张，空气通过支气管进入肺泡，而呼气时管腔狭窄，肺泡内气体不易通过狭窄的支气管，因此吸入量大于排出量，反复活瓣作用导致肺泡过度充气，肺体积增大。阻塞性肺气肿可分为局限性阻塞性肺气肿和弥漫性阻塞性肺气肿。

（1）局限性阻塞性肺气肿 是由较大的支气管发生部分阻塞、狭窄所致，常见于支气管异物、管腔内肿瘤及慢性炎性狭窄等。多数为一个肺叶或一侧肺的肺气肿。X线表现：肺叶、肺段或一侧肺的透亮度增加，肺纹理稀疏（图4-3-1）；膈和纵隔位置是否改变，取决于肺气肿严重程度。支气管内发生异物阻塞时常出现纵隔摆动。

（2）弥漫性阻塞性肺气肿 是两肺末梢细支气管由于炎症和（或）痉挛发生活瓣性狭窄，产生两肺阻塞性肺气肿；常见于慢性支气管炎、支气管哮喘等。X线表现：胸廓呈桶状，肋骨走行平直，肋间隙增宽；两肺野透亮度增加，肺纹理分布稀疏、变细，部分无肺纹理；膈低平，活动度明显减弱；心影狭长呈垂位心形（图4-3-2）。

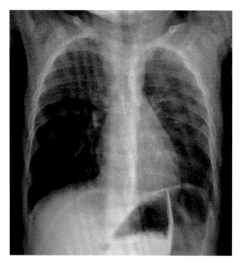

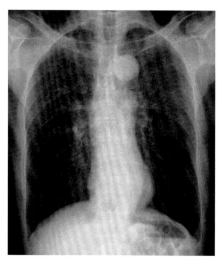

图4-3-1 局限性阻塞性肺气肿　　　　图4-3-2 弥漫性阻塞性肺气肿
双侧肺野透亮度增加，膈低平，心脏呈垂位心形

2. 阻塞性肺不张 指支气管完全阻塞导致所对应的肺组织无气，不能膨胀，体积缩小。支气管完全阻塞时，肺泡内气体在18～24小时被吸收，相应肺组织萎缩。

（1）一侧肺不张 为一侧主支气管完全性阻塞所致。X线表现：患侧肺野呈均匀致密影，胸廓塌陷，肋间隙变窄，纵隔向患侧移位，患侧膈抬高，心缘及膈影显示不清，健侧肺可有代偿性肺气肿（图4-3-3）。

（2）肺叶不张 为肺叶支气管完全性阻塞所致。由于肺叶形态、位置的不同，不同肺叶不张X线表现亦不同（图4-3-4）。共同特征是肺叶体积缩小，呈均匀密度增高影，肺门及纵隔不同程度地向患处移位，邻近肺叶可出现代偿性过度充气。

（3）肺段不张 较少见，单纯肺段不张时，后前位胸片上呈三角形致密影，尖端指向肺门，基底部向外，肺段

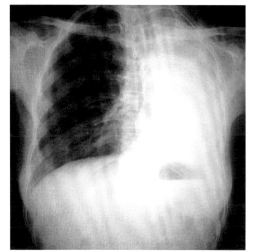

图4-3-3 左侧全肺不张、右肺代偿性过度充气

体积缩小。

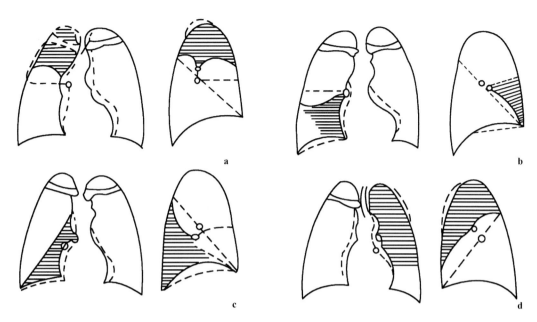

图 4-3-4 各肺叶不张示意图（实线区域）

a. 右肺上叶不张；b. 右肺中叶不张；c. 右肺下叶不张；d. 左肺上叶不张

（4）小叶肺不张　由于终末细支气管被黏液阻塞所致，多见于支气管肺炎及哮喘。X线表现：多发斑片状密度增高影，不易与片状肺炎影像辨别。

（二）肺部病变

1. 渗出与实变　指肺泡腔内的气体被血管渗出的液体、蛋白质及细胞所代替而导致肺实变。肺渗出性病变常见于各种急性炎症、渗出性肺结核、肺出血及肺水肿等；肺实变常见于肺炎、肺水肿及肺结核等。X线表现有以下特点：①病变呈片状均匀较高密度影，边缘毛糙显示不清，形态不规则，当病变累及邻近肺段、叶边界时，则病灶边界显示清晰（图4-3-5）；②大片状实变病灶中常可见含气的支气管影像，提示病灶中有支气管走行，此征象称为空气支气管征或支气管气象（图4-3-6）。

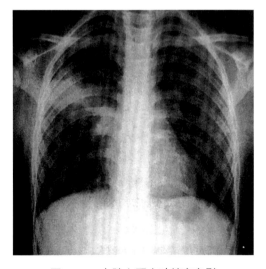

图 4-3-5 右肺上野小叶性实变影

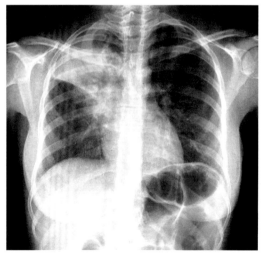

图 4-3-6 右肺上野实变影并空气支气管征

2. 增殖性病变　表现为肺部慢性炎症在肺组织内形成肉芽组织，其主要病理特征是以成纤维细胞、血管内皮细胞和组织细胞增生为主，常见于各种慢性肺炎、肺结核、炎性假瘤、硅沉着病等。X线特征表现：①病变形态多样，可表现为结节状、片状或肿块状高密度影。②病变密度较高，边缘较清晰。③病变进展缓慢，慢性肺炎、肉芽肿等几个月或几年均无明显改变，少部分病变可缓慢增大。

3. 纤维化病变 肺部的慢性炎症或增殖性病变在愈合修复过程中，纤维组织可逐渐替代细胞组织从而形成瘢痕，又称为纤维化。临床上分为局限性和弥漫性两类。局限性纤维化一般是慢性肺炎及肺结核的愈合结果；弥漫性纤维化的原因很多，常见于慢性间质性肺炎、慢性支气管炎、肺尘埃沉着病等。X线特征表现：①局限性纤维化常表现为索条状僵直的高密度影，边缘清晰。当病变范围较大时，常导致邻近组织结构受牵拉而向患侧移位。②弥漫性纤维化主要表现为弥漫分布的网状、线状及蜂窝状影，自肺门区向外伸展至肺野的外带。在网状影内可有许多弥漫的颗粒状或小结节影，称网状结节病变。常见于硅沉着病及慢性间质性肺炎。

4. 结节与肿块 一般临床规定肺内病灶直径≤3cm称为结节，＞3cm称为肿块。肺内结节或肿块可单发，也可多发。良性结节或肿块多见于结核球、错构瘤和炎性病变等；恶性者多见于周围型肺癌，少数为肉瘤和单发的转移瘤；多发病灶常见于转移瘤、结核、炎症、结节病等。X线特征表现：①良性病变多有包膜，形态规整，边缘清楚光滑。②恶性病变常呈浸润性生长，形态不规整，边缘可出现分叶、毛刺，邻近胸膜受牵拉凹陷等表现。

5. 空洞与空腔

（1）空洞 为肺内病变组织发生坏死后经引流支气管排出并吸入气体后形成。洞壁可为坏死肉芽组织、纤维组织、肿瘤组织所形成。常见于结核、肺脓肿、支气管肺癌及真菌病等；其中以结核、肺脓肿与肺癌较多见。肺脓肿病灶的空洞内常见坏死组织液化，可形成气液平面。X线特征表现：①虫蚀样空洞，又称无壁空洞，为大片组织坏死形成的空洞；在大片密度增高影见多发边缘不规则虫蚀状透亮区，常见于干酪性肺炎。②薄壁空洞：洞壁厚度一般在3mm以下，由薄层纤维组织及肉芽组织构成，X线表现为内壁光整、边界清晰的透亮区；常见于肺结核的慢性阶段。③厚壁空洞：洞壁厚度超过3mm。空洞周围有高密度实变区，内壁光滑或凹凸不平，外缘与周围病变融合显示不清。常见于急性肺脓肿、纤维空洞型肺结核及周围型肺癌（图4-3-7）。

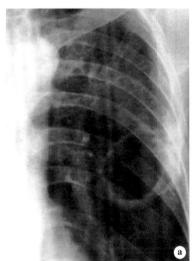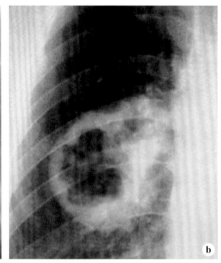

图4-3-7 肺部空洞X线表现

a. 薄壁空洞；b. 厚壁空洞

（2）空腔 是肺部原有腔隙的病理性扩大所形成的含气囊腔，如肺大疱、含气肺囊肿及肺气囊等。X线表现为壁菲薄均匀的透亮区，腔内一般无液体，囊壁周围无实变。合并感染时，病灶内可见气液平面，周围可见实变影。

6. 钙化病变 病理上属于变质性病变，一般发生在退行性病变或坏死组织，常见于肺或淋巴结干酪性结核病灶的愈合阶段，某些肺肿瘤（如肺错构瘤、纵隔畸胎瘤）或肺囊肿壁也可发生钙化。X线特征表现：①病灶为高密度影像，边缘清晰锐利。②大小和形状各有不同，肺结核或淋巴结结核多呈斑点状钙化；错构瘤呈爆米花样钙化（图4-3-8）；硅沉着病淋巴结呈蛋壳样钙化；肺囊肿壁呈弧形钙化或沿囊壁分布的线样不连续钙化。

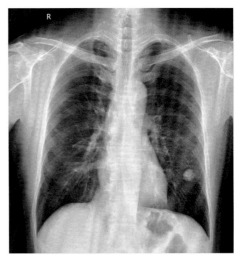

图4-3-8 左肺下野中带错构瘤

（三）胸膜病变

1. 胸腔积液 是指任何因素使胸膜腔内液体形成过快或吸收过缓，从而引起胸膜腔内的液体积聚，分漏出液和渗出液两种。病因不同，液体性质也不同。常见为炎性渗出液，化脓性炎症则为脓液；心脏和肾脏病变、充血性心力衰竭或血浆蛋白过低等，则出现漏出液；胸部外伤、肺或胸膜等恶性肿瘤可出现血性积液；颈胸部手术伤及淋巴引流通道、恶性肿瘤侵及胸导管及左锁骨下静脉等，可出现乳糜性积液。X线检查能明确积液的存在，但难以辨别液体的具体性质。

（1）游离性积液 ①少量积液：液体上缘在第4肋前端以下。液体最先积聚于后肋膈角，立位检查难以发现。当积液量达250～300ml时，于后前位检查表现为外侧肋膈角变钝，液体随呼吸上下移动。随积液量增加可依次封闭外侧肋膈角，掩盖膈顶。②中等量积液：积液上缘在第4肋前端以上，第2肋前端以下。由于胸腔的负压、液体的重力、肺组织的弹力及液体表面张力等多种因素相互作用，在后前位胸片上，表现为下肺野呈均匀致密影，肋膈角完全消失，液体上缘呈外高内低的斜行弧线状影，称为渗液曲线。③大量积液：积液上缘达第2肋前端以上。患侧肺野呈均匀致密影，有时仅见肺尖部透亮影，纵隔向健侧移位，肋间隙增宽，膈下降（图4-3-9）。

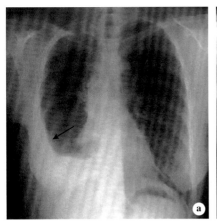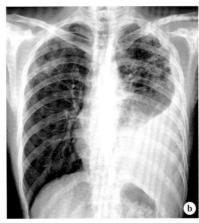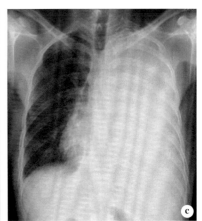

图4-3-9 游离性胸腔积液

a.箭头显示右下肺野呈外高内低的弧线影；b.左侧中等量胸腔积液；c.左侧大量胸腔积液

（2）局限性积液 ①包裹性积液：胸膜发生炎性病变时，脏、壁胸膜发生粘连可使积液局限于胸膜腔的某一部位，称为包裹性积液。多发生于侧胸壁和后胸壁，偶发于前胸壁和肺尖。切线位片上表现为自胸壁向肺野凸出之半圆形或棱形致密影，边界清晰锐利，密度均匀，其上下缘与胸壁的夹角成钝角（图4-3-10）。②叶间积液：积液局限于水平裂或斜裂内。X线片上典型表现是沿叶间裂方向走行分布的棱形致密影，密度均匀，边缘清楚。积液进入斜裂时，常表现为斜裂下部尖端朝上的三角形致密影（图4-3-11）。③肺底积液：液体积聚于肺底与膈之间的胸膜腔，多为单发病灶，以右侧较多见。

肺底积液将肺下缘向上推移，其上缘呈圆顶状，易误诊为膈升高，圆顶最高点位于外1/3处。取仰卧位检查，见游离性积液至胸腔上部的征象，并见正常膈肌位置，可加以辨别。

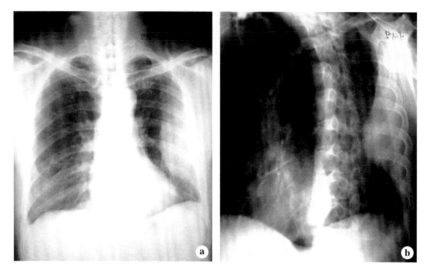

图4-3-10　包裹性积液

a. 正位左侧胸壁见突向肺野的棱形致密影；b. 切线位阴影呈丘状，边缘清楚，密度均匀，上下缘与胸壁的夹角成钝角

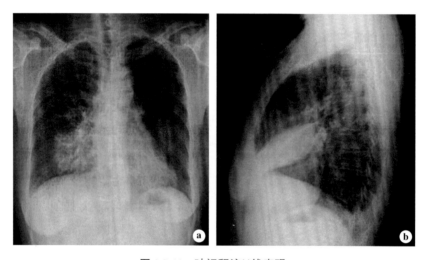

图4-3-11　叶间积液X线表现

a. 正位右下肺野大片状模糊影；b. 侧位斜裂前下部棱形致密影

2. 气胸与液气胸

（1）气胸　胸膜破损，导致肺泡气或空气等进入胸膜腔的病理改变称为气胸，多数由壁胸膜或脏胸膜破裂所致。壁胸膜破裂多为直接损伤所致，体外空气直接进入胸腔。例如，胸壁穿通伤、胸部手术等。脏胸膜破裂多在胸膜下肺部病变的基础上发生，肺内空气进入胸腔，称自发性气胸。常见于弥漫性阻塞性肺气肿、肺大疱破裂等。当胸膜破裂口具有活瓣作用时，气体仅进多出少，形成张力性气胸。

空气进入胸腔的量不同，X线表现也不相同。气胸X线表现为无肺纹理区，肺脏自外周向肺门部压缩。少量气胸时，呈新月状或带状无肺纹理区，同时可见被压缩肺的边缘。大量气胸时，气胸区可占据肺野的中外带，内带为压缩的肺，呈密度均匀软组织密度影（图4-3-12）；纵隔可向健侧移位，同侧肋间隙增宽，患侧膈肌下降。如有胸膜粘连，可形成多房性局限性气胸。

（2）液气胸　胸膜腔内液体与气体同时存在。可因外伤、手术后及支气管胸膜瘘产生。后前位X

线检查可见病灶内有横贯一侧胸腔的气液平面（图4-3-13）。如果脏、壁胸膜发生粘连，则形成局限性或多房性液气胸。

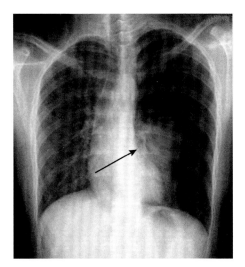

图4-3-12 左侧气胸

左侧肺野外中带见无肺纹理的透亮区，左肺被压缩
至肺门旁（箭头所示），呈高密度影，边界清晰

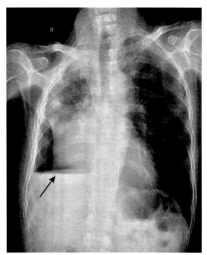

图4-3-13 右侧液气胸

箭头所示为气液平面

3. 胸膜增厚、粘连与钙化 由于胸膜炎或胸腔积液引起纤维素渗出、肉芽组织增生或外伤出血机化导致胸膜增厚、粘连和钙化。胸膜增厚与粘连常同时存在。轻度局限性胸膜增厚粘连多发生在肋膈角区，X线表现为肋膈角变浅、变平，膈运动轻度受限；广泛胸膜增厚粘连时，X线表现为肺野密度增高，肋间隙变窄，沿肺外野外带及后缘可见带状致密影，严重时患侧胸廓塌陷，膈升高且顶部变平，纵隔可向患侧移位。胸膜钙化多见于结核性胸膜炎、脓胸、出血机化、肺尘埃沉着病。X线表现为肺野边缘呈片状、不规则点状或条状高密度影。

4. 胸膜肿块 由间皮细胞、纤维、神经、脂肪及淋巴组织等构成的病灶，以间皮细胞构成的间皮瘤最常见。胸膜间皮瘤分为局限型和弥漫型。①局限型：X线表现为以胸壁为基底的边缘光滑的类圆形肿块影，与胸壁间夹角成钝角。②弥漫型：X线表现为沿胸壁及纵隔面、膈面分布的结节状软组织密度影，可伴有肋骨破坏和胸腔积液。

（四）纵隔改变

1. 形态改变 最常见的是纵隔增宽。病因包括炎症、出血、肿瘤、血管性病变及术后改变等，其中以纵隔肿瘤最常见。

2. 密度改变 由于密度差异不大，软组织病变与正常纵隔难以区分。气管、支气管损伤等发生的纵隔气肿，常见纵隔内低密度气带影，且常与气胸及皮下气肿并存；腹腔空腔脏器疝入纵隔时，常见其内有不规则的低密度气体密度影；畸胎瘤内所含牙齿、动脉瘤壁钙化、淋巴结结核钙化等均表现为纵隔内高密度影。

3. 位置改变 胸腔、肺内及纵隔病变均可改变纵隔位置。肺不张、广泛胸膜增厚等引起肺体积缩小，牵拉纵隔向患侧移位；一侧肺气肿、气胸、液气胸或胸腔积液时，纵隔被推移向健侧移位。一侧肺不完全阻塞时，两侧胸腔压力失衡，产生纵隔摆动现象，在胸部透视下便于观察。

（五）膈改变

1. 形态改变 肺结核或肺部炎症引起膈胸膜粘连时，膈面上可见幕状阴影。严重肺气肿及膈胸膜增厚粘连可使膈肌平直，且常伴膈角变钝或闭锁。

2. 位置改变 膈上病变如肺不张、肺叶切除后、膈神经麻痹，膈下病变如腹部肿瘤、膈下脓肿，均可使患侧膈升高；两侧膈升高多见于腹水及腹腔巨大肿瘤；肺气肿可使膈下降。

3. 运动改变 胸膜粘连、膈膨升、膈肌麻痹均可使膈运动减弱甚至消失。肿瘤、外伤或炎症等引起的膈肌麻痹，呼吸时患侧膈运动与健侧相反，即患侧膈吸气时升高、呼气时下降，称为膈矛盾运动。

二、异常CT表现

CT具有较高的密度分辨力，可以通过图像后处理功能从多角度显示病变，胸部疾病的CT表现是不同大体病理改变在CT影像的直接反映。胸部CT检查比X线检查能更能清楚地显示呼吸系统病变，提供更多的影像诊断信息。

（一）气管、支气管病变

胸部高分辨率CT扫描可以较好地显示支气管腔内病变、管腔横径的大小，管腔是否阻塞或扩张。其中支气管狭窄和阻塞最常见，病因繁多，主要为良恶性肿瘤、支气管内膜结核等。支气管狭窄和阻塞可引起阻塞性肺气肿、阻塞性肺不张及阻塞性炎症。

1. 阻塞性肺气肿 基本影像学表现类似X线胸片，但显示各种征象更敏感。高分辨率CT由于其密度分辨力较高，可分辨出不同病理类型的肺气肿。

（1）小叶中心型肺气肿 表现为小圆形0.5～1.0cm无壁透亮区，位于小叶中央（图4-3-14）。

（2）全小叶型肺气肿 病变累及整个肺小叶，形成较大范围的无壁低密度区，肺气肿区血管影变细、稀疏，可合并肺大疱形成（图4-3-15）。

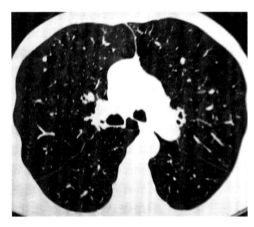 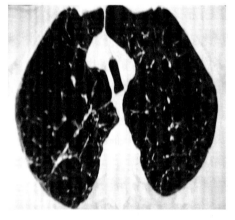

图4-3-14 小叶中心型肺气肿　　　　图4-3-15 全小叶型肺气肿

（3）间隔旁型肺气肿 病变累及胸膜下，可沿胸膜、叶间裂及纵隔分布，表现为局限性透亮区，一般为1cm以下（图4-3-16）。常伴有肺大疱形成。

（4）瘢痕旁型肺气肿 多数由肺内慢性炎症、肺结核等病变引起，为肺纤维化及瘢痕病变周围异常扩张的含气腔隙，CT表现为局限性低密度区，有时伴有肺大疱出现（图4-3-17）。

2. 阻塞性肺不张 阻塞原因较多，如管腔内肿瘤、黏液栓、炎性狭窄或管腔外压迫等。肺不张的CT表现为不张的肺组织密度增高，体积缩小，边缘清晰锐利。增强扫描时病灶强化明显，邻近肺组织代偿性膨胀，严重时纵隔可向患侧移位。不同部位的不张影像学表现不一，左上叶肺不张呈V形软组织密度影，底部与前胸壁相连，尖端指向肺门；左下叶肺不张时向后内方移位至脊柱旁；右上叶肺不张时向内上移位，呈右侧纵隔旁三角形或带状影像；右中叶肺不张时呈三角形影，尖端指向胸壁，底部与右心缘相连；右下叶肺不张时向后内侧移位，可达脊柱旁（图4-3-18）。

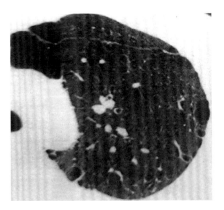
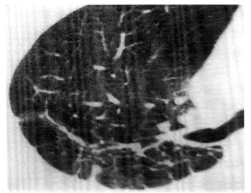

图 4-3-16　间隔旁型肺气肿　　　　　图 4-3-17　瘢痕旁型肺气肿

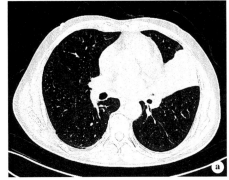
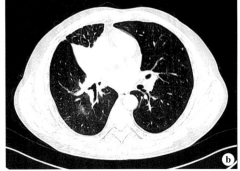

图 4-3-18　阻塞性肺不张

a. 左肺上叶舌段阻塞性肺不张；b. 右肺中叶阻塞性肺不张

（二）肺部病变

1. 渗出性病变　炎症早期的浆液性或浆液纤维素性病变，终末细支气管以远的含气腔隙内空气被病理性液体、细胞或组织液代替。胸部CT表现为片状、肺段性或弥漫性分布的均匀高密度影或磨玻璃影（GGO），病灶边缘模糊，肺实变影中常可见空气支气管征；在肺窗和纵隔窗观察病变密度、范围时有差异，部分病变在纵隔窗上甚至不显示（图4-3-19）。渗出性病变常见于各种肺部炎症、肺结核、肺出血、肺水肿及急性呼吸窘迫综合征等。

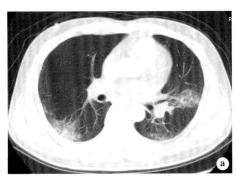
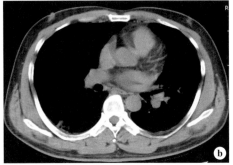

图 4-3-19　双肺渗出性病变

a. 肺窗显示两肺多发片状磨玻璃影，边缘模糊；b. 纵隔窗显示两肺病灶大部分不显示

2. 增殖性病变　呈结节、肿块或大片状高密度影，边界清晰，病灶变化缓慢，大小为数毫米至1cm；可多发病灶，无融合趋势。在肺窗和纵隔窗观察病变区密度、范围相差不大。小结节多为肉芽组织；较大的结节及肿块常见为炎性假瘤。常见于肺结核和各种慢性肺炎。

3. 纤维化病变 一般从增殖性病变进展而来，由纤维结缔组织构成，多见于肺实质破坏后机体修复过程，常为肺部炎症愈合表现。其可分为局限性肺纤维化和弥漫性肺纤维化。

（1）局限性肺纤维化 CT表现为索条状高密度影，形态不规则，边界清楚，周围可见局限性阻塞性肺气肿；较大纤维化病灶可收缩呈结节或团块状，其边缘清楚或有粗长毛刺影，常伴有纵隔、气管和肺门不同程度地向患侧移位。

（2）弥漫性肺纤维化 CT表现为弥漫性分布的网状、线状及蜂窝状高密度影，以肺外周胸膜下区分布较多，出现胸膜下弧线影，为胸膜下与胸膜平行的线样高密度影；可引起牵拉性支气管扩张；其中可见弥漫分布的小结节影，称网状-结节病变（图4-3-20）。

4. 钙化病变 CT对于钙化性病灶的显示十分敏感。表现为边缘清晰锐利，形态、大小不一的高密度影。钙化的CT值一般在100Hu以上，在纵隔窗上观察钙化的密度类似于骨骼的密度（图4-3-21）。肺部钙化病灶多种多样，如肺结核出现钙化表明病变愈合；部分肿瘤性病变也可出现钙化灶。孤立性肺结节内的多发斑点状、同心圆状、爆米花样钙化，多为良性病变表现。

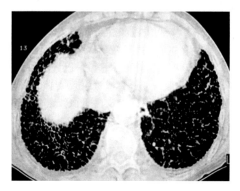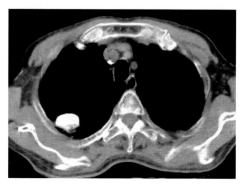

图4-3-20 双肺下叶肺间质纤维化　　　图4-3-21 右肺上叶钙化灶CT表现

5. 空洞与空腔

（1）空洞 为肺内病变组织发生液化坏死，坏死组织经引流支气管排出后形成的残留在肺内的病灶。CT观察空洞病变应注意：①空洞壁：薄壁空洞多呈圆形，边缘清晰，壁厚薄均匀，常见于肺结核，偶见于肺癌，内壁一般有小壁结节；厚壁空洞形态不一，外壁不规则，内壁呈结节状，常见于肺癌，也可见于急性期肺脓肿和纤维空洞型肺结核（图4-3-22）。②空洞内部：急性肺脓肿空洞内常见较明显的气液平面；空洞内有团块影，常见于曲霉菌感染、肺包虫内囊塌陷等。③空洞周围：结核性空洞周围可见纤维条索影、结节状或斑片状卫星灶；脓肿空洞周围可见斑片状渗出性病变；癌性空洞有时可见支气管狭窄或阻塞等征象。

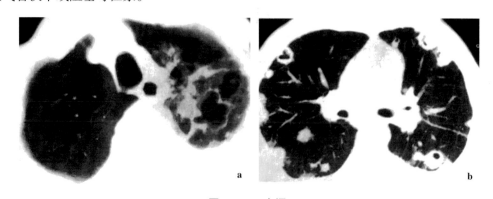

图4-3-22 空洞

a.薄壁纤维空洞；b.血源性肺脓肿厚壁空洞

（2）空腔　系肺内腔隙的病理性扩张。CT表现为局限性的边缘清晰的圆形或椭圆形透亮区，壁厚约1mm，一般腔内无液体，周围肺纹理清晰；合并感染时可出现液面（图4-3-23）。

6. 结节与肿块　CT对肺结节与肿块的显示明显优于X线检查。

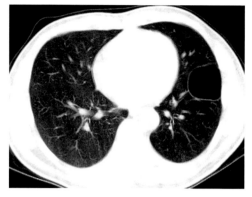

图4-3-23　左上肺含气囊肿CT表现

（1）结节与肿块密度　肺结节密度可分为实性结节、磨玻璃样密度结节和混合密度结节。病灶中出现1～5mm的小泡状气体密度影，称空泡征（图4-3-24a），多见于早期肺癌。部分病灶坏死液化后可出现空洞，规整空洞多见于良性病变，如肺结核、肺脓肿等；不规则空洞，并可见壁内结节的多为癌性空洞。CT显示钙化明显优于X线，钙化形态多种多样，有斑点状、斑片状或环形，钙化多见于肺结核和错构瘤。

（2）结节与肿块边缘　病灶规整，边缘光滑锐利、清晰者多数为肺良性病变；病灶呈分叶或有棘状突起，边缘毛糙不齐形成长短不一毛刺者多为肺恶性病变。

（3）结节与肿块邻近结构　肺结核性病变周围常有小结节或条索状高密度影，称为卫星灶。周围型肺癌常牵拉邻近胸膜形成胸膜凹陷征（图4-3-24b），此征象亦可见于肺结核球及炎性结节等。

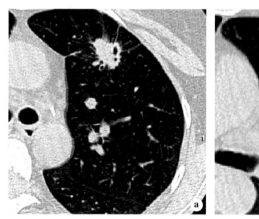 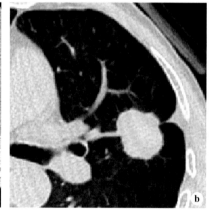

图4-3-24　空泡征、胸膜凹陷征CT表现

a. 空泡征CT表现；b. 胸膜凹陷征CT表现，示左肺肿块，牵拉邻近胸膜，可见胸膜凹陷征

（4）增强扫描　不同病变强化方式不同。肺结核球常无强化或仅见周边轻度环形强化；炎性假瘤可为环形强化或轻度均匀强化；肺癌常为较明显均匀强化；血管源性肿块的强化程度和时间与供血动脉相一致。

（三）肺门病变

1. 肺门增大　CT多曲面重建可以从多角度更清晰地显示肺门异常改变，增强扫描能明确肺门增大是血管性病变、肿瘤还是肿大淋巴结。常见病因：支气管肺癌肿块为单侧性，引起支气管狭窄或阻塞；肺结核及转移性淋巴结肿大一般为单侧性；肺结节病淋巴结肿大多为双侧性；此外淋巴结肿大一般位于支气管气管分叉部。

2. 肺门移位　肺不张、肺内严重纤维化病变等可牵拉肺门产生移位。

（四）胸膜病变

1. 胸腔积液

（1）游离性积液　①少量积液：CT表现为后胸壁内缘与胸壁平行一致的弧形窄带状液性密度影，

边缘光整。②中等量积液：CT表现为胸壁内缘新月形的液性密度影，密度均匀，边缘光整，局部肺组织轻度受压。③大量积液：CT表现为整侧胸腔为液性密度影，肺组织被压缩至肺门呈软组织密度影，其内可见支气管影，区别于肺门部肿块（图4-3-25）。

（2）包裹性积液 CT表现为自胸壁向肺野凸出的凸形液性密度影，宽基底与胸壁相连，与胸壁夹角多为钝角，边缘光整；邻近胸膜多增厚，局部肺组织可受压变实（图4-3-26）。

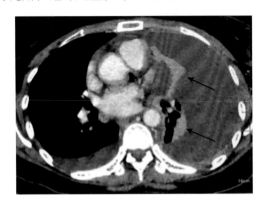

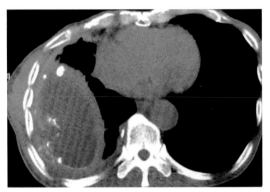

图4-3-25 游离性积液

右侧少量胸腔积液，左侧大量胸腔积液。CT增强扫描纵隔窗示：左侧胸腔充满液体密度影，左侧残余肺组织被压缩至肺门处（箭头所示），纵隔向右侧移位；右侧胸腔见新月形液样密度影，边界清晰，增强扫描未见强化

图4-3-26 包裹性积液

右侧胸膜增厚，右侧包裹性胸腔积液。CT平扫纵隔窗示：梭形液性密度影，其内可见多发不规则高密度钙化影，边缘清晰、锐利

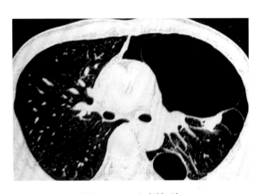

图4-3-27 左侧气胸

（3）叶间积液 CT表现为叶间裂位置处出现梭形、带状或球形液性密度影，沿叶间裂长轴走行。积液量大时可呈肿块状，其两端的叶间胸膜常有增厚。冠状位或矢状位CT重建图像更便于诊断。

2. 气胸与液气胸 系气体进入胸腔所致。在CT肺窗上表现为肺外周条带状无肺纹理透亮区，其内侧可见与胸壁平行的弧形细线状脏胸膜影像。肺组织可有不同程度的受压萎缩，严重时整个肺被压缩至肺门部呈团块样肿块影（图4-3-27）。液气胸CT表现为病灶区明显的气液平面及受压而萎缩的肺边缘。

3. 胸膜增厚、粘连与钙化 胸膜增厚CT表现为沿胸壁走行的条带状软组织密度影，厚薄可不均匀。胸膜增厚超过2cm常提示恶性病变。胸膜粘连常与胸膜增厚同时发生，广泛的粘连可导致胸廓塌陷或肺被牵拉形变。胸膜钙化CT表现多呈点状、带状或块状的高密度影，CT值接近骨骼密度。钙化多见于结核性胸膜炎，亦可见于脓胸等病变。

4. 胸膜肿块 多见于胸膜原发或转移性肿瘤，如胸膜间皮瘤、恶性胸腺瘤胸膜转移及肺癌胸膜转移等，也可见于非肿瘤性病变如机化性脓胸、纤维蛋白球及石棉沉着病形成的胸膜斑块等。胸膜肿块可为局限性或弥漫性，可伴有胸腔积液。局限性胸膜肿块CT表现为广基与胸壁相连并向肺内突出的软组织肿块影，密度均匀，与肺交界面光整清晰，与胸壁夹角一般成钝角。弥漫性病变多为广泛性胸膜增厚，表面高低不平，呈结节状或波浪状；范围较广者可累及一侧胸膜。

（五）纵隔病变

1. 位置改变 胸腔内占位性病变，如气胸、大量胸腔积液等可压迫纵隔使之向健侧移位；而肺不张、纤维化、肺叶切除后及胸膜肥厚、粘连等可导致纵隔向患侧移位。

2. 形态改变 纵隔内体积较大的占位性病变及心脏大血管的异常扩张均可导致纵隔形变，常表现为纵隔增宽。良性病变形态规则，而恶性病变形态欠规整。

3. 密度改变 胸部CT的密度分辨力高，可准确反映纵隔病灶的密度差异，如脂肪密度、血管密度、液体密度、软组织密度及钙化等，有利于病变的定性诊断。

4. 邻近结构改变 良性病变对邻近组织结构无侵犯；恶性病变多浸润邻近结构，CT表现为病变与其周围邻近组织结构边界显示不清。

三、异常MRI表现

（一）肺部病变

1. 渗出性病变 肺部发生渗出和实变时，肺腔被液体填充。病变在T_1WI上表现为边缘模糊的片状稍高信号影，在T_2WI上表现为较高信号影。不同病变的蛋白质含量不一，所表现出的MRI信号不同。如肺泡蛋白沉积症以蛋白质和脂质沉积于肺泡为特征，则MRI主要显示脂肪的高信号特点。

2. 增殖性病变和纤维化病变 在T_1WI和T_2WI上均显示为中等信号影。增殖性病变在MRI上显示清晰；而弥漫性纤维化病变在MRI上显示欠佳，有时仅作为辅助诊断。

3. 结节与肿块

（1）病变信号 由于肿块内组织成分的差异，MRI信号也不同。慢性肉芽肿、干酪样结核、错构瘤等由于其内含有较多的纤维组织与钙质，所以在T_1WI和T_2WI上均呈低信号影；恶性肿瘤在T_2WI上呈高信号影；当病变内出现液化坏死、囊性病变时则呈长T_1、长T_2信号影；血管性病变如动静脉瘘等，由于其血液的流空效应，SE序列上表现为无信号，而GRE序列呈高信号影。

（2）病变邻近结构 病变侵及胸壁及纵隔时，常导致脂肪界面消失。邻近纵隔恶性肿瘤常直接侵犯纵隔或向纵隔延伸，侵及纵隔脂肪甚至气管、血管等结构。

（3）病变继发性改变 MRI可以较好地区分中央型肺癌和其远端的阻塞性肺组织，T_1WI上阻塞性肺炎或肺不张的信号强度类似或稍低于肿瘤信号，两者难以区分；但由于肺炎或肺不张的含水量高于肿瘤组织，故其T_2WI上信号明显高于肿瘤信号。必要时增强检查也有助于辅助判断。

4. 空洞与空腔 空洞和空腔内的气体在T_1WI和T_2WI上均呈低信号。空洞壁的信号强度因病变的性质、病程的长短及洞壁的厚薄而不同；如肺结核性空洞形成早期，洞壁厚且内壁不光整，洞壁在T_1WI和T_2WI上均呈中等或中等偏高信号影，当洞壁变薄且较光整时，洞壁在T_1WI和T_2WI上均呈中等偏低信号影。空腔壁在MRI上显示不清。

（二）胸膜病变

1. 胸腔积液 在T_2WI上均呈高信号影。而一般非出血性胸腔积液在T_1WI上多呈低信号影；结核性胸膜炎及外伤所致的积液，由于其内含有较高的蛋白质和细胞成分，在T_1WI上可呈中至高信号影。

2. 胸膜肿瘤 肿瘤在T_1WI上呈中等信号影，在T_2WI上呈稍高信号影，与胸腔积液信号有明显区别，便于区分。

3. 胸膜增厚、粘连与钙化 MRI对胸膜增厚、粘连与钙化的显示不如CT和X线敏感。

（三）纵隔病变

MRI在纵隔病变的定位、定性诊断方面与CT类似，但钙化显示不如CT敏感。因其不用对比剂即可进行血管成像，故在诊断血管源性纵隔病变方面具有优势。

1. 实性肿块 肿瘤在T_1WI上信号强度略高于正常肌肉组织，在T_2WI上信号强度多有所增加；如

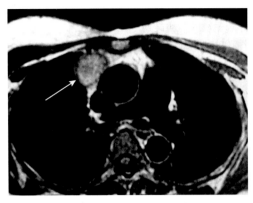

图4-3-28 右前上纵隔胸腺瘤

T₁WI示肿块呈略高信号影（箭头所示）

肿瘤内发生液化坏死，其内信号多不均匀，坏死区在T₁WI上呈低信号影，在T₂WI上呈明显高信号影。纵隔畸胎瘤，由于其内组成复杂，在T₁WI和T₂WI上肿瘤信号高低混杂。纵隔肿大的淋巴结在T₁WI上略高于肌肉信号，在T₂WI上明显高于肌肉信号。

2.囊性肿块 MRI在诊断纵隔囊性肿块时特异性较高，能区分其内病理成分。囊性肿块在T₂WI上均呈高信号，而在T₁WI上根据囊内所含成分（脂肪含量、血液含量等）不同而表现为不同的信号，单纯浆液性囊肿表现为T₁WI低信号影；黏液性囊肿、含丰富蛋白质或胆固醇结晶及囊内出血时，在T₁WI上表现为高信号影（图4-3-28）。

3.脂肪性肿块 在T₁WI和T₂WI上均呈高信号，脂肪抑制序列时为低信号。

4.血管性病变 MRI因其特殊的序列进行血管病变成像可以不使用对比剂。如动脉瘤，因其瘤壁弹性差，血流速度减慢或形成涡流，在T₁WI上呈中等信号，在T₂WI上呈高信号，涡流产生的信号多不均匀；而流速很快的血液在T₁WI和T₂WI上均不产生信号。而动脉瘤内附壁血栓的信号随病变进展而变化，新鲜附壁血栓在T₁WI和T₂WI上均呈较高信号；亚急性或慢性期血栓在T₁WI上呈中等信号，在T₂WI上呈中等偏低信号；血栓机化后在T₁WI和T₂WI上均呈低信号。

第4节 支气管疾病

一、先天性支气管源性囊肿

先天性支气管源性囊肿（congenital bronchogenic cyst）是由胚胎第3和24周气管支气管树的分支发育异常导致的先天性疾病，是呼吸系统最常见的先天性病变。约70%发生于纵隔内，以中纵隔最常见，20%发生于肺内。发生在纵隔内是由于胚胎时的肺芽不正常而且未与气道相连，而是仍停留在纵隔内，囊肿上皮不断在封闭的腔隙内分泌，使囊肿不断增大；发生在肺内则来自胚胎时期支气管树的不正常分支，而且与支气管壁相连，随着肺实质的发育而成为封闭状。多为单发病灶，少数为多发病灶。多在青少年时期发病，男性多于女性。根据支气管原性囊肿的位置不同，可将其分为三型：纵隔型、肺内型及异位型。

【病理与临床】 支气管的发育是从实心的索条状组织逐渐演变为中空的管状结构，由于胚胎发育异常，索条状组织不能演变为贯通的管状结构，则其远侧支气管分泌的黏液不能排出，从而逐渐积聚膨胀，形成囊肿。囊肿壁一般菲薄，其组织结构与同级支气管壁类似，囊内充满黏液或血液；一般不与支气管相通，但感染后可与支气管相通，从而形成含气囊肿或液气囊肿。

本病多无明显临床症状，尤其是纵隔型且病灶较小时，常于成年后体检或其他原因行肺部检查时偶然发现。少数患者可出现压迫症状。如气管、支气管受压常表现为胸闷、呼吸困难、喘鸣及刺激性干咳等症状；食管受压多表现为吞咽困难等；上腔静脉受压时影响静脉回流，常出现颜面部水肿、上肢肿胀、胸痛、颈部及胸部血管扩张等；肺静脉受压影响回流可引起肺水肿，临床上表现为咳粉红色泡沫样痰、喘憋。当合并感染时，可出现咳嗽、发热、咯血等症状，并无明显特异性。

【影像学表现】

1.X线表现

（1）孤立性支气管肺囊肿 ①含液囊肿多呈圆形或椭圆形，部分可见分叶状，密度均匀，边缘光滑锐利，有时可见囊壁弧形钙化，与周围结构分界清晰，邻近胸膜无改变。②含气囊肿为薄壁环状透亮影，囊壁内、外缘光滑且厚度均匀一致。与支气管相通时易形成阻塞性活瓣，产生张力性含气囊肿，短期内囊肿迅速增大，导致邻近肺组织受压聚拢。液气囊肿内可见气液平面（图4-4-1）。继发感染时，囊壁不规则增厚，边缘模糊，周围可见斑片状渗出。

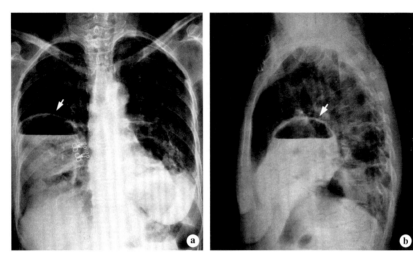

图4-4-1　先天性支气管源性囊肿X线表现

a、b.正侧位胸片示右肺见一类圆形薄壁囊性肿块（↑），内见一宽大气液平面

（2）多发性支气管肺囊肿　肺囊肿多发生于一侧肺或双下肺，多为含气囊肿，大小不一；数量多者占据整侧肺，似蜂窝状，称为蜂窝肺或囊性肺。

2. CT表现

（1）孤立性支气管肺囊肿　①含液囊肿：表现为圆形或椭圆形水样低密度影，CT值为0～20Hu，密度均匀，囊壁菲薄，边缘光滑、锐利；增强扫描无强化（图4-4-2）。合并出血或感染时，其CT值可达到30Hu以上，不易与肺实性肿瘤分辨。②含气囊肿：为圆形或椭圆形薄壁的气体密度影，边界清晰。液气囊肿内多可见气液平面。③囊肿合并感染时：囊壁不规则增厚，边缘模糊，周围可见斑片状渗出密度影。

（2）多发性支气管肺囊肿　多数为含气囊肿，囊壁薄，发生于一个肺叶、肺段，也可以是一侧或双侧肺内局限或弥漫分布的多发环形无肺纹理透亮影，病灶相互重叠呈蜂窝状或网状；合并感染时囊内可见液平面，周围可见条索状、斑片状稍高密度影，相应肺组织受牵拉、体积缩小（图4-4-3）。

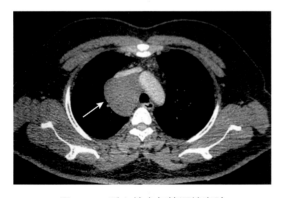

图4-4-2　孤立性支气管源性囊肿

CT增强扫描静脉期示：病灶无强化（箭头所示），周围血管受压变形

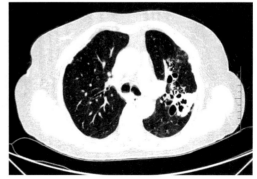

图4-4-3　左肺上叶多发性支气管肺囊肿

3. MRI表现 囊肿的信号强度取决于囊内成分，如囊内为浆液性，则呈水样信号影，即长T_1、长T_2信号影；如囊内蛋白质或固醇类物质含量高，则T_1WI呈高信号影。

【诊断与鉴别诊断】 X线胸片发现单发或多发薄壁囊性无肺纹理透亮区，可考虑先天性支气管源性囊肿，但胸片不能明确含液囊肿诊断。而CT和MRI检查容易识别液体成分，可用来诊断含液支气管肺囊肿。CT增强检查囊内无强化，是支气管源性囊肿合并感染时与肿瘤性病变的鉴别点。

肺部囊性病变种类较多，需与其鉴别的有：①肺隔离症：有较特征性的发病部位，CT增强检查有异常的主动脉供血可作为鉴别点；②肺脓肿：主要与肺内支气管源性囊肿合并感染相鉴别。肺脓肿形态更不规则，周围更模糊，脓肿壁较支气管源性囊肿壁厚，CT增强呈环形强化，抗感染治疗后脓肿可完全吸收，而支气管源性囊肿可缩小，但不能完全消失。③心包隐窝：常位于大血管根部，如升主动脉后方、腔静脉后方及上下肺静脉之间，形态各异，多为三角形、梭形，而支气管源性囊肿多为圆形或类圆形，多位于气管右侧或隆嵴下。从位置及形态上有助于两者鉴别。④先天性囊性腺瘤样畸形：与肺内含气囊肿鉴别，其特点是好发于幼年，具有反复感染病史，影像学上表现为较大囊腔周围环绕多发均匀的大、小囊腔影。

【影像学检查方法优选】 胸部正侧位X线片是先天性支气管源性囊肿常用的影像学检查方法，胸部CT用于鉴别诊断，必要时可以进行CT三维重建图像、动态CT等观察病变。MRI一般不用于此种疾病的诊断。

二、慢性支气管炎

慢性支气管炎（chronic bronchitis）系气管、支气管黏膜及其周围组织的慢性非特异性炎症，是一种多病因的呼吸系统常见疾病，多见于老年人。

【病理与临床】 支气管炎的基本病理改变包括：①黏膜炎性改变：支气管黏膜充血、水肿、糜烂甚或溃疡；黏膜腺体增生、肥大，分泌亢进。②肺纤维性改变：慢性炎症可引起纤维结缔组织增生，支气管周围肺间质纤维化可引起小血管扭曲、形变；肺泡壁纤维化可形成纤维小结节。③不完全阻塞：随着病情进展，黏膜肉芽组织及纤维组织增生，导致管壁增厚、管腔狭窄，从而形成支气管不完全阻塞。

慢性支气管炎临床表现以咳嗽、咳痰或伴有喘息及反复发作性的慢性过程为特征，早期多咳白色黏液泡沫样痰；随着病情进展，继发感染时可出现淡黄色脓痰。晚期可出现阻塞性肺气肿、肺源性心脏病等，表现为气急、呼吸困难、心悸等症状。本病多在冬季发病，慢性进行性咳嗽连续2年或以上，每年持续3个月。

【影像学表现】

1. X线表现 慢性支气管炎病情进展缓慢，早期常无异常X线征象；当病变进展到一定程度，可出现以下异常X线征象。①肺纹理改变：表现为肺纹理增多、增粗、紊乱、扭曲，以两肺中下野为著；合并感染时，表现为肺纹理模糊不清，多发斑片状稍高密度影。②合并肺气肿改变：表现为双侧肺野透亮度增加，肋间隙增宽，心脏呈垂位形，膈肌低平。③合并肺动脉高压改变：表现为肺动脉段膨出，近肺门处肺血管纹理增粗（右下肺动脉直径＞15mm），而外围分支细少。④合并弥漫性间质纤维化改变：肺野透亮度减低，网状肺纹理增多，常伴有胸膜增厚、粘连，肋膈角变钝（图4-4-4）。

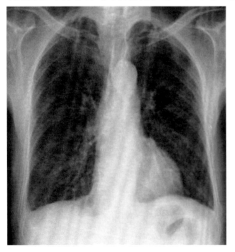

图4-4-4 慢性支气管炎X线表现

X线胸部正位片示双侧肺纹理增多、紊乱，以两下肺明显，膈肌低平，肋膈角变钝，肋间隙增宽

2. CT表现

（1）支气管改变　支气管壁增厚，管腔不同程度地狭窄或扩张（图4-4-5）。

（2）合并肺气肿改变　表现为以双上肺为著的弥漫多发无壁透亮区及肺大疱，小血管影稀疏、细小。

（3）合并间质纤维化改变　肺纹理增多、增粗、紊乱，呈网状或蜂窝状，以肺外周胸膜下最显著。

（4）合并肺动脉高压改变　肺动脉主干及分支增宽，而周围小动脉纤细减少，呈残根征。

【诊断与鉴别诊断】　慢性支气管炎影像学表现无明显特异性，但结合临床病史、症状，诊断不难。需与其鉴别的有以下几种。

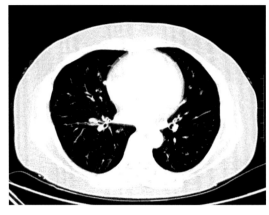

图4-4-5　慢性支气管炎CT表现

（1）肺结核　X线或CT影像上表现为多发性、多形性、新老不一的病灶，局灶性肺气肿；结合实验室检查一般可以鉴别。

（2）肺间质纤维化　高分辨率CT可显示肺小叶间隔增厚、索条、肺结构扭曲及胸膜下蜂窝样改变。

（3）支气管扩张　慢性支气管炎常合并轻度的柱状支气管扩张。高分辨率CT可清晰显示增粗的支气管位置及形态，易于鉴别。

【影像学检查方法优选】　胸部正侧位X线片是慢性支气管炎常用影像学检查方法，胸部CT一般用于鉴别诊断。但X线胸片和胸部CT表现不能提供准确和可靠的诊断，在HRCT中可见更多征象，但特异性较低，主观性较大。MRI一般不用于此种疾病的诊断。

三、支气管扩张

支气管扩张（bronchiectasis）系支气管内径的永久性异常扩张，是临床常见的一种慢性支气管疾病，可为先天性，多数为后天性。以儿童和青少年发病居多，多见于左肺下叶、左肺上叶舌段及右肺下叶，两肺可同时出现。

【病理与临床】　先天性支气管扩张的病理改变：①先天性结缔组织异常、管壁薄弱导致扩张；②软骨发育不全或弹性纤维不足导致局部管壁薄弱或弹性差而出现扩张。后天性支气管扩张的主要病理改变：①慢性感染引起支气管壁组织破坏；②支气管内分泌物淤积及长期剧烈咳嗽，引起支气管内压增高；③肺不张及肺纤维化对支气管产生的外在性牵引。

根据支气管扩张的形态，可将其分为三型。①柱状支气管扩张：扩张支气管的远端与近端宽度相似；②囊状支气管扩张：扩张支气管的远端呈球囊状改变；③静脉曲张型支气管扩张：支气管扩张的程度略大于柱状，支气管形态不规则，形似曲张的静脉。三种类型可同时混合存在或以其中一种为主。

支气管扩张的病程缓慢，临床上表现为咳嗽、咳痰和咯血三大主要症状。约半数患者咯血，表现为痰中带血到大咯血。咯血多见于成人，小儿咯血少见。少数患者以大咯血为首发症状或仅表现为反复的大咯血，而无咳嗽或咳痰。合并感染时患者可有发热、胸痛，病变广泛时可有呼吸困难、发绀及杵状指等症状。

【影像学表现】

1. X线表现　轻度支气管扩张在X线胸片上可无异常；较严重支气管扩张可有以下影像学改变。①肺纹理改变：病变区肺纹理增多、增粗、排列紊乱。如扩张支气管内充满分泌液，则呈不规则杵状致密影。②囊状或蜂窝状影：表现为多个圆形或卵圆形薄壁透亮区，直径多为0.5～3.0cm，其内可有气液平面，提示支气管囊状扩张（图4-4-6）。③继发感染改变：呈斑片状模糊稍高密度影。

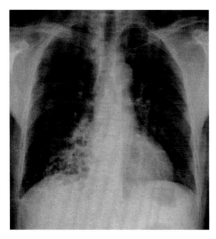

图4-4-6 支气管扩张

后前位胸片示右下肺野肺纹理增粗、紊乱，多发薄壁小囊状透亮区，聚集成蜂窝状

2. CT表现 高分辨率CT是目前支气管扩张最常用且主要的检查方法。

（1）柱状支气管扩张 多发生于3～5级支气管。表现为支气管管腔增宽，内径大于其伴行动脉，管壁增厚。当扩张的支气管走行平行于CT扫描层面时，呈轨道状，称为轨道征（图4-4-7）；与CT扫描层面垂直时，表现为增厚的圆形透亮影，与伴行的肺动脉构成印戒状，称为印戒征（图4-4-8）。

（2）囊状支气管扩张 多发生于5～6级及以下或者末端支气管，多数分布集中。表现为支气管远端呈球囊状膨大，多发囊腔阴影呈蜂窝状或葡萄串状改变。合并感染时，囊壁增厚，囊内可见气液平面为其特征性改变（图4-4-9）。

（3）静脉曲张型支气管扩张 多发生于4～5级支气管，表现为增粗的支气管管径粗细不均，管腔形态不规则，呈串珠状。

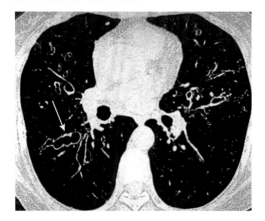

图4-4-7 双肺支气管扩张

胸部CT平扫肺窗示：左肺舌叶、右肺中下叶见多发囊、柱状支气管扩张影，右肺下叶扩张的支气管平行于扫描层面，呈双轨征（箭头所示）

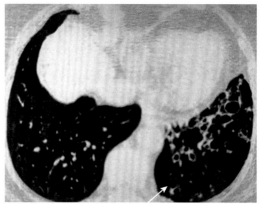

图4-4-8 左肺下叶支气管扩张

胸部CT平扫肺窗示：左肺下叶多发囊状的支气管扩张影，扩张支气管直径大于伴行肺动脉，与伴行的肺动脉呈现印戒征（箭头所示）

【诊断与鉴别诊断】 高分辨率CT是支气管扩张的主要检查方法，能清晰显示病变的程度、类型及范围。此外，还应结合临床病史及相关实验室检查以明确诊断病因。支气管扩张还需与以下几种疾病进行鉴别。

（1）肺脓肿 起病急，有高热、咳嗽、大量脓臭痰等临床症状。影像学表现为大片状高密度影，多累及一个肺段或两个肺段的相邻部分，常见气液平面。

（2）肺大疱 好发于肺气肿基础上，一般继发于细小支气管的炎性病变，单发且张力不大时，无明显临床症状。巨大的肺大疱时，可有不同程度的呼吸困难。影像学表现为较大的含气无肺纹理的壁薄囊腔，单发多见，少数也可多发。

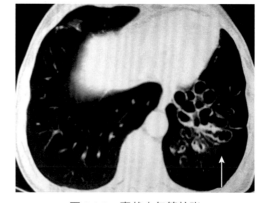

图4-4-9 囊状支气管扩张

胸部CT平扫肺窗示：左肺下叶多发囊状的支气管扩张影，呈葡萄串状（箭头所示）

（3）蜂窝肺 系弥漫性肺间质纤维化的特征性表现，大小一般为3～5mm，呈多发环形影；严重的肺间质纤维化，蜂窝肺中可包含支气管扩张的成分。

（4）肺气囊 多见于金黄色葡萄球菌性肺炎，液化坏死形成空洞时，在斑片状影区内可见环形透亮区，即肺气囊。肺气囊变化较快，大部分小的肺气囊常随炎症吸收而消失。

【影像学检查方法优选】 胸部正侧位X线片是支气管扩张常用的第一步影像学检查方法，约80%的患者胸片提示有支气管扩张的征象，但缺乏特异性。胸部CT作为疑似支气管扩张胸片检查后的进一步影像学检查方法，尤其是HRCT，对支气管扩张具有高度灵敏性和特异性，是诊断支气管扩张最主要的影像学检查方法。MRI一般不用于此种疾病的诊断。

四、支气管异物

支气管异物（foreign body in bronchus）系外部物体经气管进入并停留于支气管内，以右下肺支气管内多见。临床多见于儿童，常见的异物为花生、瓜子等非金属异物和义齿、金属等金属异物。

【病理与临床】 支气管异物引起的病理改变主要为机械性阻塞、异物损伤及继发感染等。由于管腔内异物刺激，可引起支气管黏膜充血、水肿及肉芽组织纤维增生等改变；还可引起阻塞性肺气肿、阻塞性肺炎和阻塞性肺不张改变。

临床早期可有无症状期，不易察觉；随着病情进展，可有阵发性刺激的呛咳症状，严重者可出现呼吸困难、发绀、窒息等症状，并发肺部感染时，可出现发热、咳嗽、咳痰等症状。

【影像学表现】

1. X线表现 X线透视检查仍为支气管异物最常规的临床检查方法，可分别进行深吸气相与深呼气相检查，对比观察病变位置、形态、密度等。金属异物在透视及胸片上可直接显示其位置、形态和大小；非金属异物的X线透视可表现为纵隔摆动，当一侧支气管发生不完全性阻塞，呼气相和吸气相时两侧胸腔内压力失去平衡，使纵隔发生两侧摆动。随着病情进展，可出现"三阻征"。①阻塞性肺气肿：表现为相应部位肺野透亮度明显增高，肺纹理稀少，呼气相时表现更明显。②阻塞性肺炎：若异物阻塞时间过长，则相应肺叶或肺段发生炎性改变，表现为密度不均匀的斑片状稍高密度影，边缘模糊。③阻塞性肺不张：支气管被异物完全阻塞时可引起患侧肺、肺叶或肺段的不张，表现为一侧肺或肺叶、肺段的透亮度减低，密度增高及肺叶体积缩小，纵隔受患侧牵拉移位。

2. CT表现 CT密度分辨力高，常能发现X线透视或胸片不能显示的异物影像，螺旋CT检查时间短，比较适合儿童支气管异物的急诊检查。近些年，CT多曲面重建及仿真内镜技术的应用，能更直观地对支气管异物作出诊断和定位（图4-4-10）。

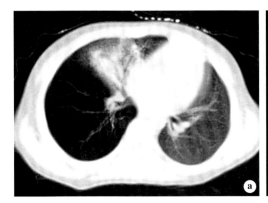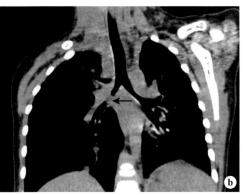

图4-4-10 右主支气管异物（箭头所示）

a. 胸部CT平扫肺窗示：显示右肺下叶大片状高密度影，边缘模糊，其内密度不均；b. 胸部CT冠状位重建示：右主支气管内可见类圆形软组织密度影（↑），边界清晰，远端可见阻塞性肺炎。

【诊断与鉴别诊断】 X线检查可明确诊断支气管金属异物；对支气管非金属异物可通过间接征象辅助判断其位置。而对于部分X线表现无异常的支气管异物患者，应及时通过CT进一步检查；辨别异物的位置、大小、形状等。支气管异物还需与以下几种疾病进行鉴别。

（1）食管内异物 食管内硬币样扁圆异物多呈冠状位，气管内硬币样扁圆异物多呈矢状位，侧位投照有利于鉴别。螺旋CT扫描后多曲面重建图像，对于鉴别气道异物和食管异物有非常重要的参考价值。

（2）支气管炎及肺炎 支气管异物极易被误诊为肺炎，但肺炎常有上呼吸道感染史及发热等临床症状，无异物吸入史。影像学表现为气管、支气管内无异物影，不出现纵隔摆动、肺野透亮度增加等气道阻塞改变。

【影像学检查方法优选】 凡可疑气道异物者均应首先做X线检查，不透X线异物可通过X线透视或胸片直接显示。CT密度分辨力高，常可辨认X线透视或胸片不能显示的异物，必要时可做CT三维重建进行定位诊断。MRI一般不用于此种疾病的诊断。

第5节 肺部炎症

肺炎（pneumonia）是呼吸系统的常见疾病，X线检查可以发现病变、确定病变部位和范围，为观察疾病的临床治疗效果提供重要的影像学依据。肺炎的分类有多种，按病因可分为感染性、理化性、免疫和变态反应性，以感染性最常见；按病原菌可分为细菌、病毒、支原体、真菌等，但根据影像学作出病原体诊断存在困难；按部位可分为实质性肺炎和间质性肺炎，其中实质性肺炎又可分为常见的大叶性肺炎、支气管肺炎等。

一、大叶性肺炎

大叶性肺炎（lobar pneumonia）系炎症累及一个或多个肺叶，也可呈肺段分布，是细菌性肺炎中最常见的一种，多为肺炎链球菌感染导致。

【病理与临床】 大叶性肺炎的炎性渗出主要在肺泡，支气管及间质较少累及。其病理改变可分四期。①充血水肿期：发病后1～2天，此时肺部毛细血管扩张、充血，肺泡内少量浆液渗出。②红色肝样变期：发病后3～4天，肺泡内充满大量红细胞及纤维蛋白等渗出物，此时肺组织切面呈红色肝样改变。③灰色肝样变期：发病后5～6天，肺泡内红细胞数量减少，被大量白细胞填充，肺组织切面呈灰色肝样改变。④溶解消散期：发病约1周后，肺泡内的部分纤维性渗出物开始溶解，被吸收、消散，肺泡内重新填充气体，部分恢复正常。

本病好发于青壮年，冬、春季节发病较多。临床上多以起病急，突发高热、寒战、胸痛、咳嗽、咳铁锈色痰为特征。疾病不同时期可出现不同的阳性体征，早期体征不明显，随着病情进展，可出现叩诊浊音、触诊语颤增强、听诊闻及呼吸音减低及肺部湿啰音等。实验室检查显示白细胞总数及中性粒细胞明显增高。一般发病1～2周达到高峰，随后逐渐好转，预后良好。近年来，由于抗生素的广泛应用，典型的大叶性肺炎已不多见。

【影像学表现】

1.X线表现 大叶性肺炎的影像学表现与其病理变化密切相关，一般X线征象比临床体征出现较晚。

（1）充血期 X线检查无明显异常征象，或仅表现为局部肺纹理增多，肺透过度下降或呈云雾状稍高密度影。

（2）实变期 为病理的红色肝样变期与灰色肝样变期。表现为大片状均匀的密度增高影，实变影常贴近胸膜；其病变局限于某一肺叶或肺段，位于叶间裂一侧病灶光滑、锐利，而在其余边缘则表现为模糊不清的高密度影（图4-5-1），由于病变通常不累及肺结构，也不累及支气管，所以在病灶内有时可见透亮的支气管影，称空气支气管征。

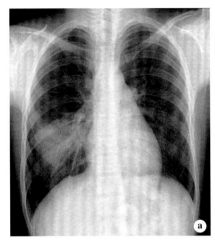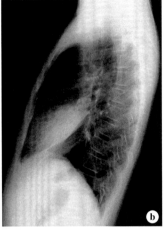

图4-5-1　右肺中叶大叶性肺炎（实变期）

a. 胸部后前位：显示右肺下野大片状均匀高密度影，边缘模糊；b. 胸部侧位：病变形态与右肺中叶相符

（3）消散期　实变区密度逐渐减低，范围缩小，可分解为散在的、大小不等的斑片状影。最终病灶可完全吸收或仅残留少量纤维条索影，少数病例可因长期不吸收而演变为机化性肺炎。

2. CT表现　CT密度分辨力较高，在充血期可发现X线胸片不易识别的磨玻璃影。在实变期呈大叶或肺段分布的高密度影，并可见空气支气管征。CT较X线胸片显示更清晰（图4-5-2a、b）；在消散期随着病变的吸收、消散，实变影密度逐渐减低，呈散在大小不等的斑片状影，最后可完全吸收后仅见少量纤维条索影。

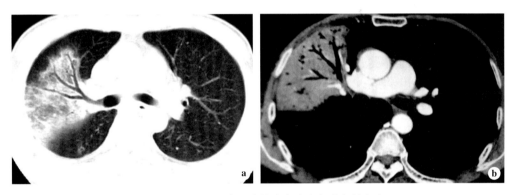

图4-5-2　右肺上叶大叶性肺炎（空气支气管征）

a、b. 胸部CT平扫肺窗、纵隔窗示：右肺上叶见大片状高密度影，边缘模糊，其内密度不均，可见空气支气管征

【诊断与鉴别诊断】　大叶性肺炎实变期的影像学表现极具特征，呈某一肺叶或肺段的大片状实变，临床症状亦较典型，一般不难诊断，有时需与肺结核、肺不张等疾病进行鉴别。

（1）干酪性肺炎　为继发性肺结核的常见亚型，与大叶性肺炎影像学表现类似，其病变内常出现坏死区及多发虫蚀样小空洞表现，此外临床查体结核中毒症状及实验室相关检查痰培养等有助于鉴别诊断。

（2）肺不张　临床无感染征象，影像学表现为近端支气管阻塞，肺体积缩小，叶间裂移位及邻近肺组织器官向患侧移位，而肺炎体积基本不变。

【影像学检查方法优选】　胸部正侧位X线片是大叶性肺炎首选影像学检查方法。胸部CT可作为胸片常用的补充影像学检查方法，其目的是早期发现病变，并与其他疾病进行鉴别诊断。MRI甚少用于诊断肺炎病变。

二、支气管肺炎

支气管肺炎（bronchopneumonia）又称小叶性肺炎（lobular pneumonia），多见于婴幼儿、老年人及极度衰弱的患者或为术后并发症。

【病理与临床】 病原菌一般由上呼吸道吸入，首先引起支气管炎性改变，以终末细支气管最为严重，支气管黏膜发生充血、水肿及浆液性渗出，进而逐步向气腔蔓延累及呼吸性细支气管及肺泡。可沿支气管纵向蔓延也可沿终末细支气管横向蔓延，引起支气管及肺泡周围炎，并可累及小叶，部分病变在较短时间内可引起阻塞性肺气肿或小叶性肺不张。

临床上以咳嗽为凸出症状，病初有全身不适、乏力、头痛，2～3天后出现发热，伴有咽痛和肌肉酸痛，可有呼吸困难、发绀等，听诊可闻及水泡音。极度衰弱老年患者，因机体反应力低，体温可不升高，白细胞总数也可不增多。有的病灶需要3个月甚至更长时间才能完全吸收、消散。

【影像学表现】

1. X线表现

（1）病变部位 多发生于两肺中下野的内、中带，沿支气管走行分布。

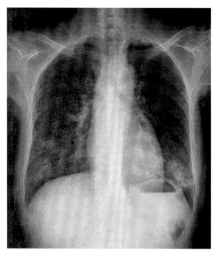

图4-5-3 支气管肺炎X线表现

后前位胸片示：双侧中下肺野可见沿肺纹理走行分布多发小斑点、片状实变影，边缘欠清，部分病灶融合成较大片状

（2）小叶实质炎性渗出 呈多发斑片状高密度影，大小不一，多数直径为6～20mm，边缘模糊，其内密度不均，部分病灶可融合成较大的大片状高密度影，此为典型表现（图4-5-3）。

（3）支气管周围炎 表现为肺纹理增多、增粗，边缘模糊。

（4）肺气肿 由于终末细支气管黏膜充血水肿、炎性渗出，引起阻塞性肺气肿。表现为肺野透亮度增高，胸廓增大，肋间隙增宽及膈低平。部分病灶由于阻塞细支气管，可出现小叶肺不张。

（5）空洞形成 病灶发生液化坏死可形成小空洞，表现为斑片状影中可见环形透亮区；若引流支气管产生活瓣作用，可导致空洞内气体增多，形成肺气囊；一般肺炎吸收后可消失，也可残留数月。

（6）胸膜改变 肺炎累及胸膜时，由于充血、水肿及液性渗出，可出现胸腔积液征象。

2. CT表现 病灶呈弥漫散在斑片状高密度影，或融合成大片状高密度影，边缘模糊，不局限于肺段或肺叶，常见两肺下叶支气管血管束增粗、紊乱。若病变液化坏死，CT易于显示病灶中的小空洞或肺气囊。治疗后病灶可完全吸收，也可残留少许纤维条索影（图4-5-4）。

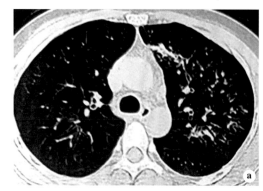
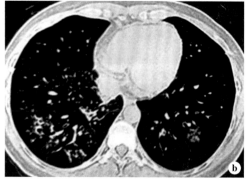

图4-5-4 支气管肺炎CT表现

a. 左肺上叶舌段支气管肺炎胸部CT平扫肺窗示：左肺上叶舌段支气管壁增厚，可见沿支气管血管束分布散在小斑点、片状稍高密度影，边缘模糊，部分病灶呈树芽状改变。b. 双肺下叶支气管肺炎（以右侧为著）胸部CT平扫肺窗示：双肺下叶支气管壁增厚，边缘模糊，可见沿支气管血管束分布散在小斑点、片状稍高密度影，部分病灶呈树芽状改变

【诊断与鉴别诊断】 支气管肺炎具有明显的临床表现，典型病灶X线胸片即可作出影像诊断；CT检查因其密度分辨力高，更能识别细微的病灶。支气管肺炎还需与以下几种疾病进行鉴别。

（1）支气管扩张 如支气管扩张合并感染时，可出现支气管周围斑片状高密度影，但支气管扩张典型影像学表现为支气管管径增宽，呈双轨征、印戒征，临床表现为咯血及多脓痰等体征，易于鉴别。

（2）肺结核 临床可出现典型的结核中毒症状，肺结核影像学特征表现为多灶性、多态性、多钙化。如果是不典型肺结核则鉴别有一定困难，可以通过临床试验性抗感染治疗加以鉴别，一般肺炎治疗效果好，而结核抗炎效果不佳。

【影像学检查方法优选】 胸部正侧位X线片是支气管肺炎最常用的影像学检查方法，必要时行胸部CT检查，用于鉴别诊断。

三、间质性肺炎

间质性肺炎（interstitial pneumonia）系以肺间质为主的炎症性疾病，可由细菌或病毒感染所致，以病毒感染较多见。主要见于小儿，常继发于麻疹、百日咳或流行性感冒等急性传染病。

【病理与临床】 间质性肺炎的病理变化为细小支气管壁及其周围、肺泡壁的浆液渗出及炎症细胞浸润，发生狭窄或梗阻，从而引起充血、肺气肿或肺不张等改变。随着病变进展，慢性者多伴有增殖性及纤维化病变，炎症还可沿淋巴管扩展，从而引起淋巴管炎和淋巴结炎。

临床上常同时出现气急、发热、咳嗽、发绀等症状，而体征较少。

【影像学表现】

1. X线表现 病变分布较广泛，好发于两肺门区附近及中、下肺野。X线表现为肺纹理增多、增粗、边缘模糊，肺野内可出现短条状、相互交织成网状的高密度影，其内可见间质增厚所构成的小片状、结节状实变影（图4-5-5a）。由于细小支气管阻塞，有时可伴有弥漫性阻塞性肺气肿，两肺透过度增高。肺门周围的间质炎性浸润，可导致肺门影增大，密度增高，轮廓模糊。间质性肺炎吸收消散较缓慢，少数患者可迁延致慢性肺间质纤维化，甚至并发肺大疱和支气管扩张等。

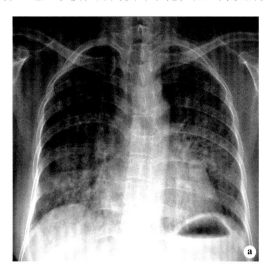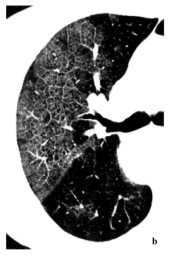

图4-5-5 间质性肺炎X线及CT表现

a.胸部正位片示双肺纹理增多、紊乱，可见条带状、短条状密度增高影交织形成网状，其内可见小结节状密度增高影，分布不均匀，双侧肺门不清；b.CT高分辨率扫描示肺内片状磨玻璃影，其内见网状改变（小叶间隔增厚）

2. CT表现 病变早期仅表现为肺内磨玻璃影，随着病变进一步发展，高分辨率CT可见小叶间隔及叶间胸膜增厚且不规则（图4-5-5b）。两肺可见弥漫性结节状或小片状阴影，边缘清晰或模糊。严重

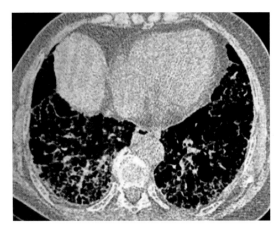

图 4-5-6 间质性肺炎（进展期）

胸部HRCT平扫肺窗示：双肺下叶支气管血管束增粗、紊乱，小叶间隔增厚，呈网状；伴弥漫性磨玻璃影，牵拉邻近细支气管扩张，以双侧胸膜下分布为著

者肺间质纤维化呈广泛网状或蜂窝状改变，可合并牵拉性支气管扩张或肺大疱（图4-5-6）。肺门及纵隔淋巴结可肿大。

【诊断与鉴别诊断】 间质性肺炎主要影像学表现为肺纹理增多，呈网状及小结节影，可合并肺气肿、支气管扩张等。与其他原因引起肺间质性疾病（结缔组织病、肺尘埃沉着病、组织细胞增生症、结节病、细支气管炎等）的影像学表现类似，需结合临床及相关实验室检查加以鉴别。

（1）特发性间质性纤维化 表现为以双肺下叶，尤其胸膜下，呈网状及磨玻璃影或蜂窝状影，病变不可逆。而病毒性肺炎，抗病毒治疗有效。

（2）大叶性肺炎 临床上实验室检查白细胞、中性粒细胞升高，病变主要是肺泡渗出，随病程进展，其病理变化出现不同影像学表现，病程一般在1周左右，变化快，抗炎效果好，易于鉴别。

【影像学检查方法优选】 胸部正侧位X线片是间质性肺炎首选的影像学检查方法，胸部CT用于胸片疑似病变的进一步影像学检查方法，一般用于鉴别诊断。

四、肺 脓 肿

肺脓肿（lung abscess）系肺内常见疾病，多为化脓性细菌所引起的肺局限性化脓性病变，早期为化脓性肺炎，随着病情进展发生坏死、液化及脓肿形成。感染途径一般为吸入性感染或病原菌经血行入肺感染，经呼吸道感染的肺脓肿多为单发病灶，而血源性肺脓肿以多发病灶常见。

【病理与临床】 病理变化为化脓性炎症引起的细支气管阻塞、小血管炎性栓塞、肺组织坏死后液化经支气管排出后形成残余的脓腔；部分肺脓肿发展迅速，脓液破溃入胸腔后可形成脓气胸与支气管胸膜瘘。如果治疗不彻底，脓肿的周围纤维组织增生，脓肿壁不断增厚而转变为慢性肺脓肿。

急性肺脓肿一般发病时间小于6周，好发于青年人。临床上可出现咳嗽、咳痰、高热、寒战、胸痛及全身中毒等症状；约发病1周后可有大量脓臭痰咳出；实验室检查示白细胞总数明显升高。慢性肺脓肿持续时间大于6周，病变内部及周围有大量纤维组织增生。临床上以咳嗽、咯血和胸痛为主要症状，可伴有不规则发热、贫血及消瘦等，白细胞总数可无明显变化。

【影像学表现】

1.X线表现

（1）急性化脓炎症期 多位于上叶后段及下叶背段，一般为单发病灶，早期呈大片状实变影，可占据一个或多个肺段，密度较均匀，边缘模糊。

（2）排脓期 随着病情进展，病灶发生液化坏死，坏死物经支气管排出后形成空洞。典型的空洞为厚壁空洞，洞内常可见气液平面，洞壁内缘较光滑或不规则。急性期因脓肿壁外周炎性浸润，边缘模糊，呈大片状模糊影（图4-5-7）。急性肺脓肿可伴邻近胸膜增厚或有少量胸腔积液，也可因脓肿破入胸腔引起局限性脓胸或脓气胸。

（3）慢性期 急性肺脓肿周围炎性浸润被吸收，边界变清晰，病灶周围形成纤维化病灶，内部可形成纤维分隔，出现多房样空洞，多个气液平面，有的空洞内可无气液平面；脓肿壁可厚可薄，可牵拉邻近胸膜致增厚、粘连。

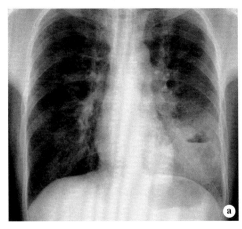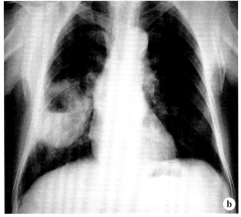

图4-5-7 肺脓肿X线表现

a.左下肺野见大片状致密影，边缘模糊，其内见一空洞，有气液平面；b.右肺野见一类圆形空洞，空洞内壁不光整，其内可见液平面，其外缘较清晰

2. CT表现　CT检查更易显示实变影中早期的坏死、液化灶，从而可以早期诊断。CT对于脓肿壁的显示较X线胸片更清晰（图4-5-8），易于判断脓腔内及周围的情况，鉴别脓肿的位置，发现少量的胸腔积液、局部胸膜不规则增厚；也可判断脓肿是否破入胸腔而导致局限性脓胸或脓气胸等。

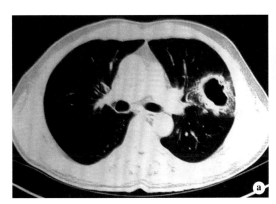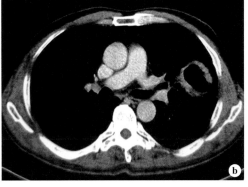

图4-5-8 肺脓肿CT表现

胸部HRCT平扫肺窗（a）、纵隔窗示（b）：左肺上叶可见类圆形软组织密度影伴厚壁空洞，空洞内壁光滑，外壁炎性渗出模糊不清，周围可见大片状稍高密度影

【诊断与鉴别诊断】　肺脓肿的影像学表现多具特异性，不同时期病变影像学表现不一，需与以下几种疾病鉴别。

（1）大叶性肺炎　与肺脓肿早期影像学表现类似。临床上无大量黄脓痰，病灶呈段或叶分布，多无液化坏死及空洞形成，CT增强时显示脓肿壁有助于鉴别。

（2）浸润性肺结核　结核空洞一般少有气液平面，其周围可见卫星灶，有时伴有同侧或对侧播散病灶。临床有结核中毒症状，痰结核分枝杆菌检查等有助于与慢性肺脓肿鉴别。

（3）肺囊肿继发感染　肺囊肿呈圆形，腔壁薄而光滑，常伴有液平面，周围炎症反应少。

（4）肺癌空洞　洞壁多呈偏心性，内壁凹凸不平，外缘呈分叶状、毛刺状等征象可加以鉴别。此外，多发性肺脓肿需与肺转移癌相鉴别。

【影像学检查方法优选】　胸部正侧位X线片是肺脓肿最常用的影像学检查方法，胸部CT检查可进一步了解病变，以便进一步明确诊断，对于一些不典型肺脓肿可行胸部CT增强扫描检查，用于与其他疾病进行鉴别诊断。

五、肺炎性假瘤

肺炎性假瘤（pulmonary inflammatory pseudotumor）为增生性炎症，由成纤维细胞、淋巴细胞、异物巨细胞、组织细胞等组成肉芽肿。外观似肿瘤样团块。

【病理与临床】 肺炎性假瘤为肉眼观呈肿瘤样的增生性炎症病灶，是慢性炎症的一种特殊大体形态。根据组织成分，肺炎性假瘤可分为4型：乳头状增生型、组织细胞和成纤维细胞增生为主型、血管瘤样型、淋巴瘤样型。肺炎性假瘤大体呈圆形或椭圆形，直径一般为1～6cm，有假包膜形成者与肺组织分界清楚。

临床症状中以咳嗽常见，痰中带血少见，有的病变无明显临床症状，常于查体时发现。发病年龄在30～40岁，男性多于女性。

【影像学表现】

1. X线表现 肺炎性假瘤可发生于两肺的任何部位，多位于肺外周带，直径为1～4cm；呈圆形或椭圆形，无分叶，内部密度均匀，可伴有钙化或坏死液化，周围可见不规则条索影，邻近胸膜可局限性增厚、粘连。有假性包膜者边界清晰，少部分病灶边缘可出现毛刺。随访观察常数年内无明显变化。

2. CT表现 肺内单发圆形或类圆形软组织肿块影。密度较均匀，部分可出现不规则钙化、小空洞或空气支气管征。多数病灶边缘光滑、锐利，少数可有毛刺样改变。邻近胸膜可受牵拉，尖角指向胸膜，宽基底位于肿块部。周围肺纹理受压改变，有时可见不规则条索影。增强CT检查时，强化程度取决于瘤体内成分，特别是血管成分，可表现为不强化、周边强化或均匀轻度强化（图4-5-9、图4-5-10）。

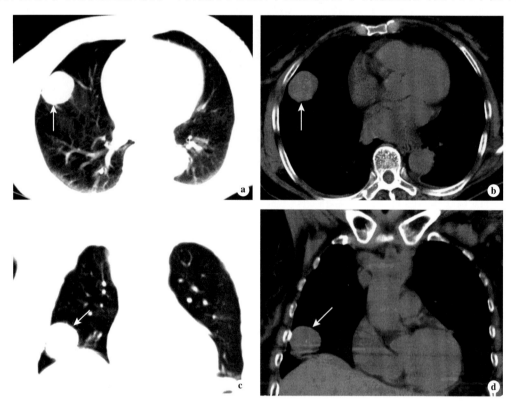

图4-5-9 肺炎性假瘤CT表现

a、b. CT平扫；c、d. 冠状面重组，示右下肺一类圆形高密度病灶（↑），其密度较均匀，内可见点状钙化，边缘光整

【诊断与鉴别诊断】 肺炎性假瘤的影像学表现缺乏特征性，常位于肺外周带，轮廓光整，周围结构受压移位，邻近胸膜缘可出现尖角状粘连，动态观察长时间可无明显变化。本病需与以下几种疾病相鉴别。

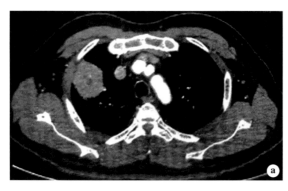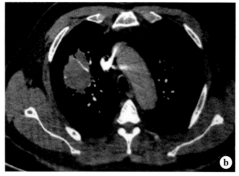

图4-5-10 胸部CT增强扫描

右肺上叶胸膜下可见一类圆形肿块影，动脉期病灶明显强化，其内可见边界清晰、小圆形低密度灶，静脉期病灶内可见血管穿行

（1）结核球 是继发性肺结核的一种亚型，周围常可见卫星灶，且其内常可见斑点、片状钙化，边缘清晰、锐利，CT增强检查可见轻度环形强化或无强化。如有结核感染史，则更易鉴别。

（2）周围型肺癌 肺炎性假瘤患者年龄较轻，无特殊临床症状，而肺癌患者年龄偏大，临床上多有咳嗽及咯血病史，影像学呈分叶征、短细毛刺征、胸膜凹陷征及血管集束征等征象，CT增强检查呈明显强化等特点有助于鉴别。

【影像学检查方法优选】 肺炎性假瘤首选的影像学检查方法是胸部正侧位X线片，但其影像学表现缺乏特异性。胸部CT平扫和增强扫描可动态观察病变，便于进行鉴别诊断，但胸片和胸部CT表现均无绝对特征性，HRCT可显示病变细节，便于早期诊断。胸部MRI检查通过信号变化用于分析病变内部组织成分。

第6节 肺 结 核

肺结核（pulmonary tuberculosis）是由结核分枝杆菌复合群引起的慢性呼吸道传染性疾病，人肺结核的致病菌中有90%为结核分枝杆菌。

【病理与临床】 基本病理变化包括以下三种。①渗出性病变：出现于早期或机体免疫力低下、菌量多、毒力强或变态反应较强时，主要表现为渗出性肺泡炎。②增生性病变：当细菌量少，毒力较低或人体免疫反应较强时，表现为以增生为主的结核结节，具有诊断价值。③坏死性病变：在细菌量多、毒力强、机体免疫力低或变态反应强时，上述以渗出或增生为主的病变均可继发干酪样坏死，形成空洞，沿支气管播散或血行播散至肺内及全身。渗出、增生及坏死性病变可同时存在于同一病灶内，但多以其中某一种病变为主。

咳嗽、咳痰是肺结核最常见的症状，一般为干咳或咳少量黏液痰，有空洞形成时痰量增多。部分肺结核患者可无明显症状；出现全身症状时可表现为低热、盗汗、乏力、食欲减退和消瘦等。肺结核主要以临床症状、影像学表现及细菌学检查或纤维支气管镜检查为依据进行综合诊断。

【结核病分类】

1. 原发性肺结核 包括原发综合征和胸内淋巴结结核（儿童尚包括干酪性肺炎和气管、支气管结核）。

2. 血行播散性肺结核 包括急性、亚急性和慢性血行播散性肺结核。

3. 继发性肺结核 包括浸润性肺结核、空洞型肺结核、结核球、干酪性肺炎、纤维空洞型肺结核。

4. 气管、支气管结核 包括气管、支气管黏膜、黏膜下层、平滑肌、软骨及外膜的结核病。

5. 结核性胸膜炎 包括结核性干性胸膜炎、结核性渗出性胸膜炎和结核性脓胸。

一、原发性肺结核

原发性肺结核是结核分枝杆菌首次侵入人体肺部感染所引起的肺结核病，仅有5%～15%发展成临床活动性结核病。最常见于儿童，少数见于未感染过结核分枝杆菌的青少年及成人。

（一）原发综合征

结核分枝杆菌经呼吸道吸入肺泡，最先引起的急性渗出性病变称为原发病灶。原发病灶中的结核分枝杆菌很快侵入病灶周围淋巴管并向局部淋巴结蔓延，引起结核性淋巴管炎及结核性淋巴结炎。肺部的原发病灶、局部淋巴管炎及肺门淋巴结结核三者合称为原发综合征，可伴有邻近胸膜反应，但此型在临床上并不多见。

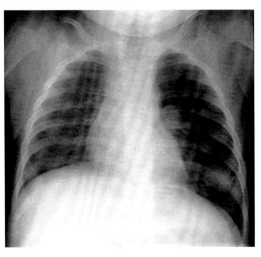

图4-6-1 原发综合征X线表现
左下肺斑片状原发病灶，左肺门淋巴结肿大，原发病灶与肺门之间见细线状影

【影像学表现】

1. X线表现 典型表现为哑铃状征：系原发病灶、淋巴管炎与肿大的肺门淋巴结连接在一起形成的征象（图4-6-1）。①原发病灶表现为肺内局限性的斑片状或云絮状阴影，边界不清。②淋巴管炎表现为自原发病灶向肺门处走行的不规则条索状或线状模糊影。③肺门和（或）纵隔淋巴结肿大表现为向同侧肺野凸出的类圆形致密影。少数患者原发病灶范围较大，可掩盖淋巴管炎与淋巴结炎。

2. CT表现 CT平扫能清晰显示肺内原发病灶、引流淋巴管炎与肺门肿大淋巴结，能具体显示淋巴结数量、部位、分布及是否钙化，也易于显示因肿大淋巴结压迫支气管等引起的肺叶或肺段不张，并能敏感显示原发病灶邻近的胸膜改变。CT增强可以显示肿大淋巴结呈环形强化或分隔样强化，中心为无强化的干酪样坏死区。

（二）胸内淋巴结结核

原发病灶经治疗后容易吸收，但淋巴结炎因伴有不同程度的干酪样坏死，愈合缓慢，且愈合后容易残留钙化。原发病灶吸收后，肺门或者纵隔区向肺野凸出的类圆形高密度影称为胸内淋巴结结核。淋巴结内部的干酪灶侵及血管及支气管产生血行或者支气管播散，表现为肿大淋巴结伴有周围组织渗出性炎性浸润，称为炎症型。淋巴结周围炎吸收后，形成一层结缔组织包绕，称为结节型。

【影像学表现】

1. X线表现

（1）炎症型 自肺门向外扩展的类圆形高密度影，周围肺组织分界不清。若累及气管旁淋巴结，可发现上纵隔影一侧或两侧呈弧形增宽，边缘轮廓不清。

（2）结节型 为肺门或纵隔区凸出的圆形、卵圆形高密度影，边界清，以右侧肺门常见（图4-6-2）。

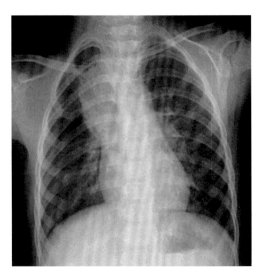

图4-6-2 胸内淋巴结结核X线表现
右上纵隔局限性肿块向肺野凸出

2. CT表现 CT检查可清晰显示肺门及纵隔肿大淋巴结,包括大小、形态、分布及密度等;更能显示X线片不易显示的隆突下肿大淋巴结。CT增强能早期显示原发病灶内的干酪样坏死,表现为病灶中心不强化的相对低密度区,而周边呈现为环形强化。

【诊断与鉴别诊断】 儿童或青少年,平片或CT上显示由原发病灶、淋巴管炎和肿大的肺门淋巴结连接形成的哑铃状征象;或出现单纯肺门淋巴结肿大,结合临床不规则发热、慢性咳嗽、消瘦、乏力等症状,即可诊断为本病。本病需与大叶性肺炎、支气管肺癌、淋巴瘤等疾病鉴别。

1. 肺内原发病灶与大叶性肺炎鉴别 前者多呈斑片状或云絮状,伴有肺门淋巴结肿大;后者病变范围较大,肺门淋巴结常不增大。

2. 胸内淋巴结结核与支气管肺癌鉴别 后者发病年龄多较大,肺内病灶可有分叶和毛刺等征象,肿大淋巴结多融合,容易侵犯周围血管或气管,引起压迫症状较重,纤维支气管镜检查可有助于鉴别。

3. 胸内淋巴结结核与淋巴瘤鉴别 后者常表现为两侧肺门淋巴结肿大,内部较少坏死,多数无肺结节等肺内病灶。

二、血行播散性肺结核

血行播散性肺结核是由结核分枝杆菌侵入血液循环并播散入肺内所致的两肺弥漫性病变。根据结核分枝杆菌侵入血液循环的方式、数量、次数及机体反应情况,分为急性、亚急性与慢性血行播散性肺结核。

(一)急性粟粒性肺结核

急性粟粒性肺结核为大量结核分枝杆菌一次或短期内数次侵入血液循环所致。

【影像学表现】

1. X线表现 病变初期,X线仅见肺纹理增多或呈磨玻璃样密度改变,约2周后两肺表现为典型的三均匀征,即两肺分布均匀、大小均匀、密度均匀的弥漫粟粒样(直径1~3mm)密度增高影,边界较清楚。

2. CT表现 与X线表现相似,能更早地显示粟粒样结节,特别是高分辨率CT能清晰地显示弥漫性粟粒性病灶(图4-6-3)。

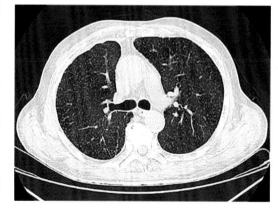

图4-6-3 急性粟粒性肺结核CT表现
两肺分布均匀、大小均匀、密度均匀的弥漫粟粒样小结节影

(二)亚急性或慢性血行播散性肺结核

亚急性或慢性血行播散性肺结核为少量结核分枝杆菌在较长时间内反复多次侵入血液循环并播散入肺所致。

【影像学表现】

1. X线表现 多以增殖性病灶为主,表现为"三不均匀"的特点,即两肺病灶形态大小不均匀、密度不均匀、分布不均匀,多以两侧中、上肺野分布为多。旧的硬结病灶、大的病灶多位于上肺野,新的病灶多位于下肺野。

2. CT表现 与X线表现相似,CT更利于显示病灶的分布、密度及大小,更易于显示部分病灶内的小空洞或钙化灶(图4-6-4)。

【诊断与鉴别诊断】 依据影像学两肺弥漫分布小结节病灶,结合临床畏寒、发热、盗汗、乏力、

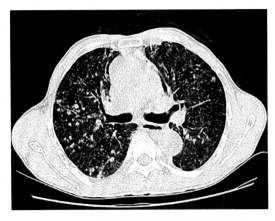

图 4-6-4 亚急性血行播散性肺结核 CT 表现
两肺分布不均匀、大小不均匀、密度不均匀的多发病灶

消瘦、咳嗽等症状，即可考虑本病。需与肺弥漫型转移瘤、弥漫型肺泡细胞癌、硅沉着病等疾病鉴别。

1. 肺弥漫型转移瘤 两肺病灶多大小不等，以两侧中下肺野为主，结节灶短期内逐渐增大，多有原发肿瘤病史，临床上常出现消瘦、虚弱、胸痛等症状。

2. 弥漫型肺泡细胞癌 病灶分布呈内带较外带多，上肺较下肺多（但肺尖病灶较少），病灶大小不等，可融合呈团片或较大结节，可出现肺间质性改变、胸腔积液、胸壁骨质破坏等恶性征象。

3. 硅沉着病 多有明确硅尘接触史，肺部已显示弥漫性病变而临床症状相对较轻；硅结节融合呈团块，可在两肺呈对称蝶翼状分布，多伴有肺气肿，两肺门增大、增浓或伴钙化。

三、继发性肺结核

继发性肺结核为体内潜伏病灶中的结核分枝杆菌重新活动（内源性），或再次由外界感染结核分枝杆菌（外源性）而发生的肺结核病，是肺结核病中最常见的类型，主要见于成人。病理上通常为渗出性病变、增生性病变和坏死性病变（干酪样坏死）同时存在，可以互相转化。

【影像学表现】 继发性肺结核的重要特点是病变呈现多样性和具有好发部位，前者是指肺结核病灶内可出现渗出、增殖、纤维化、干酪样坏死、空洞、钙化及其他肺野播散病灶等。后者是指肺结核病变多易发生在肺上叶尖段、后段及下叶背段，常常是多肺段受累。

1. X 线表现

（1）渗出浸润为主型 表现为多发大小不等的斑点片状影，边缘模糊；部分病灶伴空洞形成，可呈薄壁或厚壁空洞（图 4-6-5）。

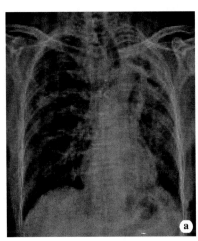
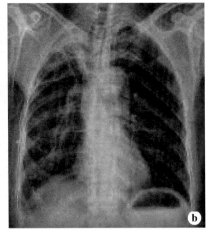
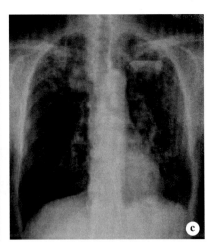

图 4-6-5 浸润性肺结核 X 线表现
a、b、c 为 3 名不同患者，均显示上肺野多发斑点片状影，伴空洞形成

（2）干酪为主型 主要包括结核球与干酪性肺炎。①结核球：是指干酪性病变被纤维组织包围形成的球形病灶，多数单发，大小多为 2～3cm，边界清，密度较高，内部可见斑点、层状或环状钙化灶。结核球周围多见散在的纤维增殖性病灶，称为卫星灶。②干酪性肺炎：因大量结核分枝杆菌侵入

肺组织后迅速引起的干酪样坏死性肺炎，表现为肺段或者肺叶大片实变，边界不清，其内密度欠均匀，可见单个或散在多量虫蚀样空洞；肺叶的体积多因肺组织广泛破坏而缩小；在同侧或对侧肺野有时可见经支气管播散的斑点或斑片状病灶，边缘模糊，以下肺多见。

（3）空洞为主型：主要由纤维厚壁空洞、广泛的条索状纤维化病变和支气管播散病灶构成病变的主体，是结核病的主要传染源。因肺组织广泛的纤维收缩，多使同侧肺门上提，肺纹理垂直向下呈垂柳状，可合并支气管扩张；未被累及的肺野表现为代偿性肺气肿改变。两肺病灶邻近胸膜多增厚。广泛的肺纤维化及胸膜增厚引起同侧胸廓塌陷，邻近肋间隙变窄，纵隔受牵拉向患侧移位，肋膈角变钝（图4-6-6）。

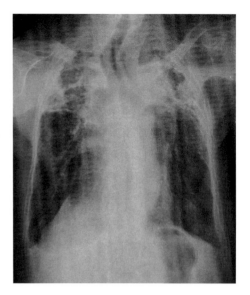

图4-6-6 纤维空洞型肺结核X线表现

双上肺野可见不规则的空洞，周围有大量条索状纤维性改变，双肺门上提，肺纹理呈垂柳状，膈面升高

2. CT表现

（1）渗出浸润为主型 病灶表现为多发结节状、不规则斑片状及条索影，密度不均，部分病灶中可出现小空洞，有时可见同侧肺门的引流支气管影。增殖性病灶密度较高且边缘清楚，病灶内或周围可伴有不规则钙化灶。浸润性病变多与纤维化并存，可伴有邻近支气管扩张，也可出现局限性阻塞性肺气肿表现。

（2）干酪为主型 ①结核球的CT表现与X线相似，但CT更容易显示结核球内的小钙化灶、小空洞及周围的小卫星灶，更有助于结核球的诊断（图4-6-7）；增强检查病灶可不强化或仅轻度强化。②干酪性肺炎表现为上叶的大叶性实变，其中可见多个虫蚀样小空洞。

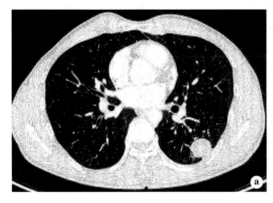
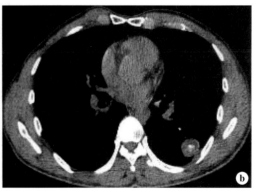

图4-6-7 结核球CT表现

a. CT平扫肺窗可见左肺内类圆形高密度影，周围可见卫星灶；b. CT平扫纵隔窗可见轮廓较光滑的类圆形病灶，其内可见钙化

（3）空洞为主型 主要表现为单发或多发空洞病灶，周围有较多的纤维条索影。常见肺纹理紊乱、钙化、支气管扩张与肺门、纵隔移位等征象；两侧肺野可见新旧不一的结节状支气管播散病灶及胸膜增厚、粘连与钙化，胸廓塌陷等改变。

3. MRI表现 渗出及干酪性病变通常表现为较高信号，增殖病灶可呈中等信号，纤维化病灶为低信号，钙化常为更低信号，斑点状钙化不能显示。结核球在T_1WI与T_2WI上多表现为中等信号，若中心出现空洞，则为低信号。空洞为主型病变因肺组织大量纤维化，表现为T_1WI与T_2WI均呈较低信号或低信号，空洞内气体呈极低信号。

【诊断与鉴别诊断】 痰结核分枝杆菌检查是确诊肺结核的主要方法。依据病变在好发部位（两肺上叶尖后段及下叶背段）及表现为多样性的影像学特征，结合临床表现如午后低热、盗汗、乏力、食欲不振、体重减轻等全身中毒症状,咳嗽、咳痰、咯血、胸痛和呼吸困难等呼吸系统症状,可诊断本病,需与以下疾病鉴别。

1. 干酪性肺炎与大叶性肺炎鉴别 前者多见虫蚀样空洞,同侧或对侧肺野常见支气管播散病灶;后者病灶密度相对较均匀,部分可见空气支气管征,在叶间裂处边缘清楚,无其他肺内播散病灶。

2. 空洞为主型肺结核与肺脓肿鉴别 前者空洞常为多发,且伴有广泛纤维化病变及支气管播散病灶等;后者急性期多为厚壁空洞且伴有气液平面,边缘多模糊不清;慢性期可为多发空洞及纤维化改变,但无支气管播散病灶。

3. 结核球与周围型肺癌鉴别 前者呈圆形或椭圆形,边界清,密度常较高,可伴较大钙化,周围多有卫星灶;后者常有空泡征、分叶征、毛刺征及胸膜凹陷征等恶性征象,增强扫描强化程度较前者显著。

四、气管、支气管结核

气管、支气管结核主要表现为气管或支气管壁不规则增厚、管腔狭窄或阻塞,狭窄支气管远端肺组织可出现继发性不张或实变、支气管扩张及其他部位支气管播散病灶等。女性发病率高于男性。需通过支气管镜获得标本进行组织病理学检查来确诊。由于其非特异性临床表现,气管、支气管结核往往延误诊断。气管、支气管结核在临床上分为活动性疾病和纤维化疾病。

【影像学表现】 气管、支气管结核好发于上叶尖后段、中叶、舌段和下叶背段支气管。胸部影像学检查阴性时不能排除支气管结核。

1. X 线表现 90%以上合并有肺内病变,少数患者肺内无病灶。

2. CT 线表现 主要表现为气管支气管壁不均匀不规则增厚伴钙化,管腔狭窄或闭塞、内膜凹凸不平,可有腔内小结节影,伴有阻塞性肺炎、阻塞性肺不张及小叶中心结节、空洞等肺结核的征象。CT三维重组技术可提供病变范围、支气管受累长度等有用信息,有助于判断病变是否处于活动期。活动期支气管壁水肿,形态不规则;纤维化阶段支气管壁光滑,没有明显的气道壁增厚或水肿。

【诊断与鉴别诊断】

1. 与中央型肺癌鉴别 中央型肺癌增厚支气管壁范围局限,局部形成肿块,远端阻塞性病灶不伴空洞及支气管播散病灶。

2. 与慢性阻塞性肺疾病(COPD)鉴别 COPD小气道病变多发,较少累及气管、主支气管,常伴有肺气肿、磨玻璃影及间质性改变。

3. 与支气管扩张鉴别 支气管扩张呈囊、柱状,管壁增厚,管腔增宽。

4. 与先天性支气管闭锁鉴别 支气管闭锁患者病变支气管呈索状结构,无管壁增厚钙化,多合并闭锁远端支气管源性囊肿样改变。

五、结核性胸膜炎

结核性胸膜炎是结核分枝杆菌及其代谢产物进入高敏状态的胸膜腔所引起的胸膜炎症,可见于原发性或继发性结核。临床上可分为干性和渗出性结核性胸膜炎两种,前者不产生明显渗液,影像学检查时阳性征象少;后者是由于机体对结核分枝杆菌的高过敏性反应,极易产生渗液,多为单侧,液体一般为浆液性,偶为血性,多呈游离状态,也可局限于胸腔某一部位。病程较长者,易引起胸膜增厚、粘连、钙化,形成包裹性胸腔积液。

【影像学表现】 在影像学上,干性结核性胸膜炎多呈阴性表现;渗出性结核性胸膜炎表现为胸腔积液征象。

1. X线表现

（1）游离性胸腔积液　能随患者体位变化而改变分布。立位检查时，积液量大于250ml，胸部X线检查可发现。少量积液表现为肋膈角变钝，中等量积液表现为凹面向上的弧形影；大量积液时，整个一侧胸腔呈致密影，或仅见小部分肺组织影。患侧肋间隙增宽，纵隔向健侧移位。

（2）肺底积液　聚集在肺底与膈中间，立位胸片表现为患侧膈升高；卧位摄影表现为患侧均匀一致性密度增高影，正常膈可见。

（3）叶间积液　侧位片易于显示，为叶间裂走行区密度均匀的梭形或椭圆形致密影。

（4）包裹性积液　表现为密度均匀的半圆形或扁丘形致密影突向肺野，基底紧贴胸壁内缘，边界清楚。

2. CT表现　少量游离性胸腔积液呈沿后胸壁的弧形或新月形均匀密度增高影，积液量多时可呈半月形。大量胸腔积液可压迫邻近肺组织引起不同程度的不张。肺底积液、叶间积液及包裹性积液，CT检查均能明确诊断（图4-6-8）。

3. MRI表现　积液在T_1WI上的信号高低与积液内蛋白质含量或有无出血相关。蛋白质含量越高，T_1WI上的信号越高。血性胸腔积液在T_1WI上呈明显高信号。各种性质积液在T_2WI上均呈高信号。

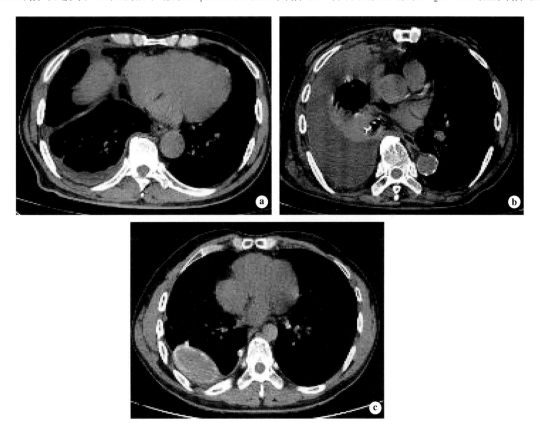

图4-6-8　渗出性结核性胸膜炎CT表现

a. CT平扫纵隔窗可见右侧少量胸腔积液，右侧少量叶间积液；b. CT平扫纵隔窗可见右侧大量胸腔积液伴邻近肺组织不张；c. CT平扫纵隔窗可见右侧局部包裹性胸腔积液

【诊断与鉴别诊断】　儿童及青少年出现胸腔积液多为渗出性结核性胸膜炎导致。中老年患者出现胸腔积液，尤其是积液量较多时，需与胸膜转移瘤及恶性间皮瘤相鉴别。胸膜的恶性肿瘤多表现为大量积液，肋胸膜及纵隔胸膜增厚，有胸膜肿块或结节。

【影像学检查方法优选】

1. 胸部X线　是诊断肺结核的重要方法，常用于肺结核筛查。

2. 胸部CT　能显示隐蔽和微小病灶，能清晰显示各型肺结核病变的特点和性质，与支气管的关系，有无空洞，以及进展或吸收变化情况；能准确显示纵隔淋巴结肿大情况，有助于诊断及鉴别诊断。也可用于引导穿刺、引流和介入性治疗等。

3. MRI 一般不用于常规检查。

第7节 肺 肿 瘤

肺肿瘤是指发生在肺实质及肺间质的肿瘤，按来源分为原发性和继发性两大类，按生物学特性分为良性和恶性，良性肺肿瘤较少见，原发恶性肺肿瘤以原发性支气管肺癌常见。

一、支气管肺癌

原发性支气管肺癌（primary bronchogenic carcinoma）是肺内最常见的肿瘤，是发病率和病死率较高的恶性肿瘤，病因与发病机制尚不明确，与吸烟、环境污染、职业暴露、遗传因素等相关。近年来发病率逐渐增高，严重危害人类健康。

【病理与临床】 肺癌起源于支气管上皮、细支气管或腺体及肺泡上皮。在组织学类型上分为小细胞肺癌及非小细胞肺癌，后者主要包括鳞状上皮细胞癌（鳞癌）、腺癌、腺鳞癌、大细胞癌等。

影像学上通常按肺癌发生的部位分为三型。①中央型：是指肿瘤发生在肺段及肺段以上的支气管，有管内型、管壁型、管外型三种生长方式，以鳞状上皮细胞癌和小细胞肺癌较多见；②周围型：是指肿瘤发生在肺段以下的支气管；③弥漫型：是指肿瘤发生在细支气管或者肺泡，弥漫性分布于两肺。

肺癌的临床症状与体征取决于原发肿瘤的发生部位、大小、对周围结构的侵犯及转移情况等，肺癌进展到一定程度常表现为咳嗽、咯血、喘鸣等。早期一般无症状，多在体检中偶然发现。

【影像学表现】

1. 中央型肺癌

（1）X线表现

1）直接征象：癌灶较小时X线胸片可无异常发现或仅表现为一侧肺门轻度增大；肿瘤增大后可显示为肺门区不规则高密度肿块影，边缘常较清楚。

2）间接征象：为肺癌组织引起支气管的阻塞征象，包括阻塞性肺气肿、阻塞性肺炎及阻塞性肺不张。①阻塞性肺气肿：早期因支气管不完全阻塞产生活瓣作用引起肺泡过度充气所致，表现为肺野透亮度增高，肺纹理稀疏，叶间裂、纵隔及膈受压移位。②阻塞性肺炎：表现为病变支气管支配的相应肺组织呈局部斑片状密度增高影或肺段、肺叶的小片状或大片状实变影，边界不清。病变不易吸收，或吸收后在同一部位反复发作。③阻塞性肺不张：当支气管被肿瘤组织完全阻塞时则出现肺不张，相应肺体积缩小，密度增高，周围结构向病变处牵拉移位。右肺上叶的中央型肺癌常伴有典型的横S征，表现为右肺上叶体积缩小，水平裂向上向内移位，凹面向下并与肺门区肿块下缘相连，形成反置的或横置的S状，称为反S征或横S征（图4-7-1）。

3）转移征象：肺门淋巴结转移可引起肺门影增大，纵隔淋巴结转移表现为纵隔影增宽，其他转移常表现为肺内结节、胸腔积液、肋骨破坏等。

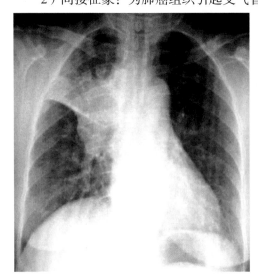

图4-7-1 中央型肺癌合并阻塞性肺不张X线表现
右上叶肺不张与肺门肿块下缘构成横S征

（2）CT表现

1）直接征象：即瘤体征象，可见肺门区分叶状肿块或病变支气管腔内结节样及息肉样影（图4-7-2），常伴有支气管壁不规则增厚、管腔狭窄与截断。

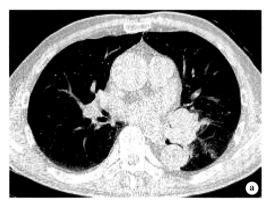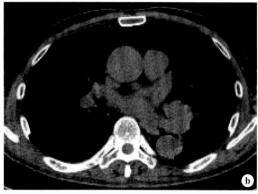

图4-7-2 中央型肺癌CT表现

a.CT平扫显示左肺门区分叶状肿块，左肺下叶支气管狭窄闭塞，周围见阻塞性肺炎；b.纵隔窗显示左肺门淋巴结肿大

2）间接征象：CT可清晰显示病变支气管狭窄导致的阻塞性肺气肿、阻塞性肺炎或阻塞性肺不张，当阻塞远端的支气管扩张腔内充满黏液时表现为V形或Y形阴影，称为黏液支气管征；有时呈指套状改变，称为指套征。CT增强扫描有助于区分肺门区的肿块和远端的阻塞性肺不张，表现为肿块的强化程度低于肺不张组织。

3）转移征象：主要表现为肺门和纵隔的淋巴结肿大、融合，常见于气管隆嵴下、主肺动脉窗、主动脉弓旁、上腔静脉后、气管旁及两肺门等处，增强扫描显示更明显。其他转移可表现为肺内结节、胸腔积液、肋骨破坏等，CT影像均可清晰显示。

（3）MRI表现 MRI可显示肿块形态、大小、信号及支气管狭窄等情况，也可显示肿块对邻近血管及心脏的侵袭、纵隔淋巴结肿大等，有助于临床分期。

2.周围型肺癌

（1）X线表现

1）形态与密度：直径2cm以下的肺癌多表现为结节影，也可为斑片状磨玻璃影或混合磨玻璃影，边缘毛糙。较大的肿瘤多呈分叶状，密度可不均匀，部分可形成厚壁空洞，且厚薄不均，内壁不光整（图4-7-3）。

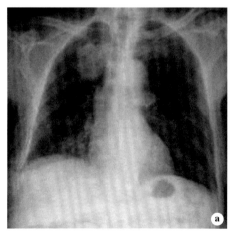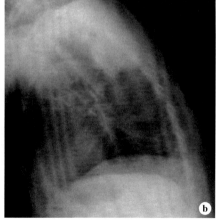

图4-7-3 右肺周围型肺癌X线表现

a、b.胸部正、侧位片显示右上肺占位，病灶形态不规则，呈分叶状

2）边缘与邻近结构：常见征象有毛刺征、胸膜凹陷征、血管集束征、小叶阻塞性肺炎等。毛刺征表现为肿瘤边缘短细而僵直的细线影呈放射状排列；胸膜凹陷征表现为肿瘤与脏胸膜间的线形、幕状、星形或楔形影；血管集束征表现为病灶周围可见一支或多支血管结构受病灶的牵拉而向病灶方向集中或通过病灶或在病灶边缘截断的表现。肿瘤侵犯支气管引起阻塞性肺炎，表现为肿瘤周围的斑片状影。

3）转移征象：可表现为肺内多发结节或弥漫粟粒样结节转移灶，胸腔积液、胸膜结节状增厚及肋骨破坏等。

（2）CT表现

1）形态与密度：瘤体多为类圆形、不规则形，肿瘤分叶征较常见，表现为肿块边缘凹凸不平（图4-7-4a）。周围型肺癌病灶分为肿块、实性结节、磨玻璃样密度结节和混合密度结节。若结节内见直径小于5mm的小透亮区，为空泡征（图4-7-4b），多见于体积小的肺腺癌。肺癌增强后的CT值比平扫增加15～80Hu，呈均匀或不均匀强化。

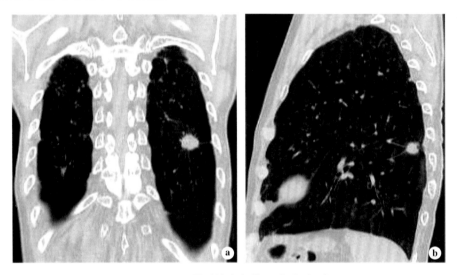

图4-7-4　周围型肺癌各种CT征象（1）

a.分叶毛刺征；b.空泡征

2）边缘与邻近结构：CT可更清晰地显示肿瘤边缘的毛刺征（图4-7-4a）、胸膜凹陷征（图4-7-5a）、血管集束征（图4-7-5b）及小叶阻塞性肺炎等征象。

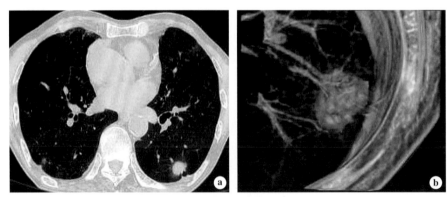

图4-7-5　周围型肺癌各种CT征象（2）

a.胸膜凹陷征；b.血管集束征

3）转移征象：肿瘤在肺内血行转移可形成多发结节或粟粒状阴影；肿瘤侵犯淋巴管形成癌性淋巴

管炎，表现为支气管血管束增粗，有小结节及不规则细线、网状影；转移到胸内淋巴结引起肺门及纵隔淋巴结肿大；胸膜转移表现为胸膜结节和胸腔积液；骨转移表现为胸椎及肋骨破坏。

（3）MRI表现　MRI显示肺结节与肿块的征象不如CT，但MRI的三维成像技术可用于肿块的准确定位，尤其是肺尖和靠近纵隔的病灶；可以显示肿瘤对胸壁、脊椎、心脏与大血管的侵犯情况和纵隔淋巴结转移的情况。肺肿瘤在T_1WI上多呈略低或中等信号，T_2WI呈不均匀高信号，增强表现与CT增强相似。

3. 弥漫型肺癌

（1）X线表现　两肺多发弥漫分布大小不等结节或斑片状影，或多发肺叶、肺段的实变影。常以两肺中下野较多。

（2）CT表现　可分为两类。①两肺弥漫分布大小不等的小结节或小斑片状影，内可伴有空泡征或小泡征（表现为小泡状透亮影）。②呈肺段、肺叶分布的多发肺实变影，内可伴有空气支气管影，特点是支气管不规则狭窄，管壁扭曲、僵硬，呈枯树枝状，称枯枝征，还可出现蜂窝征；增强扫描可在肺实变的病灶中出现强化血管影，称为血管造影征。

【诊断与鉴别诊断】

1. 中央型肺癌　诊断要点为肺门区肿块，病变支气管壁增厚，腔内或腔外出现肿块，引起阻塞性肺炎或阻塞性肺不张。需与支气管内膜结核鉴别。支气管内膜结核病变范围较广泛，支气管壁内缘不光整，但其外缘光滑，管壁增厚较轻，多不形成管壁肿块，可出现管腔狭窄后再扩张表现，远端肺部组织可出现支气管播散病灶，常需支气管镜活检确诊。

2. 周围型肺癌　诊断要点为肺内不规则孤立性结节或者肿块，边缘多见毛刺征、分叶征、血管集束征及胸膜凹陷征等征象。周围型肺癌需与炎性性假瘤、结核球及肺错构瘤鉴别。炎性假瘤通常边缘光整清楚，偶有边缘较粗长毛刺；结核球的边缘清晰，无毛刺，偶可见分叶，易出现各种形态钙化，病变的周围常有卫星灶；肺错构瘤通常边缘光整，无毛刺，在CT图像上可见到爆米花样钙化或脂肪密度影，有助于明确诊断。

3. 弥漫型肺癌　当肿瘤表现为两肺多发斑片状影及肺叶、肺段实变时，与肺部感染鉴别较困难。经抗感染治疗后病变不吸收且伴有淋巴结肿大者，有利于鉴别。

【影像学检查方法优选】　肺癌的医学影像学检查方法主要包括胸部X线摄影、胸部CT、MRI、PET-CT、超声、核素骨扫描等检查方法。

1. 胸部X线摄影　是胸部的基本检查方法，通常包括胸部正、侧位片。目前多用于入院常规检查或胸部术后复查等。

2. 胸部CT　是目前肺癌诊断、分期、疗效评价和随诊的主要影像学检查手段。

3. MRI　一般不用于肺癌的常规检查，但可选择性性用于以下情况：判断胸壁或纵隔受侵情况，显示肺上沟瘤与臂丛神经及血管的关系等。增强MRI检查可用于判定有无脑转移和局部骨转移。

4. PET-CT　是诊断肺癌、分期与再分期、手术评估、放疗靶区勾画（尤其合并肺不张或有静脉CT造影禁忌证时）、疗效和预后评估的最佳方法。PET-CT对于脑和脑膜转移诊断的敏感度相对较差，必要时需与脑部增强MRI联合诊断以提高检出率。推荐有条件者进行PET-CT检查。

5. 超声　一般不用于肺癌的常规检查，对浅表淋巴结、邻近胸壁的肺内病变或胸壁病变可进行超声引导下穿刺活检，还可用于检查有无胸腔积液及心包积液，并可进行超声定位抽取积液。

6. 核素骨扫描　是判断肺癌骨转移的常规检查，是筛查骨转移的首选方式。当核素骨扫描检查发现可疑骨转移时，可行MRI检查等进一步确认。

目前全球发布的肺癌筛查指南均推荐采用低剂量CT（LDCT）进行肺癌筛查。国内外多项研究均显示，与胸部X线比较，LDCT可显著提高肺癌的检出率并降低肺癌相关死亡率，具有较高的灵敏度和特异度。对于可疑的气道病变，建议采用支气管镜进一步检查。对于重度吸烟的患者，在条件允许的情况下，可行荧光支气管镜检查。

二、肺 转 移 癌

肺转移癌（lung metastasis）是指肺内或肺外的原发恶性肿瘤转移到肺内的肿瘤。转移途径包括血行转移、淋巴转移和肿瘤直接侵犯。

【病理与临床】 肺转移癌以血行转移最常见。癌栓到达肺小动脉及毛细血管后，可浸润并穿透血管壁，在肺间质或肺泡中生长，形成肺转移癌。少数可从肺门及纵隔的转移淋巴结逆行播散到肺内淋巴管。纵隔、胸壁的恶性肿瘤可以直接蔓延侵犯肺部。

肺转移癌的临床表现多样，早期可无明显症状；进展期可出现咳嗽、呼吸困难、胸痛、咯血、消瘦等，大部分患者以原发肿瘤症状为主，多伴有恶病质。小部分患者可无呼吸道症状而仅在肺部常规检查时发现，极少数肺转移癌患者未发现原发病灶。

【影像学表现】

1. X线表现 ①血行转移：主要表现为两肺多发、大小不一的结节状或肿块状影，密度均匀，边界清晰，以两肺中下野多见，也可以局限于一侧肺野。较小弥漫分布的转移灶可表现为粟粒样结节影，偶可表现为多发小斑片状影，边缘模糊。极少数可表现为肺内单发结节或肿块影。②淋巴转移：可表现为两侧肺门和（或）纵隔淋巴结肿大，并可见自肺门向外呈放射状分布的网状条索影，沿着条索影可见串珠样细小结节影。

2. CT表现 CT图像更有利于发现肺部的转移灶（图4-7-6）。①血行转移：表现为两肺随机分布的大小不等结节或球形肿块影，密度均匀，边缘光整，以两肺中下野及胸膜下区分布较多。部分转移癌可伴有空洞及钙化或骨化，多见于成骨肉瘤肺转移。②淋巴转移：CT对淋巴转移的诊断独具优势，主要表现为沿淋巴管分布的多发细小结节影，支气管血管束增粗，小叶间隔呈串珠样增厚，在叶间裂及胸膜下区亦可见小结节影，可伴有胸腔积液。CT更容易发现肺门及纵隔淋巴结肿大。

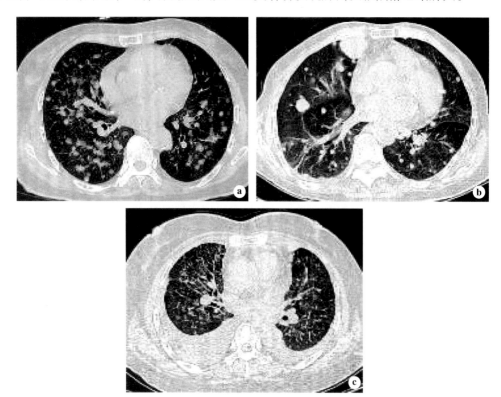

图4-7-6 肺转移癌CT表现

a、b. 血行转移；c. 淋巴转移伴胸腔积液

【诊断与鉴别诊断】 根据原发肿瘤的病史及典型影像学表现,可直接诊断肺转移癌。结节状肺转移癌需与肺炎、肺结核、硅沉着病、肺结节病等鉴别;淋巴转移的支气管血管束增粗需与间质性肺水肿鉴别。

【影像学检查方法优选】 肺转移癌的医学影像学检查方法主要包括X线摄影、CT、MRI、PET-CT、超声、核素显像等检查方法。X线摄影是常用检查方法,但容易漏诊5mm以下的转移结节。胸部CT是诊断肺转移癌的最佳检查方式。一般不采用MRI检查肺转移癌。

三、肺良性肿瘤

肺良性肿瘤病因尚不完全明确,主要受先天性发育异常、感染及环境因素等影响。

(一)肺错构瘤

【病理与临床】 肺错构瘤(pulmonary hamartoma)是正常肺组织因内胚层与间胚层发育异常而形成。按发生部位可分为中央型与周围型。位于肺段及肺段以上支气管腔内者称为中央型错构瘤。发生于肺段以下支气管及肺内的错构瘤称为周围型错构瘤,此型多见,在肺内形成结节与肿块,组织学上主要由软骨、平滑肌、纤维结缔组织和脂肪等组织构成。中央型错构瘤阻塞支气管可引起阻塞性肺炎与肺不张,继而出现咳嗽、咳痰、胸痛、发热等症状,此型瘤内脂肪组织较多。周围型错构瘤较小时无临床症状,多在体检时偶然发现,较大者可出现咳痰、咯血,可引起气短等压迫症状。

【影像学表现】

1. X线表现 周围型错构瘤主要表现为肺内孤立的类圆形结节或肿块影,边缘清楚,可有切迹,但无明显分叶;部分病灶内可有钙化,典型者呈爆米花样。中央型错构瘤多表现为阻塞性肺炎征象,即斑片状模糊影;阻塞性肺不张表现为肺叶、肺段实变,体积缩小。支气管腔内的小肿瘤病灶难以显示。

2. CT表现 周围型肺错构瘤多在2.5cm以下,少数可达5cm。主要表现为肺野周边部位的圆形或类圆形孤立性结节或肿块,边缘光滑部分可有切迹。典型征象为瘤体内斑点状或爆米花样钙化,并有脂肪组织成分,CT值为–120～–30Hu。增强扫描示多数病灶无明显强化(图4-7-7)。中央型错构瘤在薄层CT上可显示支气管腔内结节状病灶,边缘光整。

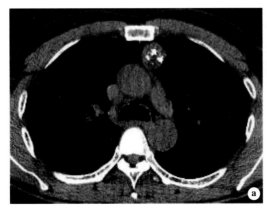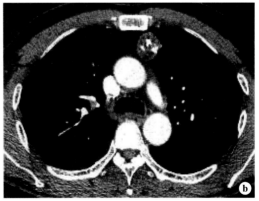

图4-7-7 肺错构瘤CT表现

a.CT纵隔窗可见左肺上叶一类圆形孤立性结节,边缘光滑,瘤体内见脂肪密度影及钙化影;b.增强扫描病灶无明显强化

【诊断与鉴别诊断】 周围型错构瘤边缘光整,内见爆米花样钙化与脂肪密度影,可与周围型肺癌及结核球鉴别,结核球多伴有空洞及卫星灶。中央型错构瘤应与中央型肺癌进行鉴别,错构瘤不引起

支气管壁增厚，肺门无肿块与淋巴转移，可与之鉴别。

（二）硬化性肺细胞瘤

【病理与临床】 硬化性肺细胞瘤（sclerosing pneumocytoma），曾称肺硬化性血管瘤（pulmonary sclerosing hemangioma，PSH），是一种起源于原始呼吸上皮的良性肿瘤。常具有一系列特征性组织学表现，包括实性、乳头状、硬化性和出血性结构，常表达雌激素受体（ER）和孕激素受体（PR）。多见于中年女性，可发生于任何肺叶，常无临床症状，偶有咳嗽、胸痛、咯血等。

【影像学表现】

1. X线表现 肺内单发圆形或类圆形结节或肿块，大小不等，边缘光整清晰，大部分病灶无明显分叶及毛刺，密度均匀，少数可有钙化，周围无卫星灶。

2. CT表现 肺内圆形或类圆形孤立性结节或肿块影，边缘光整，形态规则，密度均匀，无分叶、毛刺、空洞及卫星灶，偶有钙化，无胸膜凹陷征。典型征象为空气新月征和晕征，空气新月征即肿瘤的某一周边呈现弧形含气空腔，常位于肺门侧，且不伴体位变化。晕征表现为病灶周围斑片状磨玻璃影，可能与肿瘤局部出血有关。增强扫描病灶直径小于3cm时多均匀强化，大于3cm时多不均匀强化，与病灶内出血区、乳头状区、硬化区和实性区所占比例有关。典型征象为贴边血管征（图4-7-8），表现为肿瘤周边明显强化的点线状或弧形血管影，先于病灶早期强化并与肺动脉强化程度接近，与肿瘤压迫、推挤周围血管结构有关。

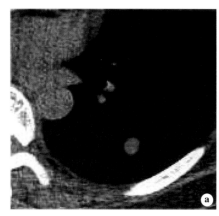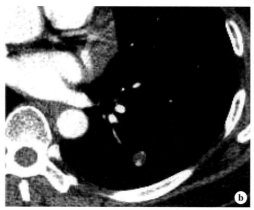

图4-7-8 硬化性肺细胞瘤CT表现

a.CT纵隔窗可见左肺下叶一类圆形孤立性结节，边缘光整，密度均匀，形态规则；b.增强扫描显示贴边血管征，即病灶周围见明显强化的点状血管影

【诊断与鉴别诊断】 X线片和CT平扫发现肺部圆形或类圆形孤立性结节或肿块，边缘光整清楚，要考虑到本病可能，增强CT病灶明显强化伴有晕征、空气新月征或贴边血管征，可与周围型肺癌、结核球、错构瘤等相鉴别。

【影像学检查方法优选】 肺良性肿瘤的医学影像学检查方法主要包括X线摄影、CT、MRI等。X线摄影是常用检查方法，但较难发现早期较小病灶。胸部CT是诊断肺良性肿瘤的最佳检查方式，检出率高，能显示病灶细节，增强CT检查有助于诊断及鉴别诊断。一般不采用MRI检查肺良性肿瘤。

第8节 其他肺部疾病

一、肺真菌病

肺真菌病（pulmonary mycosis）是人体抵抗力低下时真菌入侵所引起的肺部疾病。

（一）肺曲菌病

肺曲菌病（pulmonary aspergillosis）是肺部最常见的真菌病，主要致病菌为烟曲菌，常在人体免疫功能低下时侵入肺部而引起的肺部疾病，按感染方式可分为寄生性、侵袭性及变态反应性。

【病理与临床】 寄生性多继发于支气管源性囊肿、结核空洞等肺组织内的空洞或空腔，在曲菌繁殖过程中，菌丝、细胞碎屑、纤维素及黏液相互混合形成游离状态的曲菌球。侵袭性是曲菌引起的肺部炎症、化脓与肉芽肿性病变，病变范围可较广泛。变态反应性肺曲菌病又称变应性支气管肺曲菌病，由过敏体质者吸入大量曲菌孢子后，机体对曲菌发生变态反应，支气管分泌黏液增多，曲菌菌丝使黏液变稠不易排出、滞留在支气管中而形成支气管黏液栓。

临床症状与吸入曲菌量有关，也和机体对曲菌发生的变态反应相关。少数患者无临床症状，大部分患者表现为咳嗽、咳痰、咯血、乏力、消瘦和不规则低热等类似肺结核症状。

【影像学表现】

1. X线表现

（1）寄生性肺曲菌病 曲菌球是最具特征性的表现，表现为位于肺部空洞或空腔内的圆形或类圆形致密影，密度较均匀，边缘较光滑，可有斑点状钙化或边缘钙化；曲菌球位置可随体位的改变而变动，总是处于近地侧。因曲菌球不侵及空洞（腔）壁，且体积小于空洞（腔）的内腔，在曲菌球与空洞（腔）壁之间可见新月形空隙，称为空气半月征。

（2）侵袭性肺曲菌病 呈一侧或两侧肺野内单发或多发斑片状影，也可表现为肺叶或肺段实变影；少数病灶坏死可形成脓肿、空洞。

（3）变态反应性肺曲菌病 多发生于两肺上叶，表现为支气管黏液嵌塞，沿肺段或亚段支气管分布，呈指套状、柱状致密影，可引起肺组织实变和不张。

2. CT表现

（1）寄生性肺曲菌病 曲菌球主要表现为薄壁空洞或空腔中孤立球形病灶，边缘光滑锐利，呈软组织密度可伴有钙化，多可见空气半月征。增强扫描无强化。曲菌球随体位改变而改变，总处于近地侧（图4-8-1）。

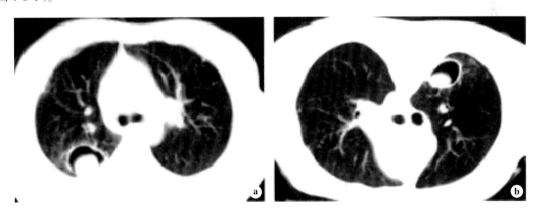

图4-8-1 肺曲菌病CT表现

a. 仰卧位；b. 俯卧位。CT肺窗显示肺空洞内孤立球形病灶；球形病灶总处于近地侧

（2）侵袭性肺曲菌病 肺部出现结节或肿块状软组织密度影，周围可出现晕征，即在结节或肿块周围出现环绕的磨玻璃样密度区，形似晕轮，由周围出血所致。

（3）变态反应性肺曲菌病 表现为V形、Y形、葡萄状或指套状、柱状致密影，向肺门方向集中，边界清楚，增强扫描无强化，远端可有肺不张改变。

【诊断与鉴别诊断】 诊断要点主要为肺内空腔或空洞内出现形态规则、密度较均匀、边缘光整的球形软组织密度影，可随体位改变而改变，可见空气半月征；结节（肿块）的晕征对侵袭性肺曲菌病的诊断同样具有重要意义。CT表现为V形、Y形、葡萄状或指套状、柱状致密影，向肺门方向集中，边界清楚，增强扫描无强化，远端可有肺不张改变，要考虑到本病。多发球形病灶应与血源性肺脓肿鉴别；慢性曲菌感染可出现纤维结节性病变，且可形成空洞，需与肺结核进行鉴别；表现为两肺多发斑片状影时应与支气管肺炎鉴别。

（二）肺隐球菌病

肺隐球菌病（pulmonary cryptococcosis）是由隐球菌感染所引起，对人致病的最主要菌种是新型隐球菌和格特隐球菌，多呈亚急性或慢性起病，偶可急性起病。此菌是土壤、鸽粪、牛乳及水果等的腐生菌，多为吸入性感染。除肺部疾病外，常侵犯脑及脑膜。

【病理与临床】 病理改变取决于机体免疫状态。免疫功能正常者，肺内出现局灶性或广泛性非干酪性肉芽肿，可为小肉芽肿。免疫功能低下者肺内出现炎症，肺泡腔内可充满黏稠液体。病灶中心若坏死可形成空洞，但是化脓、钙化及纤维化等少见。长期接受激素、广谱抗生素或抗癌药治疗的患者容易诱发此病。此病亦可与结核或霍奇金淋巴瘤合并存在。

大部分患者无明显临床症状，或仅有轻度的咳嗽、低热、咳少量黏稠痰等。若侵犯中枢神经系统可有慢性脑膜炎、脑膜脑炎及高颅压等症状。本病多见于40~60岁，其他年龄亦可见。

【影像学表现】

1. X线表现 两肺野出现单发或多发大小不等斑片、圆形或结节状炎性病灶，边界清楚。有时仅可见支气管周围炎症。部分慢性病灶可表现为孤立性小空洞，多为厚壁，周围无炎症反应，有时可伴钙化。纵隔及肺门多无淋巴结肿大。免疫功能低下者或病变晚期可有播散，主要为广泛的肺内实变影，若发生血行播散可出现肺内粟粒样病灶。

2. CT表现 肺内单发或多发斑片状或片状实变影，大小不等，形态各异，内可见支气管充气征或空泡征，部分形态可不规则，40%结节周围环绕晕征。多数病灶位于肺外带和胸膜下，可同时共存多样化病灶。儿童可以淋巴结增大为主要表现。

【诊断与鉴别诊断】 肺隐球菌病影像学表现缺乏特征性，很难与其他感染性病变相鉴别。隐球菌肺炎也可表现为孤立性结节或肿块样病灶，有时易误诊为肺癌。使用乳胶凝集试验检测血清中的隐球菌荚膜多糖抗原是常用诊断方法。

【影像学检查方法优选】 胸部CT是首选检查方法，容积薄层（高分辨率）CT，层厚1mm是最佳检查方法。增强CT可助于诊断及鉴别诊断。一般不采用MRI检查。

二、特发性肺间质纤维化

特发性肺间质纤维化（idiopathic pulmonary fibrosis，IPF）为原因不明的弥漫性纤维性肺泡炎，是肺泡壁和邻近的肺泡腔损害引起的非感染性炎症反应。近年来认为其是免疫性疾病，可能与遗传相关。

【病理与临床】 病变早期肺泡内充满脱落的上皮细胞，肺间质水肿，肺泡壁增厚，肺泡间隔增厚，胶原纤维扭曲、紊乱而机化。病变发展后，肺纤维化不断加重。晚期广泛纤维化而使肺组织结构严重破坏，肺泡壁、小叶间隔、胸膜下等部位的广泛纤维化使得肺体积缩小、变硬，细支气管、肺泡不规则扩张呈小气囊状，形成蜂窝肺。

临床症状主要表现为进行性呼吸困难。初期可无任何临床症状，进展期主要为进行性呼吸困难及干咳，可伴有消瘦、乏力、低热、关节痛等。

【影像学表现】

1. X线表现 早期可无变化或仅见两肺中下野细小网织影或磨玻璃影。病变进展后可表现为不对称性、弥漫性网状、条索状与细小结节影，可扩展至上肺野。晚期患者，结节影增大且伴有广泛厚壁囊状影，形如蜂窝，称为蜂窝肺（图4-8-2）。并发阻塞性肺气肿时，可显示肺野透亮度增高。囊状影破裂后可产生自发性气胸。肺纤维化严重时可导致肺动脉高压与肺源性心脏病。

2. CT表现　主要表现为以下征象（图4-8-3）。①磨玻璃影与实变影：病变早期，两下肺可出现小叶状轻度密度增高影，其内可见含气支气管影，支气管血管束增粗。②线状影：表现为以两肺下叶为主的与胸膜面垂直的细线影，长1～2cm，宽1mm左右。两肺中内带区域的小叶间

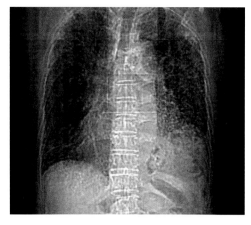

图4-8-2　特发性肺间质纤维化X线表现
双侧肺野弥漫性网状、细小结节影，左肺中下野蜂窝状改变

隔增厚时呈分支状细线影。③胸膜下弧线状影：表现为两下肺后外部为主的胸膜下0.5cm以内的和胸壁内缘弧度一致的弧线状影，长5～10cm，边缘可清楚或略模糊。④蜂窝状影：主要分布于两肺基底部胸膜下区，呈数毫米至2cm大小不等的圆形或椭圆形含气囊腔，壁薄而清楚，与正常肺组织交界面清晰。⑤小结节影：在网状、线状、蜂窝状影基础上，可见少数小结节影，边缘较清晰。⑥肺气肿：主要为小叶中心型肺气肿，呈散在的、直径为2～4mm的圆形含气透亮区，边缘不明确。⑦支气管扩张：多为中小支气管柱状扩张，可伴有支气管扭曲、并拢。

【诊断与鉴别诊断】　特发性肺间质纤维化早期缺少特征性表现，中晚期根据平片表现为蜂窝肺，CT表现为线状影、胸膜下弧线状影、蜂窝状影及小结节影等，结合临床进行性呼吸困难可提示本病可能。本病需与慢性支气管炎、过敏性肺炎、硬皮病引起的肺间质纤维化相鉴别。

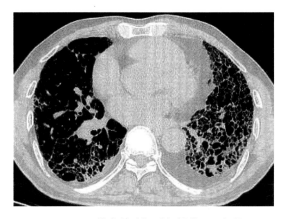

图4-8-3　特发性肺间质纤维化CT表现
CT表现示双肺中内带细线影，外带呈蜂窝状影，并可见扩张支气管

【影像学检查方法优选】　胸部高分辨率CT（HRCT）是首选检查方法。怀疑肺栓塞时考虑CT肺动脉造影（CTPA）。

三、结 节 病

结节病（sarcoidosis）是原因不明的多系统、多器官受累的肉芽肿性疾病，几乎全身每个器官均可受累，以肺脏、胸内淋巴结受累最常见。本病可发生于任何年龄，常见于20～40岁女性。

【病理与临床】　病理上其为多器官的非干酪性肉芽肿。两肺门淋巴结最易受累，气管旁与主动脉弓旁淋巴结次之。淋巴结受累后肿大，但较少融合。肺内小肉芽肿病灶主要分布在肺间质，沿支气管血管周围及小叶间隔蔓延，小肉芽肿病灶可以融合为大结节。急性发病者肉芽肿经治疗后多消退或自行消退；慢性发病者常导致进行性肺纤维化。

病程进展缓慢，临床症状和影像学表现常不相称，肺部变化明显而临床症状较轻是本病的特点之一。轻者可无症状，进展后可出现咳嗽、低热、乏力、盗汗与胸闷等。其他症状可见肝脾肿大、关节疼痛、皮肤结节、腮腺肿大、外周淋巴结肿大等。实验室克韦姆（Kveim）试验呈阳性，血管紧张素转化酶（ACE）升高，血、尿钙值升高等。

【影像学表现】

1. X线表现

（1）淋巴结肿大 两侧肺门、纵隔淋巴结对称性肿大，边界清楚，形如马铃薯，为本病典型的影像学表现，也可以是本病的唯一异常表现。

（2）肺部改变 常分布于上中肺野，为两肺弥漫性网状结节影，大小不一，直径多为1～3mm，轮廓清楚；也可呈较大结节，大小为1.0～1.5cm，边缘清楚，密度均匀。

（3）其他表现 可出现节段性或小叶性浸润改变，与肺部炎性病变类似；少数可呈单纯粟粒状影，与急性粟粒型肺结核相似；以纤维化病变为主时，和其他原因所致肺纤维化不易区别。

2. CT表现

（1）淋巴结肿大 纵隔、肺门多发淋巴结对称性肿大，直径多在1～3cm，表现为均匀的软组织密度影，边缘清晰，周围脂肪间隙存在；增强扫描均匀强化（图4-8-4）。

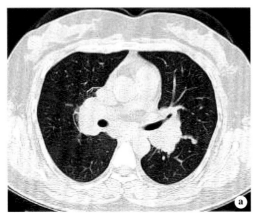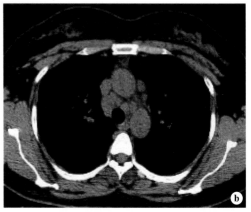

图4-8-4 肺结节病CT表现

a. CT肺窗示双肺门淋巴结对称性肿大，左肺见小结节影；b. CT纵隔窗示纵隔多发淋巴结肿大，边缘清晰，周围脂肪间隙存在

（2）肺部改变 表现为结节或肿块影。HRCT可显示支气管血管束增粗，边缘不规则，周围伴有大小不等结节影，胸膜下区可见小叶间隔增厚与细小蜂窝状影；少数可见少量胸腔积液与胸膜增厚。部分晚期病例可见支气管血管束扭曲、变性或聚拢，叶间裂与血管、支气管移位，支气管扩张及不同程度的肺气肿表现。

3. MRI表现 肿大淋巴结在T₁WI上为中等或略低信号，在T₂WI上为中等或略高信号，信号较均匀。

【诊断与鉴别诊断】 结节病典型表现为两侧肺门淋巴结对称性肿大，多伴有纵隔淋巴结肿大，可伴或不伴肺内结节或网状结节影。肺内病变通常分布于上中肺野与胸膜下区。好发于20～40岁女性，病程进展较慢，轻者无症状，且临床症状与影像学表现不相称，实验室克韦姆（Kveim）试验呈阳性。本病应与胸内淋巴结结核、淋巴瘤、淋巴转移等疾病鉴别；病变发展至纤维化后应与癌性淋巴管炎、间质性肺炎等疾病鉴别。

【影像学检查方法优选】 X线胸片对于胸内淋巴结及肺内病灶的评价价值有限，对于胸片表现疑诊结节病的患者常规安排胸部CT检查。增强CT可以更好地评价淋巴结受累情况，胸部HRCT检查可以更好地显示包括肺间质在内的肺部受累情况。对初诊、疑诊结节病患者建议安排胸部增强CT+HRCT检查，以详细评价呼吸系统的影像学表现。对于有生育要求的年轻患者，可采用胸部低剂量CT进行肺结节病的初筛、随诊。PET-CT不用于常规检查，必要时可协助评估病情程度及疗效。

四、硅沉着病

硅沉着病（silicosis）又称硅肺，是肺尘埃沉着病的最常见类型，是指长期吸入一定浓度含有游离二氧化硅粉尘引发的肺部弥漫性纤维化，为肺尘埃沉着病中最常见且危害最大的一种类型。主要见于采矿、玻璃、耐火材料、陶瓷、石英制粉及机械制造业的工人。

【病理与临床】 基本病理变化为粉尘被吸入后引起肺慢性进行性肺间质纤维化与硅结节形成。多个小结节可相互融合形成大结节或团块，融合团块周围可见肺气肿，这是典型硅沉着病晚期最多见的病理变化。接触含硅的混合粉尘引起混合性硅沉着病，以间质纤维化常见。一般粉尘中游离二氧化硅含量越高，肺内硅结节越致密清楚；游离二氧化硅含量越低，肺间质纤维化改变越明显。

早期可无任何症状或因伴有气管与支气管炎而引发咳嗽；晚期可出现呼吸困难、胸痛、胸闷气短甚至发绀、咯血等症状。

【影像学表现】

1. X线表现

（1）肺纹理改变 病变早期肺纹理增多、增粗，延伸至肺野外带，分支相互交叉，形成网状；在网格交叉处可发现极小的颗粒而使肺野透亮度减低呈磨玻璃样改变。病变进展后，肺纹理出现扭曲变形、紊乱或中断等现象。病变晚期因硅结节增多、肺气肿加剧，肺纹理反而减少。

（2）硅结节及其融合 硅结节典型表现为直径约3mm，轮廓清晰且致密孤立的结节影。病变进展后，硅结节不断增大增多，融合成致密均匀的团块，轮廓清楚，主要见于两肺上野外带。典型者呈蝶翼状，两肺对称分布，也可单侧出现。

（3）肺门改变 肺门增大、密度增高，肺门淋巴结可呈蛋壳样钙化。晚期肺门上提或外移；也可因肺气肿加重，周围肺纹理减少，呈残根状表现。

（4）肺气肿 呈弥漫性或局限性阻塞性肺气肿。

（5）胸膜改变 肋膈角变钝、消失，晚期可见胸膜增厚。

（6）硅沉着病合并结核 肺结核为硅沉着病的主要并发症，病灶主要位于肺尖或锁骨上下区。

2. CT表现 CT检查能更早检出病变，是诊断硅沉着病的重要方法，能更清晰地显示病灶的分布及硅结节、网状或线状影、肺门淋巴结钙化、肺气肿、胸膜改变等（图4-8-5）。

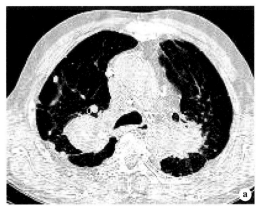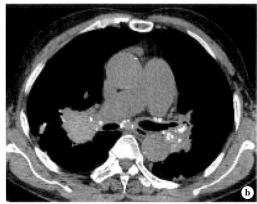

图4-8-5 硅沉着病CT表现

a. CT肺窗示双肺多发硅结节及线状影，部分融合成致密团块，边界清楚，呈蝶翼状，两肺对称分布，局部肺气肿改变；b. CT纵隔窗示两侧肺门增大，密度增高，肺门及纵隔淋巴结钙化，局部胸膜增厚

【诊断与鉴别诊断】 对于诊断硅沉着病，非常重要的一点是职业病史；肺部已显示弥漫性病变而临床症状相对较轻，也是本病的特征。本病需与急性粟粒型肺结核、细支气管肺泡癌鉴别。

【影像学检查方法优选】 X线胸片具有一定的特征性，但不具有特异性，许多其他肺部弥漫性疾病的X线胸片表现与硅沉着病相似，需要胸部CT检查进行鉴别诊断。

五、艾滋病的肺部表现

获得性免疫缺陷综合征（acquired immunodeficiency syndrome，AIDS）即艾滋病，是人体免疫缺陷病毒（HIV）感染时，T淋巴细胞受损所致的继发性免疫缺陷病，容易继发感染。肺部感染是艾滋病患者死亡的主要原因，部分国家和地区以耶氏肺孢子菌感染和巨细胞病毒感染多见，其次为非典型分枝杆菌感染；在发展中国家以肺结核感染最常见。

（一）肺结核

AIDS患者感染结核可为原发性肺结核或结核的再次感染，其影像学表现与机体免疫抑制的严重程度相关。在HIV感染早期，患者免疫抑制程度轻，影像学表现与普通患者的肺结核表现相似。在HIV感染的中后期，机体免疫抑制处于中重度状态，肺结核表现为肺内渗出性病灶，肺门及纵隔淋巴结肿大，出现干酪性肺炎及支气管播散病灶，常见血行播散型肺结核和胸腔积液等。

（二）耶氏肺孢子菌肺炎

耶氏肺孢子菌肺炎（pneumocystis Jirovecii pneumonia，PJP）是AIDS患者较为常见的机会性感染。

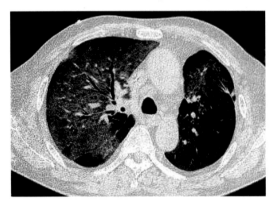

图 4-8-6 耶氏肺孢子菌肺炎CT表现

CT肺窗示双肺磨玻璃密度影，呈马赛克改变

耶氏肺孢子菌引起Ⅰ型肺泡上皮细胞损害，Ⅱ型肺泡上皮细胞增生和间质性肺炎等病理改变。

临床症状主要表现为发热、干咳和气促，特别是在无活动时仍觉呼吸急促，最终导致发绀和呼吸衰竭。

【影像学表现】

1. X线表现 典型表现为两侧肺门周围磨玻璃或细网状结节影，进展期表现为弥漫实变影。

2. CT表现 HRCT特征性表现为两侧对称的磨玻璃密度影，可显示明显马赛克改变，即散在分布的局限磨玻璃影之间夹杂着正常肺组织影（图4-8-6）。可出现囊性病变、自发性气胸和肺实变影等。

（三）AIDS合并细菌感染

其他免疫获得性细菌性肺炎多数为肺炎链球菌及革兰氏阴性杆菌肺炎，占AIDS患者的30%以上。X线及CT主要表现为单发或多发肺叶肺炎，疾病进展迅速，容易发生空洞及脓胸，也可发生间质性浸润。

（四）AIDS合并真菌感染

AIDS患者可发生多种真菌感染，以新型隐球菌、曲霉菌等常见。CT表现各异，主要为肺叶外周单发或多发散在分布大小不等结节影，伴或不伴空洞，也可表现为小片状或大片状实变影、网状影及纵隔淋巴结肿大。

六、严重急性呼吸综合征

严重急性呼吸综合征（severe acute respiratory syndrome，SARS）又称为传染性非典型肺炎，是由SARS冠状病毒引起，主要通过近距离空气飞沫与密切接触传播的一种急性呼吸道传染病。本病是一种新型传染病，传染性强，病死率高，已被列为我国法定传染病管理范畴。

【**病理与临床**】 SARS引起肺部的急性损伤机制较复杂。病理上可有水肿、炎症细胞浸润等非特异性炎症改变，但主要是肺泡上皮大量脱落，肺泡间隔明显增厚与破坏，肺泡腔内渗出物显著机化；同时可见透明膜形成、间质单核细胞浸润，肺毛细血管高度扩张、充血及通透性显著增加。肺泡间隔炎症细胞浸润、肺泡腔纤维蛋白渗出，易引发临床上急性呼吸窘迫综合征（ARDS）。

临床首发症状常为发热，起病急骤，可伴有头痛、胸痛与全身关节、肌肉酸痛；常有咳嗽，表现为干咳少痰，偶有血丝痰、呼吸困难等，肺部体征不明显。

【**影像学表现**】

1. X线表现

（1）早期 常为局灶性小片状或较大的片状磨玻璃影，可单侧或双侧；病灶可单发或多发（图4-8-7）。

（2）进展期 由早期的小片状影演变为大片状、多发或弥漫性病灶；病变由单侧肺发展至双侧，由一个肺野发展至多个肺野，病灶形态与肺叶或肺段形态相符（图4-8-7）。病灶多变多发，可同时存在不同形态的病变。

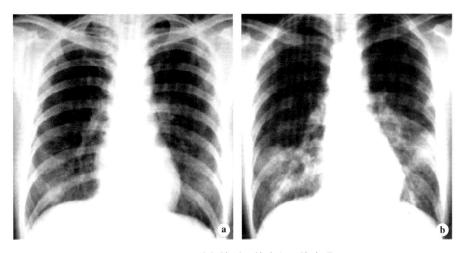

图4-8-7 严重急性呼吸综合征X线表现

a. 双下肺野淡薄密度增高影，边缘模糊不清；b. 同一病例1天后显示病灶进展迅速，两侧中下肺野多发斑片状密度增高影

（3）恢复期 通常在发病2～3周后，病变吸收范围缩小，密度不断减低直至消失。肺内病灶吸收过程中可合并肺间质增生或肺间质纤维化。成人本病肺部病灶变化较快，可出现新老病灶交替与反复。

2. CT表现 CT较X线检查能更清晰地显示磨玻璃影内的较细肺血管分支、小叶间隔与小叶内间质增厚，呈胸膜下细线影与网状结构；磨玻璃影中若出现较广泛的网状影则称碎石路征。密度较高的磨玻璃影中仅能显示或隐约可见较大的血管分支及明显增厚的小叶间隔（图4-8-8）。少数患者可显示病变内空气支气管征或小支气管扩张表现。

【**诊断与鉴别诊断**】 SARS早期呈肺野外带单发小片状磨玻璃密度影，迅速进展为多叶或双侧肺内弥漫性磨玻璃密度影或实变影，与临床中高热、病情重、进展快及实验室检查白细胞总数不增高或偏低相结合，并具有与SARS患者密切接触史，结合血清学与病原学检查，一般可以诊断。因SARS影像学表现和肺部其他炎性病

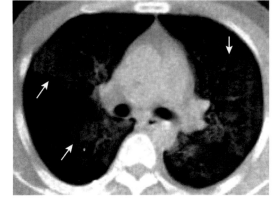

图4-8-8 严重急性呼吸综合征CT表现

CT平扫肺窗显示两侧肺野内大片状磨玻璃密度增高影（箭头所示），边缘不清，其中可见较细的血管分支，胸膜下见细线影与网状结构

变表现相似，还需与细菌性肺炎、其他病毒性肺炎、支原体肺炎及衣原体肺炎、军团菌肺炎、耶氏肺孢子菌肺炎等进行鉴别。

【影像学检查方法优选】 X线胸片密度分辨力低，不易发现早期病变，且鉴别诊断价值有限，主要用于危重症患者及确诊病例的随诊和复查，胸部HRCT检查是目前筛查与诊断本病的首选影像学手段。

第9节 纵隔疾病

纵隔肿瘤（mediastinal tumor）是纵隔的主要病变，种类较多，其共同表现为纵隔内肿块性病变。纵隔肿瘤好发部位一般具有一定的规律性，前纵隔常见胸内甲状腺肿、胸腺瘤及畸胎瘤等，中纵隔以淋巴瘤常见，后纵隔以神经源性肿瘤多见。

纵隔肿瘤的临床表现依据肿瘤的部位、大小及良恶性不同而异。病灶较小时一般无明显症状或仅有胸骨后不适或隐痛；恶性肿瘤生长速度快且短期内可出现症状。纵隔肿瘤引起的症状主要为压迫症状，①上腔静脉受压：多表现为头、颈、上肢水肿与发绀，颈静脉增粗，可见头臂静脉与胸壁浅静脉怒张，多为恶性肿瘤引发，以淋巴瘤与转移瘤常见。②气管受压：可有刺激性咳嗽、气急、喘鸣及窒息等，常见于胸内甲状腺瘤、淋巴瘤、胸腺瘤。③食管受压：可出现吞咽困难，主要见于转移瘤与后纵隔肿瘤。④神经受压：当肿瘤压迫或侵犯喉返神经时，可出现声音嘶哑；迷走神经受压或侵犯后可致心率减慢，伴有恶心、呕吐、胃酸增加及慢性便秘等症状；交感神经受压后可出现霍纳（Horner）综合征；肋间神经受压时可出现放射性疼痛；膈神经受压后可出现呃逆、膈肌麻痹与矛盾运动等。

一、胸内甲状腺肿

胸内甲状腺肿（intrathoracic goiter）可分为胸骨后甲状腺肿和先天性迷走甲状腺，前者较常见，多为颈部甲状腺向胸骨后延伸，和颈部甲状腺直接相连或以纤维条索相连；后者较少见，与颈部甲状腺无任何关联。

【病理与临床】 病理上可分为甲状腺增生肿大、甲状腺囊肿、甲状腺腺瘤或甲状腺癌。

临床上可无任何症状，于体检时偶然发现，多见于40岁以上女性。较大时可有邻近结构受压症状。体格检查可触及颈部肿物并随吞咽运动上下移动。

【影像学表现】

1. X线表现 可显示上纵隔增宽，并可见软组织密度影向两侧或一侧肺野凸出，严重时可显示食管受压移位；侧位胸片可显示胸骨后方软组织密度影。

2. CT表现 肿瘤多位于气管前方与侧方，邻近结构受压移位，冠状面、矢状面MPR可清晰显示病灶与颈部甲状腺组织相连。肿瘤密度稍高于周围软组织密度，多见囊变、出血与钙化等；增强检查肿瘤实质明显强化，且持续时间较长（图4-9-1）。

3. MRI表现 肿块在T_1WI上呈低信号，在T_2WI上呈高信号，信号不均匀，冠状面及矢状面图像可显示肿块与甲状腺下极相连。增强后实质部分明显强化，囊变及钙化区无强化。

【诊断与鉴别诊断】 胸骨后甲状腺肿一般位于气管前方或侧方，常与颈部甲状腺相连，大部分病灶可随吞咽运动上下移动；CT与MRI增强检查时，病变实质部分表现为持续性明显强化，通常不难诊断。诊断时需注意并存的甲状腺腺瘤及囊性变，尤其是甲状腺癌的可能。

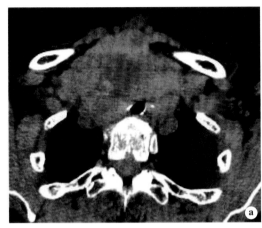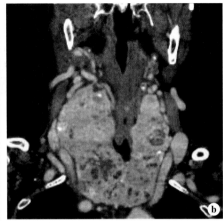

图4-9-1 胸骨后甲状腺肿CT表现

a. CT平扫示前上纵隔气管旁不规则软组织肿块伴囊变、出血、钙化，气管受压；b. CT冠状面MPR示肿块与颈部甲状腺组织相连，增强后明显强化

二、胸 腺 瘤

胸腺瘤（thymoma）被认为是起源于未退化的胸腺组织，是前纵隔最常见的肿瘤，多数为成年人。

【病理与临床】 胸腺瘤可分为侵袭性和非侵袭性。组织学上可分为淋巴细胞型、上皮细胞型与混合型，非侵袭性胸腺瘤表现为良性特征，有完整光滑的包膜；侵袭性胸腺瘤表现为恶性特征，边缘不规则，向邻近结构侵犯，若侵及胸膜可引起胸腔积液，侵及心包可引起心包积液等。

肿瘤较小时临床上无任何症状，多偶然发现。肿瘤长大到一定程度时因肿瘤压迫周围结构而出现胸痛、咳嗽、胸闷及胸前区不适等症状。30%～50%患者可伴有重症肌无力，而重症肌无力患者中约15%患有胸腺瘤。

【影像学表现】

1. X线表现 后前位胸片上可显示纵隔影局部增宽，较大者可向一侧或两侧肺野凸出，可表现为圆形、椭圆形或分叶状，少数可伴钙化；侧位上见肿块位于前纵隔升主动脉前方。

2. CT表现 肿瘤位于前纵隔大血管前方，可呈圆形、卵圆形或分叶状，边界清楚光滑，肿瘤较大或侵袭性胸腺瘤可位于中线两侧，可伴有囊变坏死；侵袭性胸腺瘤多浸润性生长，边缘毛糙，与邻近器官之间的脂肪间隙消失，侵犯胸膜可出现胸膜面多发结节影及胸腔积液。增强扫描非侵袭性胸腺瘤实性部分呈轻中度均匀强化，侵袭性胸腺瘤强化较明显，囊变坏死区无强化（图4-9-2）。

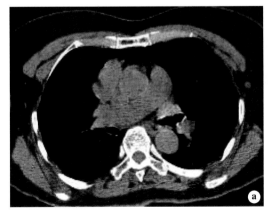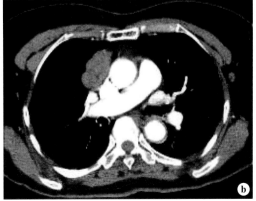

图4-9-2 胸腺瘤CT表现

a. CT平扫示升主动脉右侧旁卵圆形软组织肿块，见浅分叶，边界清楚；b. CT增强示肿块轻度均匀强化

3. MRI表现 肿瘤在 T_1WI 上多呈中等或稍低信号，在 T_2WI 上多呈中等稍高信号。囊变坏死区呈 T_1WI 低信号、T_2WI 高信号。增强检查时肿瘤实性部分均匀强化。侵袭性胸腺瘤表现为肿瘤组织与周围结构分界不清（图4-9-3）。

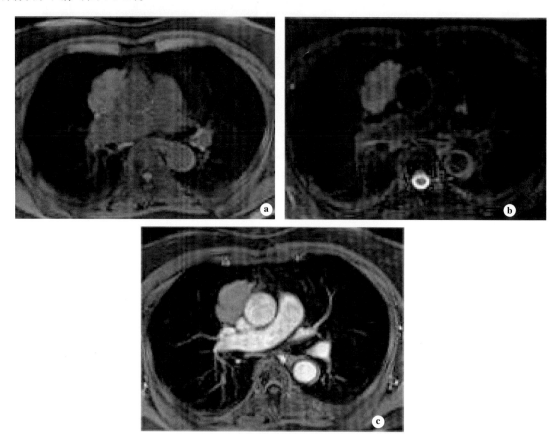

图4-9-3 胸腺瘤MRI表现

a. T_1WI 示升主动脉右侧旁中等信号卵圆形软组织肿块，见浅分叶，边界清楚；b. T_2WI 示肿块呈稍高信号；c. 增强扫描肿块呈轻度均匀强化

【诊断与鉴别诊断】 本病需和胸腺增生鉴别，胸腺增生时胸腺增大，但仍然保持正常形态。

三、畸胎类肿瘤

畸胎瘤（teratoma）来源于原始生殖细胞，是前纵隔常见肿瘤，通常认为是因胚胎期胸腺始基（第三对鳃弓）发育时，部分多潜能组织与细胞迷走脱落，随心血管发育下降进入纵隔演变而成。

【病理与临床】 畸胎瘤分为两种类型。①囊性畸胎瘤：即皮样囊肿，含外胚层及中胚层组织，常为单房囊状，壁的内层为复层鳞状上皮与脂肪、毛发、汗腺、毛囊、肌肉组织，也可含牙齿、钙化与骨骼；壁的外层为纤维组织，大部分为良性。②实性畸胎瘤：组织学上含有三个胚层，其结构复杂，可包含人体各种不同部位的组织结构。畸胎瘤病理分型可分为三类：成熟型畸胎瘤、未成熟型畸胎瘤和恶性畸胎瘤。

较小的肿瘤一般无任何症状，多为偶然发现；肿瘤较大时可产生相应的压迫症状，如胸痛、咳嗽、呼吸困难等，典型者可咳出毛发与钙化物等。

【影像学表现】

1. X线表现 肿瘤常位于前纵隔中部，尤其是心脏及大血管交界的前、中纵隔处，左侧较右侧常见。肿瘤呈圆形或椭圆形，边缘光滑清晰，多房型病灶可表现为分叶状。病灶密度可不均匀，皮样囊肿壁可伴有蛋壳样钙化；特征性表现为瘤体内出现骨骼或牙齿等高密度影。

2. CT表现 ①囊性畸胎瘤（图4-9-4）通常为圆形或椭圆形的单房或多房厚壁囊肿，CT检查可明确显示壁的厚度，囊壁可有蛋壳样钙化。②肿瘤内含有脂肪成分。③实性畸胎瘤呈混杂密度肿块，病灶中含有牙齿、骨骼与钙化成分是其特征性表现。④清晰显示肿瘤的囊实性成分及肿瘤与周围组织结构的关系，若为浸润性生长则提示为恶性。⑤增强CT检查，肿瘤实性部分及囊壁表现为不同程度的强化，囊性部分及脂肪不强化；病灶为一过性显著强化时多提示为恶性肿瘤。

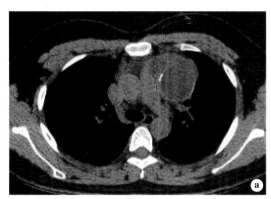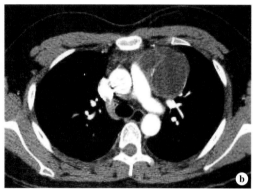

图4-9-4 纵隔囊性畸胎瘤CT表现
a.CT平扫示肺动脉主干左侧多房囊性肿块，囊壁见钙化；b.CT增强示肿块无明显强化

3. MRI表现 肿瘤表现为混杂信号影，瘤中脂肪成分在T_1WI与T_2WI上均显示为高信号。

【诊断与鉴别诊断】 畸胎瘤常位于前纵隔，根据瘤体内骨骼、钙化、牙齿与脂肪等多种不同组织成分，可明确诊断。若肿瘤呈浸润性生长，增强扫描一过性明显强化，则提示恶性肿瘤。需与钙化的胸腺瘤相鉴别，胸腺瘤内无脂肪组织。

四、淋 巴 瘤

淋巴瘤（lymphoma）是起源于淋巴结或结外淋巴组织的恶性肿瘤。

【病理与临床】 病理上淋巴瘤分为霍奇金淋巴瘤（Hodgkin lymphoma，HL）与非霍奇金淋巴瘤（non-Hodgkin lymphoma，NHL）两类。霍奇金淋巴瘤以淋巴结受侵为主，结外少见，一般从颈部淋巴结肿大开始，向纵隔淋巴结扩散，侵犯纵隔较NHL多见；非霍奇金淋巴瘤多为跳跃式，病变范围广，结外器官容易受累。

任何年龄都可发病，以青少年多见。早期多无症状，仅触及浅表淋巴结肿大。中晚期可表现为乏力、发热、贫血及消瘦等症状，可伴有肝脾肿大。

【影像学表现】

1. X线表现 纵隔及肺门区多组淋巴结肿大，正位胸片表现为纵隔影增宽，边界清楚，可为分叶状，气管及大支气管可受压改变。

2. CT表现 纵隔内肿大淋巴结的分布以前纵隔与支气管旁组最常见，其次为气管及支气管组、气管隆嵴下组。肿大淋巴结可相互融合成块，也可分散存在。较大肿块中心可出现坏死，但钙化较少见。增强检查可显示肿块轻中度强化（图4-9-5）。纵隔内结构可受压移位。肿瘤侵犯胸膜、肺组织与心包时，表现为胸膜结节、胸腔积液、肺内浸润灶及心包积液等。

3. MRI表现 MRI检查可以清晰显示肿大淋巴结的分布，肿大淋巴结在T_1WI上表现为等信号，在T_2WI上表现为中高信号，可借助流空效应区分淋巴结和血管。

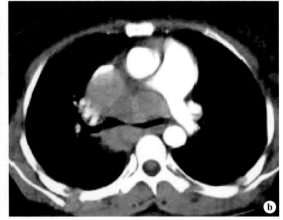

图4-9-5 纵隔淋巴瘤CT表现

a.CT平扫显示气管隆嵴旁不规则肿块，双侧主支气管受压变窄；b.CT增强显示肿块呈中度均匀强化

【诊断与鉴别诊断】 胸片提示纵隔影增宽，气管受压，CT显示纵隔淋巴瘤肿大或相互融合成块，增强扫描轻中度强化，主要见于青少年，其次为老年人，结合临床发热、乏力等症状，一般不难诊断。需与以下疾病进行鉴别：①结节病：临床表现轻微，部分可自愈。淋巴结肿大以肺门为主，呈对称性。②淋巴结结核：淋巴结肿大多为一侧性，增强检查呈环形强化；肺内通常有结核病灶，临床上有结核相关症状。③转移性淋巴结肿大：通常有原发病灶，主要见于老年人。

五、神经源性肿瘤

神经源性肿瘤（neurogenic tumor）是常见的纵隔肿瘤，占全部纵隔肿瘤的14%～25%，其中约有90%位于后纵隔脊柱旁沟。

【病理与临床】 后纵隔神经源性肿瘤一般分为交感神经源及周围神经源两类。其中，交感神经系统最常见肿瘤为节细胞神经瘤；节神经母细胞瘤与交感神经母细胞瘤为恶性，较为少见。周围神经源性肿瘤中常见者有神经鞘瘤、神经纤维瘤及恶性神经鞘瘤。

【影像学表现】

1. X线表现 X线胸片可显示肿瘤多位于后纵隔脊柱旁沟，为类圆形或哑铃状肿块，边界清楚；侧位可显示椎间孔扩大，邻近骨质可有破坏或吸收。

2. CT表现 肿瘤常位于后纵隔脊柱旁沟，呈密度较均匀的类圆形实性肿块；因神经鞘瘤含有黏液基质，肿瘤密度稍低于肌肉（图4-9-6）。良性肿瘤边缘光整，可压迫邻近骨质造成骨质吸收缺损；恶性肿瘤多浸润性生长，边界模糊，密度不均，邻近骨质侵蚀性破坏。病变侵及椎管内外时，CT扫描可清晰地显示病灶呈哑铃状，同时伴有椎间孔扩大。

3. MRI表现 后纵隔神经源性肿瘤表现为T_1WI低信号、T_2WI高信号，增强扫描瘤体可见强化。MRI对于骨质破坏的显示不如CT，但显示瘤体与椎管的关系及脊髓受压情况等明显优于CT。

【诊断与鉴别诊断】 神经源性肿瘤主要位于后纵隔脊柱旁沟，肿块椎管内外相连呈哑铃状，伴同侧椎间孔增大，诊断不难。需与椎旁脓肿、脑脊膜膨出等疾病鉴别。①椎旁脓肿：多为梭形，中心液化坏死呈低密度区，周围为纤维组织壁，与椎体结核的其他特征性表现相结合，不难鉴别。②脑脊膜膨出：患者先天性脊椎畸形，结合病灶和脊柱的关系及其内部密度，不难鉴别。

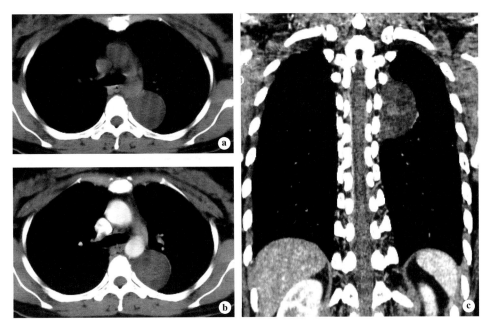

图4-9-6 神经源性肿瘤CT表现

a.CT平扫显示脊柱旁沟类圆形肿块，密度稍低于邻近软组织，边缘较光滑；b.CT增强显示肿块呈轻度强化；c.CT多平面重组显示病灶最大基底面位于脊柱旁沟，与神经根关系紧密

六、纵隔其他病变

（一）脂肪瘤

【病理与临床】 脂肪瘤为成熟的脂肪组织，多来源于纵隔胸膜下脂肪组织或胸壁皮下脂肪组织，在前纵隔下部及心膈角区多见。病灶多有明确完整包膜，呈扁圆形，部分可有分叶。多无明显临床症状。

【影像学表现】

1. X线表现 表现为纵隔内肿块，边界清楚。

2. CT表现 形态多样，容易向薄弱区生长，一般呈均匀低密度，CT值在-120～-30Hu之间。

3. MRI表现 在T_1WI上呈高信号，在T_2WI上呈中高信号，在脂肪抑制序列上呈低信号。

【诊断与鉴别诊断】 CT显示纵隔内脂肪密度肿块即可诊断脂肪瘤。需与脂肪蓄积症鉴别，后者见于肥胖、肾上腺皮质激素服用者和库欣综合征患者，病灶无明确边界。

（二）纵隔囊肿

【病理与临床】 纵隔囊肿大部分是先天性发育异常导致，可发生于纵隔的各个脏器，如来源于气管或支气管芽的支气管源性囊肿（bronchogenic cyst），来源于人胚前肠异位细胞的食管囊肿（esophageal cyst）和中胚层组织发育异常导致的心包囊肿（pericardial cyst）等，淋巴管瘤（lymphangioma）亦称囊性淋巴管瘤、囊状水瘤或淋巴囊肿，是淋巴系统先天性变异所致。

多在体检时偶然发现，较大的支气管源性囊肿可出现支气管压迫症状，部分食管囊肿可出现吞咽困难，心包囊肿多无明显症状。

【影像学表现】

1. X线表现 表现为纵隔内肿块，边界清楚，密度均匀。支气管源性囊肿多位于中上纵隔；食管囊肿多发生于后纵隔，上消化道造影检查可表现为食管壁局部圆形或椭圆形压迹，边缘光滑；心包囊肿多发生于右侧心膈角处；淋巴囊肿多位于前纵隔上部，可与颈部囊性肿块相连。

2. CT表现 囊肿多呈圆形或椭圆形，边界清楚，密度均匀，内呈水样密度，其形态可随体位改变，增强扫描无强化。支气管源性囊肿多紧邻气管或支气管壁，食管囊肿一般与食管相连，心包囊肿多数位于右侧心膈角区，淋巴囊肿一般见于前纵隔上部，部分可伴有颈部相同性质的肿块。

3. MRI 表现　囊肿多呈圆形或椭圆形，边缘光整，在 T_1WI 上呈低信号，在 T_2WI 上呈高信号，当囊内蛋白质含量高时可表现为 T_1WI 高信号。

【诊断与鉴别诊断】　CT 显示纵隔内边缘光整的类圆形囊性灶，增强无强化，即可诊断。囊肿的生长部位有助于诊断及鉴别诊断。

【影像学检查方法优选】

1. 增强 CT　是纵隔病变最重要的影像评估手段，如有必要，还可根据增强 CT 进行三维重组进一步评估。

2. MRI　也是一种非常有效的手段，可以通过病灶的形态、边界、囊/实性、毗邻关系等方面辅助诊断及鉴别诊断。对于有碘对比剂禁忌的患者，MRI 可作为评估纵隔疾病的备选手段。

3. PET-CT　可用于纵隔肿瘤患者的全身评估，也是一种有效的分期手段，在检测远处转移方面更有优势。

4. 核素显像　在评估胸内甲状腺肿的活性时，可行放射性碘扫描；若疑有胸骨后甲状旁腺腺瘤，可行锝-99 等同位素扫描。

🔗 **链接**　肺内肿块和纵隔肿块的鉴别 ————————————

鉴别要点：①肺内肿块的最大径在肺内，反之则为纵隔肿块。②若肿块与胸膜的夹角是锐角，则提示肺内肿块，是钝角则提示纵隔肿块。③肺内肿块可随呼吸上下移动，纵隔肿块不随呼吸移动。④肺内肿块较少压迫气管，纵隔肿块经常压迫气管、支气管。⑤肺内肿块容易引起局限性阻塞性肺气肿、阻塞性肺炎或肺不张，纵隔肿块极少引起肺内阻塞性改变。

第 10 节　胸部损伤

胸部损伤（thoracic trauma）比较常见，分为急性损伤与慢性损伤。临床上以急性损伤常见，如挫伤、挤压伤、火器伤、刀伤、爆炸伤等，可引起胸壁软组织、骨组织、肺、气管、支气管、纵隔与膈肌的损伤。

一、肋骨骨折

肋骨骨折（rib fracture）十分常见，可单发或多发，单纯肋骨骨折多见。

【病理与临床】　肋骨骨折可发生在各个肋骨，多见于第 3～10 肋的腋部和背部。骨折类型可为完全骨折或不完全骨折，完全骨折可伴有断端移位，也可对合良好。多根肋骨多处骨折可导致胸廓塌陷。

主要症状为胸痛，呼吸或活动时加剧。

【影像学表现】

1. X 线表现　肋骨骨皮质连续性中断伴或不伴断端移位，可伴有气胸、液气胸、皮下气肿与纵隔气肿等（图 4-10-1）。

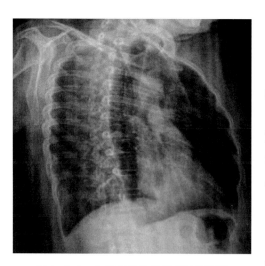

图 4-10-1　右侧多发肋骨骨折 X 线表现

肋骨斜位片示右侧第 9～11 肋骨骨折

2. CT表现　CT对肋骨骨折的检出率高于X线检查，尤其是对肋软骨骨折的显示。薄层CT肋骨三维重组技术可以清楚显示肋骨骨折类型及部位。对于肺、胸膜腔及软组织的损伤，也可清晰显示（图4-10-2）。

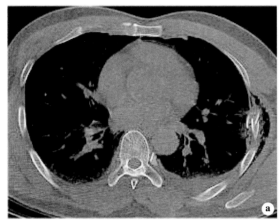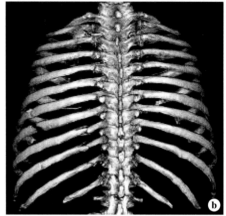

图4-10-2　肋骨骨折CT表现
a. CT骨窗示左侧肋骨骨折伴胸壁软组织损伤积气；b. VR重建技术显示右侧多发肋骨骨折

【诊断与鉴别诊断】　根据X线片及CT骨折的影像学表现，结合明确的外伤史，常可明确诊断。X线胸片与常规CT对不完全骨折和无移位的骨折容易漏诊，应结合薄层CT肋骨三维重组技术观察，避免漏诊。

二、肺　挫　伤

肺挫伤（pulmonary contusion）为肺部常见的外伤性改变，可为直接撞击伤或高压气浪冲击伤所致，见于外伤的着力部位或对冲部位。

【病理与临床】　病理改变为肺血液和血浆渗入肺间质和肺泡腔内，发生部位常见于肺外围。临床表现主要为胸痛、咯血及呼吸困难。常在外伤后4～6小时出现，于24～48小时开始吸收，通常3～4天完全吸收；速度较慢者可于1～2周吸收。

【影像学表现】

1. X线表现　非段性分布的斑片状或大片状高密度影，边缘不清。若伤后48小时病变不吸收反而进展，则提示有继发感染可能。

2. CT表现　CT更有利于发现肺挫伤，可以显示轻微的肺挫伤改变，表现为边缘不清的磨玻璃影，多为外围性非段性分布，常在邻近肋骨骨折与胸壁血肿处。CT也能更好地显示胸壁软组织及骨骼外伤性改变（图4-10-3）。

【诊断与鉴别诊断】　肺挫伤常为胸部复合伤的一部分，见于外伤着力部位或为对冲部位，表现为形态不规则的致密影，边缘不清，结合外伤史，常可明确诊断。有时需要和感染性病灶进行鉴别，临床病史有助于鉴别。

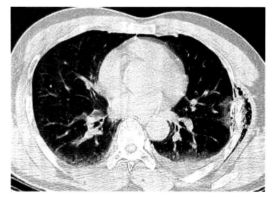

图4-10-3　左侧肺挫伤CT表现
CT肺窗示左肺胸膜下斑片状磨玻璃密度影，边缘不清，邻近肋骨骨折，胸壁软组织损伤积气，左侧少量气胸

三、肺撕裂伤与肺血肿

肺撕裂伤（laceration of lung）与肺血肿（hematoma of lung）较肺挫伤严重，多由肺部钝性外伤或震荡性外伤引起。

【病理与临床】 肺撕裂伤与肺血肿主要为肺组织的撕裂与血肿形成，多见于下肺，主要见于重度胸部钝性损伤，严重者可以伴发支气管断裂和膈肌破裂。肺撕裂伤与肺血肿吸收速度较慢，部分患者可有纤维条索病灶残留。

肺撕裂伤与肺血肿形成表明胸部外伤的程度严重，多伴有肋骨骨折，故临床症状明显，可出现胸痛、咳嗽、痰中带血、呼吸困难等多种症状。

【影像学表现】

1. X线表现 撕裂部位呈不规则高密度影，若血肿形成，则表现为类圆形高密度影，边缘不清。部分患者可见外伤性肺气囊，为肺组织撕裂后周围组织回缩使撕裂间隙充气所致，部分病灶中可见气液平面；较小的肺气囊早期可被渗出病变掩盖，直至渗出病变吸收后肺气囊才显示。

2. CT表现 按表现可分为四种类型。①外围型含气或气-液囊腔（较多见）（图4-10-4）；②肺底脊柱旁含气或气-液囊腔：是肺组织压向脊柱而引起的肺撕裂伤；③周围型含气囊腔或裂隙样透亮影：多伴有肋骨骨折；④胸膜粘连后产生的肺撕裂伤（不易显示）。

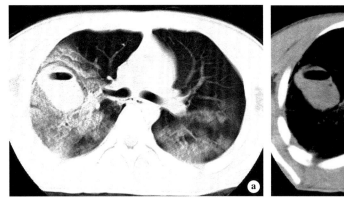
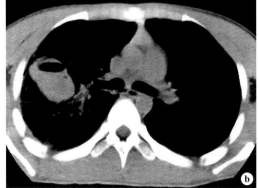

图4-10-4 肺撕裂伤与肺血肿CT表现

a. CT肺窗显示双肺大小不等的淡薄片状密度增高影，其中右肺片状影中见一椭圆形含气团块影；b. CT纵隔窗显示椭圆形团块为含气-液囊腔

【诊断与鉴别诊断】 肺撕裂伤与肺血肿主要见于重度胸部钝性损伤，常见于下肺，呈不规则形或类圆形含气、气液或高密度影；严重者常可伴发支气管断裂与膈肌破裂等外伤性改变，诊断不难。

四、气胸与液气胸

胸壁外伤累及胸膜时，气体进入胸膜腔称为外伤性气胸，如果同时伴有胸腔出血及渗出则称为液气胸，若破裂口呈活瓣样进气多、出气少，则称为张力性气胸。

【病理与临床】 胸壁外伤导致的气胸比液气胸多见，液气胸多为血气胸，多见于锐器伤，程度往往较钝性伤严重。

外伤性气胸或液气胸的临床症状与气胸或液气胸的量相关，少量时症状可不明显，大量时可出现气急或呼吸困难。张力性气胸症状重，需紧急处理。

【影像学表现】

1. X线表现 单纯气胸的典型表现为肺野外带或中外带弧形透亮区，内无肺纹理，内带为压缩的肺组织。大量气胸或张力性气胸可显示纵隔及心脏向健侧偏移。液气胸可见气液平面（图4-10-5）。

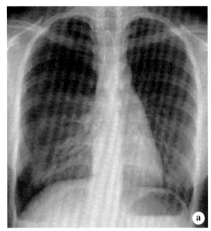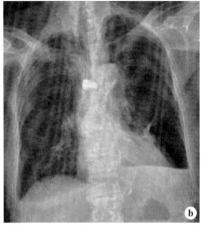

图4-10-5　气胸与液气胸X线表现

a. X线片显示右肺野外带弧形透亮区，内无肺纹理，可见压缩肺组织边缘；b. X线片显示左肺野中外带弧形透亮区，内无肺纹理，可见压缩肺组织边缘及气液平面

2. CT表现　主要用于显示少量的气胸及液气胸或胸部其他外伤性改变。

【诊断与鉴别诊断】　已有明确外伤病史，结合外伤性气胸及液气胸影像学表现，多可明确诊断，少量气胸时应仔细观察以防漏诊。

【影像学检查方法优选】

1. X线检查　作为胸部损伤患者的初筛工具，是重要方法之一，对于张力性气胸等严重危及生命安全的胸腔内损伤可以快速评估。其对骨折特征和胸腔内病变的敏感性较低，但便捷、辐射少，主要用于骨折治疗后随诊及复查。

2. 胸部CT　是评估胸部损伤更有效的影像手段，能为肋骨骨折的数目、位置、移位和手术计划提供有价值的信息。与X线片比较更加敏感，在肺挫伤早期即可评估受伤范围、部位、严重程度。胸部CT有助于支气管损伤的诊断和定位，有助于发现周围组织如血管、食管损伤。薄层胸部CT可作为肺挫伤、肺撕裂伤、气管支气管损伤的首选检查手段。

3. 全肋骨CT　重建作为怀疑存在肋骨、胸骨骨折的胸部损伤患者常规检查手段，可以精准显示骨折部位、数量等。

4. 胸部MRI　使用较少，可用于诊断肋软骨骨折。

📖 **读片窗**

病例1：男性，50岁。咳嗽、咳痰3个月余，近期胸闷，无发热。查体：双肺可闻及湿啰音。胸部CT如图4-10-6所示。

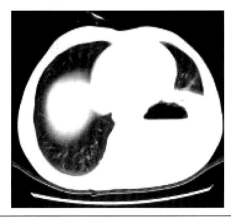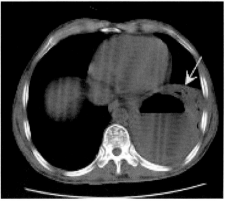

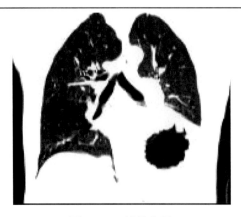

图4-10-6 读片窗图1

问题及讨论：

1. 请指出病变发生的部位并说出临床诊断依据。

2. 请进行该病例胸部CT诊断报告的书写。

3. 请指出应与哪种疾病相鉴别，并简要说明影像诊断鉴别点。

病例2： 男性，64岁。咳嗽、咳痰2个月余，咳灰褐色痰液，无发热。查体：呼吸音粗。胸部CT如图4-10-7所示。

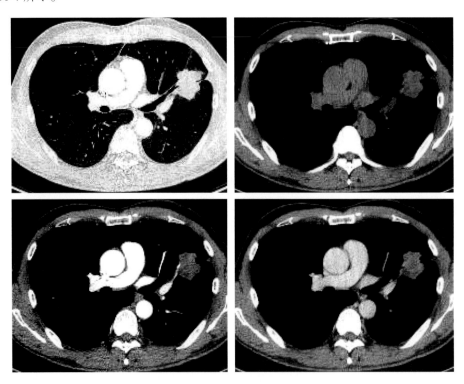

图4-10-7 读片窗图2

问题及讨论：

1. 指出病变发生部位。

2. 请进行病灶的形态分析。

3. 初步诊断是什么疾病？请说出诊断依据。

4. 应与何种疾病鉴别？简要说明鉴别要点。

（孙小丽　朱旅聪　赵威强）

第 **5** 章
循 环 系 统

学习目标

1. 掌握　循环系统正常影像学表现，能对循环系统常见疾病基本病变和常见多发病影像学表现进行观察分析。

2. 熟悉　循环系统常用影像学检查的临床应用范围及限度。

第 1 节　影像学检查技术

X线检查循环系统影像学检查中是最早用于评估心脏疾病的方法之一。随着现代影像学检查技术的出现，多层螺旋CT、MRI、超声多普勒及核医学的临床应用，对心脏内部结构及血管有更加清晰的显示，有利于心脏和大血管疾病检查。

一、X 线 检 查

1. 心脏透视　可以对心脏进行多方位观察及显示心脏搏动的情况，目前心脏透视已不作为常规检查，临床上极少应用。

2. 心脏X线摄片　常规包括后前位、右前斜位、左前斜位和左侧位四个投照位置。可以初步观察心脏形态，估计各房室大小，评估肺血量，并间接反映心功能情况。心脏房室的增大，必须要在两个或者两个以上不同的投照位置上才能判断准确。

3. 心血管造影检查　是将对比剂注入心脏和大血管内使其显影的一种特殊X线检查方法，是有创检查，用于观察心脏、大血管的内部结构、功能状况及血液循环的改变。近年来由于介入放射学的发展，心血管造影为心脏大血管病变诊断和手术治疗提供了重要手段。冠状动脉CT血管成像（coronary CT angiography，CCTA）等无创性影像学检查的应用，使心血管造影不再单独用于诊断，也用于介入治疗。

二、CT检查

CT能显示心脏大血管轮廓及其与纵隔内器官、组织的毗邻关系。

1. CT平扫　由于心肌与心腔内血液的密度差值小，二者不易区分，CT平扫显示心肌与心腔内结构的价值有限。CT平扫不能单独使用。

2. CTA　经周围静脉高速团注碘对比剂的同时进行计算机体层成像检查的技术。常用于心脏冠状动脉病变的检查，扫描时需用心电门控，扫描范围为气管权下1cm至心脏膈面下1cm（搭桥术后被检者胸廓开口至心脏膈面下1cm），扫描方向为头足侧方向，延迟时间采用智能血管追踪法或小剂量测试法测得。CTA可以增加血液与心脏腔和室壁的密度差异，提高心脏CT检查的价值和准确性。随着多层螺旋CT（multislice spiral computed tomography，MSCT）迅速发展，扫描速度及图像质量不断提高，现已广泛应用于冠状动脉及其他血管检查，可用于肺动脉栓塞、主动脉夹层及主动脉瘤、冠状动脉狭窄或闭塞的显示及斑块的评价，冠状动脉支架术后或搭桥术后随访复查等。CTA已成为临床筛查冠状动脉疾病安全、可靠的首选技术之一。

3. 后处理技术　主要包括最大密度投影（maximum intensity projection，MIP）、容积再现（volume rendering，VR）、曲面重建（curved planner reformation，CPR）及多层面重组（multi-planar reformation，MPR）等技术。MIP和CPR图像利于显示管腔的狭窄程度，CPR重组图像经血管中心，直观显示管腔和斑块关系，但是中心线必须准确。VR图像立体观察心脏和冠状动脉外形或心外结构，但不建议用于评估狭窄程度。在病变部位获取截面图像（cross-sectional image），利于观察斑块内成分、斑块与管壁及管腔的关系。上述图像应该结合起来进行评估。

三、MRI 检 查

心脏大血管的MRI检查已由形态学发展为对形态、功能、灌注（代谢）进行综合检测和评价，是现代心血管影像学的重要组成部分。

1. 平扫　除常规扫描横轴位、冠状位、矢状位外，还可以获得心脏长轴位、短轴位等图像，对于各种先天性和获得性心脏病及心包病变有较高的诊断价值。

2. 增强扫描　目前常用的对比剂主要为Gd-DTPA，Gd-DTPA增强扫描主要用于冠状动脉狭窄、主动脉夹层及心腔内病变等的诊断与鉴别诊断。

3. 磁共振血管成像（MRA）　用于评估心脏和血管结构及相互间的联系，对于胸/腹主动脉瘤、主动脉夹层、大动脉炎等血管疾病具有明显优势。

4. 灌注功能成像（PWI）　广泛应用于冠心病心肌梗死后的存活心肌判定，确定心肌活性与心肌梗死后并发症，有很高的临床价值。

5. 磁共振波谱成像（MRS）　心脏的MRS主要对含^{31}P化合物的波谱分析，研究心肌能量代谢、心肌缺血、心肌梗死和细胞代谢水平的心功能，对于冠心病及心肌缺血的早期诊断具有重大意义。

四、超 声 检 查

心脏超声诊断近年来发展迅速，新技术新方法层出不穷。除传统的M型、二维、多普勒及动态三维超声心动图检查外，负荷超声、血管内超声、组织多普勒成像技术等新的超声心动图诊断技术也已广泛应用于临床，成为心血管疾病早期诊断的重要手段之一。

1. M型超声心动图　多应用于测量心脏腔室大小、心壁厚度及活动速度等。

2. 二维超声心动图　是在M型超声心动图的基础上发展起来的，较M型超声心动图更为直观、形象。

3. 多普勒超声心动图　可以测量彩色血流的部位、方向及速度，对心脏疾病的诊断有重要意义。

4. 动态三维超声心动图　又称四维超声心动图，能实时显示心脏与大血管结构的形态、厚度、腔径、方位、走向、空间关系尤其是活动情况，以及血流的方向、速度等，是近几年发展起来的新技术，对心血管疾病诊断有重要价值。

第2节　正常影像学表现

一、X 线 表 现

（一）X线片心脏大血管的正常投影

1. 后前位　是基本的投影位置，心影约2/3位于中线左侧，1/3位于右侧，心尖指向左下，心底部朝向右后上方，心影分左、右两缘（图5-2-1）。

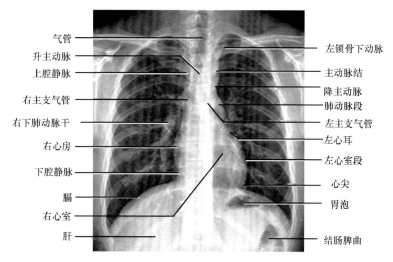

图5-2-1 心脏后前位X线表现

左心缘由三段组成，上段由主动脉弓与降主动脉的起始部构成，呈向左凸出的弓状，又称主动脉结，老年人明显。中段由肺动脉主干外缘构成，称为肺动脉段或心腰，该段可平直、轻度凹陷或略有隆凸。下段由左心室构成，有时左房耳部可投影在其上端，与左心室段不易分开。左心室的左下端为心尖部。透视下，左心室段与肺动脉段的搏动方向相反，两者的交点称为相反搏动点，是判断左、右心室增大的依据之一。

心右缘分为上、下两段，上段为上腔静脉及升主动脉的复合影，在儿童及青少年主要为上腔静脉，而在老年，由于胸主动脉迂曲、延长、扩张，则主要为升主动脉影。下段由右心房构成，右心缘与膈的交角称右心膈角，深吸气时此处可见三角形的下腔静脉影。

后前位用于观察右心房、左心室和部分大血管的轮廓，以及进行心脏大血管的测量。心脏横径（T_1+T_2）与胸廓横径（Th）之比即为心胸比率（CTR）；自心脏右缘和左缘最外侧点分别向中线作垂直线，即为T_1和T_2，二者之和即为心脏横径；胸廓横径是指通过右侧膈顶两侧肋骨内缘之间的水平距离，正常值≤0.5，最大不超过0.52（图5-2-2）。大于此数值应认为心脏增大。此法比较简便，但受呼吸、年龄、体型、膈肌位置及心动周期的影响，只能对心脏大小作粗略估计，不适用于横位形及垂位形心脏的测量。

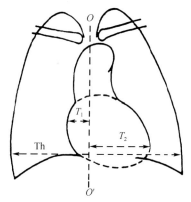

图5-2-2 心胸比率测量示意图
OO'，胸部正中线；T_1，自OO'至心右缘最大径；T_2，自OO'至心左缘最大径；Th 胸廓横径

2. 左侧位 心影呈椭圆形，分为前、后两缘。该体位常通过口服硫酸钡来观察左心房增大（图5-2-3）。

心前缘自上而下分为升主动脉、右心室的漏斗部与肺动脉主干及右心室前壁三段。前方与前胸壁之间形成三角形透亮区，称为心前间隙或胸骨后区。

心后缘上段一大部分为左心房，下段小部分由左心室构成，与膈肌成锐角相交，下腔静脉可在此显影。心后缘、脊柱前缘与膈肌之间形成一三角形的心后间隙。

（二）正常三种心型

1. 垂位心 多见于瘦长体型，胸廓狭长而扁，膈肌位置低，心影狭长，呈垂位，心纵轴与水平面的夹角大于45°，心膈面小，心胸比率常小于0.5，肺动脉段轻度凸出。

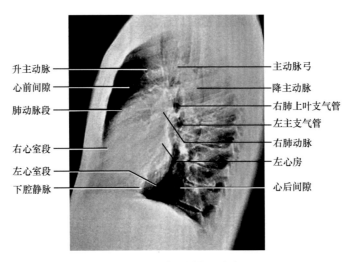

升主动脉
心前间隙
肺动脉段
右心室段
左心室段
下腔静脉

主动脉弓
降主动脉
右肺上叶支气管
左主支气管
右肺动脉
左心房
心后间隙

图5-2-3 心脏左侧位X线表现

2. 横位心 见于矮胖体型，胸廓短而宽，前后径大，膈肌位置高，心纵轴与水平面的夹角小于45°，心膈面大，心胸比率大于0.5，主动脉结明显，心腰凹陷。

3. 斜位心 也称中间型心脏，常见于胸廓及体型适中者，心影呈斜位，心纵轴与水平面的夹角约为45°，心胸比率约为0.5（图5-2-4）。

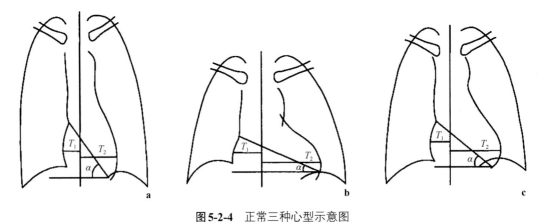

图5-2-4 正常三种心型示意图

a. 垂位心，心纵轴与水平面夹角大于45°；b. 横位心，心纵轴与水平面夹角小于45°；c. 斜位心，心纵轴与水平面夹角约45°。α，心纵轴与水平面的夹角

（三）心血管造影

心血管造影是借助于心导管技术将对比剂快速地注入心腔和血管腔内，以显示心脏和血管内腔的形态和血流动力学的改变，是一种有创的X线检查。近年由于超声心动图、CT、MRI的应用和推广，心血管造影的临床适应证范围已经缩小，但目前对于先天性心脏病复杂畸形及冠心病的诊断仍然是不可或缺的。

1. 右心系统造影 穿刺静脉，顺行性插管行右心房、右心室或肺动脉造影。右心室造影通常采用半坐位（正位加足头20°）及侧位两个体位。正位加足头20°，旨在将心底部托起，以便更充分地显示右室流出道及主肺动脉。一般情况下还可利用再循环大致显示左心系统的状态。

2. 左心室造影 穿刺动脉，导管自外周动脉逆行性插入左心室，亦可经房间交通（未闭卵圆孔或房间隔缺损）将导管置入左心室。左心室造影宜取四腔位或长轴斜位投照，左心室四腔位系指左前斜45°加足头20°，能够将左右房室大致对称分开，同时充分显示两侧房室瓣；左心室长轴斜位系指左前斜60°加足头20°，可充分显示左心室形态及其流出道，有助于观察室间隔缺损位置及左侧心室和大血管的连接关系。

3. 主动脉造影 导管经周围动脉逆行插入，正侧位或左前斜60°投照。适用于显示主动脉本身及其分支病变，其中左前斜60°能够全面显示主动脉升部、弓降部等全貌。

4. 冠状动脉造影 是冠状动脉重建术前（搭桥术或支架植入术）必备的检查（图5-2-5）。

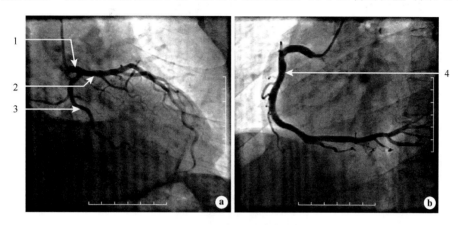

图5-2-5　正常冠状动脉造影
1. 左主干；2. 前降支；3. 回旋支；4. 右冠状动脉

（1）左冠状动脉　起自左冠状窦，随即分成前降支及回旋支。前降支走行于前室间沟，下行至心尖，主要分支有对角支、前（室）间隔支。回旋支走行于左侧房室沟内，终止于心脏膈面，主要分支有钝缘支、左房旋支、房室结支。

（2）右冠状动脉　起自右冠状窦，走行于右侧房室沟，沿心脏右缘至心后缘。主要分支有圆锥支、窦房结支、后降支、后（室）间隔支。

二、CT表现

（一）心脏大血管

正常心脏大血管CT扫描具有代表性的层面。

1. 主动脉弓上层面 可见气管前方为无名动脉，其左侧为左颈总动脉，再向左后为左锁骨下动脉。

2. 主动脉弓层面 可见主动脉弓自右前向左后斜行，位于气管左前方。约10%的人在此层面可见奇静脉弓（图5-2-6a）。

3. 主-肺动脉窗层面 其上界为主动脉弓下缘，下界为左肺动脉，前方为升主动脉，内后方为气管。主肺动脉向左向后延伸为左肺动脉；向后、向右延伸为右肺动脉。此层面主肺动脉与两侧肺动脉呈"人"字形排列。正常主肺动脉直径不应超过29mm。在此层面可同时观察到升主动脉和降主动脉，两者比例为（2.2～1.1）∶1。奇静脉弓大多位于此层面，自后向前越过右上叶支气管上缘汇入上腔静脉（图5-2-6b）。

4. 左心房层面 可见脊柱左前方为降主动脉，降主动脉前方为左心房。左心房前方为主动脉根部，其右侧为右心房，其左前方为左心室及流出道。左心房前后径为30～45mm。此平面常同时显示冠状动脉主干及主要分支的近段（图5-2-6c）。

5. "四腔心"层面 可见左、右心房和左、右心室，心腔和心壁。需注射对比剂观察，如不注射对比剂则无法区分（图5-2-6d）。

（二）心包

CT扫描几乎均能显示心包壁层，正常厚度为1～4mm，脏层心包由于较薄，CT扫描常难以显示。

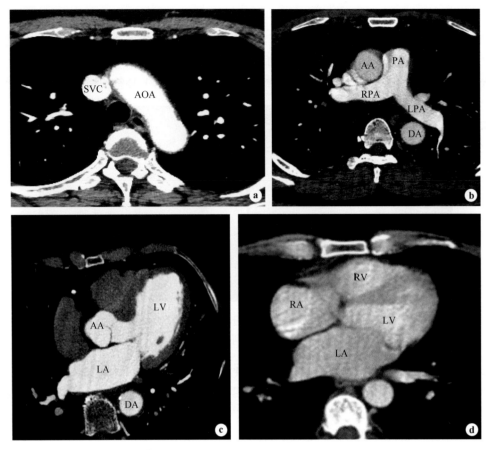

图5-2-6　正常心脏大血管CT

a. 主动脉弓层面；b. 主-肺动脉窗层面；c. 左心房层面；d. "四腔心"层面。AOA. 主动脉弓；SVC. 上腔静脉；PA. 主肺动脉；RPA. 右肺动脉；
LPA. 左肺动脉；AA. 升主动脉；DA. 降主动脉；LA. 左心房；LV. 左心室；RV. 右心室；RA. 右心房

（三）血管与瓣膜

1. 冠状动脉和冠状静脉　行MSCT CTA检查，能清楚显示冠状动脉主干及其主要分支（图5-2-7）。容积再现（VR）可以显示整个冠状动脉树及其与心脏间的关系（图5-2-8）。①左冠状动脉主干自主动脉左冠窦发出后，走行于肺动脉下方和左心房之间，后分为前降支和回旋支，前降支是左主干的延续，沿前室间沟到达心尖部，同时分出间隔支供应室间隔，分出对角支供应左心室前侧壁。回旋支沿左房

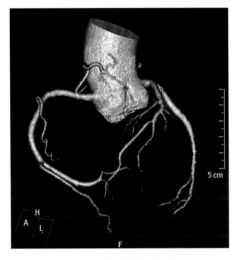

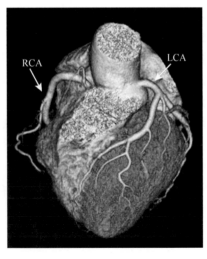

图5-2-7　冠状动脉VR图像　　　　　　**图5-2-8　心脏VR图像**

RCA. 右冠状动脉；LCA. 左冠状动脉

室沟走行，发出钝缘支，供应左心室侧壁心肌。②右冠状动脉自主动脉右冠窦发出后，沿右房室沟走行至心底部，延续成后降支和左室后支，供应室间隔下后部和左室后壁心肌。③冠状静脉有心大静脉、心中静脉、心小静脉、左室后静脉、左房斜静脉等。心大静脉起自心尖，沿前室间沟上行，再沿左房室沟到膈面汇入冠状窦。心中静脉起源于心尖，沿后室间沟进入冠状窦。心小静脉走行于右房室沟内，汇入冠状窦。左室后静脉起自左室膈面，汇入冠状窦。左房斜静脉是左心房后壁的一支小静脉，沿左心房背面斜行汇入冠状窦。

2. 瓣膜 行MSCT CTA检查，在CTA图像上瓣膜显示为低密度影，常显示二尖瓣和三尖瓣。通过不同体位可观察瓣膜形态及房室大小，还可通过不同期相观察瓣膜开放、关闭情况。

3. 体肺循环大血管

（1）主动脉及其大分支主动脉是体循环的动脉主干，由左心室发出，全程共分为主动脉根部、升主动脉、主动脉弓、降主动脉。①主动脉根部：包括主动脉瓣环、瓣叶和主动脉窦。左、右冠状动脉分别自左、右冠窦发出，左冠窦位置最高，无冠窦位置最低。主动脉根部右侧为右房耳，后方为左心房。②升主动脉：包括窦管交界处的升主动脉起始段至头臂干起始处。升主动脉长约5cm，在右侧第2胸肋关节水平移行为主动脉弓。升主动脉右侧有上腔静脉，后侧有右肺动脉、右肺静脉和右主支气管。③主动脉弓：始于头臂干起始处，走行于气管前方，到达气管和食管左侧。起始部横径较大，末端略小，称为主动脉峡部。弓的凸侧有三支动脉发出，从近心端向远心端依次发出头臂干、左颈总动脉和左锁骨下动脉。④降主动脉：始于左锁骨下动脉开口和动脉韧带间的主动脉峡部，沿脊柱左前方下行，达第12胸椎处穿膈肌进入腹腔，移行为腹主动脉，至第4腰椎体下缘处分为左、右髂总动脉。腹主动脉的主要分支为腹腔干、肠系膜上动脉、肾动脉和肠系膜下动脉。

（2）肺动脉主干短且粗，起自右室漏斗部，经主动脉根部前方向左上后方至主动脉弓凹侧，相当于第4胸椎水平分为左、右肺动脉入肺；左肺动脉主干较短，以水平方向横过胸主动脉及左主支气管前面到达肺门，再分成两支入上、下肺叶；右肺动脉主干较长，横过升主动脉及上腔静脉后面到达肺门，再分为三支入上、中、下肺叶。肺静脉变异较多，通常左、右各有两支肺静脉，最终汇入左心房。

三、MRI 表 现

（一）心脏

MRI可以多方位成像，获得任意平面的断层图像，清晰显示心脏、大血管的解剖结构，常用的扫描体位及正常表现如下（图5-2-9）。

1. 横轴位 为最基本的心脏断层面，并为其他的断层方位提供定位图像。可以显示心脏不典型的四腔室断面，显示心腔内径及室壁厚度，左心室平均直径为45mm，室壁及室间隔厚度约为10mm，右心室平均直径为35mm，室壁厚度约为5mm。

2. 冠状位 可清晰显示左右心室腔及流出道、主动脉窦和升主动脉的形态、走行，并能显示左心房、右心房后部的上腔静脉入口形态。

3. 矢状位 不同心型的心脏，心腔及心壁的形态结构变异较大，矢状位主要用于心脏MRI扫描的定位。

4. 长轴位 用于观察左心室长轴收缩期和舒张期的径线改变及二尖瓣功能，也可观察右室流入道、流出道和三尖瓣功能。

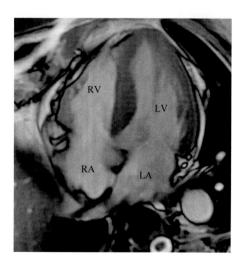

图5-2-9 正常心脏大血管MRI

RV，右心室；RA，右心房；LV，左心室；
LA，左心房

5. 短轴位 用于心室功能的评估，也是观察右室流出道末端的最佳断面。

在自旋回波序列中，心肌呈中等信号，心内膜表现为信号高于心肌的细线影，瓣膜呈中等强度信号，心腔内因血液流空效应，一般无信号，心包表现为T_1WI、T_2WI均呈低信号，正常心包厚度为$1\sim2mm$。

（二）心包

心包因其壁层纤维组织的质子密度低，T_1值长、T_2值短，故T_1WI和T_2WI均为低信号。正常心包厚度为$1\sim4mm$，于右心室前面显示较清楚，而左心室后外侧等处常显示不清。

（三）血管

磁共振血管成像（MRA）是基于血管内血液流动而产生MRI信号，其强弱取决于血液流速。应用磁共振血管造影"亮血"技术，血流呈高信号；运用"黑血"技术，血流呈低信号。磁共振于不同扫描体位和层面并在心外脂肪衬托下，可显示冠状动脉及其主要分支，用于观察血管的形态、内径、走行等，还可用于测量血流速度和观察血流特征。

四、超声表现

（一）M型超声心动图

超声波在心脏内传播时，在各个界面上发生反射，以强弱不等的点状回声显示在扫描线上。心脏不停搏动，点状回声反射上下摆动，将各点状回声活动轨迹按时间展开，成为一种能显示界面厚度、距离、活动方向与速度及其与心动周期关系的曲线图。声束通过心脏不同的组织结构，显示的运动轨迹曲线也各不相同。

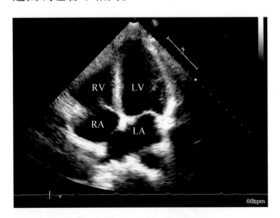

图5-2-10 心脏正常超声图
RV，右心室；RA，右心房；LV，左心室；LA，左心房

（二）二维超声心动图

二维超声心动图较M型超声心动图更为直观，切面图像基本上分为三类：心脏长轴切面、短轴切面和四腔心切面。可以分别显示心脏各个腔室、瓣膜、大血管的形态、功能及血流（图5-2-10）。

（三）多普勒超声心动图

多普勒超声心动图分为两类，即频谱多普勒超声心动图和彩色多普勒超声心动图。

1. 频谱多普勒超声心动图 以不同血流频谱形态代表血流方向、速度和血流量。

2. 彩色多普勒超声心动图 以蓝色和红色分别代表心脏内各个瓣口血流的方向及血流量。

第3节　异常影像学表现

一、异常X线表现

（一）心脏形态异常

某些心脏疾病会造成心脏增大，后前位上心脏和大血管形状的改变，这种改变并不代表具体的心脏大血管疾病。习惯上将其分为以下几种类型（图5-3-1）。

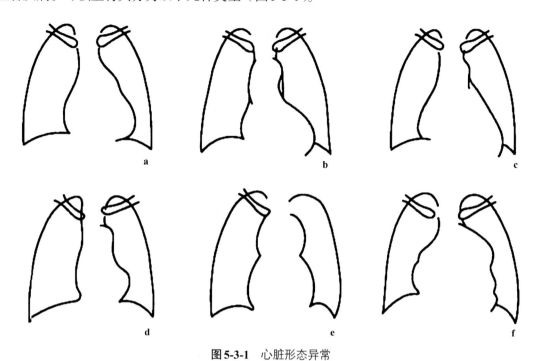

图5-3-1 心脏形态异常

a.二尖瓣型；b.主动脉型；c.普大型；d.靴型；e."8"字型；f.怪异型

1. 二尖瓣型心脏 心影近似梨形，肺动脉段凸出，心尖圆隆，主动脉结缩小或正常，右和（或）左心缘不同程度地向外膨凸。通常反映右心负荷过大或以其为主的心腔变化，常见于二尖瓣疾病、房间隔缺损、肺动脉瓣狭窄、肺动脉高压和肺源性心脏病等。

2. 主动脉型心脏 心腰凹陷，心尖向左下移位，升主动脉右突，主动脉结多增宽，左心室段延长。通常反映左心负荷过大或以其为主的心腔变化，常见于主动脉瓣疾病、高血压、冠心病或心肌病等。

3. 普大型心脏 心脏均匀地向两侧增大，肺动脉段平直，主动脉结多属正常。反映左右双侧负荷增加的心腔变化，或为心包病变等心外因素所致。常见于心包、心肌损害或以右心房增大较著的疾病。

4. 移行型心脏 如二尖瓣-主动脉型、二尖瓣-普大型等。

（二）心脏大小异常

1. 左心房增大 一般先向后、向右，再向上、向左膨凸。左心房只向后增大时，正位片显示心脏轮廓不发生改变，但在心脏阴影内的右上方，可见类圆形密度增高影，称双重密度；左心房向右增大时可达或超过右心房边缘，形成右心缘的"双重边缘"或"双弓征"，亦称双心房影，是左心房增大的可靠征象；左房耳部增大时可见左心室段与肺动脉段之间的左房耳部膨凸，形成左心缘第三弓影；气管隆嵴角度＞90°。左侧位吞钡检查，左心房向后增大的主要X线征象之一就是食管受压向后移位。食管移位的程度和左心房增大的程度常成比例。左心房轻度增大时，食管前缘受压而无移位；中度增大时，食管前后壁均受压伴轻度移位，但止于胸椎前缘；重度增大时，食管明显向后移位，并与胸椎重叠（图5-3-2）。

左心房增大主要见于二尖瓣病变、各种原因引起的左心衰竭及动脉导管未闭、室间隔缺损等先天性心脏病。

2. 右心房增大 一般先向右前方，继之向后、向左膨凸。正位片显示右心房段向右膨凸，且长度增加，右心房/心高比值＞0.5。上腔静脉和（或）下腔静脉扩张，为右心房增大的间接征象。右心房增大常伴有上腔静脉扩张，表现为右上纵隔阴影增宽（图5-3-3）。

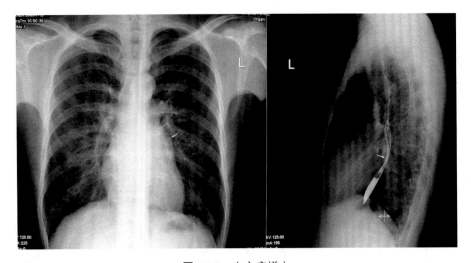

图5-3-2 左心房增大

后前位：右心缘呈双心房影，心影中可见增大的左心房影；左侧位：食管服钡Ⅱ度压迹

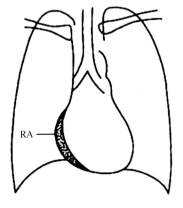

图5-3-3 右心房增大示意图

RA，右心房

单发的右心房增大少见，常与右心室增大并存。右心房增大见于右心衰竭、房间隔缺损、三尖瓣病变和心房黏液瘤等。

3. 左心室增大 一般先向左下，继之向后上膨凸。正位片显示左心室段延长，心尖下移，可伸入膈阴影下或胃泡阴影之内；左心室段向左膨隆，心脏横径增大，相反搏动点上移，心腰凹陷。左侧位可见心后缘下段向后膨凸超过下腔静脉后缘1.5cm可视为左心室增大。心后间隙缩小及心后食管前间隙变窄或消失（图5-3-4）。

左心室增大常见于高血压、主动脉瓣病变、二尖瓣关闭不全、室间隔缺损和动脉导管未闭等。

4. 右心室增大 一般先向前向左上，继之向下后膨凸。正位片显示心尖圆隆、上翘；肺动脉段饱满、凸出，为右心室增大的间接征象。左侧位可见心前缘下段前凸，与胸骨的接触面增大（图5-3-5）。

右心室增大，可由于流出道的狭窄或循环阻力增加致肺循环障碍而引起，如肺动脉狭窄、肺动脉高压、二尖瓣狭窄等，也可因血液的过量充盈而造成，如房间隔缺损、室间隔缺损等。

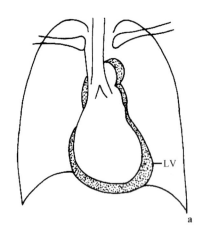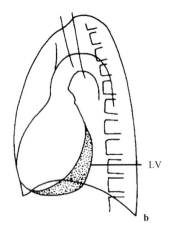

图5-3-4 左心室增大示意图

a. 后前位；b. 左侧位。LV，左心室

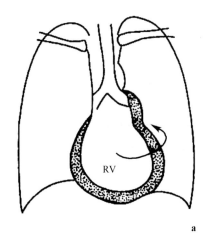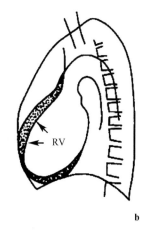

图5-3-5　右心室增大示意图

a.后前位：心脏向右旋转（弧形箭头），肺动脉段凸出；b.左侧位：心前缘向前膨隆（黑箭头）。RV，右心室

（三）主动脉改变

心脏病变可伴发主动脉的改变。显示胸主动脉形态、宽度和走行方向最适宜的投照位置是后前位结合左侧位，但诊断价值有限。部分患者可显示胸主动脉迂曲延长、扩张和动脉壁钙化。

（四）肺循环异常

肺循环由肺动脉、肺毛细血管和肺静脉组成，因肺循环沟通左、右心腔，所以心脏病变常常反映在肺循环血管改变上，有时甚至比心脏大小、形态改变更为敏感。肺循环可反映心脏血流动力学及功能状态，是X线片诊断心脏病的重要指标。

1. 肺血增多　为肺动脉血流量增多，也称为肺（动脉）充血。主要见于：①不合并右心排血受阻的左向右分流或双向分流畸形，如房间隔缺损、室间隔缺损、动脉导管未闭等；②心输出量增加疾病，如贫血、甲状腺功能亢进等。

X线表现：①肺纹理增粗、增多，边缘清楚；②肺动脉段凸出，两肺门动脉扩张，右下肺动脉干扩张超过15mm，透视下可见肺动脉段及两侧肺门血管搏动增强，呈扩张性搏动，称"肺门舞蹈"；③肺野透明度正常。

2. 肺血减少　为肺动脉血流量减少，亦称肺（动脉）缺血。主要见于：①右心排血受阻或兼有右向左分流畸形，如肺动脉瓣狭窄、法洛四联症、三尖瓣狭窄或闭锁等；②原发性和继发性重度肺动脉高压、肺源性心脏病等；③肺动脉分支本身的重度狭窄、阻塞性病变，如肺动脉栓塞、一侧肺动脉缺如、发育不全等。

X线表现：①肺纹理变细、稀疏；②右下肺动脉干变细或正常；③肺野透明度增加；④严重的肺血减少，侧支循环形成表现为肺门动脉正常或缩小，在肺野内显示为扭曲而紊乱的血管影，有时类似肺血增多；⑤肺动脉段可平直、凹陷或凸出。凸出者多为肺动脉瓣狭窄后扩张或肺动脉高压所致（图5-3-6）。

3. 肺动脉高压　正常肺动脉主干血压为2～4kPa（15～30mmHg），平均为2.67kPa（20mmHg）。

通常肺动脉收缩压高于30mmHg，平均高于20mmHg即可视为肺动脉高压。引起肺动脉高压的原因主要有：①肺动脉血流量增加，如左向右分流畸形；②心输出量增加的疾病；③肺小动脉阻力增加，多为肺血管分支本身的疾病；④肺胸疾病，如肺气肿和（或）慢性支气管炎、肺纤维化等。

X线表现：①肺动脉段凸出；②肺门动脉扩张、搏动增强，肺外围动脉分支纤细，有时与肺门动脉之间有一突然分界，称肺门截断现象或残根征；③右心室增大（图5-3-7）。

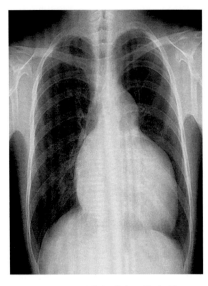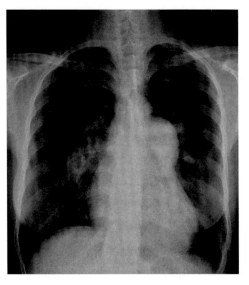

图 5-3-6　肺血减少 X 线表现　　　　　　　图 5-3-7　肺动脉高压 X 线表现

4. 肺静脉高压　肺静脉正常压力平均为 1.07～1.33kPa。引起肺静脉高压的原因主要有：①左心房阻力增加，如二尖瓣狭窄、左心房内肿瘤等；②左心室阻力增加，如主动脉瓣狭窄、高血压及各种病因所致的左心衰竭；③肺静脉阻力增加，如各种先天性、后天性疾病所致的肺静脉狭窄、阻塞等。

X 线表现如下：

（1）肺淤血　肺血管纹理普遍增多、增粗，边缘模糊；肺门影增大，边缘模糊；肺野透明度降低。

（2）间质性肺水肿　出现小叶间隔线，因最早由克利（Kerley）所描述，故又称克氏线，分 A、B、C 三种，以克氏 B 线最常见。克氏 B 线表现为长 2～3cm、宽 1～3mm 的水平横线，多位于肋膈角区，常见于二尖瓣狭窄和慢性左心衰竭。克氏 A 线为长 5～6cm、宽 0.5～1.0mm 的自肺野外围斜行引向肺门的线状影，不分支，与支气管和血管走行不一致，多位于上叶，常见于急性左心衰竭。克氏 C 线呈网状影，多位于肺下野，常见于肺静脉高压明显加重者。常伴有少量胸腔积液。

（3）肺泡性肺水肿　分布于一侧或两侧肺的斑片状影，边缘模糊，常融合成片，肺尖及肺野边缘部分很少受侵犯，有的以两肺门为中心，表现为蝴蝶状阴影。常见于急性左心衰竭。阴影在短期内变化较大，经恰当的治疗可在数小时或数日内吸收。

（4）胸膜增厚。

（5）含铁血黄素沉着　X 线表现为直径 2～3mm 的圆形或外形不整的边缘比较清楚的结节影，多位于双下肺野。

（五）冠状动脉异常

1. X 线检查　平片诊断冠状动脉病变的价值不高。当冠状动脉钙化明显时，部分患者可见其走行投影区内斑点状钙化影。

2. 冠状动脉造影　冠状动脉造影是诊断冠心病的金标准，通过造影可直接显示冠状动脉开口及交通异常，冠状动脉狭窄的位置、范围与程度等。

二、异常 CT 表现

（一）心脏基本病变

1. 心肌的异常表现

（1）心肌厚薄的改变　普通 CT 平扫不能观察心肌厚度的变化，增强 CT 扫描可良好显示心肌的厚度。肥厚型心肌病可显示非对称性肌肥厚和肌小梁肥大的征象。心肌梗死可见局部心肌变薄及室壁瘤形成。但房间隔缺损、室间隔缺损较难直接显示。

（2）心肌密度的改变 冠状动脉病变常导致心肌血供的改变，最终导致心肌缺血或梗死，坏死心肌由结缔组织取代。增强扫描时表现为局部心肌密度减低或无强化区；而心肌原发或继发性肿瘤均表现为与正常心肌不同的增强表现，肿瘤增强后的密度根据其性质可高于或低于正常心肌。

（3）心肌运动的异常 心电门控超高速CT可反映局部心肌缺血等病变所致的运动异常，如心肌梗死时局部心室壁有反常运动。电影CT可反映心室容积的变化，并测定射血分数，定量测定由心肌运动异常所致的心输出量的变化。

2. 心腔的异常表现

（1）心腔大小的改变 CT增强扫描可直观显示心腔内径的变化，如心腔扩大（扩张型心肌病）、心腔狭小（肥厚型心肌病）；心肌梗死后左心室室壁瘤可见心室壁局部向外扩张。

（2）心腔内密度的改变 心腔内肿块或血栓，增强CT表现为高密度的心腔血池内有低密度的充盈缺损。

（二）心包基本病变

1. 心包缺损 部分性缺损多见，完全性缺损仅占9%，左侧约占70%，右侧占4%，膈心包缺损占17%。

2. 心包积液 正常的心包腔含10～20ml液体，心包积液达到50ml时CT扫描即可检出。少量的渗出液于仰卧检查时，常聚集在左心室与右心房的后外侧。大量渗出时则形成环绕心脏的水样密度带，使壁层心包与心脏的距离加大，此时的心包积液在200ml以上（图5-3-8）。

3. 心包增厚和钙化 结核性或放射性心包炎常引起心包增厚，心包厚度在5～20mm，可束缚心脏的舒张，也可呈局限性增厚，引起两侧心室进行性舒张功能障碍。部分增厚的心包内可出现钙化。CT扫描为检测钙化最敏感的检查方法，并能准确定位钙化的部位和范围。

（三）血管基本病变

1. 位置异常 CT平扫和增强扫描可直接显示大血管位置的异常。如右主动脉弓表现为主动脉弓位于气管的右侧且常合并迷走的左锁骨下动脉（图5-3-9）。

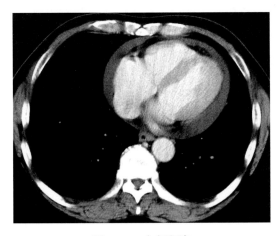
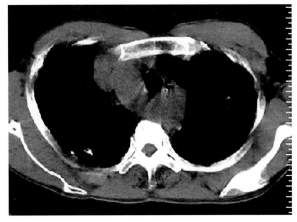

图5-3-8　心包积液　　　　　　　　　　　图5-3-9　右主动脉弓CT表现

2. 管径异常 CT增强扫描可直接显示大血管管径的异常，如扩张（主动脉瘤）、狭窄（附壁血栓）等。

3. 密度的异常 血管壁的钙化，CT表现为高密度影，CT值可达200Hu以上。主动脉夹层时，CT增强扫描可区分真、假腔及内膜片，增强后表现为真、假腔之间的密度差异，假腔的显影及排空均较真腔稍延迟，真腔常受压、变形或移位。

三、异常MRI表现

（一）心脏基本病变

1. 心肌异常

（1）信号改变 ①信号强度改变：心肌缺血时，在急性缺血期T_1WI、T_2WI信号增强；当心肌纤维化时，局部心肌的信号在T_1WI、T_2WI均降低。原发性心肌病时，MRI增强扫描心肌内见一个或多个异常信号区。②信号连续性中断：如MRI显示房间隔、室间隔心肌信号连续性中断，提示房间隔、室间隔缺损。SE序列表现为心肌局部无信号区；GRE序列MRI电影可见缺损部有异常高速血流信号影。

（2）厚薄改变 MRI可直接显示心壁的厚度，如在心肌的急性缺血区，可见局部心肌变薄；而在肥厚型心肌病时，可见心室壁增厚。

（3）运动异常 电影MRI可动态显示心壁运动情况。如心肌梗死时，局部室壁变薄，甚至形成室壁瘤，无运动或伴反向运动。此外，还可应用心肌空间标记技术准确检测局部心肌的运动情况。

（4）占位性改变 心肌肿瘤在MRI上多呈以高信号为主的混杂信号灶。

2. 心腔异常

（1）大小改变 MRI在获取标准的心脏长、短轴位像后可准确测量心腔径线的改变，如扩张型心肌病表现为心腔内径普遍扩大。

（2）信号改变 心腔内异常信号主要见于左心房黏液瘤，SE序列T_1WI上多呈均匀或不均匀中等信号，T_2WI上为不均匀较高信号，其形态随心动周期而改变。此外，腔内异常信号还可见于心腔内血栓。

（二）心包基本病变

1. 渗出
多为渗出性心包炎所致。心包内液体异常增多，使心包脏、壁层间距增大；少量积液时主要位于右心房侧壁及左心室后侧壁的外方，SE序列在T_1WI上呈低信号，血性积液或心包积血在T_1WI上呈中、高信号，在T_2WI上呈均匀高信号。由于心包积液随心脏搏动而流动，心包积液的信号强度在心动周期内有所不同，收缩期信号偏低，舒张期偏高。

2. 增厚及钙化
增厚常见于缩窄性心包炎，MRI显示心包脏、壁层界限不清，心包腔闭塞，呈不规则增厚，以右心侧多见且增厚明显，其厚度大于4mm，甚至超过20mm；SE序列在T_1WI上呈中等信号或低信号，心包钙化斑块为极低信号；少数呈高信号提示为肉芽组织。

（三）血管基本病变

1. 管径改变
表现为局限性管腔扩张（如主动脉瘤）或缩小（如冠心病）。

2. 腔内信号改变
血流信号改变的原因是血流速度改变，在大血管近瓣膜处的信号改变主要提示局部有反流；如主动脉夹层因真假腔内血流速度不同而出现信号差异，腔静脉内的瘤栓可致管腔内出现软组织异常信号。

3. 管壁改变
MRI可识别斑块成分，在颈动脉中应用较为广泛。

第4节　先天性心脏病

先天性心脏病是胚胎发育时期心脏及大血管发育异常，或出生后应自动关闭的通道未能闭合而产生的心脏局部解剖结构异常的疾病，是小儿时期最常见的心脏病。先天性心脏病按照血流动力学改变分为左向右分流、右向左分流与无分流三类；按临床表现分为发绀与无发绀两类；按肺血改变分为肺血增多、肺血减少与肺血无明显改变三类。

一、房间隔缺损

房间隔缺损是较常见的先天性心脏病之一，女性发病率较高，可单独存在或合并其他心脏大血管畸形。

【病理与临床】 房间隔缺损属于心房水平的左向右分流的先天性心脏病。按照缺损部位可分为第一孔（原发孔）型和第二孔（继发孔）型。临床上以第二孔型常见。缺损的数目通常为一个，也可为多个，大小多为1～4cm。

正常情况下左心房压力大于右心房，当有房间隔缺损时，左心房的血液可向右心房分流，使右心房、右心室及肺循环的血流量增加，从而加重了右心系统的负荷，导致右心房和右心室肥厚和扩张。久之可出现肺动脉高压，右心压力逐渐增高，分流量减少，甚至出现双向分流。

临床上患者早期可无症状，随后可出现劳累后心悸、气短，易患呼吸道感染等。查体：胸骨左缘第2～3肋间可闻及Ⅱ～Ⅲ级收缩期杂音，重度肺动脉高压者可有发绀。

【影像学表现】

1. X线表现

（1）缺损较小时，X线表现可正常。

（2）缺损较大时，可出现如下表现：①心影增大呈二尖瓣型；②右心房、右心室增大，左心室缩小或正常；③肺血增多，肺动脉段凸出，肺门动脉扩张，搏动增强，透视下可见肺门舞蹈症；④主动脉结缩小或正常（图5-4-1）。

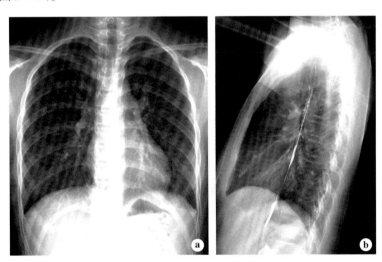

图5-4-1 房间隔缺损X线表现

a.正位片，示双肺血增多，肺动脉段凸出，右心房、右心室增大，心脏呈二尖瓣型；b.侧位片，示右心房、右心室增大

（3）行右心造影检查，导管可经房间隔缺损进入左心房；当右心房压力大于左心房时，右心房造影可见分流，左心房提前显影。

2. CT表现 CT增强扫描可见心房层面房间隔的连续性中断（图5-4-2）；此外可见右心房、右心室增大，肺动脉增宽等。

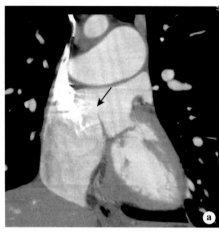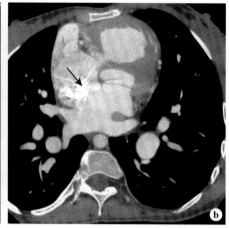

图 5-4-2　房间隔缺损（箭头所示）CT 表现

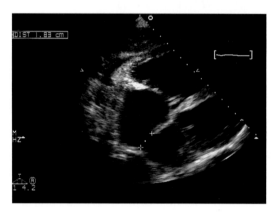

图 5-4-3　房间隔缺损超声表现

右心房、右心室扩大，右室流出道增宽，肺动脉内径增宽

3. MRI 表现　SE 序列横轴位上，左、右心房血液呈流空低信号，两心房间线样高信号即为房间隔。房间隔缺损主要表现在多层横轴面上，相邻的两个层面见房间隔的信号部分消失，连续性中断。

4. 超声表现

（1）二维超声心动图　正常房间隔呈线状回声带，缺损时回声带连续性中断，断端处回声可增宽，呈火柴头状，其上、下两端间的距离大致代表缺损的直径（图 5-4-3）。

（2）多普勒超声心动图　收缩期可见以红色为主的血流束自左心房穿过回声带中断处进入右心房。

【诊断与鉴别诊断】　超声心动图是房间隔缺损的首选确诊方法，但如果左心房与右心房压力相等时，多普勒显示无左向右分流，诊断较为困难。CT 和 MRI 能够显示缺损的直接征象，更多用于对心腔外畸形或者非典型部位房间隔缺损的诊断，如冠状窦型房间隔缺损（无顶冠状静脉窦综合征）、房间隔缺损合并肺静脉畸形引流等。本病需要与各种水平的左向右分流先天性心脏病鉴别，以及需与各种有肺动脉高压表现的疾病鉴别。

二、室间隔缺损

　　室间隔缺损是较常见的先天性心脏病之一，以男性较多见，可单独存在或合并其他心脏大血管畸形。

【病理与临床】　室间隔缺损属于心室水平的左向右分流的先天性心脏病。根据缺损部位不同，可分为膜部缺损、漏斗部缺损和肌部缺损三型。其中，膜部缺损型最常见，缺损面积较大。

　　正常情况下左心室压力大于右心室，当有室间隔缺损时，左心室的血液可向右心室分流，使右心室及肺循环的血流量增加，从而加重了右心系统的负荷，导致右心室肥厚和扩张。左心容量负荷也加大，致左心室、左心房也扩张和肥厚。久之可出现肺动脉高压，右心压力逐渐增高，分流量减少，甚至出现双向分流。

　　临床症状取决于缺损的大小，缺损较小可无症状，缺损大者可表现为发育较差，常出现劳累后心悸、气短，易患呼吸道感染等。查体：胸骨左缘第 3～4 肋间可闻及收缩期杂音，重度肺动脉高压者可有活动后出现发绀。

【影像学表现】

1. X线表现 缺损较小时，X线表现可正常。缺损较大时，可出现如下表现：①心影增大呈二尖瓣型；②左、右心室均增大，以左心室增大为主；③肺血增多，肺动脉段凸出，肺门动脉扩张，搏动增强，透视下可见肺门舞蹈症；④主动脉结缩小或正常（图5-4-4）。

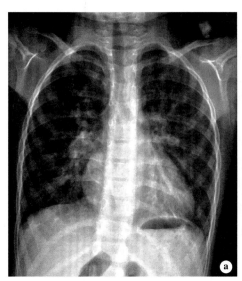
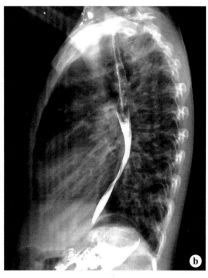

图5-4-4 室间隔缺损X线表现

a.正位片，示双肺血增多，心脏呈二尖瓣型，左右心室增大，主动脉结缩小，肺动脉段凸出；b.侧位片，示左、右心室增大

2. CT表现 增强扫描横断位可见心室层面室间隔的连续性中断或消失；此外可见左、右心室增大，左心房增大，肺动脉增宽等间接征象。

3. MRI表现 主要表现为室间隔膜部或肌部的连续性中断，可见一缺口。MRI电影可显示左、右心室间的分流及心室收缩期肺动脉腔内异常的高信号血流。

4. 超声表现

（1）二维超声心动图 正常室间隔呈宽带状回声，缺损时局部回声连续性中断，断端处回声可增强，并略增宽，其上下两端间的距离相当于缺损的直径。

（2）多普勒超声心动图 收缩期可见以红色为主的血流束自左心室穿过室间隔缺损处进入右心室，在右心室内形成五彩镶嵌的湍流（图5-4-5）。

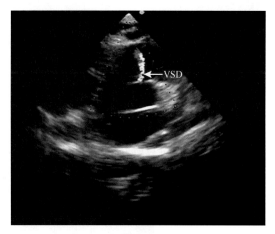

图5-4-5 室间隔缺损超声表现

VSD，室间隔缺损

【诊断与鉴别诊断】 超声心动图是室间隔缺损的主要确诊方法，X线检查仅能提供间接征象，CT和MRI一般不作为常规检查手段。房间隔缺损和室间隔缺损鉴别要点见表5-4-1。

表5-4-1 房间隔缺损和室间隔缺损的鉴别要点

鉴别点	房室改变	听诊杂音
房间隔缺损	右心房、右心室增大，左心室正常或缩小	胸骨左缘第2～3肋间闻及收缩期杂音
室间隔缺损	左、右心室增大，以左心室增大为主	胸骨左缘第3～4肋间闻及收缩期杂音

三、动脉导管未闭

动脉导管未闭是较常见的先天性心脏病之一，以女性较多见，可单独存在或合并室间隔缺损或主动脉缩窄等畸形。

【病理与临床】 动脉导管位于主动脉峡部和肺动脉根部之间，是胎儿期血液循环的主要通道，一般出生后6个月即闭合，持续未闭者称为动脉导管未闭。按照未闭的动脉导管形态分为圆柱形、漏斗形和窗形等三种类型。

主动脉与肺动脉之间存在压差，主动脉的血液经未闭的动脉导管分流入肺动脉，使肺循环的血流量增加，体循环的血流量减少。肺循环回流至左心的血流量增加，左心容量负荷加重，致使左心房、左心室肥厚和扩张增大；长期的肺循环血流量增加，产生肺动脉高压，右心室因此增大，分流量减少，可出现双向分流或以右向左为主的分流。

临床症状取决于分流量的多少，分流量少者可无症状，分流量较大者可表现为活动后心悸、气短，反复呼吸道感染等，并影响发育。查体：胸骨左缘第2～3肋间可闻及连续性杂音，合并重度肺动脉高压者，临床上出现发绀，往往下肢重于上肢，称为差异性发绀。

【影像学表现】

1. X线表现 心影增大呈二尖瓣型，左心室、左心房增大，以左心室增大为主（图5-4-6）。肺血增多，肺动脉段凸出，肺门动脉扩张，搏动增强，透视下可见肺门舞蹈症；主动脉结增大，部分患者出现漏斗征，即正位片上主动脉弓降部外凸，其下方的降主动脉与肺动脉相交处骤然内收形似漏斗。

2. CT表现 增强扫描可见主动脉与肺动脉之间有一管道相通。CTA可清晰显示未闭的动脉导管全貌。

3. MRI表现 在心电门控的SE序列横轴位见肺动脉根部与降主动脉之间的异常通道，呈无信号或低信号影。

4. 超声表现

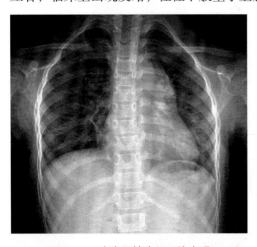

图5-4-6 动脉导管未闭X线表现

（1）二维超声心动图 在心底短轴位上显示肺动脉分叉处或左肺动脉起始处与降主动脉之间出现一条异常通道，可呈管状、漏斗状或窗孔形。

（2）多普勒超声心动图 显示经动脉导管进入主肺动脉的以红色为主的多彩血流束沿主肺动脉外侧上行，主肺动脉内侧部分为蓝色血流（图5-4-7）。

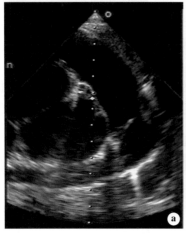
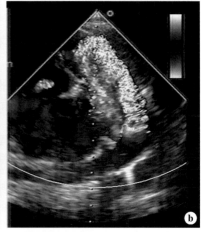

图5-4-7 动脉导管未闭超声表现

【诊断与鉴别诊断】 平片显示左心增大，主动脉结增大，主动脉结下漏斗征，肺血增多；结合临床胸骨左缘第2～3肋间闻及连续性杂音，即可考虑为动脉导管未闭。

【影像学检查方法优选】 超声心动图是动脉导管未闭的首选检查方法，X线检查仅能提供间接征象，CT和MRI一般不作为常规检查手段，其价值是评价有无合并其他畸形及是否存在肺动脉高压。需与房间隔缺损、室间隔缺损等疾病鉴别。

四、法洛四联症

法洛四联症是最常见的右向左分流、发绀型先天性心脏病。

【病理与临床】 法洛四联症由肺动脉狭窄、室间隔缺损、主动脉骑跨和右心室肥厚四种畸形构成，其中以肺动脉狭窄、室间隔缺损为主要畸形。法洛四联症的病理改变：肺动脉狭窄起主要作用，狭窄越重，右心室的射血阻力越大，血液通过缺损的室间隔和骑跨的主动脉向体循环分流，导致肺动脉血流量减少，体循环血氧含量降低，从而出现发绀。

临床上患儿发育迟缓，常有发绀，多于出生后4～6个月内出现，久之可有杵状指（趾），气短、活动能力低，喜蹲踞，严重者出现缺氧性晕厥等。查体：胸骨左缘第2～4肋间可闻及较响亮的收缩期杂音。

【影像学表现】

1. X线表现 心影增大呈靴形，心腰凹陷，心尖圆隆、上翘。肺血减少，肺动脉细小，肺野清晰，主动脉弓部不同程度地增宽、凸出，部分患者可合并右位主动脉弓（图5-4-8）。

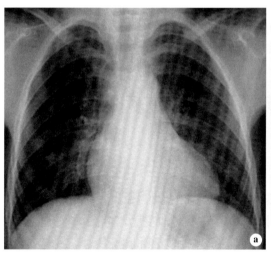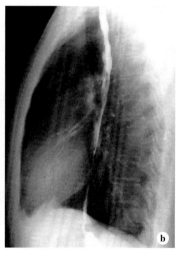

图5-4-8 法洛四联症X线表现

2. CT表现 平扫及增强扫描可显示右室流出道的狭窄、主动脉转位、室间隔缺损及右心室肥厚。

3. MRI表现

（1）SE序列和多角度电影序列可显示出室间隔缺损的大小和部位、右室流出道狭窄、右心室壁肥厚及骑跨于室间隔之上的升主动脉。其独特优势还在于能够定量分析左、右心室容积指数和射血分数。

（2）MRA可清晰显示肺动脉的闭锁和狭窄情况、扩张的支气管动脉及体-肺动脉的侧支循环。

4. 超声表现

（1）二维超声心动图 在心底短轴切面上可见右室流出道变窄，肺动脉瓣细小和肺动脉内径变细；在左心室长轴切面上可见主动脉内径增宽，主动脉前壁与室间隔连续性中断，室间隔的残端位于主动脉前后壁之间，即主动脉骑跨。

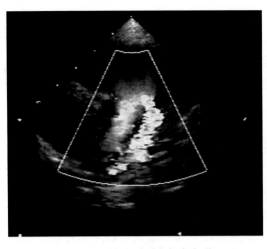

图5-4-9 法洛四联症超声表现

（2）多普勒超声心动图 心尖五腔心切面于收缩期可见来自左、右心室的蓝色血流射向主动脉根部；左心室长轴切面于收缩期可见蓝色血流束自右心室穿过室间隔缺损处，与来自左心室的红色血流一起进入主动脉，经肺动脉狭窄处的彩色血流束变细（图5-4-9）。

【诊断与鉴别诊断】 平片显示肺血减少，右心室增大，心腰凹陷，呈靴形心，结合临床患者发绀和听诊，可考虑法洛四联症。本病主要需与肺动脉闭锁鉴别。

【影像学检查方法优选】

1. X线检查 是最基本检查方法，主要观察心脏整体大小和肺内情况，但密度分辨率有限，无法显示心内结构。

2. 心脏超声检查 为先天性心脏病的首选检查方法，能够准确显示心内畸形，且可进行心功能及肺动脉压力测量，但对心外大血管结构（肺动脉及其分支）发育和侧支循环的评价有限。

3. CT检查 可以显示心内、心外畸形的直接或间接表现，并同时评估肺组织，尤其是CTA的精细扫描及VR整体观也逐渐成为重要检查方法之一，但对评价血流动力学仍有一定局限性，检查过程中的辐射剂量应给予重视。

4. MRI检查 主要用于排除合并心室-动脉连接或心外大血管畸形，同时可以测量心功能及血流动力学参数，但其检查时间长，对评价肺组织能力有限。

5. 心导管检查 是诊断先天性心脏病的金标准，可以测量血流动力学参数，在显示解剖结构改变、做出诊断的同时还可以进行治疗。有创性和辐射为其不足。

6. 核医学检查 多不选用，除非需要评价心肌活性。

第5节 后天性心脏病

一、风湿性心脏病

【病理与临床】 风湿性心脏病是风湿热累及心脏瓣膜的慢性风湿性瓣膜炎的后遗损害。病变最常累及二尖瓣，导致二尖瓣狭窄，常伴有关闭不全。基本病理改变为瓣叶不同程度地增厚、卷曲，可伴钙化，瓣叶粘连，开放受限，造成瓣口狭窄；瓣口变形，乳头肌和腱索缩短、粘连，致瓣膜关闭不全。

二尖瓣狭窄使左心房压力增高，导致左心房扩大和肺循环阻力增加，最后产生肺动脉高压，右心负荷加重，使右心室肥厚增大；二尖瓣关闭不全，左心室收缩时部分血液向左心房反流，造成左心房压力升高、增大。最后可累及肺循环，引起肺循环高压。

临床症状取决于瓣膜损害程度，瓣膜损害轻或心功能代偿期，可无明显临床症状，仅有轻度的活动后心悸、气短。严重者可出现明显的临床症状。二尖瓣狭窄时，表现为易疲劳、劳力性呼吸困难、咯血、下肢水肿等，也可出现二尖瓣面容。查体于心尖区闻及隆隆样舒张期杂音。二尖瓣关闭不全时，表现为乏力、心悸、气短和左心衰竭等，查体于心尖区闻及收缩期杂音。

【影像学表现】

1. X线表现

（1）二尖瓣狭窄 ①心影增大呈二尖瓣型；②左心房、右心室增大，以左心房增大为主；③肺淤血表现为间质性肺水肿，同时伴有肺动脉高压征象；④左心室及主动脉结缩小或正常；⑤二尖瓣钙化表现为心影内二尖瓣区片状高密度影（图5-5-1）。

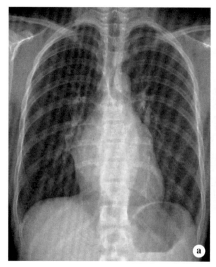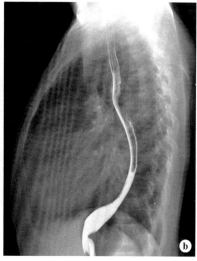

图5-5-1 风湿性心脏病二尖瓣狭窄X线表现

a.正位片，示双肺淤血，主动脉结小，肺动脉段凸出，左心房、右心房增大；b.侧位片，示左心房、右心室增大

（2）二尖瓣关闭不全 ①心影增大呈二尖瓣型；②左心房、左心室增大，常伴有右心室增大；③肺淤血表现为间质性肺水肿，同时伴有肺动脉高压征象。

2. CT表现

（1）二尖瓣狭窄 常规CT检查可见二尖瓣瓣膜钙化及左心房增大、右心室肥厚；MSCT结合心电门控电影扫描，可显示瓣口狭窄的情况（图5-5-2）。

（2）二尖瓣关闭不全 可见左心房、左心室增大，右心室不同程度地增大。

3. MRI表现

（1）二尖瓣狭窄 可显示左心房增大、右心室肥厚及左心房内血栓；MRI电影可显示心室舒张期经狭窄的二尖瓣口后喷射的血流，呈流空的无信号影。

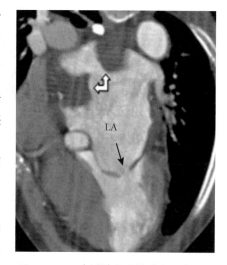

图5-5-2 二尖瓣狭窄（箭头所示）CTA

LA，左心房

（2）二尖瓣关闭不全 可显示左心房和左心室增大，MRI电影可显示心室收缩期左心房内经二尖瓣口血液反流所形成的低信号影。

4. 超声表现

（1）二维超声心动图 二尖瓣狭窄可见二尖瓣前后交界明显粘连，瓣膜增厚，舒张期二尖瓣开放幅度减小，瓣口变小。二尖瓣关闭不全时显示二尖瓣关闭时对合欠佳，有缝隙。

（2）多普勒超声心动图 舒张期二尖瓣狭窄左室流入道血流经过狭窄的二尖瓣口时变细形成射流，射流束显示为红色，色泽明亮，在左心室内形成五彩镶嵌的烛火状（图5-5-3）。二尖瓣关闭不全测量收缩期自二尖瓣口至左心房的反流束是确定诊断最直接、最可靠的依据，表现为蓝色或五彩镶嵌的血流信号（图5-5-4）。

【诊断与鉴别诊断】 本病常规诊断以超声心动图为主，以CT和MRI为辅助检查，多用于明确或排除合并症，协助评估心肌活性，为诊断、手术评估和预后提供帮助。对于本病，主要是鉴别原发性与继发性二尖瓣关闭不全，需要明确是瓣膜本身的病变，还是继发的瓣膜功能异常，即进行病因的诊断。二尖瓣狭窄与二尖瓣关闭不全鉴别要点见表5-5-1。

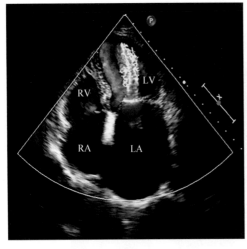

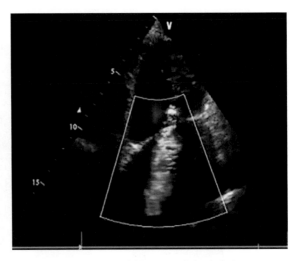

图5-5-3　二尖瓣狭窄超声表现

彩色多谱勒舒张期二尖瓣口见以红色为主的五彩镶嵌的

血流信号

LV. 左心室；LA. 左心房；RV. 右心室；RA. 右心房

图5-5-4　二尖瓣关闭不全超声表现

表5-5-1　二尖瓣狭窄和二尖瓣关闭不全的鉴别要点

鉴别点	房室改变	听诊杂音
二尖瓣狭窄	左心房、右心室增大，左心室正常或缩小	心尖区闻及舒张期杂音
二尖瓣关闭不全	左心室、右心室均增大，左心房增大	心尖区闻及收缩期杂音

【影像学检查方法优选】

1. X线片　为常规检查，主要用于观察肺内情况，整体观察心形及大小变化。

2. 心脏超声检查　是心脏瓣膜病的首选检查，能够确诊并提示病因，可以直接观察瓣膜结构、运动，还可以测量心肌厚度、心腔大小，对评估瓣膜狭窄程度及反流量有一定价值，但不能对肺内情况进行评价。

3. CT检查　对心肌厚度、心腔大血管径线测量准确，显示瓣膜钙化敏感，还可以显示心腔内有无血栓形成，对瓣膜运动评价显示欠佳。对肺内情况显示最好，冠状动脉CT血管成像可以判断是否合并冠状动脉病变，为临床手术方案的制订提供帮助。

4. MRI检查　对心肌厚度及心腔大血管径线测量准确，能够准确评估心肌病变及心功能情况。但检查时间长，有一定禁忌证。

5. 心导管检查　主要为治疗做准备工作，属于有创检查，不做首选。

6. 核医学检查　可以评价心功能，但图像空间分辨率差，不能评估瓣膜情况。

二、肺源性心脏病

【病理与临床】　肺源性心脏病简称肺心病，是由于慢性胸肺疾病和肺血管病变等引起的肺动脉压力增高，导致右心室肥厚、扩大及右心功能不全。

临床上患者有慢性咳嗽及咳痰的病史，伴有心悸、气短，部分患者可有咯血。查体：有肺气肿和慢性支气管炎的体征。

【影像学表现】

1. X线表现

（1）慢性胸肺疾病表现　如慢性支气管炎、广泛肺组织纤维化、肺气肿、胸膜肥厚及胸廓畸形等。

（2）肺动脉高压表现　肺动脉段凸出，右下肺动脉增粗，横径大于15mm，外围血管细少，形成肺门残根征。

（3）心影呈二尖瓣型，右心室增大（图5-5-5）。

2. CT表现　平扫可显示慢性胸肺疾病，增强扫描可见肺动脉主干、左右肺动脉扩张，肺动脉管腔内的充盈缺损、狭窄或阻塞性病变，右心室及室间隔肥厚等。

3. MRI表现

（1）SE序列T_1WI示肺动脉及其主干增粗，内可见血流高信号，提示肺动脉高压导致肺血淤滞；右心室壁及室间隔明显增厚，右心房可扩大，腔静脉扩张。

（2）GRE序列电影MRI可见三尖瓣（收缩期）和肺动脉瓣（舒张期）反流，并可显示右心室的收缩和舒张功能。

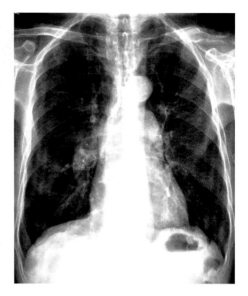

图5-5-5　肺源性心脏病X线表现
桶状胸，双肺透光度增强，两肺纹理增多；肺动脉段凸出，右下肺动脉段扩张，形成肺门残根征，右心室增大

【诊断与鉴别诊断】　肺源性心脏病患者年龄一般较大，有长期慢性支气管炎和肺气肿病史，可有反复右心衰竭症状。X线片见肺部慢性病表现，肺动脉高压及右心室增大即可诊断。CT诊断价值较大，可显示肺动脉管径增粗改变，CTA见肺动脉管腔内充盈缺损等可确诊。对于急性肺心病，需与急性与慢性肺栓塞进行鉴别。

【影像学检查方法优选】　X线片是肺心病检查的常规检查，CT凭借精细化扫描，逐渐取而代之成为首选检查方法。MRI由于受磁场及肺组织本身影响，一般不用于肺部检查。

三、冠状动脉粥样硬化性心脏病

【病理与临床】　冠状动脉粥样硬化性心脏病简称冠心病，是由冠状动脉粥样硬化使血管腔狭窄、阻塞导致心肌缺血、缺氧而引起的心脏病变。病变主要分布于冠状动脉主干及大分支，以左前降支最为常见，其次为左回旋支、右冠状动脉及左冠状动脉主干。当狭窄大于50%时，部分患者于运动时可导致心肌缺血；冠状动脉完全闭塞时可发生心肌梗死。若心肌缺血或梗死面积较大，累及乳头肌或室间隔时可引起乳头肌断裂、室间隔穿孔、室壁瘤出现。

临床上主要表现为心绞痛、心律失常，严重者可发生猝死。

【影像学表现】

1. X线表现

（1）X线片表现　多无异常征象。少数可表现为心脏不同程度地增大，以左心室增大为主。左心衰竭时，可有肺淤血及肺水肿。继发室壁瘤时表现为左心缘局限性膨凸，左室缘搏动减弱或出现反向搏动，左心室壁钙化。

（2）冠状动脉造影表现　为冠心病诊断的金标准，可显示冠状动脉管腔内的充盈缺损、不同程度的狭窄及完全阻塞（图5-5-6）。

2. CT表现　平扫可显示冠状动脉的钙化，表现为沿房室沟及室间沟走向的高密度斑点状、索条影。缺血梗死心肌CT值低于正常心肌，一般为5～10Hu，局部心室壁变薄。CTA可显示冠状动脉管腔内的充盈缺损、不同程度的偏心性狭窄及完全阻塞（图5-5-7）。利用血管分析软件可显示并测量血管狭窄程度，观察冠状动脉壁粥样硬化斑块的脂核。测量斑块的CT值可大致判断斑块类型，CT值较低的斑块富含脂质，为软斑块，易破裂栓塞远端的动脉分支；CT值较高的斑块富含纤维；CT值更高的有钙化斑块，是不易脱落的稳定斑块。

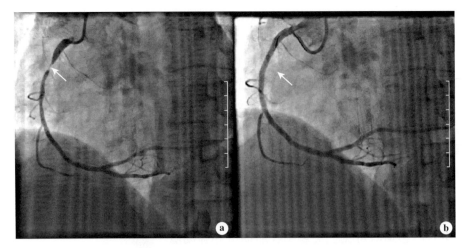

图5-5-6 冠状动脉粥样硬化性心脏病冠状动脉造影表现

a. 右冠状动脉狭窄（箭头所示）；b. 右冠状动脉正常（箭头所示）

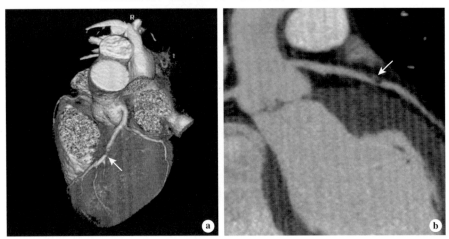

图5-5-7 冠状动脉粥样硬化性心脏病CT表现

a. 左冠状动脉前降支狭窄（箭头所示）；b. 左冠状动脉前降支偏心性狭窄，非钙化斑块（箭头所示）

3. MRI 表现

（1）急性心肌梗死　由于梗死心肌组织含水量增加，梗死区心肌T_1WI为中等信号或略低信号，T_2WI为高信号。

（2）陈旧性心肌梗死　梗死发病6周后为陈旧性心肌梗死，坏死心肌被纤维瘢痕组织修复替代，含水量减少，信号强度下降，T_1WI和T_2WI为中等信号或稍低信号，以T_2WI改变明显（图5-5-8）。

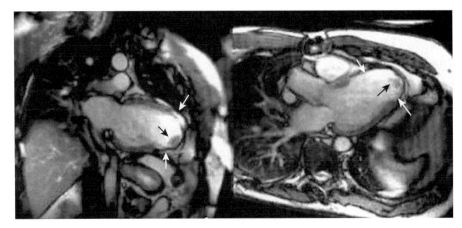

图5-5-8 陈旧性心肌梗死MRI表现

心脏MRI电影序列显示左室侧壁节段性心室壁变薄（白箭头），心尖部附壁血栓形成（黑箭头）

（3）室壁瘤 局部室壁向行政轮廓外膨凸，瘤壁信号异常，急性期T₁WI呈高信号，陈旧期T₁WI呈低信号。室壁瘤附壁血栓形成时，表现为T₁WI中等信号，与心肌相似，T₂WI信号强度较心肌高。

4. 超声表现

（1）二维超声心动图 心肌梗死可表现为局部室壁运动异常，收缩舒张不协调。心肌壁纤维化、菲薄化，室间隔呈S状改变（图5-5-9）。

（2）多普勒超声心动图 发生室间隔穿孔或乳头肌功能不全时，可见相应部位血液分流或反流。

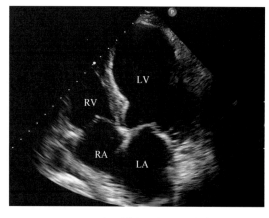

图5-5-9 陈旧性心肌梗死超声表现

RV, 右心室；RA, 右心房；LV, 左心室；LA, 左心房

【诊断与鉴别诊断】

冠状动脉造影是诊断冠心病管腔狭窄的金标准，通过造影显示冠状动脉存在＞50%的狭窄，即可明确冠心病的诊断；但不能显示粥样硬化斑块及其类型，不利于评价冠状动脉炎性病变、冠状动脉的纤维结构发育不良等疾病。同时，冠状动脉造影是有创性检查，不能常规用于门诊可疑冠心病患者的检查。冠心病的鉴别诊断主要是各种累及冠状动脉的疾病，如血管炎性疾病、累及血管的免疫性疾病等，临床相对少见。

【影像学检查方法优选】

1. X线片 可以观察心脏大血管及肺血改变的整体情况，但不能显示冠状动脉狭窄程度及位置。

2. 冠状动脉造影检查 在诊断同时可以进行介入治疗，但检查费用高，且是有创检查。

3. 超声检查 不能发现冠状动脉狭窄部位，也不能评价狭窄程度，仅作为冠心病与其他瓣膜病或心肌病的鉴别手段，以及评估心功能的便捷手段。

4. CT检查 操作相对简便、无创，是冠心病的首选检查方法，结合CT-MPI或CT-FFR可以从解剖到功能两个方面评估狭窄。CTA检查可作为不典型心绞痛及中高危冠心病的筛查，以及冠心病治疗后随访的有效手段。

5. MRI检查 能一站式完成解剖与心功能评价，MRI能良好地显示心室壁的形态、厚度、信号特征及运动状态，但对冠状动脉的评价价值有限。在冠心病诊断应用中主要是心功能评估、心肌供血及存活性评价。

6. 核医学检查 不能评估冠状动脉病变情况，但其是评价冠心病心肌缺血及心肌存活情况的金标准。

四、高血压相关心脏损伤

高血压是危害人类健康的常见多发病，高血压较严重的并发症是高血压危象、脑血管病（包括脑出血、脑栓塞和血栓形成等），同时也是冠心病重要的危险因素，病死率和致残率均较高，因此应当引起人们的足够重视。

【病理与临床】 在未用降压药情况下，非同日3次测量血压，收缩压≥140mmHg和（或）舒张压≥90mmHg，诊断为高血压。按病因分类，高血压可分为原发性和继发性两类，前者约占90%，后者约占10%。原发性高血压目前尚未找到明确的病因，继发性高血压的主要病源疾病有：①肾脏疾病，包括肾动脉疾病、肾实质病变等；②内分泌疾病，包括皮质醇增多症、嗜铬细胞瘤等；③血管性疾病，包括大动脉炎、先天性主动脉缩窄等；④药物所致高血压等。

高血压的病理改变主要导致广泛的细小动脉硬化、玻璃样变性，动脉中膜平滑肌和胶原、弹力纤维增生等，主要累及心、脑、肾、视网膜等靶器官。高血压所致心脏损伤主要为左心负荷加重，左心室心肌肥厚，心肌纤维肥大；失代偿期则左心室腔扩张、心肌收缩力下降，呈不可逆性心脏损伤。

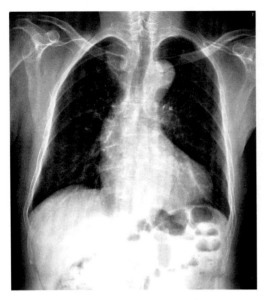

图 5-5-10 高血压心脏病 X 线表现

心电图检查往往示有左心室高电压、肥厚等。单纯性高血压在心电图上也可出现 ST-T 的左心室劳损改变。

【影像学表现】

1. X 线表现 对高血压的诊断有两个目的：一是观察心脏和胸主动脉的变化，了解左心室增大的程度、肺循环改变等。二是发现某些心胸异常征象，有助于继发性高血压的病因诊断。

基本 X 线征象：单纯的左心室肥厚，X 线可无明显异常或仅表现为左心室圆隆或隆凸。病程较长者，升主动脉、主动脉弓和降主动脉在高血压的作用下轻度扩张，继而屈曲延长，与增大的左心室构成主动脉型心影（图 5-5-10）。晚期失代偿出现左心功能不全时左心室明显增大伴不同程度的肺循环异常，如肺淤血、间质性肺水肿等。

2. CT 表现 代偿期左心室心肌向心性肥厚，CT 增强扫描可表现为左心室心肌增厚，失代偿期可见左心室腔扩大，升主动脉扩张。CT 可显示主动脉缩窄、肾动脉狭窄及肾上腺肿瘤等导致继发性高血压的病因。高血压是急性主动脉综合征（主动脉夹层、壁内血肿、穿透性溃疡）的重要诱发因素，因此高血压患者出现急性胸痛时，CT 是诊断及鉴别诊断的重要检查方法。

3. MRI 表现 早期表现为舒张末期室间隔及左心室各壁均匀对称性增厚，左心室腔内径不大或相对偏小，左心室收缩功能增强或正常，心肌灌注及延迟扫描信号正常，升主动脉扩张，但不累及主动脉窦。晚期表现为左心室腔扩大，整体收缩功能及室壁增厚率均降低，左心室心肌内可出现线样或不规则性强化，此时表明心肌为纤维结缔组织所代替，预后不良。最近研究表明，心肌应变参数在识别高血压患者的收缩功能障碍方面优于射血分数。

4. 超声表现 可以探查并测量高血压所引起的心肌肥厚及心腔扩张程度，其特点是室间隔与左心室各壁呈对称性肥厚。

【诊断与鉴别诊断】 高血压心脏病发生于高血压患者，早期 X 线片缺乏特异性，晚期胸片可见左心室增大、主动脉增宽延长，甚至有左心衰竭表现。CT 及 MRI 有助于明确继发性高血压的病因，如主动脉瓣狭窄、主动脉缩窄及肾上腺肿瘤等。MRI 在评估左心室心肌肥厚、左心室功能及血流动力学变化等方面有优势，有助于与肥厚型心肌病相鉴别，后者常表现为非对称性室壁增厚，以室间隔受累为著。

【影像学检查方法优选】 X 线、CT、MRI 及超声检查均对高血压心脏病无特异性，相对来说 X 线常作为常规检查。高血压患者出现急性胸痛时，CTA 和 MRA 是诊断及鉴别诊断的重要方法，以 CTA 应用广泛。

五、心 肌 病

（一）肥厚型心肌病

肥厚型心肌病（hypertrophic cardiomyopathy，HCM）以左心室和（或）右心室心肌异常肥厚、舒张功能受损、心肌纤维化及可能伴随左室流出道梗阻为主要特征的一种家族单基因遗传性疾病。

【病理与临床】 人群发病率为 1/500～1/200，编码肌小节相关蛋白的基因变异是其主要病因。左心室心肌肥厚，心室腔变窄，显微镜下心肌纤维粗大、交错排列，局限性或弥漫性间质纤维化。根据室壁肥厚的范围和程度不同分为三种类型：非对称性室间隔肥厚，占 90%；对称性左心室肥厚（指左心室壁均肥厚），占 5%；特殊部位肥厚，如左心室中部心肌环形肥厚、心尖部肥厚等。

肥厚型心肌病约半数患者为家族性发病。多数患者无症状，有症状者常表现为心悸、气短、乏力，发生室性心动过速或心室纤颤可导致猝死。绝大多数患者于胸骨左缘可闻及收缩期杂音。心电图改变包括左心室肥厚、各种类型的传导阻滞、ST-T改变，异常Q波等。

【影像学表现】

1. X线表现 肥厚型心脏病早期无特异性，故平片诊断限度较大。一般心脏不大或仅见以左心室肥厚为主的轻度增大，肺血管纹理大致正常。晚期可出现左心房增大及肺淤血改变。

2. CT表现 可以初步判断心肌肥厚的部位、程度及肥厚的类型，以非对称性室间隔肥厚型多见。间接征象有心腔缩小变形，左室流出道狭窄甚至心尖室壁瘤，此外可以排除是否存在冠心病、冠脉肌桥及主动脉病变等。

3. MRI表现 具有诊断优势。电影序列能充分显示心肌肥厚的部位、分布、范围和程度，尤其是对心尖肥厚的检测要优于超声（图5-5-11）。左室流出道狭窄时，电影序列可见收缩期左室流出道内低信号的喷射血流，借助血流序列可以对高速血流进行定量评估。钆对比剂延迟增强可以评价心肌局灶性纤维化，其中室间隔右心室壁插入部灶状强化是其特征性表现，有助于鉴别诊断。

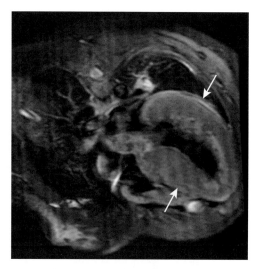

图5-5-11 肥厚型心肌病MRI表现
左心室室壁及室间隔肥厚（箭头所示）

4. 超声表现

（1）室壁增厚 正常人室间隔与左心室后壁厚度大致相等，肥厚型心肌病时，病变处心肌厚度≥15mm，与正常心肌厚度比值>1.3∶1（图5-5-12）。左心室长轴切面，肥厚型非梗阻性心肌病，一般膜部室间隔的起始部不厚，从肌部室间隔起始至心尖部呈梭样增厚，而梗阻者从室间隔起始部即增厚，造成左室流出道狭窄。

（2）SAM征 二尖瓣前叶在收缩期出现向前运动（SAM），呈弧形隆起，甚至与室间隔相接触，是肥厚型梗阻性心肌病的主要M型超声心动图表现。同时可伴有左心室的舒张功能异常，EF斜率明显减低，等容舒张期延长，主动脉瓣出现收缩早中期趋于关闭状态。

（3）病变心肌收缩期室壁增厚率下降或消失，运动幅度减弱，而正常部位心肌代偿性运动增强。

（4）心肌回声改变 肥厚心肌的回声紊乱、粗糙，形似米粒。

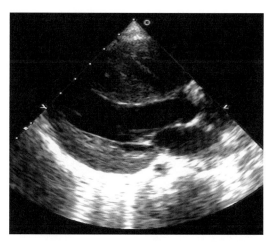

图5-5-12 肥厚型心肌病超声表现
左心室长轴切面显示室间隔与左心室后壁不对称性肥厚

【诊断与鉴别诊断】 超声是首选检查。CT除了能够显示心肌肥厚以外，主要优势是排除冠心病或主动脉其他病变；MRI的最大优势是在评估心肌结构、功能的同时，还可以评估心肌纤维化。目前的诊断标准为成人舒张末期最大室壁厚度≥15mm或有明确家族史患者室壁厚度>13mm，并排除其他能引起室壁肥厚的心血管疾病或者全身性疾病。本病需要与可能导致左心室心肌肥厚的疾病鉴别，如高血压、主动脉瓣狭窄及主动脉缩窄等各种病因导致心脏后负荷增大所致的心肌肥厚进行鉴别。

（二）扩张型心肌病

【病理与临床】 扩张型心肌病（dilated cardiomyopathy，DCM）病变主要以左心室或双心室明显扩大，心室壁在一定程度上先增厚继而变薄，心肌细胞变性坏死，间质结缔组织增生、纤维化、心内膜增厚，可有附壁血栓形成。由于心肌纤维化收缩力减弱，心输出量减少，心室舒张期和收缩末期容量增多，心腔逐渐扩大，造成二尖瓣、三尖瓣相对关闭不全，逐渐进展为充血性心力衰竭。

患者早期无明显症状，随后可逐渐出现乏力、呼吸困难、运动耐量降低、心悸、咳嗽、胸闷、下肢水肿等各种症状，有的可猝死。

【影像学表现】

1. X线表现　心脏呈中至高度增大，以左心室增大最为显著，心影多呈普大型或主动脉型。约半数示有肺淤血、间质性肺水肿等左心功能不全的X线征象。

2. CT表现　左、右心室腔均扩大，心室壁变薄，肌小梁增多等。

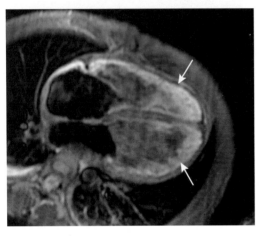

图5-5-13　扩张型心肌病MRI表现（箭头所示）

3. MRI表现　左心或全心扩大，室壁变薄（图5-5-13），可伴随游离壁过度小梁化改变及房室瓣关闭不全；左心收缩运动弥漫性减弱；钆对比剂延迟强化以室间隔肌壁间线状强化为其特征性强化。

4. 二维及M型超声心动图

（1）心腔大小改变　以左心室扩大为主，可呈球形扩张。明显扩张的左心室致左室流出道增宽，内径一般>20mm。下腔静脉及肺静脉内径均增宽。

（2）室壁改变　室间隔及左心室后壁厚度相对正常或变薄，室壁增厚率下降，室间隔及左心室后壁运动呈弥漫性减弱。

（3）瓣膜改变　各瓣膜形态回声正常，二尖瓣、三尖瓣开放幅度明显减小，开放时间缩短，与扩大的心腔相比，形成"大心腔，小开口"的典型超声表现。

（4）附壁血栓形成　扩大的心腔内有时可见单发或多发的团块状回声附着于心室壁，以左心室心尖部多见。新鲜血栓回声略低，机化血栓回声增强。

5. 多普勒超声心动图　由于心腔扩大，各瓣膜启闭及乳头肌功能运动出现障碍，可出现多瓣膜的关闭不全，但以二尖瓣关闭不全为著，多为中度以下反流（图5-5-14）。各瓣口血流色彩暗淡，主动脉血流峰值流速降低。

【诊断与鉴别诊断】　原发性扩张型心肌病的诊断原则是排他性的，即排除了其他继发因素导致心腔扩大、心肌功能降低的疾病，方可考虑扩张型心肌病的诊断。扩张型心肌病主要应与以下常见疾病鉴别：①冠心病心肌梗死后心功能不全；②瓣膜病、高血压、肥厚型心肌病等晚期心功能失代偿后（表现为心腔扩大和室壁变薄）；③心肌发育异常、心肌致密化不全。

（三）限制型心肌病

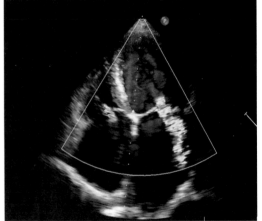

图5-5-14　扩张型心肌病超声表现

主动脉瓣血流峰在的扩大的左、右心房内可见二尖瓣或三尖瓣关闭不全的收缩期反流信号

限制型心肌病（restrictive cardiomyopathy，RCM）很少见，主要表现为单侧或双侧心室充盈受限和舒张期容量下降，而室壁厚度和收缩功能正常或轻度受损为主要特征的一类非缺血型心肌病，预后较差。

【病理与临床】　发病率约占全部心肌病的5%，可以是特发性、遗传性或继发性。继发因素包括心肌淀粉样变、结节病及心内膜纤维化等。心室腔可无增大而心房常增大。镜下心内膜下心肌排列紊乱、间质纤维化；RCM的病理生理变化主要是心室舒张功能障碍和心室充盈受限。

本病早期，患者无症状，随病情进展可出现运动耐量下降、乏力和劳力性呼吸困难。根据临床表现分为左室型、右室型和混合型，以左室型常见，患者早期即可出现易疲劳、呼吸困难和肺部湿啰音等左心功能不全表现，右室型和混合型则以右心功能不全为主，类似缩窄性心包炎表现。

【影像学表现】

1. X线表现　显示左心房或双心房增大，以及肺淤血和肺循环高压改变。

2. CT表现　主要显示心脏房室大小的解剖学信息，其优势是排除冠心病、心包疾病，以及肺血管病、肺动脉高压疾病的可能性。

3. MRI表现　MRI电影显示双房明显增大，房室比例不协调，心室大小可正常，室壁可增厚，心包无增厚，心包腔见积液；左心室整体收缩功能正常或偏低；心肌可无强化，或者有不同形态的强化（弥漫性强化、粉尘状强化、花瓣样强化等），以心内膜下或肌壁间多见。

4. 超声表现　心内膜心肌纤维化，心尖部四腔心显示特征性的右心室心尖部心内膜回声增厚、增强，心尖部心腔闭塞，形成僵硬、变形的异常回声区域，使整个心腔变形，长径缩短。此外，心肌壁厚薄不均，三尖瓣叶固定于开放位置，增厚、变形；乳头肌腱索缩短、扭曲，右心房明显增大。左心室正常或有轻度改变，心尖部变钝。左心房可轻、中度增大，但常被巨大右心房所掩盖。

【诊断与鉴别诊断】　以心尖闭塞、双房明显扩大、右心受累为主，是限制型心肌病的主要病理学改变。本病的诊断原则也是排他性的，即排除了导致心室心肌舒张功能受累的其他疾病后，才能诊断本病。如临床相对常见的冠心病、缩窄性心包炎、各种病原引起的心肌炎，以及其他心肌病。CT和MRI等影像诊断的主要目的是除外临床表现与RCM相似的缩窄性心包炎。其鉴别要点为本病心内膜增厚、心尖闭塞，心包正常且无钙化。然而事实上，虽然缩窄性心包炎以心包增厚改变为主，但在发生心包钙化之前，特别是病变的早中期，有时很难与不典型的限制型心肌病相鉴别。

【影像学检查方法优选】

1. X线片　对心肌病诊断价值有限。

2. 超声心动图　是心肌病的首选检查方法，可以直接显示心肌和心腔形态与功能的改变。

3. CT检查　为心肌病辅助检查方法，可以显示病变的部位、程度和范围。

4. MRI检查　为心肌病辅助检查方法，可以显示心肌和心腔形态变化及功能改变。

5. 心血管造影检查　仅用于介入或手术治疗适应证时选择。

第6节　心包疾病

一、心包积液

【病理与临床】　心包积液是心包脏层、壁层渗出性病变，病因较多，以非特异性、结核性、化脓性、风湿性和转移性较为常见。积液性质有血性、脓性、纤维蛋白性等。主要病理改变为心包积液使心包腔内压力升高，达到一定程度时可压迫心脏导致心室舒张功能受限，使心房和体、肺静脉回流受阻，心房和体、肺静脉压力升高，心输出量减少，甚至出现心脏压塞。

临床上心包积液量少时，患者可无临床症状。大量积液时，患者可出现乏力、发热、心前区疼痛；急性者可有心脏压塞症状，如呼吸困难、面色苍白、发绀、端坐呼吸等。查体可有心音遥远、颈静脉怒张、血压及脉压均降低、肝大、腹水等体征。

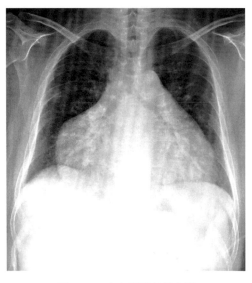

图5-6-1 心包积液X线表现

【影像学表现】

1. X线表现 少量积液（300ml以下）可无异常表现。中、大量积液可出现典型X线表现，为心影向两侧扩大呈普大型或烧瓶形，心腰及心缘各弧段的正常分界消失（图5-6-1）；心膈角变钝；心脏搏动普遍减弱或消失，主动脉搏动可正常；上腔静脉不同程度扩张，肺血多正常。

2. CT表现 心包积液CT平扫可见心包增厚，厚度大于4mm，积液的密度依积液的性质而异，多为水样密度，也可为血样高密度。

3. MRI表现 心包积液的主要征象为心包脏层、壁层间距增宽，T_1WI呈低信号、T_2WI及MRI电影均呈高信号（图5-6-2）。MRI可区分不同性质的心包积液，在T_1WI上浆液性积液呈均匀低信号，炎性渗出液并蛋白质含量高者则呈不均匀中高信号，血性积液呈高信号，肿瘤所致积液呈不均匀的混杂信号。T_2WI上积液多呈均匀高信号。除能做出定性诊断外，还能进行半定量评价。一般可分为3度：Ⅰ度为少量积液，积液量＜100ml，舒张期测量心包脏层、壁层间距为5～15mm。Ⅱ度为中等量，积液量为100～500ml，心包脏层、壁层间距为16～24mm。Ⅲ度为大量，积液量＞500ml，心包脏层、壁层间距≥25mm。

4. 超声表现

（1）二维超声心动图 心包积液可见心包腔内液性暗区，根据积液量的多少，呈不同宽度的带状。舒张期心包腔内局部条状或包绕心脏分布的无回声，是诊断心包积液的特征性改变（图5-6-3）。少量心包积液一般位于左心室后壁后方，大量心包积液多包绕心脏四周。

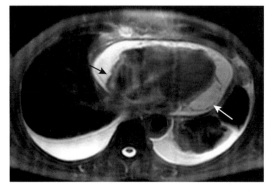

图5-6-2 心包积液MRI表现

T_2WI显示心包积液呈高信号（↑），同时伴双侧胸腔积液

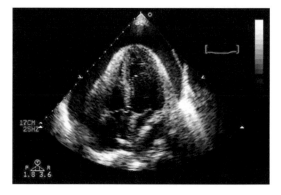

图5-6-3 心包积液超声表现

（2）M型超声心动图 可与二维超声心动图结合监测心包积液，可以精确测量心包腔无回声区宽度，但不能全面反映心包积液的分布情况。少量心包积液时，于二尖瓣波群或心室波群处，左心室后壁后方可见无回声暗区；中量心包积液时，左心室后壁后及右心室前壁前均可见较宽的无回声区；大量心包积液时，上述部位均出现无回声，还出现随心脏舒张收缩，心尖部间歇性接触声束引起的荡击波征。

二、缩窄性心包炎

【病理与临床】 心包积液吸收不彻底，可引起心包脏、壁两层增厚、粘连和钙化，逐渐形成缩窄性心包炎。缩窄性心包炎心包异常增厚，首先限制心脏的舒张功能，体、肺静脉压力升高，回心血量减少，继而也可限制心脏的收缩功能，导致心力衰竭。

临床上患者多表现为呼吸困难、心悸、咳嗽、腹胀等，查体可见颈静脉怒张、肝大、腹水、奇脉等。

【影像学表现】

1. X线表现 心影大小正常或轻度增大，呈三角形或近似三角形；两侧或一侧心缘僵直，各弧段分界不清；心脏搏动减弱甚至消失；心包钙化是本病的特征性表现，可呈蛋壳状累及整个心缘或包绕大部分心脏（图5-6-4）；左心房压力增高时，可出现肺淤血征象；可合并胸腔积液和胸膜肥厚粘连。

2. CT表现 平扫除可见心包不规则增厚（＞3mm）外，常见到心包的高密度钙化影（图5-6-5）。心包钙化对缩窄性心包炎的诊断价值很大，一般来说能够观察到心包钙化即可确诊，但是心包钙化并不是诊断缩窄性心包炎的必要征象。

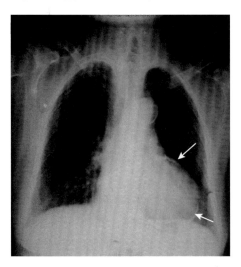
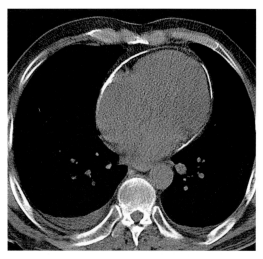

图5-6-4 缩窄性心包炎并钙化（箭头所示）　　图5-6-5 缩窄性心包炎并钙化CT表现

3. MRI表现 可观察到上述CT的所有类似表现，但对钙化不敏感为其缺陷。T_1WI示心包不规则增厚，呈中等或中等偏低信号，心室腔缩小，心房扩大，腔静脉扩张，MRI电影示心室舒张受限，严重时可见室间隔呈S形摆动。

4. 超声表现

（1）二维超声心动图　能直观显示本病的病理解剖改变，如可显示心包增厚、回声增强、心室壁运动减弱等改变。

（2）M型超声心动图　对缩窄性心包炎多无特异性表现，但可检出缩窄性心包炎引起的继发性改变，如从主动脉波群和三尖瓣波群中可检出双心房增大、心包增厚等。

【诊断与鉴别诊断】 心包积液的临床表现典型，影像学检查具有特征性，通常不难诊断。X线片常表现为显影呈普遍性增大；超声检查显示液性无回声并可定量诊断；CT和MRI可作为辅助检查进一步确诊。缩窄性心包炎X线片及CT检查可显示心包外形改变及钙化，容易明确诊断。

【影像学检查方法优选】

1. X线片 可用于大量心包积液和缩窄性心包炎所致心包钙化的检查，少量心包积液多不能显示。整体上检查价值不如超声心动图。

2. 超声检查 是诊断心包疾病最敏感、最重要的检查手段。小于15ml的少量心包积液即可诊断，还可以显示心包厚度及评价心功能。

3. CT检查 为心包疾病的常用辅助方法，可以显示位于左心室后侧壁或右方、外侧的少量积液，增强扫描显示更清晰，对心包钙化敏感，并可以显示心脏结构。

4. MRI检查 与CT相仿，是诊断心包疾病的辅助方法，定位准确，敏感性好。

第7节 大血管疾病

一、主动脉瘤

【病理与临床】 主动脉瘤是主动脉某部分的病理性扩张，内径大于邻近正常管径的1.5倍以上。按病因分类，可分为动脉粥样硬化、感染、创伤、先天性等；按病理解剖及瘤壁结构分类，可分为真性主动脉瘤和假性主动脉瘤，真性主动脉瘤由动脉管壁的三层构成，假性主动脉瘤由于外伤、感染等原因，动脉壁破裂后血液溢出至动脉周围的组织内，形成血肿，被周围结缔组织包绕，无动脉管壁结构；按发生部位分类，可分为升主动脉瘤、主动脉弓动脉瘤、降主动脉瘤和腹主动脉瘤。

临床上常见症状为胸背部疼痛，伴有压迫症状如压迫呼吸道引起呼吸困难、气短、咳嗽等。查体可见体表搏动性膨凸，听诊可有杂音和震颤。

【影像学表现】

1. X线表现

（1）平片 可见纵隔增宽或局限性肿块与主动脉相连，透视下肿块有扩张性搏动。主动脉瘤壁常见钙化。瘤体压迫或侵蚀邻近结构，如肋骨可见压迫性凹陷。

（2）主动脉造影 可显示瘤内状况。主要表现为主动脉显影时，瘤腔内有对比剂充盈，可观察其形状、大小等状况。

2. CT表现 平扫与增强扫描可显示血管局部扩张形成的动脉瘤，并可显示瘤体的大小、形态、部位及与周围结构的关系；增强扫描显示主动脉管径增宽，大于4cm，瘤壁不规则增厚，可伴有附壁血栓，呈新月形或环状充盈缺损，也可见条状或斑片状钙化。MSCT三维重组图像可从不同解剖角度直观显示动脉瘤的主要征象与累及范围（图5-7-1）。

3. MRI表现

（1）真性动脉瘤 SE序列横轴位可较好显示主动脉瘤的最大内外径，矢状位可显示瘤体的纵行范围及远近端瘤颈长度，瘤腔内呈无信号区，当有附壁血栓时显示为T_1WI呈等信号，T_2WI呈高信号。

（2）假性动脉瘤 SE序列横轴位上可见主动脉旁一软组织块影，其中有流空的开放管腔与主动脉腔以狭颈相通。

4. 超声表现

（1）二维超声心动图 显示主动脉内径增大，呈梭形或囊样扩张，主动脉管壁变薄，搏动幅度减低。

（2）多普勒超声心动图 瘤腔内出现涡流，呈杂色血流信号。

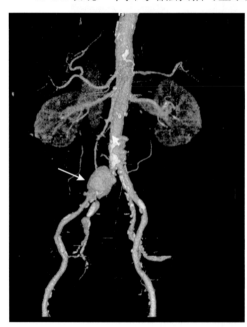

图5-7-1 主动脉瘤（箭头所示）CT表现

【诊断与鉴别诊断】 主动脉局部异常扩张（扩张主动脉内径大于邻近正常管径的1.5倍以上），即可诊断为主动脉瘤。真性和假性动脉瘤的鉴别有时存在一定难度。真性动脉瘤瘤体为主动脉腔的延续，呈瘤样扩张，瘤壁较光整，与主动脉壁相连续。假性动脉瘤无正常血管壁结构，仅是血肿与周围组织粘连的纤维组织，与主动脉壁不相延续。CT、MRI对该病诊断不难，但应注意主动脉瘤内有无血栓、瘤体大小及增长速度，以了解动脉瘤破裂的危险性；还应注意主动脉重要分支与动脉瘤的关系及重要脏器的血供情况，有无邻近分支受累及脏器功能受损；在诊断时应测量主动脉瘤的内径与长度，观察是否累及髂总动脉及其分支，为介入治疗提供依据。鉴别诊断主要与老年性主动脉迂曲、增宽相鉴别，后者为管腔弥漫性扩张且扩张程度相对较轻。

二、主动脉夹层

【病理与临床】 主动脉夹层是主动脉内膜或中层破坏或出血，循环血液渗入主动脉壁中层形成的壁内血肿。多见于中老年人，多有高血压病史，以男性多见。继发于马方综合征者，则多为青壮年。主动脉内膜和部分中膜撕裂，主动脉腔内血流经破裂口灌入中膜内形成壁内血肿，并在主动脉的壁内扩展延伸，形成主动脉的壁内假腔。一旦主动脉夹层处血管外膜破裂，会发生大出血而猝死。DeBakey将此病分为三型，①Ⅰ型：内膜撕裂口在升主动脉近端，夹层伸展到主动脉弓及降主动脉；②Ⅱ型：夹层起源于升主动脉，终止于无名动脉水平；③Ⅲ型：夹层发生于胸主动脉降部，向下延伸可达腹主动脉（图5-7-2）。

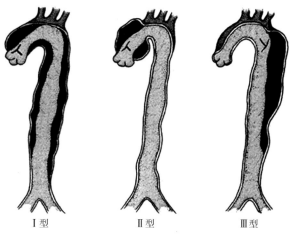

Ⅰ型　　　　Ⅱ型　　　　Ⅲ型

图5-7-2 主动脉夹层分型示意图

临床上慢性病例可无临床症状。急性者出现突发剧烈的胸背部疼痛，可向颈、腹部放射，伴有心率加快、呼吸困难、恶心呕吐、少尿或无尿、血压下降等。

【影像学表现】

1. X线表现

（1）平片 上纵隔或主动脉影增宽，主动脉壁（内膜）钙化内移大于4mm。

（2）主动脉造影 可显示主动脉真、假腔，假腔常较真腔大。真、假腔之间的线状低密度影为内膜片，可见破裂口。

2. CT表现 平扫可显示主动脉壁钙化内移；增强扫描可见真、假腔和内膜片，假腔内常可见附壁血栓。重要的是多层螺旋CTA三维重组，可以明确破口的位置（图5-7-3）。

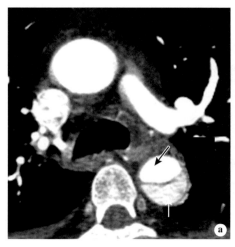
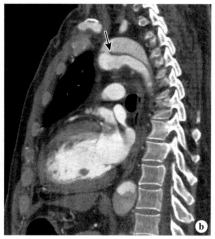

图5-7-3 主动脉夹层CT增强扫描及重建图像

a.胸主动脉内膜内移并呈线状的低密度影，真腔（黑箭头）呈高密度，假腔（白箭头）密度稍低；b.矢状面MPR直接显示内膜破口（↑）

3. MRI表现 无须对比增强即可显示内膜片、真假腔和破口。在SE序列横轴位上，内膜片呈在流空信号的管腔内见一线状中等信号；真假腔表现为主动脉增粗，其内线状影将动脉腔分成两个腔，多数真腔小，由于血流速度较快呈低或无信号，假腔大，由于血流速度较慢呈低信号或中等信号（图5-7-4）。

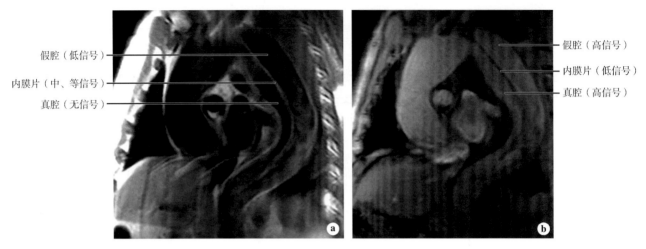

图5-7-4 主动脉夹层MRI图像

a. 自旋回波序列显示撕脱的内膜片和真、假腔，真腔小，假腔大；b. 亮血对比序列示内膜片呈线样低信号，位于真假腔之间

4. 超声表现

（1）二维超声心动图　真腔内径相对减小，假腔内径增宽，内可探及低回声或不均回声的血栓。假腔破裂出、入口均与真腔相通，血管腔内可见线状膜样中等回声随血流漂动。假腔只有单一入口、无出口时，血管腔外径明显增宽。

（2）彩色多普勒超声心动图　①若假腔入口位于近心端、出口位于远心端时，假腔内的血流方向与真腔一致，血流色彩与真腔一致，但假腔内血流无中心亮带，真腔管径减小出现血流加速、五彩镶嵌特征。②若假腔入口位于远心端，假腔内血流方向与真腔相反，真、假腔内血流色彩不同。③若假腔只有入口（单破裂口）时，病变早期可探及双腔结构，假腔内单向收缩期低速血流信号。若假腔内血栓形成，血管腔内膜状结构消失，撕脱的内膜附着于假腔内的血栓表面，真腔管径减小，出现血管狭窄血流动力学改变。若假腔内血栓形成迅速，可导致真腔闭塞。

【诊断与鉴别诊断】　临床出现突发胸部及上腹部撕裂样痛，镇痛剂不能缓解，疼痛伴休克样症候等，CT、MRI或血管造影显示主动脉增宽或外形不规则，钙化斑内移，双腔征及撕脱的内膜片等征象，即可确诊主动脉夹层。急诊首选CTA。

三、主动脉壁内血肿

主动脉壁内血肿（intramural hematoma，IMH）是一种与主动脉夹层和主动脉穿透性溃疡并存的危及生命的主动脉疾病，包括急性主动脉综合征（AAS）、主动脉夹层和主动脉穿透性溃疡（PAU）。

【病理与临床】　主动脉壁内血肿是一种主动脉壁内的局限疾病，有主动脉中层出血，但没有内膜片形成的疾病，是从血管的自发性破裂开始的，血肿沿主动脉内侧层传播。因此，壁内血肿会削弱主动脉，并可能导致主动脉壁向外破裂或内膜向内破裂，后者导致主动脉夹层。壁内血肿按斯坦福分类：A型涉及升主动脉，累及或不累及降主动脉；B型限于降主动脉，即左锁骨下动脉远端。

主动脉壁内血肿多见于70～90岁，80%患者有高血压。患者可出现类似于经典主动脉夹层的胸痛。疼痛可能辐射到背部，也可能不辐射到背部。

【影像学表现】

1. X线表现　X线检查无诊断价值。

2. CT表现 急性壁内血肿表现为偏心增厚的主动脉壁的灶性、新月形、高衰减区（60～70Hu）。窄窗是鉴别细微病变的关键。内膜钙化可向内移位。增强后CT上表现出与主动脉腔相关的低衰减，与主动脉夹层不同，CTA上没有内膜瓣（图5-7-5）。

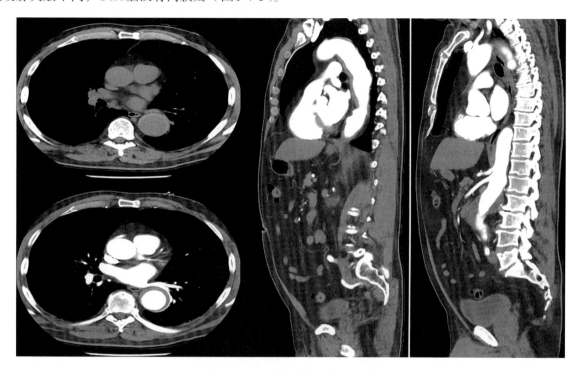

图5-7-5 主动脉壁内血肿CT表现
平扫主动脉弓和降主动脉呈高密度新月征，增强扫描及CTA显示壁内血肿，降主动脉壁内血肿前部轻度强化

3. MRI表现 基本征象为主动脉壁间充满血栓或出血致动脉壁增厚，可累及主动脉管壁的全周或部分，通常主动脉管腔正常或轻度受压稍变小，管壁呈环形或新月形增厚，沿主动脉纵轴延伸。在黑血序列中增厚的管壁表现为大致均匀的中等信号；在亮血序列或MRI电影序列中壁内血肿信号低于管腔。

4. 超声表现 经胸超声心动图（TTE）对于A型主动脉壁内血肿，可清晰地观察主动脉瓣及冠状动脉的受累情况，易识别心包积液及胸腔积液。但对B型主动脉壁内血肿，经胸超声心动图观察受限。经食管超声心动图（TEE）检查，能清晰地显示主动脉壁内的微细病变。主要表现为主动脉壁局部增厚，壁内无回声区，无夹层内膜片，无与主动脉腔相通的多普勒血流信号。

【诊断与鉴别诊断】 影像学检查显示主动脉壁环形或新月形增厚＞5mm；CT上可见内膜钙化移位但没有明确内膜片，也无血流灌注及主动脉壁的强化，即可确诊。超声心动图、CT及MRI均能诊断壁内血肿。超声检查受操作者技术水平影响，CT及MRI诊断的敏感性及阴性预测值均接近100%。与MRI相比，CT耗时少、更普及，因此是诊断可疑主动脉壁内血肿的首选检查。

四、主动脉穿透性溃疡

主动脉穿透性溃疡（PAU）为在主动脉粥样硬化斑块基础上斑块破裂，溃疡形成，穿透内侧弹性层至主动脉中膜。PAU易发于降主动脉中下段，其次为腹主动脉，升主动脉很少受累，但PAU在升主动脉段进展更快。

【病理与临床】 PAU常在主动脉广泛粥样硬化的情况下发生，起初严重动脉粥样硬化导致出现粥样硬化性溃疡，此时通常无症状且病变局限于内膜层。随着溃疡进展，它穿透内弹力膜进入中膜，形成PAU。如果主动脉滋养血管受到侵蚀，PAU可在邻近主动脉内形成主动脉壁内血肿。

PAU常见于老年男性，多有高血压病史。活动性溃疡患者常合并主动脉壁间血肿，主要临床表现为胸背痛。

【影像学表现】

1. X线表现 平片检查无诊断价值。

2. CT表现 特征性表现为主动脉壁不规则增厚、钙化，对比剂渗入到主动脉壁内并在局部形成大小不一的囊袋状凸出，类似龛影，呈蘑菇状或火山口样，周围常伴壁间血肿，但没有内膜片和假腔。如果有较长一段内膜片，也可称为局限性夹层。CTA还可显示穿透性溃疡的并发症，包括壁间血肿、夹层、假性动脉瘤或主动脉破裂等。由溃疡发展而来的夹层，内膜破口通常为溃疡口，多见于B型夹层。

（1）稳定性溃疡 多数形态较规整、溃疡较浅，主动脉壁略增厚，管腔无或轻微向外膨隆（图5-7-6）；可伴管壁粥样硬化改变，血管迂曲扩张。

（2）活动性溃疡 多数形态不规整、溃疡较深，主动脉壁明显增厚，并上下延伸，管腔向外膨胀。溃疡穿破中膜层常伴发外膜下血肿，增强扫描可以对比剂浸入，提示主动脉周围血肿形成（图5-7-7）。活动性溃疡常呈乳头状、半圆形、蘑菇状或火山口样。如存在纵隔、胸腔或心包血性积液，提示溃疡外穿。

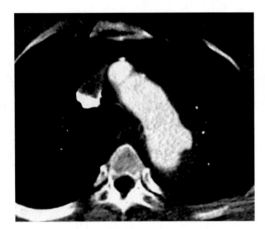

图5-7-6 主动脉穿透性溃疡（稳定性）CT表现
增强扫描：主动脉弓溃疡，口大，周围壁厚为粥样硬化
性斑块，相对稳定，将演化为真性动脉瘤

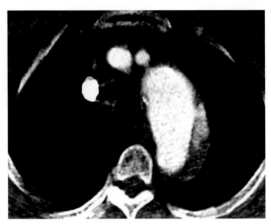

图5-7-7 主动脉穿透性溃疡（活动性）CT表现
增强扫描：主动脉弓溃疡，口小，壁较厚，对比剂进入壁间
血肿，为活动性溃疡

3. MRI表现 主动脉穿透性溃疡在黑血序列中表现为主动脉壁不规则，局部血流呈流空信号。3D/4D CE-MRA或MRI电影示单个或多个充盈缺损伴较大的龛影。

4. 超声表现 血管壁增厚和斑块形成，以及边缘不规则火山口样的溃疡形成。

【诊断与鉴别诊断】 主动脉壁间血肿、夹层及穿透性溃疡属于急性主动脉病变，临床症状相似，发病急，是威胁生命的一组主动脉疾病，发病机制不同，但可合并存在或相互演变。主要需与局限性主动脉夹层鉴别。当主动脉内膜的龛影口部较大、壁内有局限性少许血流时容易混淆两者，但局限性主动脉夹层的假腔范围较长，可见钙化的内膜向主动脉腔内移位，PAU的血肿多为局限性或只延伸数厘米，不形成假腔。

MRI也可显示PAU，比增强CT的准确性更高，进行MIP后处理获得血管造影样的投影图像，可清楚显示溃疡的局灶性囊袋样凸出及其与主动脉腔的关系。

五、肺动脉栓塞

【病理与临床】 肺动脉栓塞是指来自静脉系统和右心的血栓或外源性栓子栓塞肺动脉或其分支所

引起的呼吸系统和循环系统功能障碍的综合征。本病发病率和病死率均较高。栓子可包括血栓、脂肪、空气、羊水等。肺动脉栓塞主要引起肺循环阻力增加，肺动脉高压及右心功能障碍。肺动脉栓塞如并发肺出血或坏死者称为肺梗死。

临床上最常见的症状为呼吸困难及胸痛、晕厥，其他可表现为烦躁、咳嗽、咯血、心悸等。体征为呼吸急促、心动过速、血压下降甚至休克等。

【影像学表现】

1. X线表现

（1）平片　可见区域性肺纹理稀疏、纤细、透亮度增加或肺叶、肺段不张；肺梗死表现为尖端指向肺门的楔形致密实变影。还可有肺动脉高压、右心室增大等表现。

（2）肺动脉造影　是临床上诊断肺动脉栓塞的金标准，可以直接显示肺动脉管腔内的充盈缺损和管腔完全或不完全阻塞。

2. CT表现　CT肺血管成像（CT pulmonary angiography，CTPA）是诊断肺动脉栓塞的较常用和可靠的方法，可直接显示肺动脉管腔内的充盈缺损或闭塞。①急性肺栓塞：直接征象是血管内部分附壁的充盈缺损、肺动脉管腔狭窄（图5-7-8），严重时肺动脉完全阻塞、管腔截断。间接征象包括肺血减少，或韦斯特马克征等。②慢性肺栓塞：直接征象是血管腔内完全附壁的充盈缺损，如血管完全阻塞且栓子机化，则肺动脉萎缩变细。间接征象包括肺血分布极不均匀、肺动脉呈残根状，即中心肺动脉增宽与外围动脉不相称。③发生肺梗死时，改变同X线表现。

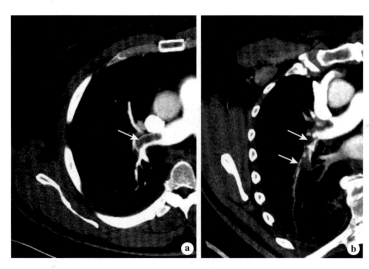

图5-7-8　肺动脉栓塞CT表现

a. CTPA示右肺动脉干内可见长条形，附壁充盈缺损（箭头所示）；b. 右肺动脉分支内可见多发充盈缺损（箭头所示）

3. MRI　可以显示肺动脉内血栓。肺叶及叶以上的肺栓塞通过MRI检查较易诊断，血栓在SE序列上呈中高信号；MRA或CE-MRA能更好地显示肺动脉与肺栓塞。

【诊断与鉴别诊断】　对有下肢静脉栓子脱落高危因素患者，临床表现为起病急、胸闷憋气或呼吸困难、剧烈胸痛。相应心电图和D-二聚体阳性，可疑诊此病。CTPA显示肺动脉及其分支闭塞或腔内充盈缺损可明确诊断。急性期需与急性冠脉综合征、急性主动脉综合征鉴别；慢性肺栓塞需要与各种病因导致的肺动脉高压合并肺动脉内血栓形成鉴别。并发肺梗死时，需与肺炎、肺不张等鉴别。

【影像学检查方法优选】

1. X线片　对大血管疾病的敏感性及特异性低，对于检查阴性者，不能排除大血管疾病。存在可疑病变者，多建议行超声或CT检查。

2. 超声检查　常用于大血管疾病的筛查，可以显示管腔的大小、血管壁厚度、附壁血栓是否形成及腔内血流情况。对升主动脉疾病敏感性较高，对降主动脉及肺段以下动脉的疾病敏感性不如CT。

3. 血管造影检查 可以显示病变的范围、大小、分支受累情况，并可进行分型，是诊断大血管疾病的金标准。但其属于有创性检查且检查过程中存在辐射，一般仅在配合治疗时选用。

4. MDCT或双源CT检查 适用于急危重血管疾病患者，是大血管疾病诊断、随访的首选检查方法。其不足之处是检查过程中需要对比剂且存在辐射。

5. MRI 能够清楚显示心脏大血管的解剖学信息，对显示血管壁有一定帮助，还可以显示主动脉腔内血流及瓣膜运动情况。但检查时间长，临床上较少用于急危重症患者的检查。

医者仁心

循环之父——阿拉伯医生纳菲斯

伊本·纳菲斯（Ibn Nafis，1210—1288），著名的阿拉伯眼科医生，是描述肺循环和冠状血管的第一人，被视为中世纪"最伟大的生理学家"之一，有"阿拉伯循环之父"之称。他长期研究肺的解剖与生理，发现进入左心腔的血液都富含氧气，而右心腔的血液只流向肺，质疑了当时流行的自右心直接流入左心腔观点，并对肺循环解剖、病理和生理方面的理论进行了系统阐述。他还提出了心脏的营养来自于穿过心脏壁的小血管并描述了冠状动脉作为心脏肌肉系统的血液供应者的功能，而早期学者多认为心脏肌肉系统的血液供应者来自心室腔内部。他的发现对13世纪的医学知识和科学的发展做出了巨大贡献。纳菲斯对科学的探究精神，对真理不懈追求的勇气与决心将激励着我们不断前行。

📖 读片窗

病例1： 患者，女性，20岁，心悸、气急，劳动后加重。听诊：心尖区舒张期杂音。摄取心脏正侧位片，见图5-7-9。

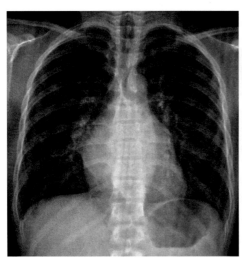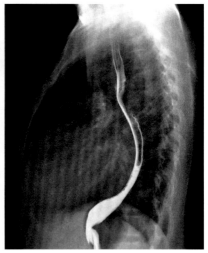

图5-7-9 读片窗图1

问题及讨论：

1. 肺血有何改变？是肺充血还是肺淤血？
2. 心脏呈_____（轻、中、重度）增大，呈_____形。
3. 有哪些房室增大？其征象是什么？
4. 应首先考虑为何种疾病？应与哪些疾病相鉴别？

病例2： 患者，男性，53岁，因突发剧烈胸痛，呼吸困难而就诊（图5-7-10）。

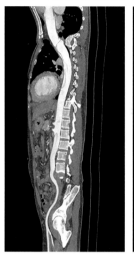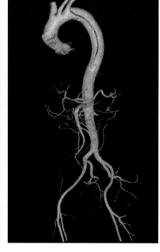

图5-7-10 读片窗图2

问题及讨论：

1. 患者进行的是什么影像学检查？

2. 试描述其影像学表现？

3. 考虑其为什么疾病？诊断依据是什么？

（蒋　蕾）

第**6**章
乳　腺

⏼ **学习目标**

　　1. 掌握　各种影像学检查方法的价值；乳腺正常影像学表现；乳腺常见疾病的影像诊断与鉴别诊断。

　　2. 熟悉　乳腺异常影像学表现；乳腺常见疾病的临床表现。

　　3. 了解　乳腺常见疾病的病因病理。

　　乳腺疾病的影像学检查技术主要以乳腺X线钼靶摄影、超声检查为主，MRI检查也具有一定优势，是X线和超声检查的重要补充手段。乳腺影像学检查的目的在于检出病变，并对病变进行诊断和鉴别诊断；对肿瘤性疾病进行分期；间接评估肿瘤生物学行为、预后和在治疗过程中随访。

第 1 节　影像学检查技术

一、X线检查

　　乳腺X线检查包括乳腺X线钼靶摄影和乳腺导管造影检查，前者主要用于显示乳管结构、微小钙化及皮肤改变等，后者适用于乳头溢液患者乳腺导管的检查。乳腺X线检查是乳腺癌早期诊断和筛查的重要方式。

　　乳腺腺体组织随月经周期变化而变化，所以乳腺钼靶X线摄影检查的最佳时间是在月经后1～2周。乳腺钼靶X线摄影通常采用内外斜位和头尾位，必要时辅以侧位、上外-下内斜位、外内斜位、局部放大摄影及全乳或局部压迫放大摄影。摄影时应包括双侧乳腺，以利于对比观察。目前临床多采用的数字化乳腺X线摄影，可以根据乳腺组织的大小、压迫的厚度及致密程度自动调节摄影剂量，并能够进行图像后处理，提高了成像质量，减少辐射剂量。

　　乳腺导管造影是经乳腺导管的乳头开口注入对比剂使乳腺导管显影的一种检查方法，主要了解导管内有无狭窄、扩张、阻塞、侵蚀和充盈缺损等形态学变化。

二、超声检查

　　超声检查在鉴别乳腺囊、实性病变方面明显优于乳腺X线摄影检查。一般采用高频线阵式探头，取仰卧位或侧卧位，充分暴露乳房和腋窝，将探头置于乳腺区顺序进行横切、纵切和斜切扫查，行两侧乳腺对比观察。

三、MRI检查

　　乳腺MRI检查主要用于常规X线检查或超声检查发现但不能确诊的疾病、疑为致密型或乳房成形术后乳腺内病变，以及已确诊乳腺癌的术前分期。

乳腺MRI检查时采用特制的乳腺相控阵表面线圈，时间与X线摄影检查相同。常用俯卧位，双乳自然悬垂于线圈的双孔内，常规轴位、矢状位扫描。扫描范围包括双侧乳腺及腋窝区。成像序列多采用自旋回波T_1WI及T_2WI、STIR；常规增强扫描采用对比剂为Gd-DTPA，通常行快速成像序列为T_1WI动态增强检查，有利于平扫检查难以确定病变的检出，通过观察病变在不同时相强化方式、程度及变化特点，有助于病变定性诊断。DWI检查亦常用，能够反映乳腺良、恶性病变组织内水分子受限程度的差异，具有较高的鉴别诊断价值。MRS是检测活体组织内代谢和生化成分的一种无创技术，能够显示良、恶性肿瘤之间的代谢物差异。动态增强MRI结合DWI和^{1}H-MRS检查可明显提高乳腺良、恶性肿瘤诊断的准确性。

四、CT检查

CT通常不作为乳腺疾病常规检查手段。乳腺CT检查辐射剂量较X线摄影高，而乳腺组织对射线较为敏感，检查费用也相对较高。乳腺CT增强扫描可观察乳腺癌血供情况及有无异常强化，对乳腺癌导致的腋窝、纵隔淋巴结转移及肺、肝、骨等部位转移优于X线钼靶摄影检查，对乳腺癌治疗前分期和治疗后评估有一定临床意义。但CT对微钙化的显示不如钼靶摄影。

CT检查时患者常规取仰卧位，也可采用俯卧位或侧卧位。扫描范围从腋窝顶部至双乳下界，层厚3～10mm；如果拟同时观察有无肺转移、胸部骨转移，扫描范围可扩大，同胸部CT。

第2节　正常影像学表现

一、正常X线表现

（一）钼靶X线平片

观察乳腺X线片时，以左侧乳腺为例，时钟12～3点为外上象限；3～6点为下象限；6～9点为内下象限；9～12点为内上象限；乳头及乳晕区称中央区，右侧乳腺与左侧对称。正常乳腺各结构X线表现如下。

1. 乳头　位于锥形乳腺的中央。大小随年龄、乳房发育及经产情况而异。在X线片上可能呈勃起状态、扁平形或稍有内陷。在顶端因有乳腺导管开口，可能显示轮廓不整齐，有小的切迹。大小不一，两侧多对称。

2. 乳晕　呈盘状，位于乳头四周，大小随乳房发育及生产情况而异。正位时，乳头内外侧乳晕与乳头应是等距的；侧位时，乳头上下的乳晕应是等距的。X线片上，乳晕区的皮肤厚度为0.1～0.5cm，比乳房其他部分的皮肤稍厚，与乳房下方反折处的皮肤厚度大致相同或者略厚。

3. 皮肤　老年人因皮肤随年龄而渐萎缩，故亦显示较薄。确定皮肤有无病理性增厚或者萎缩，最好是以同侧乳晕或乳房下方反折处为准；或与对侧同部位作比较。

4. 皮下脂肪层　介于皮肤与皮下浅筋膜层之间，X线表现为高度透亮阴影，其中可见少许纤细而密度较淡的线样影，交织成网状，此为脂肪层间的纤维间隔和小血管影。乳房的皮下浅静脉亦可投影在此层中。乳房的上半部的皮下脂肪层中，绝大多数能见到静脉阴影。在此层中尚可见到或粗或细的悬吊韧带阴影（图6-2-1）。

5. 悬吊韧带　发育差者，X线上见不到悬吊韧带阴影，或皮下脂肪层内见到纤细的尖端指向乳头方向的线条状阴影。发育良好者，表现为狭长的三角形阴影，尖端指向乳头方向。

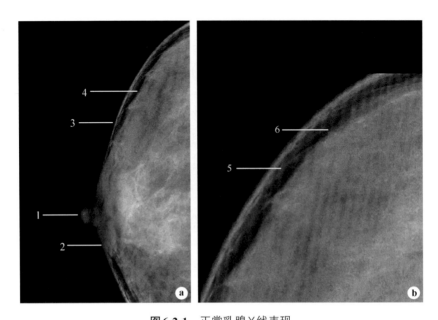

图 6-2-1　正常乳腺 X 线表现
1. 乳头；2. 乳晕；3. 皮肤；4. 皮下脂肪层；5. 悬吊韧带；6. 浅筋膜浅层

6. 浅筋膜浅层　整个乳腺包裹在浅筋膜浅层和深层间。X线上难以显示，在部分病例中，于皮下脂肪层与乳腺组织之间可见到一连续而纤细的线样阴影，即浅筋膜浅层。此线样阴影有时呈锯齿状，齿尖部即悬吊韧带附着处。

7. 乳导管　正常情况下有15～20支乳导管，开口于乳头，呈放射状排列，向乳腺深部走行，止于腺泡。在X线平片上多能见到大导管。

8. 腺体组织　X线平片上腺体影像，实质上是由许多小叶及其周围纤维组织间质融合而成的片状阴影，其边缘多较模糊。

9. 血管　X线平片上在乳腺上部的皮下脂肪层多能见到静脉阴影，一般左右两侧大致等粗。

10. 淋巴结　乳腺内淋巴结多不显影，偶尔显示，呈直径小于1cm的圆形结节影。腋窝或腋前淋巴结，呈类圆形软组织密度影，大小不一，边缘光滑。淋巴结一侧凹陷部称为门，表现为低密度区，有较疏松的结缔组织、血管、神经和淋巴管由此进出淋巴结。

（二）乳腺导管造影

乳腺导管自乳头向里逐级分支变细，呈树枝状。自乳头开口处起分为一级乳腺导管（宽0.5～2.3mm，长1～3cm），二级乳腺导管（宽0.5～2.0mm），三级乳腺导管（宽0.2～1.0mm）等。正常乳腺导管分支走行自然，管壁光滑、均匀，管内无残缺现象。造影时，若注射压力过高，对比剂可进入腺泡内形成斑点状致密影（图6-2-2）。

二、正常超声表现

1. 皮肤　呈强回声的弧形带，厚0.5～3.0mm，边界光滑整齐。

2. 皮下脂肪层、悬吊韧带和浅筋膜浅层　皮下脂肪层回声较低，悬吊韧带呈散在的点状、条索状或三角形的强回声，浅筋膜浅层常不能显示。

3. 腺体组织和乳腺导管　腺体组织呈中等回声，内交织着低回声的乳腺小导管。乳腺导管自乳头向乳腺深部放射状排列，管内径呈1～8mm的低回声。

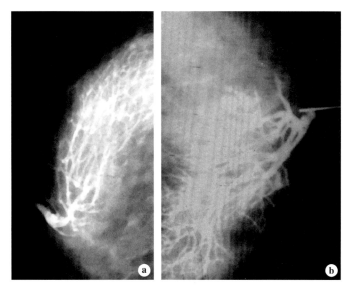

图6-2-2　乳腺导管造影X线图

a.乳腺导管自乳头向里逐渐分支变细，呈树枝状分布。正常乳腺导管管腔均匀，管壁光滑完整，行走自然，通畅无阻，可有交通支。对比剂进入腺泡，可呈花蕾状或细斑点状；b.乳腺导管呈树枝状，走行柔软，分布均匀

三、正常MRI表现

　　乳腺MRI表现因所用脉冲序列和乳腺类型不同而有所差别。在自旋回波序列 T_1WI 上，乳腺脂肪组织呈高信号，T_2WI 上呈中高信号；在脂肪抑制序列上均为低信号；增强无强化。纤维腺体组织在自旋回波序列 T_1WI 上呈低或中等信号，T_2WI 上呈中等信号；在脂肪抑制序列 T_2WI 上呈中等或较高信号；增强扫描时，正常乳腺组织呈轻微强化，信号强度缓慢渐进性增加，强化峰值在延迟期。乳导管矢状位显示最佳（图6-2-3）。

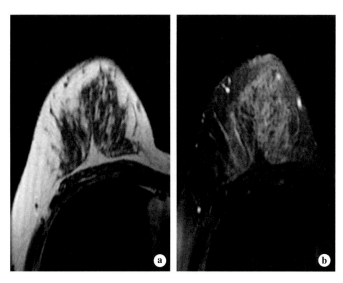

图6-2-3　正常乳腺脂肪抑制MRI表现

a.右侧乳腺横断面 T_1WI；b.横断面 T_2WI

四、正常CT表现

　　正常乳腺的CT平扫表现与乳腺X线表现类似，可以较X线更清晰地显示乳头、皮肤、皮下脂肪

层和悬吊韧带等结构。增强扫描可以了解乳腺的血供情况。乳腺脂肪组织在CT图像上表现为低密度影，CT值为-110~-80Hu，对乳腺后方脂肪组织的显示优于X线平片；腺体组织在CT上表现为片状致密影，其内可见分布不一的斑点或斑片状低密度脂肪岛，腺体组织的CT值随年龄和生理变化而不同，为10~30Hu。大的乳导管在CT表现为乳头下呈扇形分布的致密影，分支乳导管多不能清晰显示（图6-2-4）。

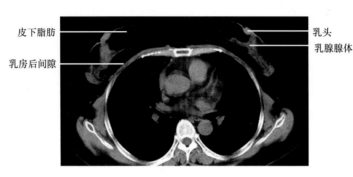

图6-2-4 正常乳腺CT表现

第3节 异常影像学表现

一、异常X线表现

1. 肿块 乳腺内肿块可见于多种乳腺良、恶性病变。良性肿块多呈圆形或类圆形，密度均匀，边界清楚、光整，周围可见透明晕环征；恶性肿块形态多不规则，密度较高，边缘不清，伴有长短不一的毛刺，周围可见不规则水肿带（图6-3-1）。

2. 钙化 乳腺良、恶性疾病均可出现钙化。良性病变的钙化多较粗大，呈条形、蛋壳样、颗粒样、新月形或环状，密度较高，分布分散；恶性病变的钙化多呈泥沙样、细粒状，大小不一，浓淡不均，密集成簇或线性、段性走行，钙化可单独存在或位于肿块内（图6-3-2）。

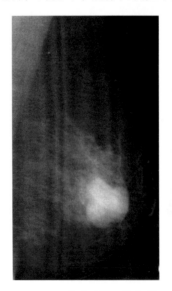 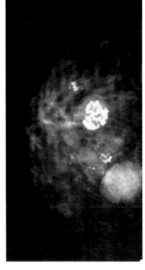

图6-3-1 乳腺肿块X线表现　图6-3-2 乳腺钙化X线表现

3. 皮下脂肪层异常 局部皮下脂肪出现网状略高密度影，可由癌肿淋巴结浸润引起；局部皮下脂肪中出现边界不清的片状略高密度影，多见于炎症病变。

4. 局部皮肤增厚、回缩、乳头内陷 局部皮肤增厚、回缩、乳头内陷多见于恶性肿瘤，局限性皮肤增厚是肿瘤经皮下脂肪层直接侵犯皮肤所致；广泛性皮肤增厚是由血供障碍、静脉淤血及淋巴管回流障碍所致。乳头后方的癌灶与乳头间有浸润时，乳头出现回缩、内陷，称漏斗征。此征象也可见于先天性乳头发育不良。

5. 血管增粗、迂曲 血管增粗、迂曲多见于恶性肿瘤患者，由血供增加及病灶周围血管增粗、迂曲引起。

6. 乳腺导管改变 乳腺导管造影可显示导管形态异常，包括导管扩张、截断、充盈缺损、受压移位、走行紊乱和僵直等。

二、异常超声表现

乳腺肿块是常见的异常征象，良、恶性肿块的声像特点各异（表6-3-1）。

表6-3-1　乳腺良、恶性肿块的声像特点

比较项	形态边缘	横径/纵径	侧方声影	包膜回声	内部回声	后壁回声	微小钙化	后方回声	彩色多普勒血流
良性	规则、光滑	>1	有	有	均匀低回声或无回声	增强	无	正常或增强	无血流信号
恶性	不规则、粗糙	<1	少见	无	不均匀低回声	增强	有	衰减	丰富的高速低阻的动脉血流

三、异常MRI表现

乳腺局部皮肤增厚回缩、乳头内陷等形态学MRI表现与X线相似。在自旋回波序列T_1WI上乳腺内肿块多呈中低信号，T_2WI肿块内纤维成分多者呈中低信号，脂肪及含水量多者呈高信号；一般良性肿块信号多均匀，恶性肿块信号多混杂。恶性肿瘤在DWI上呈高信号，ADC值较低；良性病变DWI信号多较低，ADC值较高。

四、异常CT表现

乳腺内肿块、钙化、乳腺局部皮肤增厚回缩和乳头内陷等CT表现与X线相似。CT检查可发现乳腺后间隙消失，伴有软组织密度与胸壁肌肉相连，多见于恶性肿瘤侵犯胸壁；还可以发现腋窝、内乳区和纵隔肿大的淋巴结。腋窝区发现直径大于2cm的淋巴结多提示恶性肿瘤的转移或乳腺炎症。CT检查可通过测量CT值准确判断肿块内的组织成分，是否含有脂肪，有无囊肿、出血、坏死及钙化等。增强扫描良性肿块多呈延迟强化，强化程度多≤20Hu；恶性肿块强化明显，强化程度多≥50Hu，以早期强化为主。

第4节　乳腺疾病

乳腺疾病是妇女的常见病、多发病。乳腺疾病种类较多，如乳腺炎、乳腺增生、乳腺纤维瘤和乳腺癌等。其中，乳腺肿瘤较为常见。良性肿瘤中乳腺纤维腺瘤多见，恶性肿瘤中乳腺癌多见；其他多见的良性疾病为乳腺增生。乳腺影像学检查主要以X线钼靶摄影及超声检查为主，是乳腺疾病检查的最佳组合。MRI是重要的辅助检查手段。

一、乳腺增生症

乳腺增生症（cyclomastopathy）又称为乳腺结构不良，是乳腺组织在雌孕激素周期性作用下发生增生与退化的结果，是女性乳腺多见的一类临床综合征。乳腺增生症并非炎症性或肿瘤性疾病，不属于真正的病变，多数为乳腺组织对激素的生理性反应，仅有少数出现非典型增生或发展为原位癌，甚至最终演变为浸润性乳腺癌，但其并非为必然发展过程。

【病理与临床】 乳腺增生症病理上可分为腺性、纤维性和囊性增生。腺性增生表现为小叶增大、数目增多；纤维性增生表现为小叶内纤维组织增多；囊性增生可见乳腺导管扩张，腺泡扩大形成囊腔。临床上乳腺增生多发生在20～40岁，患者表现为乳房内多发肿块和乳房胀痛，症状与月经周期有关，经前期尤为明显。体检双侧或一侧乳房局部可扪及大小不一的结节，质韧，与周围组织无粘连。

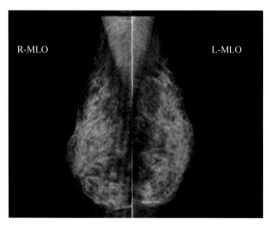

图6-4-1 双侧乳腺增生X线表现
双侧乳腺密度增高，腺体内见大片状、结节样不均匀密度增高影；R-MLO，右侧

【影像学表现】

1. X线表现 双侧乳腺实质内可见局限性或弥漫性不规则片状、云絮状大小不一的结节样或磨玻璃样密度增高影（图6-4-1），边缘不清，钙化少见，偶可见散在的粗颗粒状或条块样钙化。

2. CT表现 平扫可见片状或团块状多发致密影，密度略高于周围腺体；增强扫描表现为乳腺组织轻度强化；伴有纤维囊变者，可表现为高密度增生组织中出现圆形或类圆形水样均匀密度影，增强扫描无强化。

3. MRI表现 在脂肪组织衬托下，增生的腺体导管组织在T₁WI上显示为多发小片状低信号区，T₂WI表现为稍高信号；增强扫描表现为弥漫性中等强化。动态增强扫描增生组织多表现为多发或弥漫性斑片状或斑点状轻至中度渐进性强化，强化程度与增生严重程度成正比。

【诊断与鉴别诊断】 乳腺增生症的临床症状与月经周期有关，20～40岁患者多见，一般为两侧发病，增生的腺体组织影像学表现为弥漫的小片或棉絮样或大小不等结节影，一般诊断不难。有时该病需要与不典型乳腺癌、纤维腺瘤等疾病鉴别。

1. 局限性乳腺增生与不典型乳腺癌鉴别 前者多无血供增加、浸润和皮肤增厚等恶性征象，钙化较分散，增强扫描强化程度和范围呈逐渐增强和扩大；而后者强化多表现为速升速降且钙化体积小多成簇密集样分布。

2. 囊性增生与纤维腺瘤鉴别 前者多双侧发病，囊肿体积大且多发，孤立性囊肿密度较腺瘤低，囊肿壁出现蛋壳样钙化为其特征性表现；后者多单发，钙化多呈颗粒状或条状，位于瘤体内。超声或MRI检查有助于两者的鉴别诊断。

【影像学检查方法优选】 乳腺X线摄影及超声检查是发现、诊断乳腺增生的首选检查方法。乳腺CT和MRI检查一般用于鉴别诊断。

二、乳腺纤维腺瘤

【病理与临床】 乳腺纤维腺瘤（breast fibroadenoma）是乳腺最常见的良性肿瘤。雌激素水平过高与肿瘤的发生直接相关；瘤体主要由增生的乳腺纤维组织和腺管构成，其中多数以纤维组织为主要成分，也可见以腺上皮为主的腺瘤；瘤体直径多小于5cm。

临床表现：患者多见于40岁以下青年女性，可单发或双侧同时发生，一般无自觉症状，多为偶然发现，少数可有阵发性或偶发性的轻微疼痛，在月经周期明显。触诊乳房外上象限圆形或类圆形肿块，表面光滑，质地实且韧，边界清楚，活动度大，与周围组织无粘连。

【影像学表现】

1. X线表现 乳腺内圆形或椭圆形中等密度影，密度接近或略高于周围腺体密度，边缘光整锐利，偶有分叶，肿块为单个或多个，其周围脂肪组织被挤压后可见一层薄的透亮环，即晕圈征。钙化少见，偶尔可见的钙化多位于瘤体边缘或中心区域，体积大，多为块状、粗颗粒样或树枝样，可融合或发生骨化而占据肿瘤的大部或全部。

2. CT表现 平扫表现与X线相似。增强扫描时，可见肿瘤呈轻度均匀强化，较大的腺瘤常为周边强化，中心无强化或轻度强化，少数纤维腺瘤因血供丰富可呈明显强化。

3. MRI表现 T_1WI腺瘤呈低信号或中等信号，可有分叶；T_2WI因腺瘤组织学的不同表现各异，以胶原纤维为主表现为低信号或中等信号，如以腺管增生为主则呈高信号，发生钙化时信号欠均匀。增强扫描，多数呈缓慢渐进性均匀强化或由中心向四周扩散的离心样强化。DWI检查，纤维腺瘤的ADC值较高。

【诊断与鉴别诊断】 乳腺纤维腺瘤多见于40岁以下青年女性，常无自觉症状。影像学表现为乳腺内单发或多发类圆形肿块，边缘光滑锐利，通常表现密度均匀，可有粗大钙化，一般诊断不难。需要与乳腺癌和乳腺增生症等疾病鉴别。

1. 与乳腺增生鉴别 病变通常多发，双侧对称，症状与月经周期有关。影像学检查发现弥漫性小片状或结节状影。

2. 与乳腺癌鉴别 患者年龄多在40岁以上，病变常单发，影像学检查显示肿块边缘不光滑，周边有毛刺，钙化多密集成簇分布，呈细砂样；增强扫描强化显著。

【影像学检查方法优选】 乳腺X线摄影及超声检查是发现、诊断乳腺纤维腺瘤的首选检查方法。乳腺CT和MRI检查一般用于鉴别诊断。

三、乳 腺 癌

【病理与临床】 乳腺癌是乳腺最常见的恶性肿瘤，多数起源于乳腺导管上皮，少数来自乳腺小叶导管。单发多见，病理学上通常将乳腺癌分为非浸润型癌、浸润型癌和乳头佩吉特病（Paget disease）。肿瘤病理形态因组织学类型不同而异，其切面多呈灰白色，可有出血点、坏死和囊腔形成，边界不规则，质地坚硬。

临床表现：该病多见于绝经期前后的40～60岁妇女，好发于外上象限，其次为乳腺中央区和内上象限。早期临床无明显症状，乳腺肿块常为首发症状，质硬，表面不光滑，活动度欠佳。晚期可引起乳腺外形的改变：乳头内陷、局部皮肤橘皮样改变、乳头溢液和乳房疼痛等。

【影像学表现】

1. X线表现

（1）直接征象 ①肿块或结节影是乳腺癌最常见、最基本的X线征象。肿块多位于外上象限，肿块密度高于乳腺实质或乳头。肿块可呈分叶状、团块状、不规则形或星形，边缘不光整，多有长短不一的毛刺，X线显示的肿块常小于触诊扪及的大小。②钙化影是乳腺癌常见的X线表现，可达30%～40%，可以单独存在或位于肿块内或肿块外。钙化表现为数量多、分布密集、密度不均、浓淡不一，常较细小，大小不等（图6-4-2）。

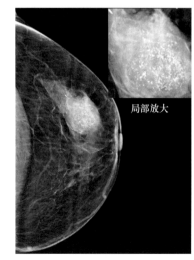

局部放大

图6-4-2 乳腺癌X线表现

乳腺见一不规则状密度增高的肿块影，边缘有长短不一的毛刺，肿块影边缘大量散在斑点状钙化影

（2）间接征象　①皮肤局部增厚，多因癌肿浸润所致。②肿块附近皮下脂肪层中出现网状高密度影，由于癌肿向皮下的浅层淋巴浸润。③血管增粗、迂曲。④皮肤、乳头凹陷，为肿瘤纤维化或肿瘤侵及导管牵拉所致。⑤病灶后或上方逐渐变细的狭长三角形致密影，为肿瘤侵犯或牵拉乳腺实质所致，即彗星尾征。⑥肿块周围可见宽窄不一的透明水肿带。

2. CT表现　平扫与X线表现相似，增强扫描病变明显强化，可发现局部皮肤增厚、粘连、回缩及乳头内陷，并可显示胸壁肌肉受侵、乳后间隙消失及腋窝淋巴结转移灶。

3. MRI表现　T_1WI乳腺癌肿块表现为低信号，在T_2WI上呈高于正常导管腺体组织、低于脂肪组织的高信号或混杂信号，增强扫描肿块可呈不同程度强化，内部信号不均，呈星芒状或蟹足状；动态增强扫描，癌肿信号呈速升速降型强化，强化不均匀或呈边缘强化，强化方式多由周围向中心发展呈向心样强化；非肿块性乳腺癌呈导管或段性分布强化。在DWI上，乳腺癌呈高信号影，ADC值偏低。在^{1}H-MRS上，部分乳腺癌在3.2处可见胆碱峰。

【诊断与鉴别诊断】　40～60岁妇女多见，查体有乳房肿块，乳房疼痛，乳头溢液、溢血，乳腺增大。影像学检查发现乳房内结节状肿块，边缘不规则，可见放射样毛刺，肿块内有砂粒样钙化；CT和MRI增强扫描，肿块常有明显强化，表现典型，一般不难诊断。乳腺癌需要与乳腺纤维腺瘤鉴别。

【影像学检查方法优选】　乳腺X线摄影检查是发现、诊断乳腺癌首选检查方法，特别是对以钙化为主的乳腺癌。X线钼靶摄片是经FDA认证的可用于乳腺癌筛查的唯一方法。对有乳头溢液表现的患者，宜选乳导管造影或超声检查。超声、CT、MRI检查可用于致密型乳腺内的病灶。X线摄影及超声检查不能定性诊断的病灶，可采用动态增强MRI检查或行超声引导下穿刺活检。

🔗 **链接**　**乳腺影像报告与数据系统** ———————————————————————

乳腺影像报告与数据系统（breast imaging reporting and data system，BI-RADS）最初在20世纪80年代末由美国放射学院制定，经过多次修改，在临床上得到广泛应用，我国国家卫健委发布的《乳腺癌诊疗指南（2022年版）》中的BI-RADS参照美国国立综合癌症网络（National Comprehensive Cancer Network，NCCN）筛查及诊断指南。BI-RADS最初的目的是使乳腺X线（钼靶）检查报告更为规范和易懂。目前，它在指导临床工作者对乳腺癌的筛查、诊断及风险评估方面发挥着重要作用，并且涵盖钼靶、超声、核磁成像以及随访、预后监测等多方面。

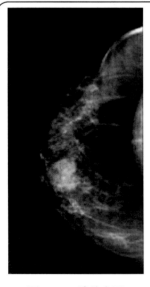

图6-4-3　读片窗图

📖 **读片窗**

病例：患者，女性，58岁。发现左乳包块1个月。查体：左乳外上象限扪及大小约2.5cm×2cm的肿块，质硬，边缘不清，无明显压痛，X线表现见图6-4-3。

问题及讨论：

1. 请进行病灶的形态分析。
2. 试解释病灶形态的病理基础。
3. 初步诊断是什么疾病？请说出诊断依据。
4. 应与何种疾病鉴别？简要说明鉴别要点。
5. 完成该病例X线诊断报告书写。

（张晓丽）

第7章
消化系统

⏱ 学习目标 ━━

1. 掌握　胃肠道钡剂造影的正常X线表现；胃肠道常见疾病的影像诊断及鉴别诊断。肝胆胰脾的正常影像学表现，肝胆胰脾、胃肠道急腹症常见疾病的影像学表现。肝胆胰脾、胃肠道急腹症常见疾病的病理基础、临床表现及影像鉴别诊断。

2. 熟悉　胃肠道的影像学检查方法；胃肠道X线与CT的正常表现；胃肠道异常影像学表现、常见疾病的病理及临床表现。肝胆胰脾、胃肠道急腹症的常用影像学检查技术。

3. 了解　胃肠道常见疾病的CT与MRI表现。

消化系统是将摄取的食物进行物理性和化学性消化，吸收营养物质，并将食物残渣排出体外的系统。该系统由消化道和消化腺组成，消化道分为口腔、咽、食管、胃、小肠（十二指肠、空肠、回肠）和大肠（盲肠、阑尾、结肠、直肠、肛管），消化腺包括3对唾液腺（腮腺、下颌下腺、舌下腺）、肝、胰和消化管壁内的许多小腺体。脾脏是人体最大的周围淋巴样器官，具有造血和血液过滤功能，也是淋巴细胞迁移和接受抗原刺激后发生免疫应答、产生免疫效应分子的重要场所，不属于消化器官，但其位于左上腹，与消化器官关系密切，所以将脾脏的影像学检查纳入本章节。

第1节　胃　肠　道

一、影像学检查方法

（一）X线检查

消化道X线检查主要包括普通X线检查、钡剂造影检查。

1. 普通X线检查　包括腹部透视和X线平片，由于消化道均为软组织密度，与周围脏器缺乏天然对比度，所以腹部X线平片和透视仅对发现异常气体、钙化、高密度异物有一定价值，对于其他疾病的诊断价值有限。

（1）透视　一般采用胸腹部联合透视，主要用于观察膈肌运动、胃肠蠕动、不透X线异物、胃肠道穿孔和肠梗阻等。目前已较少应用。

（2）腹部平片　常用摄影体位包括仰卧前后位，仰卧水平侧位，站立正、侧位（站立位、侧卧位），倒立正、侧位等。

1）仰卧前后位：是基本摄影体位，可显示膨胀、扩张的胃肠管腔和腹内异常致密影，如结石、钙化及异物等。

2）站立正侧位：有利于观察膈下游离气体和肠腔内有无异常气液平面形成；对于不能站立的危重患者可采用侧卧位水平投照。

3）倒立正、侧位：常用于观察婴儿先天性直肠肛管闭锁的范围和部位。

2. 钡剂造影检查　通过注入钡剂，提高消化道与周围组织的对比度，可以显示出消化道病变的形态、大小、性质等，也可观察胃肠道的动力及功能改变，是消化道疾病X线检查的主要方法。

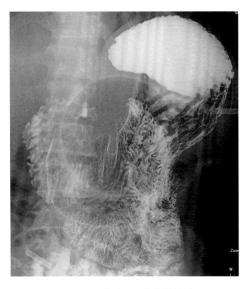

图7-1-1 气钡双重造影检查

（1）食管钡剂造影 检查范围包括食管全长。对比剂常规选用医用硫酸钡，一般钡水调剂比例为1∶4。若考虑有食管-气管瘘时，对比剂应选用76%复方泛影葡胺。主要观察食管扩张、蠕动、钡剂通过是否顺畅、黏膜皱襞走行等情况。

（2）上消化道钡剂造影 检查范围包括食管、胃、十二指肠。检查手段包括常规造影检查及气钡双重造影检查（图7-1-1）。常规造影检查时对比剂常选用医用硫酸钡。气钡双重造影检查，对比剂为产气粉包及浓度为160%~200%的硫酸钡混悬液100~200ml。可从整体显示病变的部位、大小及范围，胃黏膜是否光滑，胃壁是否受肿块压迫。通过观察胃肠道的黏膜像、充盈像、加压像、气钡双对比像等，来判断胃肠道的形态、轮廓、黏膜皱襞走行、结构及蠕动等情况。气钡双重造影由于胃腔扩张，胃内黏膜皱襞展平，可显示出胃壁的细微结构，对早期胃癌、糜烂性胃炎、小溃疡等都有较好的诊断价值，故在临床上得到广泛应用。但该方法对胃肠道肿瘤的内部结构、胃肠壁的浸润程度和转移等的诊断还有一定困难，所以需要结合其他检查。

（3）全消化道钡剂造影 检查范围包括上消化道、小肠、结肠。对比剂常规选用医用硫酸钡。被检者需要在上消化道钡剂造影检查完后，每隔30~60分钟检查一次，以观察小肠、结肠的轮廓、肠曲位置、钡剂在肠道中的运行及排空情况，了解肠道有无狭窄或扩张等异常情况。由于结肠排空时间较长，对降结肠、乙状结肠及直肠的病变情况观察受限，诊断效果欠佳。

（4）结肠钡剂灌肠造影 检查范围包括结肠全段及回盲瓣。检查手段包括结肠钡剂灌肠常规造影检查和结肠低张双对比造影检查。结肠钡剂灌肠常规对比剂常选用医用硫酸钡，一般需要钡水比重为1∶4的硫酸钡溶液800~1000ml，温度控制在40℃左右。灌肠过程中观察结肠肠管的轮廓、宽窄、移动度、有无压痛及激惹征象，当钡剂通过回盲瓣后，钡剂灌肠结束；嘱患者排空钡剂后，再行结肠黏膜像检查。结肠低张双对比造影检查对比剂常选用浓度为70%~80%的硫酸钡溶液100~250ml，钡剂温度控制在40℃左右。结肠低张双对比造影检查除了注入硫酸钡溶液外，还需要向肠腔内注入气体，注气量为800~1000ml，以使肠道充分充盈扩张，以便观察结肠内的细微变化，目前被广泛应用。结肠钡剂灌肠造影检查对降结肠、乙状结肠及直肠情况观察效果较好。

🔗 链接 上消化道造影操作步骤 ─────────

上消化道造影包括食管、胃、十二指肠及咽部造影。其方法和步骤如下：

（1）口服对比剂观察食管：上消化道造影前应常规进行胸、腹部透视，需要特别注意腹腔的异常液平和异常积气，包括膈下游离气体。

（2）仰卧正位胃体、窦部双对比像。

（3）仰卧右前斜位胃窦及幽门区双对比像。

（4）仰卧左前斜位胃体区双对比像。

（5）仰卧头侧略抬高右后斜位贲门区双对比像。

（6）俯卧右后斜位或左后斜位胃体、窦部充盈像或双对比像。

（7）俯卧左后斜位或右前斜位十二指肠充盈像或双对比像。

（8）卧位检查时注意所见的近段小肠，常可提供小肠病变的重要信息，需要时加拍照片或另行检查。

（9）立位胃及十二指肠充盈像。

（二）CT检查

腹部CT扫描可清晰显示胃肠道管壁的改变、腔内外的异常密度及周围组织脏器结构的继发改变，可观察消化道病变对周围脏器压迫或侵犯的情况，判断胃肠道、腹部其他脏器恶性肿瘤的局部、淋巴结及远处脏器有无转移和转移的程度，有助于腹部肿瘤性病变的诊断及分期，可帮助临床判断能否手术及制订手术方案，有助于手术及临床治疗后的随访等。

CT平扫检查前，应尽量食用少渣食物，前一周内不能服用含有重金属的药物，不能做消化道钡剂造影检查。检查当日需要禁食4～8小时；扫描前1～2小时需要分三阶段口服对比剂，使胃肠道内充盈对比剂，易于与肠道外组织分清，避免误诊、漏诊；对比剂还可扩张胃肠道，拉伸胃肠组织，易于显示胃肠道病变。

必要时需要行增强扫描。腹部CT增强扫描是经静脉注射对比剂后进行扫描，可以增加组织间及正常组织与病变间的密度差异，从而能清晰显示出病变的位置、大小、密度、形态、边缘、范围等，也能显示出病灶与周围组织器官的相互关系。

（三）MRI检查

MRI在消化道病变的诊断中价值有限，主要用来显示消化道的管壁结构及腹部其他脏器结构异常等病变。但近年来，MRI新技术为胃肠道影像学的发展带来了新的契机，主要表现在快速图像采集技术提高了成像速度，减少运动伪影；梯度场性能的提高和线圈技术的发展显著提高图像信噪比和空间分辨力；结合MRI固有的多角度、多方位及多参数成像方式和高软组织分辨力及无辐射损伤等优势，使之逐渐成为诊断胃部病变非常有效的工具。

胃部MRI主要包括以快速自旋回波序列（fast spin echo，FSE）及扰相梯度回波序列（spoiled gradient echo，SPGR）为基础的T_2WI及T_1WI。实际应用中常配合呼吸触发或采用屏气扫描以达到消除运动伪影的目的，常用的序列如快速恢复FSE（FRFSE）、单次激发FSE（SS-FSE）、快速进动稳态采集成像（FIESTA）、快速扰相梯度回波（FSPGR）、双回波梯度成像等，在横断面成像的基础上加冠状面、矢状面等成像。

（四）影像学检查方法优选

胃肠道疾病首选气钡双重造影检查，发现肿瘤性等占位性病变时可再选择CT平扫及增强扫描进行性质、分期的判断，条件允许时，也可进一步行MRI检查。

二、正常影像学表现

（一）正常X线表现

因为消化道与周围组织密度相近，缺乏天然对比度，所以胃肠道疾病的X线检查首选钡剂造影，其可以显示消化道的位置、轮廓、腔的大小、腔内及黏膜皱襞的情况。

1. 咽部　是口服钡剂检查开始的部位，包括上方正中的会厌、两旁的充钡小囊状结构会厌谷、下方的梨状窝及喉咽部。喉咽部是咽的最下部，稍狭窄，上起自会厌上缘平面，下至第6颈椎体下缘平面与食管相续。喉咽部的前壁上部有喉口通入喉腔。在会厌谷下方喉口的两侧各有一菱形深窝称梨状窝，梨状窝是造影检查时充钡的空腔，也是异物常滞留的地方。正常情况下，一个吞咽动作即可将钡剂送入食管，吞钡时梨状窝暂时充满钡剂，片刻即可排入食管。

2. 食管　是消化道各部中最狭窄的部分，为前、后扁平的肌性管状器官。上端于第6颈椎体下缘平面与下咽部相接，下端平第10～11胸椎高度与胃贲门相接，全长约25cm。食管有三个生理狭窄，

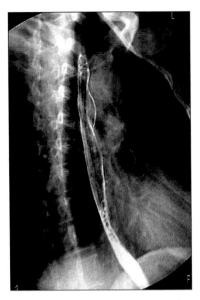

图7-1-2 食管三个生理压迹

是异物容易发生阻塞的地方，也是食管癌的好发部位，从上向下依次为食管与咽相接的部位、食管与左主支气管交叉的部位、食管穿过膈肌的食管裂孔处。

食管吞钡后，正位观察食管充盈像，食管位于中线偏左处，尤以胸上段显著，食管轮廓光滑整齐、管壁伸缩自如，左右宽度可达2～3cm。通过常用站立右前斜位可观察食管的三个压迹（图7-1-2），从上向下依次为主动脉弓压迹（相当于第4～5胸椎水平）、左主支气管压迹（即左侧主支气管斜行跨越食管的左前方，紧邻主动脉弓压迹下方）、左心房压迹（是食管的中下段，是一浅而长的压迹，正侧位均可见）。在主动脉弓压迹与左主支气管压迹之间，食管相对略凸出，可有钡剂的滞留的正常现象，一定不要误认为是食管憩室。

钡剂通过后，食管黏膜像可观察食管的黏膜皱襞表现为2～5条纵行、相互平行的纤细条纹状阴影，即食管黏膜皱襞，宽约2mm（图7-1-3）。经过贲门与胃小弯侧的黏膜皱襞相连，通过裂孔时呈聚拢状态。

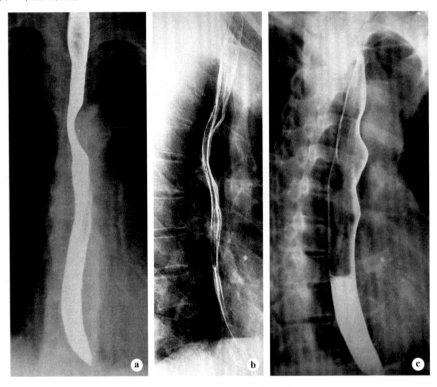

图7-1-3 正常食管X线表现

a. 充盈像；b. 黏膜像；c. 双对比像

在透视下观察，可见吞咽动作和食管的蠕动将钡剂从上向下进行推送，钡剂数秒内即可进入胃腔。食管的蠕动可分为三类。

（1）第一蠕动 又称为原发蠕动，由吞咽动作激发，食物快速下行，主动脉弓水平以上管壁为横纹肌，以下管壁为平滑肌，两者收缩速度明显不同，所以到达主动脉弓水平后速度变慢，于数秒内钡剂即可到达胃内。

（2）第二蠕动 又称为继发蠕动，通常是原发蠕动波未能将食物排空，且又未做第二次吞咽动作时，由团块食物对食管壁的压力所致，起始于主动脉弓水平，开始时可呈痉挛样收缩，不断将食物向下推进。

（3）第三蠕动　是由食管环状肌不规则收缩所致，表现为食管出现不均匀的波浪状或锯齿状边缘，也可表现为一段食管呈痉挛性收缩，一般可持续数秒至数分钟，常见于老年人或贲门失弛缓症的患者。

当深吸气时，膈肌下降，食管裂孔收缩，会使钡剂在膈肌上方停留，使膈上食管形成一段长为4～5cm的一过性扩张，最宽处可达4cm，一般不超过5cm，膨大呈壶腹状，称为膈壶腹，呼气时消失，属生理性显现，勿认为是异常，一般只能暂时存在。膈壶腹下方有一环状缩窄，在右前斜位上平对膈平面之上1～2cm处，称为食管下段括约肌。

在紧邻贲门上方一段长为3～5cm的食管，是食管前庭段，常呈收缩状态，对防止胃内容物反流起重要作用。

3. 胃　是中空性囊状器官，消化道各部中最膨大的部分，容量约1500ml。胃位于食管末端与十二指肠之间，起于贲门，止于幽门，具有储存食物和部分消化、吸收的功能。胃大部分位于左季肋部，小部分位于肝脏下方，由贲门至幽门的内上缘称为胃小弯，外下缘称为胃大弯。

一般将整个胃分为三个部分（图7-1-4）：①胃底，胃的最上部分，位于贲门至胃大弯水平连线之上。胃底上界为膈，其外侧为脾，食管与胃底的左侧为His角。②胃体，胃底以下部分为胃体，其左界为胃大弯，右界为胃小弯；胃小弯垂直向下突然转向右，其交界处为胃角切迹，胃角切迹到对应的胃大弯连线为其下界。胃体所占面积最大，含大多数壁细胞。③胃窦，指胃角切迹向右至幽门的部分。

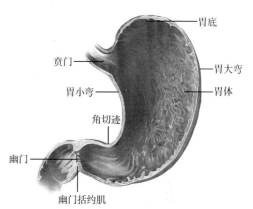

图7-1-4　胃各部名称

此外，胃还包括贲门和幽门。

贲门：食管与胃交界处，在第11胸椎左侧，其近端为食管下端括约肌，位于膈食管裂孔下2～3cm，与第七肋软骨胸骨关节处于同一平面。以贲门为中心，2.5cm半径范围内的区域称为贲门区。

幽门：是长约5mm的短管，位于第一腰椎右侧，宽度随括约肌收缩而有不同，幽门括约肌连接胃窦和十二指肠。幽门近端3～5cm的一段胃窦区域又被称为幽门前区。

胃的形状与体型、张力及神经系统的功能状态有关，一般可分为四种类型（图7-1-5），其中以钩型胃最为常见。

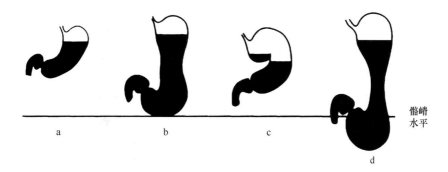

图7-1-5　胃的分型
a.牛角型；b.钩型；c.瀑布型；d.长钩型

（1）牛角型　胃的位置和张力均较高，呈横位，上宽下窄，胃角不明显，形如横牛角，多见肥胖体型人群。

（2）钩型　位置和张力中等，胃角明显，胃的下极大致位于髂嵴水平，形如鱼钩，多见于正常体型的人群。

（3）瀑布型 胃底宽大呈囊袋状向后倾，胃泡大，胃体小，张力高。充钡时，钡剂先进入后倾的胃底，充满后再溢入胃体，犹如瀑布，多见于胃部有器质性病变或功能性病变者。

（4）长钩型（无力型） 胃的位置、张力均较低，胃腔上窄下宽如水袋状，胃下极常位于髂嵴水平以下，多见于瘦长体型的人群。

胃的黏膜皱襞走向与胃的长轴平行时，胃壁光整，而不平行的地方则随着皱襞的弯曲而显得高低不平。所以，胃小弯侧胃壁光滑整齐，胃底及胃大弯侧胃壁呈锯齿状，高低不平，而胃窦区胃壁在黏膜皱襞纵行是光整，横行时有深切迹（图7-1-6）。

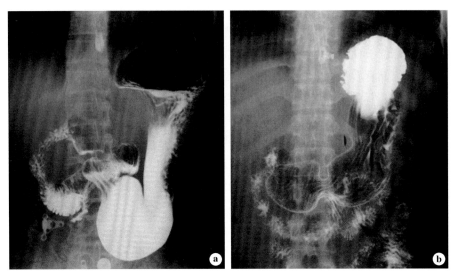

图7-1-6 正常胃钡餐造影表现

a. 充盈像；b. 黏膜像

胃壁组织由外而内分为四层，即浆膜层、肌层、黏膜下层和黏膜层。其中，黏膜层包括表面上皮、固有层和黏膜肌层。黏膜肌层使黏膜形成许多皱褶，胃充盈时皱褶大多展平消失，从而增加表面上皮面积。黏膜像上，可见皱襞间沟内充以钡剂，呈致密的条纹状影。皱襞则显示为条状透亮影。胃小弯侧的纵行黏膜皱襞与胃长轴平行而光滑整齐，一般可见3～5条，宽度一般不超过5mm，至角切迹以后，一部分沿胃小弯走向胃窦，一部分呈扇形分布，斜向大弯。胃大弯侧的黏膜皱襞为斜行、横行而呈现不规则的锯齿状，宽度一般为1cm左右，低于0.5cm或高于1.4cm则为异常改变。胃底部黏膜皱襞排列不规则，相互交错呈网状。胃窦部的黏膜皱襞可为纵行、斜行及横行，收缩时为纵行，舒张时以横行为主，排列不规则，宽度为0.2～0.4cm，宽于0.5cm则为异常改变。

胃双重造影时，显示胃整体的边缘，呈光滑连续的线条状影，其粗细、密度在任何部位均相同，无明显的凸出与凹陷。双对比造影能显示黏膜皱襞的最微细结构是胃小区和胃小沟。正常胃小区，呈圆形、椭圆形或多角形，大小相似的小隆起，长径1～3mm，其由于钡剂残留在周围浅细的胃小沟而得以显示，呈细网眼状。正常的胃小沟粗细一致，轮廓整齐，密度淡而均匀，宽1mm以下。

胃的蠕动来源于肌层（主要是环行肌层）的波浪状收缩，由胃体上部开始，有节律地向幽门方向推进，波形逐渐加深，一般同时可见2～3个蠕动波，胃蠕动波的多少和深浅与胃的张力有关。胃窦没有蠕动波，是整体向心性收缩，使胃窦呈一细管状，将钡剂排入十二指肠；之后，胃窦又整体舒张，恢复原来状态。但不是每次胃窦收缩都有钡剂排入十二指肠，胃内容物的排出取决于幽门两侧的压力。胃的排空受胃的张力、蠕动、幽门功能和精神状态等影响，一般于服钡后2～4小时排空，当口服200～400ml钡剂，6小时内胃的钡剂残留达20%以上时，可考虑幽门梗阻。

胃角切迹是胃窦与胃体交界处的解剖标志，其组织学分界与解剖学不一致，并根据年龄而有不同。组织学分界常位于胃角切迹的近侧，随着年龄增大可高达贲门处，此处抗酸能力差，是胃溃疡好发部位。

4. 小肠 消化管中最长的管状器官，长2.5～4.0m，解剖长度可达5～6m。小肠是进行消化和吸收的主要部位，分为十二指肠、空肠和回肠三段，其黏膜有肠绒毛和小肠腺。

（1）十二指肠 是位于胃幽门与空肠曲之间的部分小肠。全长25～30cm，呈C形环绕胰头部，依次分为球部、降部、水平部、升部四部分（图7-1-7）。十二指肠能接受胃内的食糜及胆汁、胰液，分泌多种消化酶、胃泌素、抑胃肽、缩胆囊素等，参与消化作用。

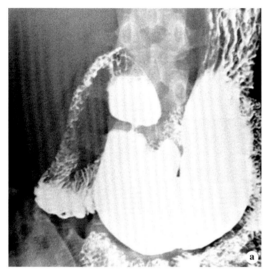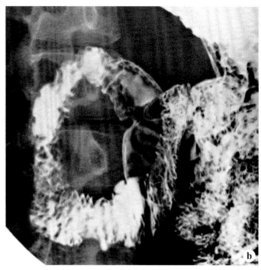

图7-1-7 正常十二指肠钡餐造影表现

a. 充盈像；b. 黏膜像

球部呈锥形，两缘对称，尖部指向右上后方，底部平整，球底两侧称为隐窝或穹隆，幽门开口于底部中央。球部轮廓光滑整齐，黏膜皱襞为纵行、彼此平行的条纹，降部以下黏膜皱襞的形态与空肠相似，呈羽毛状或环形皱襞。球部的运动为整体性收缩，可一次将钡剂排入降部。降部、升部的蠕动多呈波浪状向前推进。十二指肠正常时可有逆蠕动。

低张力造影时，十二指肠管径可增宽近1倍，黏膜皱襞呈横行排列的环状或呈龟背状花纹。降部的外侧缘形成光滑的曲线。内缘中部常可见一肩状突起，称为岬部，为乳头所在处，其下的一段较平直。平直段内可见纵行的黏膜皱襞。十二指肠乳头易于显示，位于降部中段的内缘附近，呈圆形或椭圆形透明区，一般直径不超过1.5cm。

（2）空肠与回肠 两者之间没有明确的分界，其中约2/5为空肠，约3/5为回肠，但上段空肠与下段回肠的表现却大不相同。空肠大部位于左上中腹，肠腔宽度为2.5～3.0cm，多为环状皱襞，皱襞宽度为1～2mm，高度为2～5mm，且变化较大，充分舒张时可呈弹簧状，蠕动活跃，仅肠道表面附着少量钡剂时，黏膜皱襞常显示为羽毛状影像，也可表现为雪花状影像。回肠肠腔略小，宽1.5～2.5cm，皱襞稀疏而平坦，皱襞宽度为0.5～1.0mm，高度为0.5～3.0mm，蠕动不活跃，常显示为充盈像，轮廓光滑。肠腔内钡剂较少、收缩或加压时均可以显示黏膜皱襞影像，呈纵行或斜行。末端回肠自盆腔向右上行与盲肠相接。回盲瓣的上下缘呈唇状突起，在充钡的盲肠中形成透明影。小肠的蠕动是推进性运动，空肠蠕动迅速有力，回肠蠕动慢而弱。有时可见小肠的分节运动。服钡后2～6小时钡的先端可达盲肠，7～9小时小肠排空（图7-1-8）。

5. 大肠 包括盲肠、升结肠、横结肠、降结肠、乙状结肠

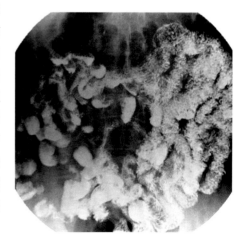

图7-1-8 正常小肠钡餐造影表现

和直肠六部分。

大肠绕行于腹腔四周。盲肠位于回盲瓣的上方，长5~6cm；升结肠是盲肠以上至结肠肝曲的部分，长12~20cm；横结肠是肝曲到脾曲的部分，长40~50cm；降结肠是脾曲以下至髂嵴水平部分，长25~30cm；乙状结肠是髂嵴水平以下部分，长25~40cm；乙状结肠下方即直肠，长约12cm。横结肠和乙状结肠的位置及长度变化较大，其余各段较固定。直肠居骶骨之前，其后部与骶骨前缘紧密相连。大肠中最宽处为直肠壶腹部，其次为盲肠，盲肠以远各肠管逐渐变小。但其长度和宽度随肠管充盈状态及张力有所不同。

大肠充钡后，X线主要特征为结肠袋，表现为对称的袋状凸出。它们之间由半月壁形成不完全的间隔。结肠袋的数目、大小、深浅因人因时而异，横结肠以上较明显，降结肠以下逐渐变浅，至乙状结肠接近消失，直肠则没有结肠袋（图7-1-9）。

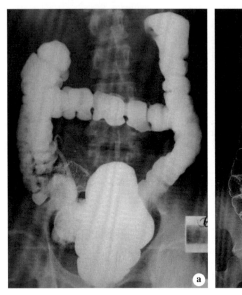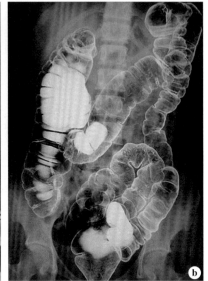

图7-1-9 正常钡剂灌肠造影表现

a. 常规钡剂灌肠；b. 气钡双重灌肠

当肠道收缩，肠道内的钡剂排出后，可显示结肠黏膜像。大肠黏膜皱襞为纵、横、斜三种方向交错结合状表现。盲肠、升结肠、横结肠皱襞密集，以斜行和横行为主，降结肠以下皱襞渐稀且以纵行为主。

大肠的蠕动主要是总体蠕动，右半结肠出现强烈的收缩，呈细条状，将钡剂迅速推向远侧。结肠的充盈和排空时间差异较大，一般服钡后6小时可达结肠肝曲，12小时可达结肠脾曲，24~48小时可排空。

6. 阑尾 在服钡或钡灌肠时均可能显影，呈长条状影，位于盲肠内下方。一般粗细均匀，边缘光滑，易推动。阑尾不显影、充盈不均匀或其中有粪石造成的充盈缺损，不一定是病理性的改变，阑尾排空时间与盲肠相同，但有时可延迟达72小时。

双重造影时，膨胀而充气肠腔的边缘为约1mm宽的光滑而连续线条状影，勾画出结肠的轮廓，结肠袋变浅，黏膜面可显示出与肠管横径平行的无数微细浅沟，称为无名沟或无名线。它们既可平行又可交叉形成微细的网状结构，从而构成细长的纺锤形小区，与胃小区相似。小区大小为1mm×（3~4）mm。小沟与小区为结肠双重造影能显示黏膜面的最小单位，为结肠病变早期诊断的基础。

另外，在结肠X线检查时，某些固定部位，经常见到有收缩狭窄区，称为生理性收缩环。狭窄段自数毫米至数厘米长，形态随时间多有改变，黏膜皱襞无异常，一般易与器质性病变相鉴别。但在个别情况下，当形态较固定时，注意与器质性病变相鉴别。

（二）正常CT表现

1. 食管 食管壁与软组织密度相等，其周围有一层脂肪组织包绕，所以CT能清晰显示食管断面的形态及与其邻近结构的关系。食管壁从内向外由黏膜层、黏膜下层、肌层和浆膜层构成，CT平扫不能明确地区分各层。食管壁的厚度与其管腔扩张的程度密切相关，因扩张的程度的不同，食管壁的厚薄也不同，一般扩张良好的食管壁的厚度为3～5mm，当管壁大于5mm时，不管管壁如何扩张，都应考虑存在异常。当进行CT增强扫描时，食管的黏膜可呈线样强化。

2. 胃 在充分充盈状态下行CT扫描显示胃壁的厚度较均匀（图7-1-10），胃壁正常厚度为2～5mm，一般不超过5mm。虽有个体差异，但均在10mm以下。当胃腔充盈不良时，胃壁厚度可大于10mm，胃内黏膜可显示为较大的锯齿状影像，属正常影像学表现。增强扫描时胃壁呈三层结构，从内向外由黏膜层（高密度）、黏膜下层（低密度）、肌层和浆膜层（高密度）构成。胃底常见气液平面，能产生线状伪影，必要时可采取侧卧或俯卧位检查。

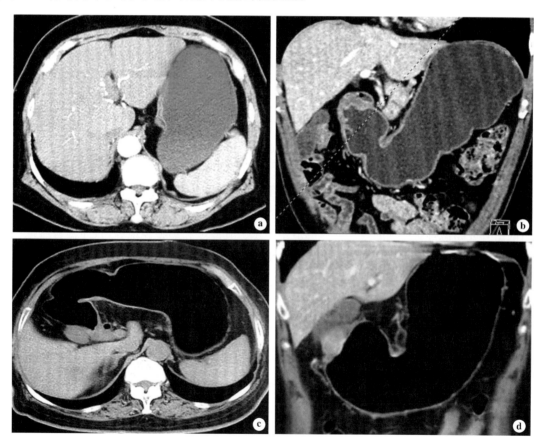

图7-1-10 正常CT影像学表现

a、b.水充盈法CT扫描；c、d.空气充盈法CT扫描

CT可显示胃和周围脏器的毗邻关系。胃底左后方是脾脏，右前方是肝左叶。胃体垂直部分断面呈圆形，与肝左叶、空肠、胰尾及脾的关系密切。结肠脾曲可在左侧显示，腹腔动脉及肠系膜上动脉可出现在相邻层面。连续层面观察，见胃体自左向右与胃窦部相连，胰体在其背侧。胃窦与十二指肠共同包绕胰头。

3. 十二指肠 上部位于腹腔内，上接胃窦；向下绕过胰头及钩突，位于腹膜后肾前旁间隙内，位置较固定，CT易于检查；水平段横过中线，走行于腹主动脉、下腔静脉与肠系膜上动脉、静脉之间。

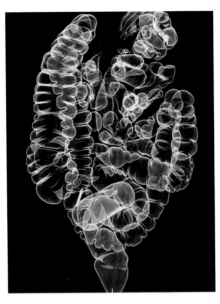

图7-1-11 CT结肠透明成像

其肠壁厚度与小肠相近。

4. 小肠 在腹腔内分布不固定，充盈良好正常的小肠肠腔宽度约3cm，肠壁厚度约3mm，回肠末端肠壁厚可达5mm。小肠肠曲间有少量脂肪组织，系膜内有大量脂肪组织。通常空肠位于左上腹，回肠位于右下腹，具体属于哪一段肠祥CT图像常较难判断。

5. 大肠 大肠壁外脂肪层较厚，因其肠腔内含有粪便、气体及结肠袋，CT图像显示清晰，轮廓光滑，边缘锐利，易与小肠结构区分。正常结肠在扩张状态下，肠壁厚3～5mm，超过5mm时则考虑有异常。升结肠和降结肠分布在腹膜后腹腔两侧，结肠肝曲和脾曲的位置一般较固定。横结肠通过肠系膜悬挂在腹腔内，位置多数偏前腹壁，变化幅度较大，瘦高体型患者可降至盆腔内。乙状结肠的位置、弯曲度及长度变异也较大。直肠壶腹部位于盆腔出口正中水平，位置较固定，肠壁周围脂肪层厚，肠内常含有气体及粪便，常可清晰显示。CT扫描前，要做好充分的肠道准备，以免将肠内容物误认为病变。CT仿真内镜技术与纤维内镜类似，可观察结肠腔内结构，也可获得气钡双重造影的效果图像，CT结肠透明成像见图7-1-11。

（三）正常MRI表现

MRI由于对软组织分辨力高、无辐射损伤以及能够直接多方位成像，在食管和胃肠道检查中应用越来越广泛。与X线钡剂造影检查相似，为了获得高质量的MRI图像，常需要行MRI造影检查。造影检查时，根据对比剂在T_1WI所致的信号强度变化，可分为阴性对比剂（如硫酸钡、甘露醇、气体等）和阳性对比剂（如超顺磁性氧化铁溶液、稀释的钆剂等），引入的方法包括口服法和经导管灌注法。

正常胃肠道MRI造影表现取决于所用对比剂类型和选择的成像序列。在T_1WI或T_2WI上，胃肠道壁在腔内低信号或高信号对比剂的衬托下能够清楚显示，其厚度和黏膜表现等与CT检查所见类似。此外，当应用T_1WI阴性对比剂时，还可同时行Gd-DTPA增强检查，能够观察胃肠道壁及其病变的强化表现，常有助于病变的检出和诊断。

三、异常影像学表现

（一）异常X线表现

1. 轮廓改变 胃肠道壁发生病变，可使其轮廓发生改变。

（1）充盈缺损　X线钡剂造影检查时显示管腔内局限性隆起区域未被钡剂填充而形成的相对低密度影像（图7-1-12a），是胃肠道管壁病变凸向管腔的局限性隆起性病变，多见于肿瘤性病变，如癌肿、平滑肌瘤、淋巴瘤等；也可见于非肿瘤性病变，如炎性息肉、肉芽肿、异物等。

（2）龛影　X线钡剂造影检查时，达到一定深度的缺损部位会因被钡剂填充而形成钡斑影像，当其处于切线位时，钡斑轮廓向胃肠道腔外局限性凸出，称为龛影（图7-1-12b）；正位投照时，钡斑呈圆形、类圆形显影。主要见于消化道溃疡性病变及胃肠道肿瘤坏死性溃疡而形成的凹陷等。

根据切线位影像上龛影与胃肠道轮廓的关系，可将龛影分为腔内龛影和腔外龛影，也有部分龛影呈半腔内半腔外状态。切线位投照时，当龛影形态规则、边缘光滑，且位于胃肠道轮廓之外时，常提示良性病变，如胃溃疡等。龛影口部可有黏膜线、项圈征及狭颈征，周围可有黏膜均匀纠集等表现；当龛影形态不规则、边缘不整齐，且位于胃肠道轮廓之内时，常提示恶性病变，如胃癌等。龛影口部有裂隙征和指压迹等表现，龛影周围黏膜中断、破坏呈环堤征，且胃肠道壁明显僵硬，蠕动消失。

（3）憩室 是由于钡剂经过胃肠道管壁的薄弱区域时，向外膨出形成的囊袋状影像，或由于管腔外邻近组织病变的粘连、牵拉造成管壁全层向外凸出的囊袋状影像，与龛影明显不同，其内的黏膜皱襞形态正常，憩室壁可正常收缩，其大小及形态短时间内即可发生变化。憩室（图7-1-12c）可发生于胃肠道的任何部位，以十二指肠降部最为多见，其次是食管和小肠。

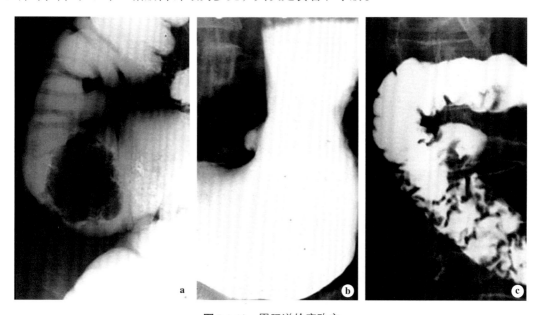

图7-1-12 胃肠道轮廓改变
a.结肠充盈缺损；b.胃小弯龛影；c.十二指肠憩室

（4）管壁的增厚和僵硬 常由于疾病而引起胃肠道管壁的增厚，可分为炎症广泛性增厚和肿瘤局限性增厚。当胃肠道内充盈钡剂后，食管壁厚度大于5mm、胃壁厚度大于10mm、小肠壁厚度大于5mm、大肠壁厚度大于10mm时，即可判定为胃肠道管壁的增厚。而管壁僵硬是指胃肠道管壁失去原有的柔软度，形态固定，对其进行压迫时，形态也无明显改变，僵硬段的管壁蠕动波消失。

2.黏膜皱襞改变 黏膜皱襞的异常表现对发现早期病变及疾病鉴别诊断具有重要价值。

（1）黏膜皱襞破坏 表现为正常黏膜皱襞影像消失，代之以杂乱而不规则的钡影。与正常的黏膜皱襞之间有明确分界，从而造成了黏膜皱襞走行中断的现象。多由恶性肿瘤侵蚀所致（图7-1-13a）。

（2）黏膜皱襞平坦 表现为黏膜皱襞的条纹状影变平且不明显，严重时可完全消失（图7-1-13b）。这种表现常有黏膜层和黏膜下层的恶性肿瘤浸润，或者黏膜层和黏膜下层的炎性水肿、炎性细胞浸润而引起黏膜皱襞平坦。恶性肿瘤浸润所致的黏膜皱襞平坦，形态较固定而僵硬，与正常黏膜有明显的分界，常出现在肿瘤破坏区的周围。炎性水肿引起的黏膜皱襞平坦者，与正常皱襞无锐利的分界而逐渐移行，常见于溃疡龛影的周围。慢性萎缩性胃炎和硬皮病等萎缩性疾病的晚期，黏膜层和黏膜下层腺体及支持组织的普遍性的萎缩，往往伴有功能的降低。另外，黏膜下的肿瘤也可造成黏膜皱襞的平坦。

（3）黏膜皱襞增宽和迂曲 表现为黏膜皱襞透明条纹影像增宽（图7-1-13c），又称为黏膜皱襞的肥厚或肥大，伴有黏膜皱襞走行迂曲、结构紊乱，是由黏膜和黏膜下层炎性浸润、肿胀和结缔组织增生所致，多见于慢性胃炎，也可见于淋巴瘤、食管静脉曲张等。黏膜皱襞的增粗，常伴有迂曲和紊乱，增粗明显的胃黏膜皱襞可呈脑回状。

（4）黏膜皱襞纠集 表现为黏膜皱襞从四周向病变区集中，呈放射或车辐状（图7-1-13d），常因慢性溃疡性病变产生的纤维结缔组织增生、瘢痕收缩而造成。有时浸润型胃癌的收缩作用也可造成类似改变，但显示僵硬而不规则，有黏膜中断征象。

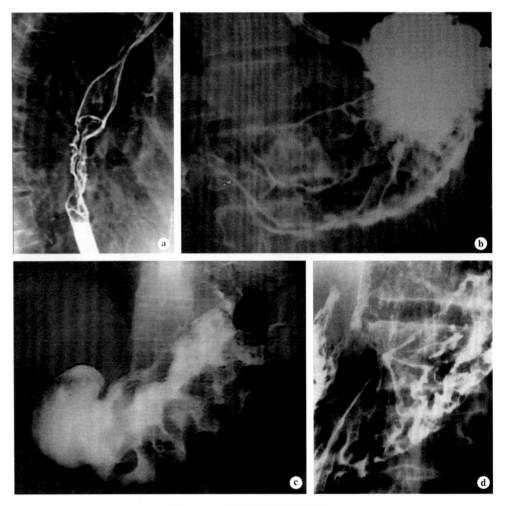

图 7-1-13 胃肠道黏膜皱襞改变

a. 黏膜皱襞破坏；b. 黏膜皱襞平坦；c. 黏膜皱襞增宽和迂曲；d. 黏膜皱襞纠集

3. 管腔大小改变

（1）管腔狭窄 胃肠道在正常情况下，管腔因肌层的张力作用而维持在一定的大小，由病变导致胃肠道超过正常范围的持久性的管腔缩小，称为狭窄。

不同性质的病变可引起程度、大小、形态均不同的表现：①恶性肿块引起的狭窄多较局限，形态不规则，边缘不整齐，管壁僵硬，局部常触及包块；②良性肿瘤或黏膜下肿瘤造成的管腔狭窄，边缘多整齐，管壁较柔软，分界清楚；③腔外肿块或邻近脏器肿大引起的管腔狭窄多局限在一侧，可见整齐的压迹样改变；④炎症或纤维瘢痕收缩引起的狭窄，范围多较广泛，与正常胃肠道无明显分界，边缘可较光整；⑤先天性狭窄的边缘多较光滑，且范围较局限，如先天性肥大性幽门狭窄等；⑥痉挛性狭窄具有形态不固定和可消失性的特点。

胃肠道管腔严重狭窄时，胃肠内容物通过明显受阻，则称为梗阻，梗阻近端常有液体或气体的积聚，管腔扩大，如幽门梗阻和肠梗阻，发现管腔扩张伴蠕动增强时，应注意显示狭窄的部位、程度、范围等，以明确诊断。

（2）管腔扩张 指超过正常限度的持久性的管腔增大。胃肠道的扩张多由其远侧有狭窄或肌张力降低所致，常累及的范围较广。胃肠道梗阻可出现其上段的胃肠腔内积气、积液和管腔扩大；十二指肠降段梗阻，其近侧的胃和十二指肠球部明显增大，立位或侧卧水平投照，可显示双泡征；小肠和结肠充气扩张，在气体的衬托下可通过观察积气肠黏膜皱襞的形态、位置、黏膜皱襞增粗的程度和排列方式等，分析肠梗阻的平面、类型和程度。另外，炎症和外伤也可造成胃肠道内积气、积液和管腔扩大。

4. 位置及移动度改变　引起胃肠道位置改变的原因可分为先天性和后天性。前者多由胚胎发育异常所致，包括全内脏异位、部分内脏异位和部分内脏旋转不良等。后者多由胃肠道腔外压迫所致，如腹部肿块可对胃肠道造成挤压，使其移位，局部胃肠道空虚，并可见弧形压迹，被推移部分的肠管相互聚集。邻近器官病变的牵拉也可导致胃肠道位置发生改变，如肠管粘连、瘢痕收缩等，且使胃肠道活动度明显受限。同时，腹水也可造成肠道尤其是小肠位置、分布异常，肠管活动度增大。胃肠道的张力过低可造成脏器的位置过低，如胃下垂和横结肠冗长。

5. 功能改变

（1）张力改变　胃肠道有一定的张力，由神经系统调节和平衡，以保持管腔的正常大小。张力增强表现为管腔缩小，管壁增厚，肠腔扩张不充分，排空多增快，如胃肠道溃疡的局部刺激可引起管腔变窄；痉挛为暂时性局部性张力增高。张力减低时，管腔扩大，管壁薄而软，呈无力状态，如麻痹性肠梗阻常使肠管张力下降，管腔扩张。

（2）蠕动改变　表现为蠕动波多少、深浅、运动速度及运动方向的改变。蠕动增强表现为蠕动波增多、加深和运行加快；蠕动减弱则反之。逆蠕动表现为与正常运行方向相反的蠕动，常见于胃肠道梗阻部位的上方。蠕动消失，表现为肿瘤浸润造成局部蠕动消失及胃肠道麻痹造成的广泛性蠕动消失。

（3）运动力改变　运动力即胃肠道运送食物的能力，具体表现为钡剂排空的时间与胃肠道的张力及蠕动等有密切关系。胃的正常排空时间一般不超过4小时，小肠排空时间一般不超过9小时，超过上述时间而仍有钡潴留则称为排空延迟。胃肠运动力增强则表现为排空时间缩短，如服钡后2小时内即抵达盲肠则意味着运动力增强。

（4）分泌功能改变　某些疾病可以引起分泌功能的改变。胃分泌增加，使胃液增多，空腹时胃内液体超过50ml，立位则可见胃内液平面，称为胃空腹潴留液，服钡后钡剂不能均匀地涂布在胃壁上而成絮状，微细结构显示不清；小肠分泌增加，使黏膜皱襞显示不清或钡剂凝成片絮状；大肠分泌增加时，钡剂吸附不良，肠管轮廓和黏膜皱襞显示不清。

（二）异常CT和MRI表现

1. 管壁增厚　CT和MRI断面图像能清晰地显示出胃肠道管壁增厚征象。通常认为胃肠道管壁增厚的标准：食管壁超过5mm，胃壁超过10mm，小肠壁超过5mm，大肠壁超过5mm。一般炎症性增厚的范围较广泛，而肿瘤性增厚的范围较局限、固定和僵硬，不随胃肠管腔的充盈而变化。

2. 软组织肿块　CT和MRI可显示位于胃肠道的腔内或腔外肿块。良性肿块如食管平滑肌瘤常呈半椭圆形偏心性，表面光滑；而恶性肿块多为不规则形，向外浸润并形成腔内外肿块，有时还可见其表面有不规则溃疡。

3. 周围脂肪层改变　CT和MRI观察胃肠道周围脂肪层存在与否是判断病变有无向浆膜外浸润的重要指征。一般认为，脂肪层清晰是良性病变征象，而恶性肿瘤浸润和炎性病变都可引起周围脂肪层显示模糊、消失。

4. 邻近脏器浸润　CT和MRI可显示胃肠道肿瘤侵及邻近组织及脏器情况，如胃体上部肿瘤多向腹主动脉周围及脾门浸润，而胃角及幽门部肿瘤易浸润肝门及胰腺。

5. 淋巴结转移　CT和MRI可显示胃肠道恶性肿瘤淋巴结转移征象。因肿瘤部位不同可表现不同部位淋巴结转移征象，如食管癌、胃癌常转移到纵隔淋巴结、脾门淋巴结、肝门淋巴结和主动脉旁淋巴结等。一般认为，淋巴结直径超过15mm者有诊断意义。

6. 远隔脏器转移　CT和MRI可显示胃肠道恶性肿瘤远隔脏器转移征象，如胃癌、结肠癌的肝转移等。因此，CT和MRI对胃肠道肿瘤的临床分期有重要指导意义。

四、食管疾病

（一）贲门失弛缓症

贲门失弛缓症（achalasia）是以食管下括约肌松弛障碍、食管蠕动缺乏为特征的一种食管动力障碍性疾病。

【病理与临床】 贲门失弛缓症是食管贲门部壁间神经丛的神经节细胞变性或减少，使神经肌肉功能发生障碍，导致食管中下段括约肌松弛不全，或缺少有效的食管蠕动，导致食物滞留于食管内，梗阻以上食管明显扩张、肥厚，甚至可发生溃疡及癌变。

临床上可见贲门失弛缓症起病缓慢，病程长，多见于20～40岁女性。表现为吞咽困难、胸痛及纵隔内邻近器官压迫症状、食物反流、重症患者可有呕吐，情绪激动或食用刺激性食物后可加重。常继发吸入性肺炎、食管炎。病程长者可继发癌变。

【影像学表现】

1. X线表现

（1）平片 食管正位平片可无异常改变，当食管高度扩张时，右纵隔影可自上而下增宽，立位片食管内可见气液平面影。胃泡内少气或无气。

（2）钡餐造影 吞钡后，显示食管体部普遍扩张，蠕动缓慢，食管下端边缘光滑，呈漏斗状或鸟嘴状狭窄，狭窄段长短不一，管壁柔软，狭窄段食管壁黏膜皱襞显示良好，呈平行细线状走行，少量钡剂可间歇性地通过狭窄段进入胃内（图7-1-14）。

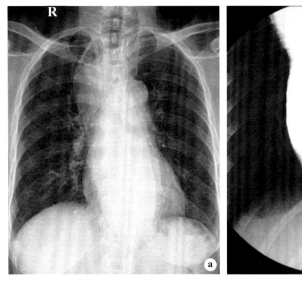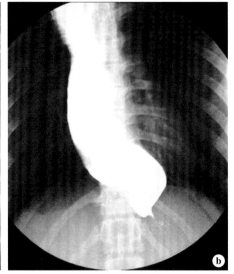

图7-1-14 贲门失弛缓症X线表现

a. 平片示上纵隔向右侧增宽；b. 钡餐造影示食管下端呈鸟嘴状狭窄

根据食管体部扩张的宽度，将食管扩张分成3度：①当食管体部扩张，直径＜3.5cm，病变局限在食管下段，称为Ⅰ度扩张；②当食管体部扩张，直径为3.5～6.0cm，范围累及食管下1/3段，称为Ⅱ度扩张；③当食管体部扩张，直径＞6cm，范围已累及食管下2/3段，则称为Ⅲ度扩张。

2. CT表现 食管下段呈渐进性狭窄，狭窄段局部食管管壁呈对称性略增厚，食管外脂肪层完整。狭窄段上方食管普遍明显扩张，扩张食管腔内可见大量气体、液体及食物残渣潴留。由于贲门失弛缓症咽下障碍，常合并吸入性肺炎，CT扫描可以发现其肺部病变。

3. MRI表现 同CT扫描显示相似，食管下段狭窄，其上段食管扩张，扩张管腔内含有潴留的水样信号，T_1WI呈低信号，T_2WI呈高信号。

【诊断与鉴别诊断】 诊断要点：钡剂造影显示食管下端狭窄呈鸟嘴状，其上段食管扩张，管腔内有大量潴留液，结合患者有长期咽下困难等症状，即可诊断为贲门失弛缓症；CT或MRI显示下端食管局部管壁对称性增厚，且上段食管明显扩张即可进一步明确诊断。

鉴别诊断：需要与食管下端浸润性癌相鉴别。食管癌管壁明显增厚，且不对称，狭窄段与正常段分界清晰，边缘不规则，黏膜皱襞破坏，走行中断，且位置、形态较固定，不易变；而贲门失弛缓症的食管下端狭窄呈渐进性，且边缘光滑，黏膜正常，口服解痉药后，食管狭窄程度有所缓解。

（二）食管异物

食管异物（esophageal foreign body）指某种物质嵌留于食管内不能通过，分为可透X线异物和不透X线异物。前者多为不慎咽入食物中的鱼骨、大的肉块或果核等；后者多见于儿童误吞弱硬币和小玩具等，也可见于老年人脱落的义齿等。

【病理与临床】 食管异物多停留在食管生理狭窄处，以第一狭窄即食管入口处最为多见，其次为主动脉弓压迹处。异物可损伤食管壁，引起局部食管壁充血、水肿甚至形成溃疡；尖锐异物可穿破食管壁引发食管周围炎、纵隔炎症甚至形成脓肿。

一般均有明确的异物吞咽史，主要症状为异物感、作呕或因异物刺激出现的频繁吞咽动作；可伴有刺痛感或吞咽困难。若损伤食管引起出血、穿孔或者感染时，可产生更复杂的症状和体征，如继发感染时，可有发热和血白细胞升高等。

【影像学表现】

1. X线表现

（1）不透X线异物 多为金属异物。透视与摄片即可明确异物的位置、大小和形状，异物多呈特定形态的高密度影。食管内不透X线的扁平样异物如硬币，由于食管的横径大于前后径，常呈冠状位，与滞留于气管内呈矢状位不同（图7-1-15）。

（2）可透X线异物 普通透视与摄片时常不能显示，需要行食管钡餐或钡棉检查。较大嵌顿异物，显示钡剂或钡棉通过受阻；异物较小时产生部分性梗阻，可见钡剂偏向一侧或绕过异物分流而下，少量钡剂留于异物表面可勾画出异物的形状；刺入食管壁的尖刺状异物如鱼骨等，可见钡棉勾挂征象，经反复吞咽或多次饮水后仍不能冲去，可间接提示异物的存在。

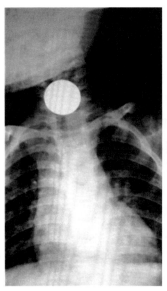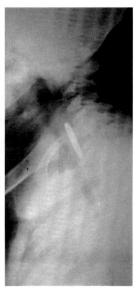

图7-1-15 食管金属异物正侧位影像

2. CT和MRI表现 一般用于了解食管壁损伤、穿孔及周围情况。

（1）食管壁损伤 CT显示局部食管壁肿胀、增厚，严重者管腔狭窄；MRI显示增厚的管壁呈条形或梭形，T_1WI为低信号，T_2WI为高信号。

（2）食管穿孔 CT和MRI显示邻近纵隔内边缘模糊的肿块，食管周围脂肪间隙消失。如出现气体则提示纵隔脓肿形成，脓肿壁明显强化。如穿孔合并出血时纵隔内可出现密度较高的血肿；MRI可显示各期血肿的不同信号。

【诊断与鉴别诊断】 患者有明确的吞异物病史和明显的临床症状，结合影像学表现，不难诊断。

（三）食管癌

食管癌（esophageal carcinoma）是发生在食管上皮组织的恶性肿瘤，是我国最常见的消化道恶性肿瘤之一。食管癌的发生与亚硝胺的慢性刺激、炎症与创伤、遗传因素等均有关系，发病率北方明显高于南方，男性多于女性。

【病理与临床】 我国食管癌绝大多数为鳞状细胞癌，少数为腺癌和未分化癌。好发部位为食管中下段。根据病理可将进展期食管癌分为髓质型、蕈伞型、溃疡型和缩窄型，其中最多见的是髓质型，其他三型均较少见。①髓质型，是指癌肿侵犯食管管壁各层及全周，管状增厚，表面可有深浅不等的溃疡和结节；②蕈伞型，癌肿凸向食管腔内生长，常呈蘑菇状，边界较清楚，表面可有浅溃疡；③溃疡型，癌肿向管壁外生长，形成较深的溃疡，形态不规则，边缘不光整，溃疡周围可有环状隆起，由于侵犯作用可引起食管穿孔，梗阻症状常较轻；④缩窄型，癌肿沿食管壁浸润、环形生长，造成管腔明显狭窄，其上段食管有明显扩张，梗阻症状出现较早，程度较重，预后较差。

进行性吞咽困难是食管癌的典型症状。食管癌在不同时期可有不同的临床表现：早期食管癌临床症状多不明显；进展期食管癌会出现吞咽困难明显，且呈进行性加重，患者可有吞咽后的胸骨后疼痛及明显灼烧感；晚期食管癌最多见的是咽下困难，因癌肿压迫、侵犯而引起相应并发症，如声音嘶哑、呃逆、气急干咳等，常出现剧烈疼痛、消瘦及恶病质等。

【影像学表现】 食管癌患者可采用食管钡剂造影检查来进行诊断，也可采用CT和MRI对癌肿与周围组织进行诊断和分期。

1. X线表现 早期食管癌多无明显特异性改变，或病变较浅不易被发现，可行低张气钡双重造影检查，以显示早期食管癌。可见食管黏膜皱襞增粗、迂曲或断裂，可有局限性管壁僵硬，或在黏膜面显示小的充盈缺损或小龛影。

进展期食管癌钡剂造影可显示管腔明显狭窄、黏膜中断、破坏，病变局部食管壁僵硬，轮廓毛糙，蠕动波消失，钡剂通过受阻，其上方可有食管扩张。可出现较大的充盈缺损或龛影。

进展期不同病理类型的食管癌，在进行钡剂造影检查时，可有不同的影像学表现：①髓质型，钡剂造影显示食管局限性管壁僵硬、管腔狭窄，钡剂通过受阻，黏膜走行中断、破坏，可见全周性不规则充盈缺损，其上段食管有明显扩张；②蕈伞型，钡剂造影显示食管腔内有偏心性充盈缺损，形态不规则，其表面可有小龛影，病变对侧食管壁较规则且柔软，梗阻不明显；③溃疡型，钡剂造影显示食管轮廓内有形态不规则的龛影，其周围可有环形透亮带，形态不规则，黏膜走行中断，管腔狭窄常不明显；④缩窄型，钡剂造影显示食管内病变处管腔呈环形狭窄，局部黏膜可平整，管壁僵硬，钡剂通过明显受阻，其上段食管明显扩张且有钡剂潴留（图7-1-16）。对晚期食管癌考虑并发穿孔时，造影检查时应选用碘化油作为造影剂。

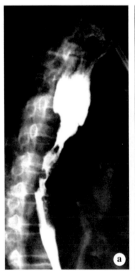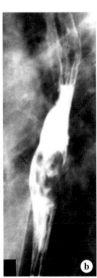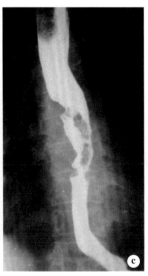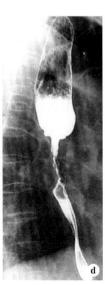

图7-1-16 进展期食管癌X线表现

a.髓质型；b.蕈伞型；c.溃疡型；d.缩窄型

2. CT表现 可见食管壁环形或不规则增厚（图7-1-17），腔内有时可见软组织肿块影，肿块形态多不规则，表面多不光整，可呈菜花状或分叶状等，管腔多呈非对称性狭窄，食管黏膜皱襞中断、破坏，上段食管可有明显扩张（图7-1-18），增强后可明显被强化。食管周围脂肪层模糊、消失，提示癌肿外侵。CT可显示癌肿组织向周围结构侵犯的情况，显示有无淋巴结肿大。对肿瘤的分期有重要价值，其诊断的主要依据是病变处食管管壁的厚度，对食管癌T_4期肿瘤诊断较为可靠，对$T_1 \sim T_3$期的鉴别较为困难。

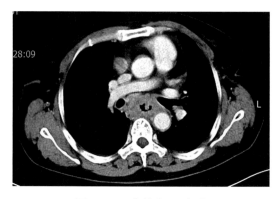

图7-1-17　食管癌CT表现

食管壁呈环形增厚

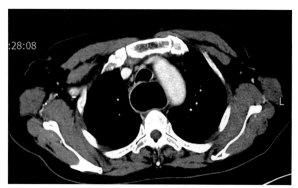

图7-1-18　食管癌上段食管扩张

3. MRI表现 在食管周围脂肪信号的衬托下，可显示食管壁的增厚情况，可以多平面地观察肿瘤对邻近组织器官的侵犯情况，发现周围淋巴结转移的情况，对于癌肿分期的准确性明显高于CT。食管癌在T_1WI呈低信号，T_2WI呈高信号，DWI呈扩散受限高信号。增强扫描肿瘤呈明显强化。弥散加权成像及增强扫描灌注成像还能提供肿瘤代谢的相关信息。

【诊断与鉴别诊断】 诊断要点：早期食管癌病变较浅，不易确诊，需行优质的气钡双重造影，若发现黏膜皱襞增粗、迂曲、中断，黏膜面小龛影、小结节，轮廓毛糙，管壁局限性僵硬等，再结合患者临床症状，要考虑到早期癌的可能，密切结合内镜检查，以明确诊断。当钡剂造影显示食管管腔狭窄、管壁僵硬、黏膜皱襞破坏、腔内龛影或充盈缺损，即可诊断为进展期食管癌。CT和MRI可显示病灶大小、形态、边缘、浸润深度、邻近结构侵犯程度及局部淋巴结有无增大等情况。

鉴别诊断：食管癌需要与贲门失弛缓症和食管静脉曲张等疾病相鉴别。①贲门失弛缓症，食管下端狭窄呈漏斗状或鸟嘴状，管壁柔软，边缘光滑，黏膜皱襞走行正常。②食管静脉曲张，食管黏膜皱襞呈蚯蚓状、串珠状充盈缺损，但无明显破坏、中断，管壁柔软，管腔扩张良好，结合肝硬化、门脉高压病史，不难鉴别。

（四）食管静脉曲张

食管静脉曲张（esophageal varices）是食管或与食管相连的静脉回流受阻引起的静脉迂曲、扩张现象，为门静脉高压的重要并发症，其发病率为80%～90%，常见于肝硬化患者。

【病理与临床】 食管静脉曲张是各种原因引起的门静脉系统回肝血流发生障碍导致门静脉高压，进而引起作为门静脉属支的食管胃底静脉扩张、迂曲，形成静脉曲张。肝硬化、门脉高压时，血液回流受阻或血流量增加，导致门静脉及其属支血管内压力增高，并伴有侧支循环形成，门静脉血液经过各静脉分支及侧支循环而流入上腔静脉，从而使得任何部位的静脉回流受阻均可引起食管下段的静脉曲张，常逐渐向上蔓延发展，严重时可累及上段食管。

临床上轻度食管静脉曲张可无明显症状，仅能在影像学检查中发现。由于上行性食管静脉曲张部位的食管管壁变薄，且缺乏弹性，易发生溃疡、糜烂，从而引发曲张静脉破裂出血，出现典型的突发呕血和黑便，严重者可出现休克甚至死亡。

【影像学表现】

1. X线表现 临床上考虑有食管静脉曲张时，应首选钡剂造影检查，但急性出血期间应禁用。

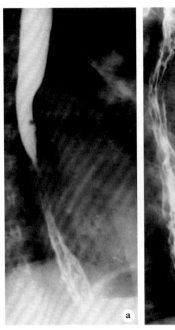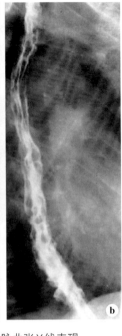

上行性食管静脉曲张根据曲张的程度可分为轻、中、重三度。

（1）轻度食管静脉曲张 初期时病变局限在食管下段和胃食管交界处，食管下1/3段有食管黏膜皱襞略增粗、轻度迂曲，但管壁柔软，仅有管壁边缘不光整，在食管舒张时表现得最为明显，钡剂通过顺利（图7-1-19a）。

（2）中度食管静脉曲张 病变开始向上蔓延至食管中段，表现为食管中下段黏膜皱襞明显增粗、迂曲凸入腔内，呈纵行走行的蚯蚓状和串珠样充盈缺损。管壁边缘可呈现锯齿状凹凸不平，管壁形态尚柔软，扩张较好，但收缩略有不佳，有时可导致管道排空略有延迟。

（3）重度食管静脉曲张 病变可继续向上蔓延至食管上段，导致食管全长内正常的黏膜皱襞消失，代之以形状各异的囊状或类圆形充盈缺损，呈串珠状或曲链状改变。管壁边缘可呈现明显的粗锯齿状，管腔扩张，不易收缩，管壁蠕动明显减弱，钡剂通过可有延迟，但无梗阻现象（图7-1-19b）。

图7-1-19 食管静脉曲张X线表现

a. 轻度静脉曲张；b. 重度静脉曲张

2. CT表现

（1）平扫 可显示肝脏的原发病变；可见食管及胃底管壁增厚，并可见向腔内凸出的似肿块样卵圆形、蚯蚓状静脉曲张高密度影像。

（2）增强扫描 可显示明显均匀强化的食管周围和胃底迂曲的卵圆形、蚯蚓状血管团，并可同时显示扩张的脾静脉及门静脉主干。根据曲张静脉的直径可将食管静脉曲张分为三度：①轻度（曲张静脉直径＜3mm）；②中度（曲张静脉直径为3～6mm）；③重度（曲张静脉直径＞6mm）。当患者出现脾大和腹水时，CT可直接显示。增强CT行三维重建时可显示曲张的食管静脉网（图7-1-20）。

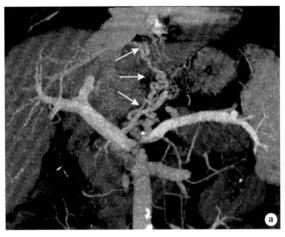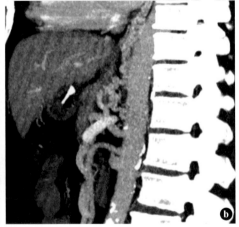

图7-1-20 食管静脉曲张CT三维重建

a. 冠状面示胃左静脉及食管下段静脉增宽与迂曲（↑）；b. 矢状面示迂曲血管沿脊柱前方上行

3. MRI表现 由于流空效应，曲张的静脉在T_1WI及T_2WI像上呈低信号。增强扫描（门静脉期）可显示曲张的静脉明显强化。亦能同时显示肝脏的原发病变及相关的脾大、腹水影像。

【诊断与鉴别诊断】

诊断要点：钡剂造影显示食管黏膜皱襞增粗迂曲甚至出现蚯蚓状、串珠样充盈缺损，管壁柔软，结合患者肝硬化等病史即可明确食管静脉曲张诊断。CT与MRI可显示肝脏原发病灶情况，也可显示较粗大的静脉侧支循环情况。

鉴别诊断：需要与食管增殖性癌症相鉴别，食管癌呈现进行性吞咽困难，钡剂造影可见形态不规则充盈缺损，且管壁僵硬，扩张受限，病变范围较局限，与食管静脉曲张较容易区别。

（五）食管裂孔疝

食管裂孔疝（hiatal hernia，esophageal hiatal hernia）是指各种原因（如先天发育异常、后天性的外伤、手术、膈食管韧带退变松弛、腹腔内压力增高、食管挛缩、高龄等）引起的食管裂孔松弛、扩大，导致以胃为主的腹腔内脏器的一部分通过膈肌食管裂孔进入胸腔。

【病理与临床】 食管裂孔疝与食管的反流性病变关系密切，可以造成巴雷特（Barrett）食管甚至食管癌。Barrett食管根据裂孔缺损的程度、突入胸腔内容物的多少、病理及临床改变，将食管裂孔疝分为三型：Ⅰ型，滑动型食管裂孔疝；Ⅱ型，食管旁型裂孔疝；Ⅲ型，混合型食管裂孔疝。

临床上常有食管内反流、反酸、嗳气、进食后的胸骨后疼痛（可呈灼烧样痛）、咽下困难、吞咽障碍、呕吐等症状，平卧、弯腰、下蹲、咳嗽、右侧卧位或饱食后用力吸气均可以诱发或加重症状，站立位时可减轻。当疝囊发生嵌顿时，可出现坏死、穿孔、感染甚至是休克。

【影像学表现】

1. X线表现

（1）透视或平片 轻型可无明显异常，重者可在膈肌上方见到胃泡影像（图7-1-21a），内可见气液平面。

（2）X线钡剂造影 可见膈肌上方的胸腔内有疝入的腹段食管、胃底、胃体等部分，为一充钡囊状影像，疝囊内可见多条迂曲增粗的黏膜皱襞与膈下胃内黏膜皱襞相连。在俯卧右前斜位时可见膈食管裂孔明显松弛，呈闭锁不全状态，胃内容物可发生反流、食管胃角变钝、食管下段黏膜皱襞迂曲增粗等现象。

1）滑动型食管裂孔疝：在俯卧右前斜位进行深吸气时较易出现滑动型疝囊，大小不等，多由食管前庭和部分胃底构成。典型表现为可在膈肌上方见到三个环形狭窄，称为三环征。上环是食管与膈壶腹上部的交界处，称为A环，宽约1cm，是上升的食管下括约肌收缩所致；中环是食管与胃相接部，称为B环或食管胃环，常位于A环下方2cm左右，有时可见黏膜交界的Z线；下环为疝入的胃经过膈食管裂孔所产生的狭窄区，宽度可超过2cm。站立位时疝囊常可复位（图7-1-21b）。

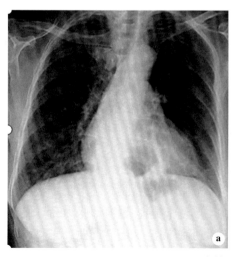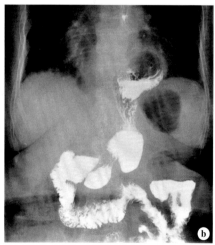

图7-1-21 食管裂孔疝X线表现

a. 平片示心后区气囊；b. 钡餐造影示膈上充钡疝囊

2）食管旁型裂孔疝：贲门仍位于膈下，部分胃底经食管裂孔向上至胸腔食管左前方或侧方，一般不能自行复位，在膈食管裂孔处有存在胃小弯侧交界性溃疡的可能。

3）混合型食管裂孔疝：贲门位于膈上，钡剂可同时进入膈下胃腔和膈上疝囊内，疝囊常较大，可压迫食管形成压迹，同时可见胃食管反流征象。有发生疝囊扭转的可能。

2. CT表现 可见膈肌脚裂开，常大于15mm，在增宽的食管裂孔处，可清晰显示食管裂孔疝的疝囊入胸腔内，可明确疝囊的大小、在胸腔内的位置及其内容物的情况（图7-1-22）。

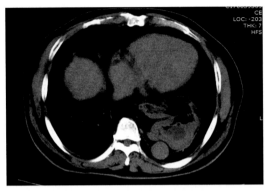

图7-1-22 食管裂孔疝CT表现

【诊断与鉴别诊断】

诊断要点：结合临床病史，再行钡剂造影检查，显示膈上有疝囊、疝囊内黏膜与胃黏膜相通即可诊断为食管裂孔疝，CT或MRI发现胃底或胃体部分在膈上胸腔内，也可明确诊断。

鉴别诊断：需要与食管膈壶腹相鉴别，食管膈壶腹为正常的生理现象，表现为膈上4～5cm长的一段管腔扩大呈椭圆形的食管，边缘光滑，随其上方的食管蠕动到达而收缩变小，显出纤细平行的食管黏膜皱襞，上方食管无收缩环。而裂孔疝的疝囊大小不一，边缘不整，囊壁收缩与食管蠕动无关，且疝囊内有胃黏膜皱襞走行，可出现典型的A环与B环，根据这些典型特征可以鉴别。

五、胃 部 疾 病

（一）慢性胃炎

慢性胃炎（chronic gastritis）是不同原因导致的各种胃黏膜慢性炎症改变，病因尚未完全阐明，可由多种因素诱发，主要包括慢性酗酒、吸烟、胆汁反流、饮食环境、微生物感染或细菌毒素、精神神经功能障碍、应急状态等因素，而幽门螺杆菌感染被认为是慢性胃炎的主要病因。

【病理与临床】 根据内镜形态学表现及病理改变，慢性胃炎可分为慢性浅表性胃炎、慢性萎缩性胃炎和慢性、肥厚性胃炎三种类型。①慢性浅表性胃炎：最常见，可有胃黏膜水肿、脆弱，黏膜皱襞增生、糜烂、出血肠上皮化生等表现。②慢性萎缩性胃炎：除具备慢性浅表性胃炎的各种表现以外，还有黏膜皱襞萎缩、血管显露、黏膜皱襞粗糙，或有结节状凹凸不平及糜烂。③慢性肥厚性胃炎：可有胃底、胃体黏膜皱襞明显粗大、肥厚，数量减少，以大弯侧最明显，胃内黏液增多，隆起的皱襞可呈息肉样。

临床常缺乏特异性症状，大多数人常无症状或有不同程度的消化不良症状，如上腹部隐痛、食欲减退、餐后饱胀、反酸等。慢性萎缩性胃炎患者可有贫血、消瘦、腹泻等，个别患者伴黏膜糜烂者上腹痛较明显，并可有出血，如呕血、黑便。症状常常反复发作，无规律性腹痛，疼痛经常出现于进食过程中或餐后，多数位于上腹部、脐周，部分患者部位不固定，轻者间歇性隐痛或钝痛、严重者为剧烈绞痛。慢性肥厚性胃炎则可有类似溃疡的规律性上腹疼痛。

【影像学表现】

1. X线表现 上消化道钡剂造影时，可见胃内空腹潴留，胃黏膜皱襞增粗、紊乱、迂曲，胃小区缩小或增大，胃小沟增宽，可有多发表浅龛影及息肉样充盈缺损，胃窦部张力高。慢性肥厚性胃炎钡剂造影黏膜相显示皱襞增宽、高度增加，粗大黏膜皱襞形态固定，走行迂曲，充盈像胃轮廓呈波浪状（图7-1-23）。

2. CT表现 CT平扫显示黏膜皱襞宽度增大，增强扫描可见黏膜层明显连续性强化，浆膜面光滑

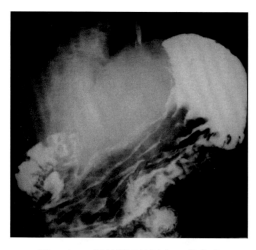

图7-1-23 慢性肥厚性胃炎X线表现
胃黏膜皱襞增粗、迂曲、紊乱

或毛糙，胃周脂肪间隙均正常。

【诊断与鉴别诊断】 钡剂造影见黏膜皱襞增粗，胃小沟胃小区改变、胃空腹潴留、胃窦部张力高等表现，结合临床表现，即可考虑本病。

（二）胃溃疡

胃溃疡（gastric ulcer）是深及黏膜肌层或更深的胃黏膜缺损，好发于青壮年，男性多于女性，主要病因有幽门螺杆菌感染、服用非甾体抗炎药等。好发部位为胃角部。

【病理与临床】 胃溃疡可发生在胃的任何部位，但最常发于胃小弯近幽门侧，尤以胃窦部最多见，胃体部较少见。胃溃疡多为单发，少数也可多发，多呈圆形或椭圆形，直径多为5～10mm，边缘整齐，溃疡口部较光整，底部较平坦，溃疡可向黏膜层以下侵及，甚至穿破胃壁，形成溃疡性穿孔。溃疡性穿孔可导致腹膜炎发生，并可造成周围器官组织粘连。

临床上胃溃疡的症状主要为节律性上腹部疼痛，常位于中线偏左，多出现在餐后0.5～1.0小时，持续至下次餐前可自行消失。疼痛性质常为钝痛、灼痛或胀痛，胃溃疡患者常因食物摄入减少而有明显体重减轻，易并发胃出血，量大且容易复发。胃溃疡有发生恶变的可能。

【影像学表现】 常采用X线气钡双重造影检查，能够在动态下直观显示胃溃疡的大小、部位及周围黏膜皱襞的情况，是发现和诊断胃溃疡常用且较有效的方法。还可采用CT扫描，不但可以显示溃疡部位胃壁的情况，还能直观显示与其周围脏器的相互关系，对良恶性溃疡的鉴别有重要作用。

1.X线表现 胃溃疡上消化道气钡双重造影显示可分为直接征象和间接征象。

（1）直接征象 龛影是胃溃疡最直接的影像学征象，是溃疡达到一定深度，钡剂造影时填充在溃疡里而形成的一种钡斑影像，多见于胃小弯侧胃角附近（图7-1-24），切线位时表现为乳头状、锥形等凸出胃壁轮廓之外的龛影，其边缘光整，底部平整或略不平。龛影胃部连接处常有一圈黏膜水肿形成的透明带，是良性溃疡的典型特征。良性溃疡口部的水肿带根据范围的大小，可划分为：①黏膜线，龛影口部一条宽1～2mm光滑整齐的透明线（图7-1-25a）；②项圈征，龛影口部宽0.5～1.0cm的边界光整的透明带，犹如一根项圈（图7-1-25b）；③狭颈征：龛影口部明显狭小，使龛影犹如具有一个狭长的颈。溃疡周围由于瘢痕收缩，使龛影周围黏膜皱襞向龛影口部均匀纠集（图7-1-25c），呈车轮状。

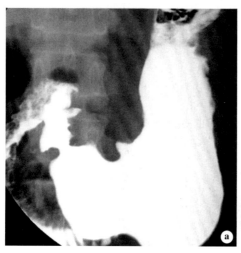
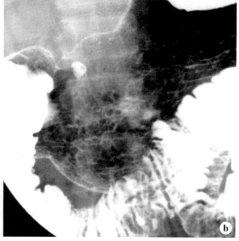

图7-1-24 胃小弯溃疡X线表现
a. 切线位像；b. 正面观

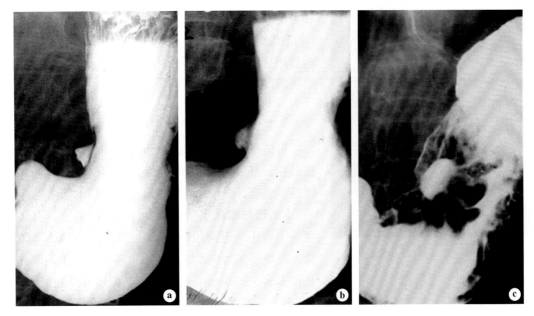

图7-1-25 胃小弯溃疡口部特征

a.黏膜线；b.项圈征；c.狭颈征（黏膜皱襞纠集）

（2）间接征象 是由胃溃疡引起的功能性与瘢痕性改变，常无特异性。例如，胃壁发生痉挛性收缩，胃小弯侧的溃疡在大弯侧相对处形成痉挛切迹；胃蠕动增强或减弱；胃液分泌增多，空腹胃内大量潴留液使钡剂涂布不佳，形成液平面；慢性溃疡的瘢痕收缩，使胃变形、缩小；瘢痕收缩发生在幽门处，则使得幽门狭窄而发生梗阻。

（3）胃溃疡 还包括几种特殊类型的溃疡，最多见的就是穿透性溃疡和胼胝体性溃疡。在钡剂造影检查时，穿透性溃疡由于溃疡可深达浆膜层而形成深、大的龛影，其大小和深度均可超过1cm，形如囊袋，溃疡口部的水肿带呈狭颈征多见；胼胝体性溃疡由于周围有坚实的结缔组织增生，在造影检查中形成大而浅的龛影，龛影口部水肿带较宽，边界清楚而整齐，周围伴有黏膜皱襞纠集。

2.CT表现 平扫可显示溃疡部的胃壁增厚，溃疡较深大时，会向腔外凸出形成囊袋状结构，溃疡灶口部有环形隆起；增强扫描可见胃壁黏膜强化，但于溃疡边缘处连续性中断，良性溃疡的底部强化较不明显。

【诊断与鉴别诊断】

诊断要点：通过上消化道气钡双重造影检查，于胃轮廓外显示乳头状龛影，边缘光整，且龛影口部水肿带呈项圈征等良性溃疡的典型征象时，即可诊断为良性胃溃疡。溃疡如出现龛影则表示周围有指压迹；溃疡周围黏膜皱襞中断；龛影形态不规则、其边缘出现尖角征；治疗过程中出现龛影不愈合反而增大的情况时，应考虑有恶变的可能。

鉴别诊断：需与恶性溃疡（溃疡型胃癌）相鉴别，主要从如下几个方面进行区别（表7-1-1）：

表7-1-1 胃良、恶性溃疡的鉴别诊断

鉴别点	良性溃疡	恶性溃疡
龛影位置	凸出于胃轮廓之外	位于胃轮廓之内
龛影形状	正面呈圆形或椭圆形，边缘光滑整齐	呈扁平状、半月形、尖角征，边缘不规则
龛影口部	水肿带呈黏膜线、项圈征或狭颈征	指压迹样充盈缺损、裂隙征、不规则环堤征
龛影周围	黏膜皱襞均匀纠集，达龛影口部，越近口部越细	黏膜皱襞呈不均匀性纠集，出现破坏、突然中断
邻近胃壁	柔软、蠕动正常	僵硬、蠕动消失

（三）胃癌

胃癌（gastric cancer）是一种发生于胃壁的恶性肿瘤，是我国主要的恶性肿瘤之一，好发于40～60岁中老年，男性多于女性。胃癌可发生在胃部的任何区域，以胃小弯胃窦部最为多发，其次为贲门胃底区及胃体部。

【病理与临床】 胃癌多来源于胃黏膜上皮组织，如腺癌、鳞状细胞癌、腺鳞癌、类癌、小细胞癌等，其中以腺癌最为多见；少数来源于胃间质组织，如平滑肌肉瘤、淋巴瘤和间质瘤等。

根据癌肿对胃壁组织的侵犯程度，可将胃癌分成早期胃癌和进展期胃癌。

1. 早期胃癌 指病变仅限于胃壁黏膜或黏膜下层，未侵及肌层，无论病灶大小或有无淋巴结转移。根据胃癌分期的定义及其分型，可将早期胃癌分为隆起型、浅表型、凹陷型及混合型（图7-1-26）。

（1）隆起型（Ⅰ型） 癌肿呈息肉状隆起于胃腔内，高度＞5mm，边界清楚，表面粗糙。

（2）浅表型（Ⅱ型） 癌肿较平坦，不会在胃腔表面形成明显隆起或凹陷，多数界限清晰。浅表型（Ⅱ型）分为三个亚型：①浅表隆起型（Ⅱa型），癌肿表面轻度隆起，高度≤5mm；②浅表平坦型（Ⅱb型），癌肿表面较平坦，与周围胃黏膜高度相似，无隆起或凹陷；③浅表凹陷型（Ⅱc型），癌肿表面有轻度糜烂或溃疡形成的浅凹陷，深度≤5mm。

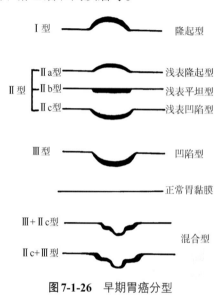

图7-1-26 早期胃癌分型

（3）凹陷型（Ⅲ型） 癌肿表面发生形态不规则、边界不清的溃疡，形成凹陷，深度＞5mm，但限于黏膜层和黏膜下层。

（4）混合型 以上形态混合存在，根据病变主次关系的不同，可以形成不同的排列组合，如Ⅲ+Ⅱc型、Ⅱc+Ⅲ型等。

2. 进展期胃癌 指癌肿浸润达肌层，或超出肌层甚至到达以外的区域。目前，临床上普遍采用博尔曼（Borrmann）分型（图7-1-27），Borrmann分型是把进展期胃癌根据病理分成四型，而影像学上常把进展期胃癌分为肉眼观可见的蕈伞型、溃疡型、浸润溃疡型及浸润型，与病理学上的Borrmann分型相对应：Borrmann Ⅰ型（对应蕈伞型），病变呈息肉、结节、蕈伞状凸向腔内生长，形成基底部较宽的不规则肿块，其表面可有浅小溃疡形成，与周围胃壁分界较清。Borrmann Ⅱ型（对应溃疡型），胃腔内局部癌肿形成较深溃疡，表面不光整，其边缘可向腔内隆起，呈典型的环堤征，对周围浸润不明显，与正常胃壁分界清楚。Borrmann Ⅲ型（对应浸润溃疡型），癌肿表面形成浅大溃疡，溃疡周围环堤宽

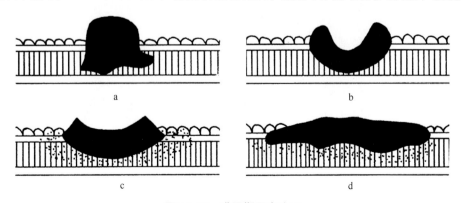

图7-1-27 进展期胃癌分型

a. Borrmann Ⅰ型；b. Borrmann Ⅱ型；c. Borrmann Ⅲ型；d. Borrmann Ⅳ型

且不规则，呈浸润性生长，癌肿与正常胃壁无明显分界。Borrmann Ⅳ型（对应浸润型），癌肿沿胃壁呈浸润性生长，累及胃的大部或全部，胃壁呈局限性或弥漫性增厚，黏膜面不光滑，无腔内肿块或溃疡形成，胃壁僵硬，胃腔狭窄。

临床上早期胃癌可无任何体征，或仅有上腹部压痛，较容易被忽略。随着病程的进展，中晚期胃癌患者可出现上腹部明显压痛，部分患者腹部可触及肿块，质硬，患者多有腹部不适、进食后饱胀、疼痛、食欲减退、消瘦等症状，癌肿侵犯血管后可有呕血、黑便等症状，晚期可有肝脏、卵巢等远处脏器转移及恶病质出现。

【影像学表现】

1. X线表现

（1）早期胃癌　上消化道气钡双重造影有助于显示胃壁黏膜面的微细结构，动态下观察胃的蠕动及胃壁的柔软程度，对早期胃癌的诊断具有重要价值。

早期胃癌可显示胃部形态异常，如局部变形或胃角切迹增大等；胃壁边缘呈凸出、凹陷或边缘不规则的锯齿状；胃腔伸缩性异常；胃壁僵硬；黏膜面可有轻度凹陷或隆起，黏膜皱襞可见中断等现象。

早期胃癌隆起型，气钡双重造影可见胃腔内有隆起，可为圆形、类圆形或不规则形，高度＞5mm；浅表型常无特征性改变，仅有轻微隆起或龛影，造影可见胃黏膜略有破坏；凹陷型可见胃内有明显龛影，压之不变形，且有黏膜皱襞走行中断的现象。

（2）进展期胃癌

1）Borrmann Ⅰ型：为蕈伞型（图7-1-28），钡剂造影显示胃腔内局限性充盈缺损，形态不规则，呈分叶状，表面可有浅小凹陷形成小龛影，胃壁柔软，与充盈缺损界线清晰。

2）Borrmann Ⅱ型：为溃疡型，钡剂造影切线位可见腔内不规则充盈缺损，多呈半月形，其外围有形态不规则的环堤征，可有指压迹和尖角征存在，周围黏膜纠集，但于环堤外缘走行中断。正面观可见不规则钡斑存在，周围有指压迹和裂隙征。

3）Borrmann Ⅲ型：为浸润溃疡型，钡剂造影显示溃疡，形态与溃疡型相似，但范围更广泛，周围环堤宽窄不均，呈斜坡状隆起，与周围正常胃壁分界不清，胃壁僵直。

4）Borrmann Ⅳ型：为浸润型，胃壁不均匀增厚，胃腔狭窄变形，呈局限性或弥漫性，病变区域黏膜皱襞增宽、挺直或呈结节状，压之不变形，胃壁僵硬，蠕动消失。弥漫性浸润型者常被称为皮革胃。

（3）特殊类型胃癌　除以上常见类型的胃癌分型外，临床上还有一些特殊类型的胃癌，在上消化道造影会有其典型的影像学表现。

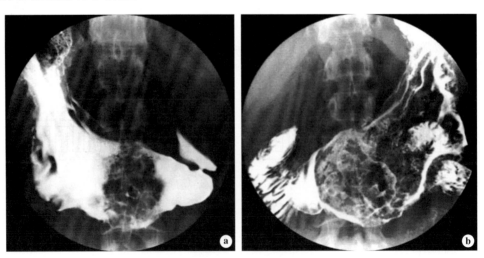

图7-1-28　胃窦部增生型胃癌X线表现

a. 充盈像示胃窦部菜花状充盈缺损；b. 黏膜像示胃窦部黏膜破坏

1）胃贲门癌 又称为食管-胃交界癌，是发生在以贲门为中心半径2.5cm区域内的癌症，表现为贲门区软组织肿块，呈结节状或分叶状，表面凹凸不平，可有浅小溃疡，病变常累及胃底与胃体上部，致使胃壁僵硬、胃腔扩张受限，胃内黏膜皱襞粗糙、中断，常在上消化道造影站立位呈左前斜或右侧位时显示最佳。当病变向上侵犯食管时，可见食管下段充盈缺损，边缘不规则，管腔变窄，黏膜破坏、中断，站立位时可见食管下段因肿块阻挡而形成的钡剂转向、分流或喷射征象，其上段食管可有扩张。

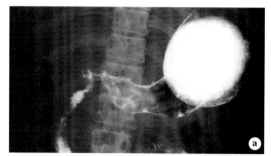
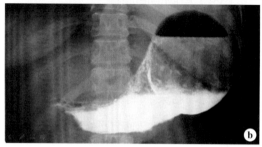

图7-1-29 胃窦部浸润型胃癌X线表现
胃窦部呈环形漏斗状变窄

2）胃窦癌 胃窦狭窄段多呈漏斗状，严重者呈长条形或线形，狭窄的边缘不规则，胃壁僵硬、蠕动消失，狭窄近端与正常胃交界处分明（图7-1-29），可出现肩胛征或袖口征。前者指狭窄的胃窦与其近端舒张的胃壁相连处呈肩胛状，后者则表现为狭窄近端随蠕动推进套在僵硬段上呈袖口状。

2. CT表现

（1）平扫 可见胃壁不规则增厚，可呈局限性或弥漫性，胃内可见软组织肿块时，呈分叶状或蕈伞状（图7-1-30），其表面不光滑，可有浅小溃疡；胃腔内有较大溃疡时，溃疡周围有不规则环堤状隆起，边界不清，胃黏膜走行中断，胃壁僵直，胃腔缩窄（图7-1-31）。可有周围淋巴结肿大，当淋巴结横径大于1cm时，可有诊断意义。

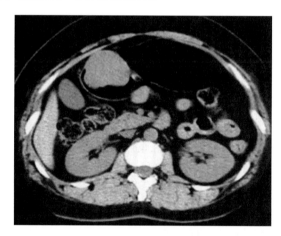

图7-1-30 蕈伞型胃癌

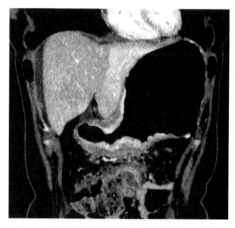

图7-1-31 浸润型胃癌

（2）增强扫描 不同部位的癌肿在不同时间内形成明显均匀强化，黏膜面病灶强化较肌层以下病灶强化略早。

3. MRI表现 MRI对软组织的分辨率虽然明显优于CT，但由于胃部受呼吸运动和胃肠蠕动等因素的影响，成像稳定性较差，所以不作为常规检查首选的方法。平扫时，T_1WI上癌肿与正常胃黏膜信号强度相等，T_2WI上癌瘤信号强度高于正常胃黏膜组织信号；增强扫描时病灶多呈不均匀强化。

【诊断与鉴别诊断】 诊断要点：不同类型的胃癌在气钡双重造影检查中可有其相应的典型影像学表现，可以根据胃的大小、形态、黏膜皱襞走行等情况进行动态观察，结合临床，做出诊断；CT与MRI平扫和增强扫描，可以清晰显示胃的解剖情况，直观显示胃壁的厚度及胃与邻近器官的比邻关系，可同时显示胃腔内、胃壁、胃腔外的情况，了解胃癌向腔外浸润的程度及有无邻近脏器的侵犯，判断有无局部淋巴结肿大及肝脏转移，为胃癌的诊断和治疗方案的制订提供依据。

鉴别诊断：胃内较小的肿块型胃癌，需要与腺瘤样息肉等良性病变相鉴别，良性病变的肿瘤形态规则，边缘光整，胃壁常无明显增厚，管壁柔软，而恶性病变常常形态不规则，可有分叶状等恶性特征，通过钡餐及CT相结合的方法可鉴别；较大肿块还需与胃结石相鉴别，常见的有胃柿石、胃内山楂石等，胃结石多呈圆形或椭圆形，大小不一，钡剂造影显示胃内充盈缺损，但可随体位变化而发生位置改变，胃壁柔软。通过检查中改变体位等方式即可进行诊断。

（四）胃肠道间质瘤

胃肠道间质瘤（gastrointestinal stromal tumor，GIST）是一类起源于胃肠道间叶组织的非定向分化肿瘤，部分可伴有平滑肌和（或）神经鞘细胞的不完全分化。发病年龄较广，但多发生于老年人，好发在胃和小肠部分，其他部位较少见。

【病理与临床】 胃肠道间质瘤从良性到显著恶性不等，从良性到恶性是渐进的过程，但良恶性之间并没有截然界限。若具备如下现象中的一种或两种以上，则说明肿块是恶性，或者是潜在恶性：胃间质瘤直径大于5.5cm，肠间质瘤直径大于4cm；核分裂现象；肿瘤出现中心坏死，瘘管或囊变；形态不规则分叶；血管造影显示肿瘤血管明显不规则，迂曲粗细不均。恶性胃肠道间质瘤可发生转移，常可转移至肝和腹腔。

胃肠道间质瘤瘤体大小不一，形态多种多样，大多数呈膨胀性生长，边界清楚，质硬易碎，可有出血、坏死、囊变等继发性改变。根据肿瘤在胃肠壁间的部位和生长方式，常可分为腔内型、壁间型（即腔内腔外型）、腔外型等：①腔内型，是起源于消化道黏膜下层的不均质肿块，以凸向腔内生长为主；②壁间型，肿瘤位于肌壁间，可同时向腔内和腔外膨胀性生长或呈哑铃状，多为单发，少数可多发；③腔外型，肿瘤主要位于浆膜层下，可向腹膜腔、大网膜及邻近组织生长，部分组织与胃肠道壁相连。

胃肠道间质瘤临床最多见的首发症状是不明原因的腹部不适，当肿瘤较大或发生转移时才会出现明显症状，包括腹痛、腹部肿块、消化道出血（多为不明原因的出血）、肠梗阻、发热甚至腹水、体重减轻等恶病质体征。

【影像学表现】 影像学检查是发现和诊断胃肠道间质瘤的主要手段，如何选择检查方法跟肿瘤发生的部位有重要关系。X线检查可选用钡剂造影，分为胃肠钡剂造影和小肠插管造影等，以显示病灶与胃肠道的关系；CT可采用平扫和增强扫描的方式，以显示胃肠腔内外肿瘤的大小、形态、密度及其与周围器官的关系，在诊断的定性定位中具有重要的作用；MRI平扫和增强扫描对肿瘤的定性也可起到重要的作用。

1. X线表现 钡剂造影检查：①腔内型间质瘤，表现为腔内典型充盈缺损影像，形态可较规则，也可呈分叶状，切线位显示肿瘤呈半圆形充盈缺损，黏膜皱襞可直达肿瘤边缘，延伸至肿瘤表面（图7-1-32）。恶性肿块常较大，其表面可出现龛影，严重者可出现肿块内气液平面或穿孔。②壁间型间质瘤，显示胃肠道壁明显增厚，腔内可见充盈缺损影像，与腔内型有相似。③腔外型间质瘤，肿瘤较小时，可无明显异常改变。肿瘤较大时可对胃部造成挤压，使胃壁局限性凹入，或使其移位，有时可见胃内充盈缺损或龛影与胃外肿块同时存在。

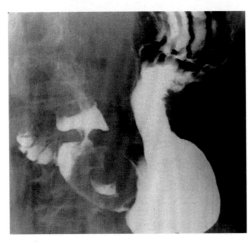

图7-1-32 胃间质瘤X线表现

2. CT表现

（1）平扫 可见软组织肿块位于胃肠道腔内或腔外，

或同时位于腔内外。大多肿块形态规则，呈圆形或类圆形，边界光滑整齐，密度均匀；也有少数肿块形态不规则，呈分叶状，边缘不光整，密度不均匀，其内出现坏死、囊变或出血影像，甚至侵犯邻近器官（图7-1-33）。

（2）增强扫描　可显示密度均匀的肿块呈均匀的中度或明显强化，多见于良性胃肠道间质瘤；而密度不均者可出现不均匀强化，其中囊变及坏死区无强化，当有环形强化时，中央则可见辐射状血管结构。当扫描见腹水或腹腔出血时，应考虑已发生转移，注意观察肝脏和肺脏等脏器的情况（图7-1-34）。

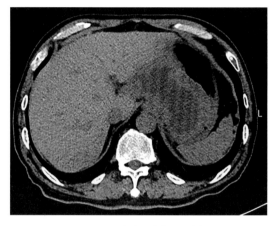

图7-1-33　胃间质瘤CT平扫

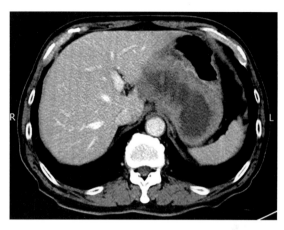

图7-1-34　胃间质瘤CT增强扫描

3. MRI表现

（1）平扫　可见肿瘤形态呈圆形、类圆形或分叶形，边界较清楚。肿瘤T_1WI呈低或稍低信号，信号强度不均匀，部分出血灶可呈高信号；T_2WI以高或稍高信号为主，内部可见液化坏死区；T_1WI、T_2WI可见周边环形低信号。T_1WI、T_2WI均呈不均匀等低或高低混杂信号，主要取决于瘤内出血处于什么期。肿瘤常侵犯邻近器官和结构。

（2）增强扫描　与CT增强基本类似，肿瘤实体部分强化，静脉期较动脉期更为显著，囊变、坏死区域无强化。

【诊断与鉴别诊断】

诊断要点：钡剂造影显示肠道黏膜下肿瘤，呈现典型较宽基底的充盈缺损，而CT和MRI扫描可见腔内、腔外或腔内和腔外同时生长的肿瘤，增强扫描可见以静脉期更为显著的明显强化，这时要考虑到胃肠道间质瘤的可能，但其确诊需根据病理免疫组织化学检查KIT蛋白（CD117）等的阳性表现。

鉴别诊断：需要与胃癌、小肠淋巴瘤等相鉴别。①胃癌，早期病变较局限，常在黏膜层和黏膜下层，进展期则侵犯至肌层，可向腔内生长或呈浸润性生长，常有黏膜破坏和管腔弥漫性狭窄。结合典型临床表现，可以相鉴别。②小肠淋巴瘤，具备许多与小肠间质瘤相近的特征，鉴别较困难，但当有淋巴结肿大时，则考虑小肠淋巴瘤的可能性大，而小肠间质瘤则少有淋巴结肿大。

（五）胃淋巴瘤

胃淋巴瘤（gastric lymphoma）是一种起源于胃肠道淋巴组织或淋巴结的恶性肿瘤，绝大多数为非霍奇金淋巴瘤。好发于50～70岁中老年人。

【病理与临床】　胃淋巴瘤多位于黏膜固有层及黏膜下层，具有先沿长轴生长，再沿腔内外生长的特征。根据病理形态，大体可分为肿块型、溃疡型、浸润型及多结节型，单一类型存在较少，多是几种类型同时存在。不同分化程度的淋巴瘤可有不同的肉眼观表现：恶性程度较低者，肿瘤生长缓慢，常浸润胃肠道的表浅部位，可累及少量淋巴结；恶性程度较高者，肿瘤生长迅速，分布广泛，短时间内即可呈现弥漫性浸润，常可见多发肿块与多发溃疡并存，可并发穿孔，且累及大量淋巴结。胃淋巴瘤无成纤维反应，受累肠壁蠕动存在，当病变破坏肠壁内自主神经丛时，肠壁肌张力下降，引发肠腔呈动脉瘤样扩张。

临床上早期常无明显典型症状，随着病情的发展，胃淋巴瘤患者会出现反复上腹痛伴上消化道症状及黑便为主。

【影像学表现】 钡剂造影检查常只能显示胃肠道轮廓及走行情况等一些间接征象，对胃淋巴瘤的诊断特异性较低；而CT平扫和增强扫描对胃肠道淋巴瘤的定位、定性诊断及病变范围的确定具有重要作用。

胃淋巴瘤多见于胃体、胃窦，常为多发，少数可累及幽门部。

1. X线表现 钡剂造影时，胃淋巴瘤往往缺乏特征性表现，而局限性浸润或广泛性浸润淋巴瘤也会有明显不同的影像学表现：广泛性浸润者黏膜皱襞粗大、紊乱，与广泛性胃炎黏膜皱襞相似，但压之不变形；较重者可有胃腔缩小、胃轮廓呈锯齿状、犹如皮革胃等现象。局限性浸润则表现为局限性黏膜皱襞不规则，但胃壁较柔软，位于胃窦时可形成漏斗样狭窄，在胃腔内可形成不规则龛影或充盈缺损，呈多发状态，均较浅小，且轮廓常比较光滑。

2. CT表现

（1）平扫 可见胃壁增厚，可呈弥漫性或局限性，当胃壁厚度大于10mm且累及范围较广时，则考虑有恶性可能，其表面可有溃疡，但较表浅。胃内可见巨大肿块，胃周脂肪间隙显示良好，幽门可狭窄，但梗阻少见，胃壁的柔软度显示较好。

（2）增强扫描 胃淋巴瘤病灶区强化不明显。但较均匀，但其表面的胃黏膜可呈细线样强化；当溃疡较大时，则细线样强化可出现中断的现象。当周围有淋巴结肿大，可达肾门区或巨大时，则应考虑胃淋巴瘤。

3. MRI表现

（1）平扫 可见胃内巨大肿块，胃壁可呈弥漫或局限浸润性增厚，范围常较广泛，但外膜光整，T_1WI呈等或稍低信号，T_2WI呈中等高信号，DWI上可呈高信号。

（2）增强扫描 病灶强化不明显，但较均匀。可伴有多发淋巴结肿大。

【诊断与鉴别诊断】

诊断要点：胃肠道淋巴瘤往往缺少特征性的影像学表现，消化道钡剂造影可见充盈缺损及龛影，但胃肠道黏膜皱襞无破坏，溃疡边缘较完整，管壁也较柔软，此时可考虑胃肠道淋巴瘤，但常还须借助其他方法才能加以诊断；CT和MRI扫描可见胃肠道壁增厚，但周围脂肪层仍完整，管腔缩窄程度较低，增强扫描时肿块强化程度较低，并可显示肠系膜、腹腔等淋巴结的肿大，此时诊断胃肠道淋巴瘤可能性较大。

鉴别诊断：胃淋巴瘤需要与胃癌、胃间质瘤等病相鉴别。①胃癌，胃壁侵犯的范围较局限，胃壁僵硬、胃腔固定，有较深大溃疡、黏膜破坏中断等现象，而胃淋巴瘤范围较广泛，溃疡边缘较光整，管壁柔软，缺乏特异性影像学表现。②胃间质瘤，腔外生长的肿块较多见，可有中心坏死、溃疡形成，常有明显强化，淋巴转移少见；而胃淋巴瘤胃壁增厚，管腔狭窄程度较低，增强扫描强化程度常较低，周围淋巴结肿大明显。

六、十二指肠疾病

（一）十二指肠溃疡

十二指肠溃疡（duodenal ulcer，DU）是由多种因素引起的十二指肠黏膜层、黏膜下层及肌层的缺损而形成溃疡，是临床上常见的一种慢性疾病，发病率高于胃溃疡。

【病理与临床】 十二指肠溃疡多发生在十二指肠球部后壁或前壁，可发生在任何年龄层，以青壮年最多见。病理改变与胃溃疡相似，但体积较胃溃疡小，多在1cm以内，以高胃酸分泌起主导作用。

临床上的主要症状是上腹部中线偏右位置呈现有节律性的疼痛，多为空腹痛，常在餐后3～4小时出现，持续至下次进餐，进食后可明显缓解，呈疼痛—进食—缓解的规律。若无合并症很少有放射性疼痛，持续性后背痛则提示有十二指肠球后壁溃疡穿透的可能。当有并发症出现时，可有呕吐咖啡样物、黑便、梗阻、穿孔等表现。

【影像学表现】

1. X线表现 上消化道气钡双重造影是十二指肠溃疡常用的影像学检查方法之一。

造影显示十二指肠球内类圆形或米粒状龛影（图7-1-35），是十二指肠球部溃疡的直接征象，可单发或多发，边缘光整，周围常有透明带，或黏膜皱襞呈放射状纠集。龛影在切线位上呈乳头状凸于腔外。由于十二指肠发生痉挛、瘢痕收缩、黏膜水肿导致球部变形（图7-1-36），也是诊断十二指肠球部溃疡的重要指征，球部失去正常三角形而呈三叶状、山字形或不规则变形等，即使没有明确龛影存在，通过球部变形也可做出溃疡的诊断。由于十二指肠球部出现激惹征，钡剂到达球部后不易停留，可迅速排空，同时还会有幽门痉挛、分泌液增多、球部固定按压痛等影像学表现。

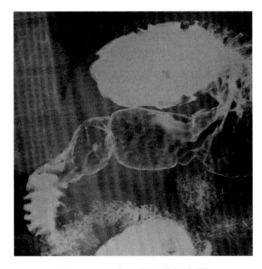 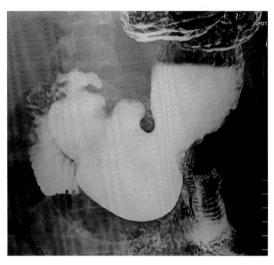

图7-1-35 十二指肠球部龛影　　　　图7-1-36 十二指肠球部变形

2. CT表现 CT检查时应使用胃肠道低张药物及胃肠道对比剂使十二指肠充分扩张。平扫时较小的十二指肠溃疡不易显示，常通过十二指肠管壁增厚、管腔狭窄、球部变形等间接征象来进行判断。增强扫描时，溃疡活动期表现为黏膜强化明显、黏膜下水肿强化较弱或不强化，肠壁呈分层改变。

【诊断与鉴别诊断】

诊断要点：通过上消化道气钡双重造影显示溃疡的直接征象——龛影，可明确诊断为十二指肠溃疡；若没有明显的龛影存在，可通过恒定的球部变形，结合临床节律性上腹部疼痛，也可诊断为本病。

鉴别诊断：需要与十二指肠炎及十二指肠憩室相鉴别。①十二指肠炎，可有球部的痉挛与激惹征，但无龛影，也无持续性球部变形表现；②十二指肠憩室，常发生于十二指肠降段，呈凸于腔外的囊袋状改变，肠壁黏膜可延伸至憩室内，且憩室被钡剂排空良好。通过以上影像学表现，结合临床相关病史，不难鉴别。

（二）十二指肠憩室

十二指肠憩室（duodenal diverticulum）为肠壁局部向外膨出的囊袋状病变，少数可并发憩室炎。十二指肠憩室在胃肠道憩室中发病率最高，最好发于十二指肠降部的内后壁，其次为十二指肠与空肠曲交界处，可单发或多发，多见于中年以上患者。

【病理与临床】 十二指肠憩室是肠管向肠腔外凸出而形成的囊袋状结构，当肠腔内压力增加或肠管收缩不协调时，肠壁薄弱处就会向外突出形成憩室。由于憩室颈部狭窄，肠内容物一旦进入就不易排出，容易导致潴留，可继发炎症、脓肿、溃疡、出血甚至穿孔等并发症。

临床上多无明显症状，常在上消化道造影检查中偶然发现。憩室并发炎症时，可有上腹疼痛、进食后饱胀、嗳气、恶心、呕吐等症状。

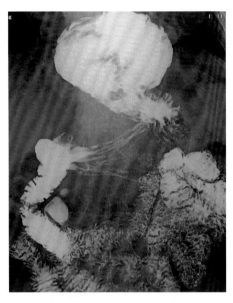

图7-1-37 十二指肠降段憩室

【影像学表现】

1. X线表现 X线造影时仰卧或右前斜位可较好显示十二指肠段，从而易发现憩室（图7-1-37）。典型的十二指肠憩室表现为凸出于肠腔外的圆形或卵圆形囊袋状影像，大小不一，可从数毫米至数厘米不等，边缘光滑整齐，可见一窄颈与肠腔相连，加压像或黏膜像可见正常肠壁黏膜皱襞与憩室内黏膜皱襞相连。较大憩室立位检查可见其内有气-液-钡分层现象。合并憩室炎时，可见其周围黏膜皱襞增粗、紊乱，轮廓不整齐，局部肠管有激惹征。

2. CT表现 CT可显示较大憩室，表现为十二指肠邻近的囊状影，囊内可含气、含液或气液并存；合并憩室炎时囊壁增厚。增强扫描时可见憩室壁呈环形强化。

【诊断与鉴别诊断】 钡餐造影表现为凸出于肠腔外的囊袋状影，内有黏膜皱襞与肠腔相连，即可诊断为十二指肠憩室。CT显示十二指肠邻近肠壁外出现液气囊影像或单纯气性囊状影，应考虑本病，行钡剂造影即可明确诊断。

（三）肠系膜上动脉压迫综合征

肠系膜上动脉压迫综合征（superior mesenteric artery compression syndrome）是由于肠系膜上动脉位置异常，压迫十二指肠水平段引起的十二指肠淤积扩张。

【病理与临床】 正常情况下，肠系膜上动脉在第一腰椎水平由腹主动脉分出后，向前进入肠系膜根部并向下斜行，与腹主动脉形成一夹角，一般超过45°；十二指肠水平段在腹膜后位置比较固定，于第3腰椎水平走行于腹主动脉与肠系膜上动脉之间。若肠系膜上动脉开口位置过低、小肠系膜与后腹壁固定过紧或系膜松弛内脏下垂，均可引起肠系膜上动脉与腹主动脉形成的夹角变小，从而压迫十二指肠水平段，导致其以上部位的肠管淤积扩张。

患者的症状轻重不一，病程一般较长，多见于瘦长体型，女性多于男性。主要症状为进食后胀痛、恶心、呕吐，患者采取俯卧位或左侧卧位时，症状可缓解。

【影像学表现】

1. X线表现 钡餐造影表现为十二指肠水平段钡剂通过受阻，梗阻处呈光滑整齐的纵行压迹，状如笔杆，称笔杆压迹或笔杆征；受阻近端肠管扩张，狭窄处黏膜皱襞完整、无破坏；透视下可见近端十二指肠蠕动增强，并可见频繁逆蠕动。上述表现以立位或仰卧位时明显，俯卧位或左侧卧位时减轻甚至消失（图7-1-38）。

2. CT表现 CT平扫可显示十二指肠降段扩张，位于肠系膜上动脉与腹主动脉之间的水平段窄小；增强扫描可清晰地显示肠系膜上动脉和

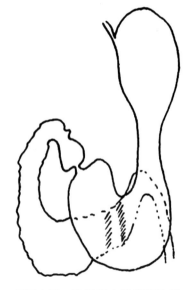

图7-1-38 肠系膜上动脉压迫综合征

腹主动脉,两者之间的间隙较小。CT三维成像可直观显示肠系膜上动脉和腹主动脉夹角变小,十二指肠水平段受压。

【诊断与鉴别诊断】 根据十二指肠近端扩张与水平段的笔杆样压迹,诊断本症并不困难。但若只见肠管扩张,未见压迹时则需要考虑其他原因。例如,十二指肠器质性病变如肿瘤等因素引起的十二指肠梗阻应与之鉴别,CT检查有助于鉴别诊断。

七、小肠疾病

(一)小肠克罗恩病

克罗恩病(Crohn disease)是一种不明原因的慢性非特异性肠道炎症性疾病,病因尚不明确,可能与遗传、免疫、感染等因素有关。可以发生在胃肠道的任何部位,但最好发于回肠末端和右半结肠,小肠和结肠可同时受累。

【病理与临床】 克罗恩病可局限于肠管一处或多处,呈跳跃性或节段性分布。非干酪性肉芽肿为克罗恩病的重要特征之一,肉芽肿常不典型,可见于肠壁的全层,但以黏膜下层和浆膜层最易出现。病变过程主要是沿着炎性水肿、溃疡形成、肉芽组织增生及大量纤维化的顺序发展。

克罗恩病临床表现多样,无特异性,起病较隐匿,容易延误治疗。主要症状是腹痛、腹泻,多位于右下腹部,呈渐进性加重;部分患者表现为肠瘘、腹部包块,全身可表现为发热、营养不良及贫血等症状。还可伴有口腔溃疡、皮疹、关节炎、眼部疾病、泌尿系结石等肠外表现。

【影像学表现】

1. X线表现 小肠钡剂造影是本病的主要检查方法之一,尤其是小肠气钡双重造影检查,对肠腔狭窄、肠壁溃疡、卵石征等比较敏感。

X线气钡双重肠造影可表现为肠道黏膜皱襞增粗、紊乱,正常肠黏膜结构消失;肠壁边缘不规则,可见多发痉挛性狭窄,呈移行性,邻近肠管局限性扩张;病变肠段多发龛影形成,并可见典型纵行裂隙状溃疡形成;黏膜表面显示大小不等的结节状充盈缺损,形成卵石征样改变;病变呈间断多发,即在两段病变肠管之间可有正常肠管,呈跳跃征样改变(图7-1-39);病变段肠管狭窄,肠壁僵硬,钡剂通过受阻,管腔内可见异常气液平面形成,其近端肠管扩张;当行窦道造影检查时,可见肠瘘、腹腔内脓肿、窦道形成,表现为造瘘口区肠管异常显影,腹腔对比剂异常聚集。

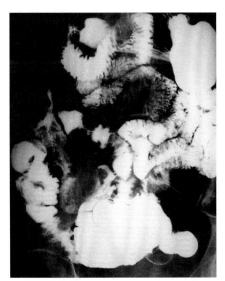

图7-1-39 小肠克罗恩病X线表现
小肠呈多发跳跃式、节段性肠管分布

2. CT表现

(1)CT平扫显示多在回肠末端肠管黏膜水肿、肠壁增厚,肠腔狭窄(图7-1-40),呈节段性跳跃性分布;可有系膜淋巴区淋巴结肿大,血管束增多、增粗;肠外并发症如脓肿、窦道形成时,可见窦道内对比剂残留。

(2)增强扫描可见增厚肠壁呈均匀或环状中等强化,并有分层。

3. MRI表现

(1)平扫 肠壁呈环形对称性、节段性增厚,以系膜侧肠壁增厚为主,T_1WI上表现为与腰大肌相同的等信号或稍低信号,T_2WI呈等信号或稍高信号。克罗恩病的一些特征性肠壁改变,如线状溃疡和卵石样改变也可在小肠灌肠后清晰显示。

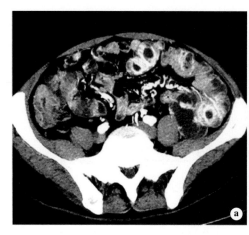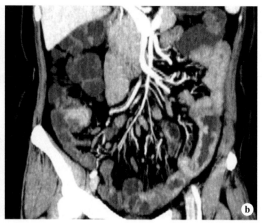

图7-1-40　小肠克罗恩病CT表现
a.小肠多发节段性肠壁增厚；b.冠状面重建图像清晰显示肠管增厚

（2）增强扫描　病变肠壁可呈均匀强化。水肿严重的肠壁可呈分层强化，黏膜层和浆膜层呈明显强化，而中间的肌层无明显强化。

【诊断与鉴别诊断】

诊断要点：通过小肠钡剂造影显示末端回肠出现纵行溃疡、卵石征及呈节段性非对称性分布肠管狭窄，CT、MRI显示肠壁增厚，增强扫描增厚的肠壁呈中度均匀强化，水肿严重的肠壁可呈分层强化，黏膜层和浆膜层呈明显强化，而中间的肌层无明显强化的表现，则可考虑克罗恩病的可能性大。

鉴别诊断：需要与肠结核相鉴别。肠结核，与克罗恩病相同，均好发于青壮年，均好发于回盲部，有部分相似X线表现；克罗恩病常为肠管一侧受损，而肠结核常为肠管四周均受损；克罗恩病病变肠管呈节段性、卵石征样改变，而肠结核病变多呈连续性，有激惹征；克罗恩病较肠结核更容易发生穿孔，形成窦道，而肠结核易发生回盲部上提短缩、变形，且有临床结核病史。

（二）小肠腺癌

原发性小肠癌仅占胃肠道恶性肿瘤的1%左右，最常见的组织学类型是腺癌，以分化较好的腺癌最为多见，最常发在十二指肠乳头周围，其次为空肠近端。

【病理与临床】　小肠腺癌（small intestinal adenocarcinoma）主要的病理类型包括肿块型和浸润型：肿块型癌肿呈息肉样或分叶状软组织肿块隆起于肠腔内部，癌肿较大时可造成阻塞，使近端肠管扩张；浸润型癌肿呈浸润性生长，肠壁呈环形或不规则增厚，管壁僵硬，局部肠腔狭窄变形，近端肠管明显扩张，蠕动消失。病因与慢性炎症等有关，特别是克罗恩病多年伴多发狭窄的患者易患本病。

临床表现多与癌肿所在位置相关，缺乏特异性。当癌肿发生在十二指肠时，可有上腹部不适、疼痛、黄疸、肠梗阻、出血、腹部肿块、发热等临床表现；当癌肿发生在空回肠时，则可出现肠道梗阻、出血、排便习惯改变、腹部肿块、穿孔、邻近器官受压等一系列压迫症状。肠道出血多为慢性失血，以黑便为主，病程较长者会出现贫血表现。

【影像学表现】

1. X线表现　小肠行钡剂造影检查时，根据不同的病理分型，可有不同的影像学表现：①肿块型，可见肠腔内不规则充盈缺损，钡剂可有分流或通过受阻的现象，近端肠管扩张，局部管壁僵硬；②浸润型，肠壁受癌肿浸润而僵硬，呈环形不规则增厚，黏膜皱襞中断，边缘不整，病变肠管狭窄，近端肠管扩张。空回肠癌症时，后期局部肠管固定，推移明显受限。

2. CT表现

（1）平扫　主要表现为局部软组织肿块，可呈分叶状，形态不规则，肿块较大时可出现肠梗阻征象，肠腔狭窄，病变近侧肠管积液、扩张，内可有气液平面，局部肠壁不规则或环形增厚。癌肿可向周围侵犯，可显示淋巴结与邻近脏器的转移情况（图7-1-41）。

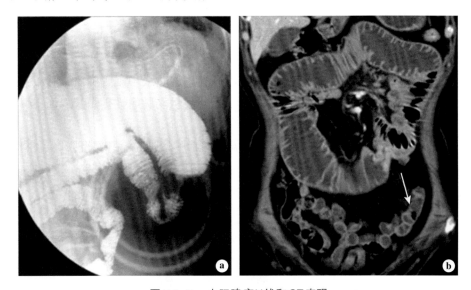

图 7-1-41 小肠腺癌X线和CT表现
a. 小肠局限性环形狭窄，狭窄处近端肠管扩张；b. CT冠状面显示肠管狭窄、管壁增厚（↑）

（2）增强扫描 软组织肿块或增厚肠壁呈轻度至中度强化，少数可有明显强化，并可显示肠腔外浸润和淋巴结转移征象。

3. MRI表现

（1）平扫 肠壁增厚，肠腔内肿块在T_1WI呈中等偏低信号，T_2WI呈中等偏高信号，DWI呈高信号影，若肿瘤较大发生坏死溃疡，信号可不均匀。

（2）增强扫描 肿块呈轻度至中度强化。

【诊断与鉴别诊断】

诊断要点：根据小肠造影显示肠管管壁不规则环形增厚、肠腔狭窄，有不规则充盈缺损或不规则龛影，伴黏膜皱襞破坏，结合临床病史，应考虑小肠腺癌的可能；CT及MRI亦显示肠壁不规则增厚，可有凸于腔内的肿块影像，肠腔狭窄，增强扫描肿块或增厚肠壁呈中度强化，结合临床，可诊断为本病。

鉴别诊断：常需要与小肠克罗恩病及淋巴瘤相鉴别。①克罗恩病：多好发于回肠末端；肠腔多呈偏心性狭窄；卵石征是本病的重要特征；病变常呈节段性非对称性分布；增强扫描时均匀强化，且增厚的肠壁有分层，根据这些特征性表现常可鉴别。②淋巴瘤：多好发于回肠且为多发；病变多发呈节段分布，肠腔狭窄及梗阻较少见；增强扫描时病灶强化程度相对较轻。

（三）小肠淋巴瘤

小肠淋巴瘤（lymphoma of the small intestine）是最常见的小肠恶性肿瘤，多为非霍奇金淋巴瘤，可见于小肠的任何部位，多见于回肠末端和回盲瓣附近，以淋巴组织丰富的末端回肠最多见。

【病理与临床】 小肠淋巴瘤起源于肠壁黏膜下淋巴组织，管壁呈浸润性增厚，管腔狭窄；管壁浸润可致管壁弹性消失，肠管呈动脉瘤样扩张。病变向外可侵犯浆膜、肠系膜及淋巴结，向内侵犯黏膜，可发生溃疡及结节状肿块。病变范围较广泛，无明确界限。

临床上早期常无明显典型症状，随着病情发展会出现阵发性腹部绞痛，常并发肠梗阻、肠穿孔、出血等症状。

【影像学表现】

1. X线表现 钡剂造影显示影像学表现多样，肠腔内见多个大小不等的结节状充盈缺损，可伴有小龛影；广泛浸润性肿瘤可表现为小肠肠壁广泛增厚，肠腔有不规则狭窄，狭窄与扩张也可相间存在（图7-1-42）；当病变向肠腔外侵犯时，可有小肠外压性移位及肠壁浸润表现。

2. CT表现

（1）平扫 可见肠壁广泛性浸润增厚，于肠腔内可见息肉状或不规则肿块，呈单发，或多发呈节段性分布，肠腔可有狭窄，但少有梗阻现象。受累小肠肠腔呈动脉瘤样扩张及表面黏膜线样强化是小肠淋巴瘤的较为特异的征象（图7-1-43）。

（2）增强扫描 病灶呈轻度均匀强化。可显示周围肠系膜、腹腔、肝门及腹膜后淋巴结肿大。

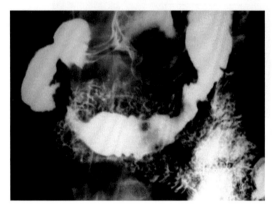
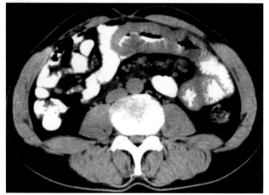

图7-1-42 小肠淋巴瘤X线表现
X线示小肠多发局限性不规则狭窄，狭窄与扩张并存

图7-1-43 小肠淋巴瘤CT表现
CT示小肠局部肠管增厚

3. MRI表现

（1）平扫 肠腔内肿块或增厚的肠壁，在T_1WI呈等信号、T_2WI呈高信号、DWI呈高信号影。

（2）增强扫描 病灶呈轻度均匀强化。可显示周围肠系膜、腹腔、肝门及腹膜后淋巴结肿大。

【诊断与鉴别诊断】 小肠淋巴瘤需要与小肠克罗恩病及小肠腺癌相鉴别：①小肠克罗恩病，一般为肠道多节段病变，范围较广泛引起周围淋巴结增生的情况较少见，而小肠淋巴瘤常有多处淋巴结增大的情况出现；②小肠腺癌，好发在近段小肠，小肠结缔组织增生，导致肠管狭窄，而小肠淋巴瘤则好发在小肠末端，常破坏固有基层而引起肠管扩张。

八、结肠疾病

（一）溃疡性结肠炎

溃疡性结肠炎（ulcerative colitis）是一种病因和发病机制尚未完全明确的非特异性炎症性疾病，是局限于结肠黏膜层和黏膜下层的炎症过程，最常发生在直肠及乙状结肠，也可延伸至降结肠，甚至整个结肠，呈连续弥漫性分布。溃疡性结肠炎好发于青壮年时期，20～30岁最多见，亦可见于其他年龄段，该病活动期与缓解期交替反复，病程甚至可达数十年，严重降低生活质量，其发病可与许多环境因素有关，如生活饮食方式、吸烟、阑尾切除术、居住地环境、卫生状况、职业及精神压力等。

【病理与临床】 病变开始于黏膜及黏膜下层，表现为黏膜充血、水肿、炎性渗出；继而发生糜烂，形成多个小溃疡，并可融合成大片状溃疡；慢性期黏膜过度增生形成炎性息肉；后期大量纤维组织增生，形成瘢痕收缩，使肠壁增厚、僵硬，肠腔狭窄，肠管缩短，结肠袋消失。当溃疡炎症严重侵及肠壁肌层和浆膜层时，可引起中毒性巨结肠。

临床上溃疡性结肠炎病程反复发作、病情轻重不等，初期可有腹泻、便秘的症状，随病程发展，排便次数增多，粪便中常有脓血和黏液，呈糊状软便；可有局限性的左下腹或下腹部疼痛；患者常有消化不良的症状，如厌食、嗳气、恶心、呕吐等；急性暴发的患者可出现发热，水电解质失衡，维生素、蛋白质丢失，贫血，营养障碍，体重下降等表现。

【影像学表现】

1. X线表现　溃疡性结肠炎早期钡剂灌肠检查可以显示出肠道黏膜水肿，结肠边缘粗糙、外形模糊。当炎症急性发作时，肠道可有痉挛和激惹征象，钡剂排空迅速；当有大量黏液分泌时，则会出现钡剂呈棉絮状分布。

当有多发浅小溃疡形成时，充盈像可见多发溃疡导致病变段结肠边缘呈小锯齿状凸出，而黏膜相则可显示钡斑及铁轨样黏膜皱襞；若有较大溃疡形成，则可见凸于肠轮廓外龛影表现。当病情较重时，可有结肠袋变形，肠管僵直，肠腔狭窄，并且随着炎症发展而逐渐加重（图7-1-44）。

当慢性期有炎性息肉形成时，结肠钡剂造影可见多发、大小不等的充盈缺损，肠道黏膜皱襞增粗、紊乱；当肠壁发生广泛纤维化时，可导致肠腔狭窄，肠管缩短，结肠袋消失甚至丧失舒缩功能，形如细管状。

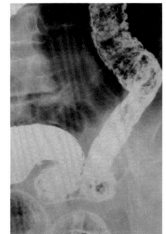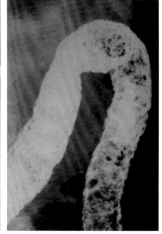

图 7-1-44　溃疡性结肠炎 X 线表现
乙状结肠及降结肠边缘见弥漫性、尖刺状或领扣状溃疡

2. CT表现

（1）平扫　溃疡性结肠炎早期病变常难以显示，当有溃疡发生时，则可显示肠壁轻度增厚，肠腔变细，病变晚期肠管短缩；肠管黏膜面可有溃疡和炎性息肉同时存在；由于黏膜下肠壁水肿，肠壁各层显示不同的密度影像，出现分层现象，形成典型的靶环征。中毒性巨结肠患者可有肠壁增厚、穿孔和积气改变。

（2）增强扫描　增厚的肠壁呈现分层状强化，显示为内层肠壁黏膜层强化，中间黏膜下层水肿带不强化，外层的肌层有不明显强化。

【诊断与鉴别诊断】

诊断要点：结肠气钡双重灌肠造影显示以左半结肠为主的黏膜面多发小溃疡，结肠壁边缘呈小锯齿状凸出的钡影，肠腔轮廓毛糙、模糊，假息肉形成，显示胃充盈缺损，结肠袋消失，肠管短缩，肠腔变形狭窄，呈细管状，结合临床表现，可诊断为溃疡性结肠炎。

鉴别诊断：需要与克罗恩病相鉴别。结肠克罗恩病，好发于右半结肠，直肠部分很少受累；病变常呈节段性，而非连续性；溃疡多为纵行溃疡，黏膜炎症呈卵石征样改变，晚期可有瘘管形成。结合临床表现，可对克罗恩病和溃疡性结肠炎做出鉴别诊断。

（二）结肠癌

结肠癌（colon cancer）是起源于结肠黏膜上皮一种较常见的消化道恶性肿瘤，发病率仅次于胃癌和食管癌。好发于直肠、乙状结肠及其交界处，常继发于结肠息肉和溃疡性结肠炎等病。

【病理与临床】　结肠癌根据病理可分为增生型、溃疡型和浸润型三种类型：①增生型，癌肿呈菜花状向肠腔内凸起，表面不光整，可有浅小溃疡存在，癌肿基底宽大，病变段肠壁可出现局限性增厚；②溃疡型，癌肿在肠道内呈碟状生长，表面形成形态不规则大且深的溃疡区，边界不光整，有环堤征等；③浸润型，癌肿沿肠壁呈浸润性生长，使肠壁增厚，由于病变常在四周肠壁呈环形生长，导致肠腔呈环形狭窄。

临床上结肠癌患者早期多无明显阳性症状，中晚期患者常出现大便带血、腹痛、消化道激惹症状，腹部可触及肿块，排便习惯和粪便性状发生改变，如癌肿位置较低或位于直肠，则可有肛门坠胀、排便不畅或里急后重等直肠刺激征，患者出现体重减轻、贫血及慢性毒素吸收症状，可并发肠梗阻及肠穿孔。

【影像学表现】

1. X线表现 气钡双重灌肠造影有利于发现结肠内早期较小的病变，提高X线诊断的正确率。中晚期结肠癌不同病理类型的X线造影检查表现各异：①增生型，造影显示在肠腔内一侧壁可见宽基底、不规则充盈缺损，常呈菜花状，癌块表面可有浅小龛影，黏膜皱襞破坏、中断，管壁僵直，轮廓不规则，局部结肠袋消失。癌肿较大时可有钡剂通过困难。②溃疡型，造影显示结肠腔内见不规则形龛影，其周围有不同程度的充盈缺损和狭窄，肠道管壁僵硬，黏膜皱襞破坏中断，局部结肠袋消失。③浸润型，造影显示局部肠管腔内有向心性或偏心性狭窄，管壁僵直，正常黏膜皱襞消失，病变段与正常段分界清楚，局部结肠袋消失。狭窄严重时易造成梗阻，钡剂止于癌肿下界，完全无法通过（图7-1-45）。

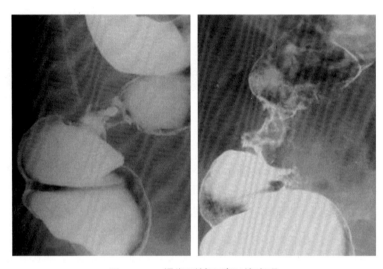

图7-1-45 浸润型结肠癌X线表现

2. CT表现

（1）平扫 可见结肠肠壁不规则增厚，其黏膜面多有凹凸不平，若有肿块，则为不规则形或分叶形，肠腔常呈不规则狭窄，局部肠段失去正常结肠袋形态。

（2）增强扫描 结肠癌肿及不规则增厚的肠壁，增强扫描时可见不同程度明显强化。当癌肿体积较大时，可表现为不均匀强化，其内可见低密度区。并可显示癌肿对周围邻近脏器及淋巴结的转移情况（图7-1-46）。

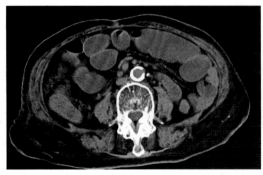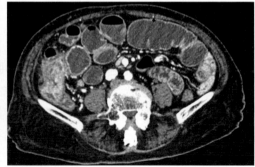

图7-1-46 结肠癌CT平扫+增强扫描

3. MRI 表现

（1）平扫　良好的软组织分辨率能清晰显示肠壁各层结构，可明确显示增厚的肠壁及肠腔内软组织肿块。肠系膜脂肪在T_1WI和T_2WI上均表现为高信号，直肠系膜脂肪边缘的筋膜作为手术中的切术界面，表现为线状的低信号，而癌肿T_1WI上信号低于直肠壁，T_2WI呈较高信号，DWI表现为高信号影。

（2）增强扫描　癌肿及不规则增厚肠壁多呈不均匀强化。

【诊断与鉴别诊断】

诊断要点：双对比钡剂灌肠显示肠腔内不规则充盈缺损、龛影、肠腔狭窄，肠壁增厚僵硬、黏膜破坏中断等影像，结合典型临床病史，可对结肠癌做出诊断；CT、MRI检查除了可以直接显示癌肿大小、肠壁增厚程度及肠腔不规则狭窄外，还可显示癌肿对肠腔外的侵犯及淋巴结增大情况，有利于对癌肿的分期。

鉴别诊断：需要与结肠息肉、溃疡性结肠炎相鉴别。①结肠息肉，钡剂灌肠时可显示充盈缺损，表面光滑整齐，黏膜规则，无破坏中断现象，蠕动正常，且临床症状多不明显，较容易鉴别。②溃疡性结肠炎，好发部位虽与结肠癌相似，但病变范围较广泛，且病变呈连续性分布，管腔边缘可见小溃疡，但管壁柔软，无僵硬。需要格外注意的是，溃疡性结肠炎较易发生癌变，所以病史较长者要警惕癌变。

（三）结肠息肉

结肠息肉（colonic polyp）为隆起于结肠黏膜上皮表面的局限性病变。好发于直肠和乙状结肠，也可广泛分布于整个结肠。若结肠内有为数甚多的息肉存在即称息肉综合征（polyposis syndrome）。

【病理与临床】　结肠息肉为隆起于结肠黏膜上皮表面的局限性病变，可以是广基底的、短蒂或长蒂的。组织学上结肠息肉可以是腺瘤性息肉、炎性息肉、错构瘤性息肉、增生性息肉等，以腺瘤性息肉多见。

患者主要症状为反复少量便血，常为无痛性鲜红血液覆盖于粪便表面。继发感染时，可有黏液或脓液便；也可因并发肠套叠而出现急腹症症状。息肉综合征常有家族病史。

【影像学表现】

1. X线表现　气钡双重灌肠造影可以清楚地显示结肠的轮廓结构及病变的形态，是诊断结肠息肉首选的检查方法。结肠息肉正位时，一般表现为肠腔内形态规则、边界光滑的圆形或椭圆形充盈缺损（图7-1-47），直径较大的息肉（如直径>2cm）也可呈分叶状，于息肉切线位时，呈现半圆形充盈缺损；息肉可带蒂，蒂长者呈条带状影，透视下改变患者体位，带蒂息肉可有活动性。

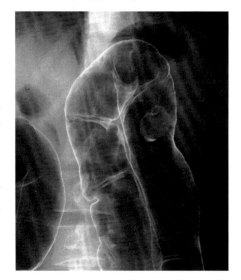

图7-1-47　降结肠上段息肉X线表现

2. CT表现

（1）平扫　螺旋CT扫描后的容积数据可进行多种后处理，多层面重建技术能较好地显示息肉，呈凸于肠腔内的圆形或椭圆形软组织密度影（图7-1-48），与毗邻肠壁的交角呈钝角或锐角改变，形态规则，边缘光滑清楚。

（2）增强扫描　息肉呈均匀强化，轮廓显示更加清楚。

CT仿真内镜（CTVE）可发现肠腔内直径5mm的息肉及肠腔的宽窄情况，但不能发现息肉表面的糜烂、出血，对于鉴别结肠小的良、恶性息肉有局限性。

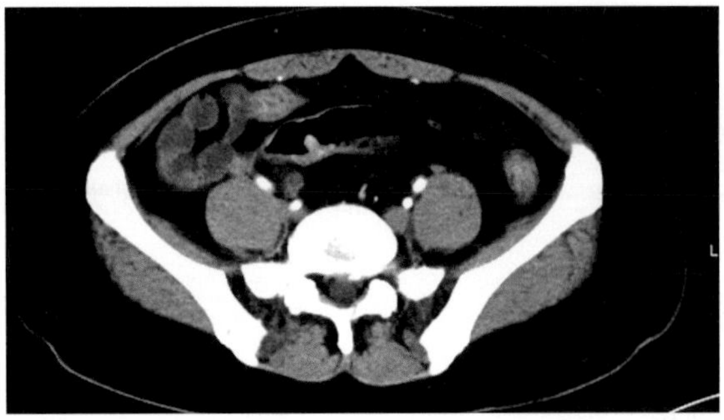

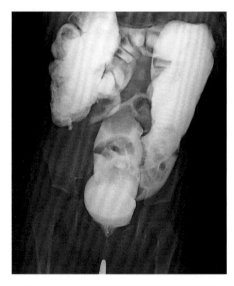

图7-1-48 乙状结肠息肉CT表现

3. MRI表现 MR仿真内镜（MRVE）表现为肠腔内圆形或椭圆形结节状隆起，表面光滑整齐，较大者可有分叶状改变。MRVE对直径＞10mm的结肠息肉敏感性、特异性较高，而对于直径6～10mm的结肠息肉敏感性相对较低。

【诊断与鉴别诊断】 若结肠内出现多发性息肉时，应多结合临床病史，与息肉综合征鉴别。家族性结肠息肉病归属于腺瘤性息肉综合征，是一种常染色体显性遗传性疾病，偶见于无家族史者，全结肠与直肠均可有多发性腺瘤，多数腺瘤有蒂，乳头状较少见，息肉数从100个到数千个不等，自黄豆大小至直径数厘米，常密集排列，有时成串，其组织结构与一般腺瘤无异。本病属于癌前病变，发病部位左半结肠相对较多，肛门指诊即可触及息肉，可以伴色素斑或色素沉着以及其他组织器官肿瘤。若单个息肉直径大于2.0cm，表面粗糙不规则有分叶者，应警惕恶变可能。

（四）先天性巨结肠

先天性巨结肠（congenital megacolon）又称肠无神经节细胞症，是肠壁内神经节细胞缺失，远端肠管持续痉挛，缺乏松弛和蠕动，粪便淤滞使近端结肠代偿性肥厚、扩张的病理改变。多见于小儿，是常见的先天性肠道疾病。

【病理与临床】 病变可分布在肛门至盲肠、结肠内，范围长度不一。根据无神经节细胞分布的范围可划分为超短型、短段型、中段型、长段型及全结肠型几种类型。

临床上主要表现为便秘。患儿常在出生后无胎便排出或仅有少量胎便，短期内可出现不完全性肠道梗阻甚至是完全性肠道梗阻，可表现为腹胀和呕吐，呕吐物可为胆汁或粪便样物质，常需灌肠后才可排便。

【影像学表现】

X线表现

（1）X线腹部平片 腹部可见低位性肠梗阻征象，结肠明显扩张，有气液平面存在，胀气结肠位于腹部四周；侧位片显示骶前直肠内无气体。

（2）钡剂灌肠 病变肠段具有远端狭窄、近端扩张、中间为漏斗状移行部的显著特征：①远端狭窄，是指在直肠和乙状结肠远段，可显示一长短不一的狭窄肠腔，边缘光整或不规则；②近端扩张，是指在狭窄段上方的结肠显著扩张，肠壁明显增厚，有横行增粗的黏膜皱襞影像；③漏斗状移行部，是指位于狭窄段与扩张段之间，肠腔稍扩张，常呈漏斗状与扩张段相连（图7-1-49）。病变肠管蠕动缓慢，管壁增厚、僵直无张力，常可见灌肠钡剂潴留。近端扩张段结肠可有结肠炎表现，肠壁常毛糙、不光整。

图7-1-49 先天性巨结肠钡剂灌肠表现

🔗 **链接** 怀疑先天性巨结肠的儿童钡剂灌肠的注意事项

①不用泻药，减少并发症的发生；②清洁洗肠及调制钡剂要用等渗盐水，防止水中毒；③灌肠时压力不应太大，注入速度不宜过快，以免狭窄段被扩张；④肛管放置位置不宜过高，防止越过狭窄段而漏诊；⑤检查完毕后，应尽可能抽出肠内钡剂，以免钡剂在扩张段干结，形成低位肠梗阻。

【诊断与鉴别诊断】 腹部平片显示低位肠梗阻征象，结合临床表现新生儿期胎粪排出延迟，出现腹胀和呕吐，可提示有先天性巨结肠可能；钡剂灌肠显示病变肠段具有远端狭窄、近端扩张、中间为漏斗状移行部的显著特征，即可诊断先天性巨结肠。

第2节 肝胆胰脾

一、检查技术

（一）X线检查

1. X线平片 目前临床上很少应用X线平片进行肝胆胰脾的检查，平片仅可发现胆道系统内含钙量较高的结石和胆管积气，对绝大多数肝脏病变并无检查价值。

2. 造影检查 目前仍在应用的胆系X线造影检查包括经皮穿刺肝胆道成像（percutaneous transhepatic cholangiography，PTC）、经内镜逆行胆胰管成像（endoscopic retrograde cholangiopancreatography，ERCP）和T形管造影。

（1）PTC 为经皮经肝直接穿刺入肝内胆管，注入对比剂，使肝内外胆管显影的一种检查方法，主要应用于梗阻性黄疸的诊断和鉴别诊断，目前较少应用。

（2）ERCP 在透视下首先将内镜插入十二指肠降部，再通过内镜将导管插入十二指肠乳头，注入对比剂以显示胆管和胰管的方法。ERCP可用于慢性胰腺炎、胰腺癌、壶腹癌的鉴别诊断，目的主要是进行活检。

（3）T形管造影 是经胆系术后放置的T形引流管逆行注入对比剂以显示胆管，为胆系术后常规检查，主要用于了解胆道术后胆管内有无残留结石、胆道通畅情况及有无并发症，目前较少应用。

（二）CT检查

1. 肝脏CT检查 为肝脏疾病的主要影像学检查技术，常用的肝脏CT检查方法包括平扫和增强两大类。

（1）平扫检查 肝脏CT检查常规先行平扫。平扫检查能发现肝脏的大多数疾病，尤其对肝囊肿、脂肪肝、肝硬化及出血性与钙化性等病变，结合CT值的测量，常可做出明确诊断。

（2）增强检查 在平扫发现肝脏异常而难以诊断，以及需要同时观察肝脏血管情况，或其他检查发现异常而平扫未显示病灶时，常规行增强检查。

1）肝脏多期增强检查：为常规采用的增强方法，是经静脉快速注入对比剂后分别于不同延迟时间进行肝脏动脉期、门静脉期和平衡期扫描。可用于分析病灶的强化方式和强化程度及其变化，评估病灶的肝动脉和门静脉供血情况，有助于病变的定性诊断；应用图像后处理技术，还可整体、直观地显示肝动脉、门静脉等血管。

2）肝脏动态增强检查：为静脉快速灌注对比剂后选择感兴趣的病变层面不同时间点连续进行扫描，从而获得病灶的时间-密度曲线，通过分析时间-密度曲线，用以评价病变的血流状态，以利病变诊断。由于肝脏动态增强检查的辐射剂量高，临床较少应用。

2. 胆道CT检查 CT对胆系疾病的检出与诊断具有重要价值，为胆系疾病的主要影像学检查技术。

（1）平扫检查 胆系CT检查需要空腹，扫描范围从膈顶至胰头钩突部，通常应用薄层扫描或薄层重组，以便更好地显示胆系较小病变；应用后处理技术行胆系冠状位、矢状位多层面重建技术和CPR重组能全面直观、多方位观察胆系全貌。

（2）增强检查 若平扫发现胆囊、胆管壁增厚或腔内软组织肿块，需要行增强扫描；增强方法与肝脏增强基本相同。增强检查使胆管与周围组织的对比更加明显，且处理后可进行CT胆管成像，后者能清楚地显示胆系的立体解剖，便于明确胆管梗阻的原因和评估肿瘤的侵犯程度。

3. 胰腺CT检查 为胰腺超声检查后的首选补充检查方法，也是胰腺疾病诊断的主要影像学检查方法。需要空腹准备，应充分饮水，以免将邻近肠曲误认为胰腺肿块。常规先行胰腺平扫检查，常需要薄层重组，以便更好地检出病变和显示细节；若平扫发现异常或根据临床情况，常需要行胰腺多期增强检查，方法基本同肝脏多期增强检查。同时采用胰腺CTA技术可准确判断胰腺癌侵犯血管的情况以及做出能否手术切除的判断。

4. 脾脏CT检查 与肝脏常规CT检查基本相同。多期增强扫描有利于显示各种小病灶，可明确病变的大小和范围，并且结合临床资料可推断病变性质。

（三）MRI检查

1. 肝脏MRI检查 通常作为肝脏疾病超声和（或）CT检查后的补充检查技术，主要用于疾病的鉴别诊断。此外，MRI检查对早期肝细胞癌可提供更多的诊断信息。

（1）平扫检查 为MRI的常规检查。通常行横断位和冠状位T_1WI和T_2WI成像，必要时辅以脂肪抑制技术，以进一步鉴别病灶内是否存在脂肪组织；弥散加权成像对肝脏占位性病变的诊断和鉴别诊断有一定的价值；化学位移成像对脂肪肝的定性和定量诊断具有较高价值。

（2）增强检查 用于平扫发现病变，但诊断有困难的疾病。常规注入对比剂Gd-DTPA，行肝脏T_1WI多期增强检查，其作用和意义同CT多期增强检查。

应用肝脏特异性对比剂行MRI增强检查可提高肝内病变尤其是小病灶的检出率，并为疾病诊断和鉴别诊断提供新的有价值信息。特殊对比剂主要有两类：一类为超顺磁性氧化铁，静脉注射后被肝内网状内皮系统的库普弗（Kupffer）细胞吞噬，使肝实质在T_2WI信号明显降低，而不含Kupffer细胞的病变组织则保持原来的相对高信号，从而有助于肝内病变的鉴别诊断；另一类为肝细胞特异性对比剂，如钆塞酸二钠、钆贝葡胺，静脉注射对比剂后其可被肝细胞摄取、转运，这增加了肝组织与不具有正常肝细胞病变间的信号对比，有利于小病灶如早期肝细胞癌的检出及病变的鉴别诊断。

2. 胆道MRI检查 通常作为胆道系统疾病超声和CT检查后的补充检查方法。

（1）普通检查 常规行T_1WI和T_2WI检查，除了行横断位扫描外，还可根据需要行冠状、矢状、斜矢状位检查。

（2）增强检查 适应证同CT增强检查。

（3）MRCP检查 主要用于评估胆道梗阻，对明确梗阻部位、程度和病因均有较高价值。

3. 胰腺MRI检查 检查前需要空腹准备，并口服等渗甘露醇；常规先行平扫T_1WI和T_2WI，应用抑脂技术可更佳显示胰腺及其病变；增强检查适应证同CT，方法类似肝脏MRI多期增强检查。能敏感地检出病变、清楚显示病变的细节及其组织成分的分析，从而有利于胰腺疾病的诊断和鉴别诊断。MRCP是显示胰管的最佳检查方法，它能完整显示胰管的全程，主要用于观察胰管的形态及通畅情况。由于MRCP可显示生理状态下的胆道，且具有无创性和多方位观察等优点，所见胆系结构影像清晰，目前MRCP已逐渐取代ERCP检查。

4. 脾脏MRI检查 方法同肝脏。MRI常作为脾超声和CT检查后的补充方法，对某些脾脏疾病如脾脓肿、脾血管瘤和脾淋巴瘤的诊断常优于CT检查。

二、正常影像学表现

（一）肝脏

1. 正常CT表现

（1）肝脏的大小 正常肝脏呈楔形，右叶厚而大，向左逐渐变小变薄。CT可从横断、冠状、矢状位上显示肝脏形态。正常肝右叶前后径为8～10cm，最大斜径为10～14cm；左叶厚度不超过6cm，长度不超过9cm。CT评价肝脏大小，常用方法为测量肝叶最大径线并计算叶-叶间比例，以对各叶大小进行评价；正常肝右-左叶前后径比值为1.2～1.9，肝右-尾叶横径比值为（2～3）：1（图7-2-1）。

（2）肝叶、肝段划分 肝脏分为左叶、右叶和尾叶。CT根据肝内血管分布特点把肝脏划分为若干肝段。通常以左、中、右肝静脉作为纵向划分标志，以门静脉左、右支主干作为横向划分标志，如此将肝脏划分为八个肝段（图7-2-2），即尾叶为Ⅰ段、左外上段为Ⅱ段、左外下段为Ⅲ段、左内段为Ⅳ段、右前下段为Ⅴ段、右后下段为Ⅵ段、右后上段为Ⅶ段、右前上段为Ⅷ段。

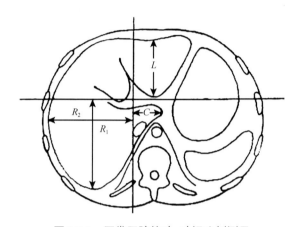

图7-2-1 正常肝脏的叶-叶间比例测量

R_1.右叶前后径；L.左叶前后径；R_2.右叶横径；C.尾状叶横径

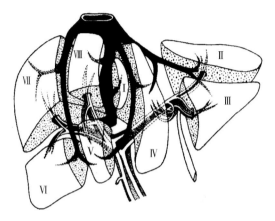

图7-2-2 正常肝脏分段示意图

（3）肝实质 在CT平扫呈均匀软组织密度，比脾密度高，CT值为50～70Hu；肝内血管密度低于正常肝实质，呈树枝状走行于肝实质内；肝内胆管在正常情况下较为细小，CT平扫常不能显影，于肝门区可见细小的低密度管状影。增强CT扫描，肝实质和肝内血管在不同时相扫描其表现各异：①动脉期，肝实质密度与平扫相似或略升高，肝动脉呈显著高密度影，门静脉可轻度升高，肝静脉无强化。②门静脉期，肝实质密度显著升高，明显高于动脉期；门静脉强化明显，高于肝实质；肝静脉呈较明显强化（图7-2-3）。③平衡期及延迟期，肝实质密度逐渐下降，肝内门静脉和肝静脉内对比剂逐渐廓清，逐渐接近肝实质密度。

（4）肝血管 肝脏为双重供血器官，门静脉血供占肝脏血供的70%～75%，肝动脉血供占25%～30%。胆管系统与两套血管伴行，且均从肝门区进入肝脏。在CT扫描横断面图像上，在肝门区可见较粗大的门静脉断面位于偏后方，其右前方为肝总管断面，左前方为较细小的肝固有动脉断面影。门静脉由肠系膜上静脉和脾静脉汇合而成，门静脉肝内分支与肝段分布相一致。肝静脉系统主要由肝右、肝中和肝左静脉组成，在肝顶部第二肝门处汇入下腔静脉。

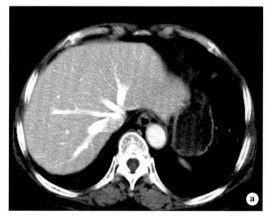
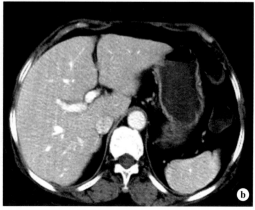

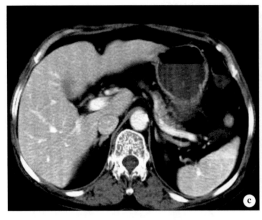
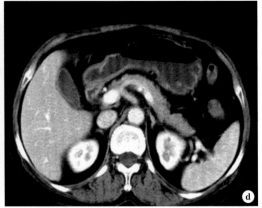

图7-2-3　正常肝脏CT增强表现

增强扫描门静脉期：肝静脉、门静脉和肝实质均明显强化

2. 正常MRI表现　MRI断面图像显示肝脏的解剖结构与CT所见相同。平扫T_1WI肝实质呈灰白信号，略高于脾脏信号；T_2WI上肝实质呈灰黑信号，明显低于脾和肾脏信号（图7-2-4）。肝内血管在T_1WI上呈低信号，T_2WI受血流速度和采集参数不同的影响可呈高、等、低信号。MR强化方式与CT增强扫描相似。

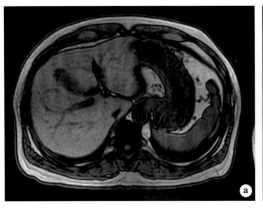
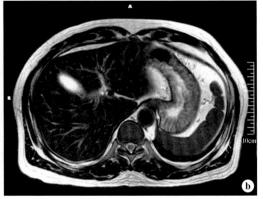

图7-2-4　正常肝脏MRI表现

a. T_1WI；b.T_2WI

（二）胆道

1. 正常X线表现

（1）胆囊　正常胆囊造影显示为卵圆形或梨形，轮廓光滑，长7～10cm、宽3～5cm，分为底部、体部、颈部和胆囊管。

（2）胆管　肝内胆管呈树枝状分布，走行自然，逐级汇合形成左、右肝管，再联合为肝总管；肝总管长3～4cm，内径0.4～0.6cm，向下延续为胆总管；胆总管长4～8cm，内径0.6～0.8cm，末端与胰管汇合后共同开口于十二指肠乳头部。

2. 正常CT表现

（1）胆囊　通常位于肝门下方，肝右叶前内侧；在横断面上表现为圆形或类圆形，直径4～5cm。胆囊腔表现为均匀水样密度，CT值0～20Hu；胆囊壁光滑锐利，厚度2～3mm，呈均匀薄壁软组织密度。增强检查，胆囊腔内无强化，胆囊壁呈细线样环状强化（图7-2-5）。

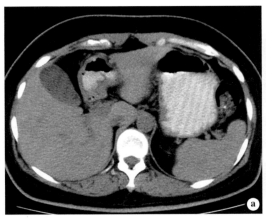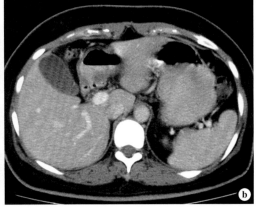

图7-2-5 正常胆囊CT表现

a.平扫；b.增强

（2）胆管 正常肝内胆管平扫不显示，肝外胆管尤其是胆总管通常可显示，在横断面上表现为自肝门至胰头之间各连续层面的小圆形水样密度影或环形影，特别是薄层扫描和增强扫描时胆总管显示更为清楚。

3. 正常MRI表现

（1）胆囊 形状和大小与CT表现相同。其内信号多均匀，T_1WI呈低信号，T_2WI呈高信号；部分胆囊内T_1WI信号不均，其腹侧为低信号，背侧为高信号，分别代表新鲜和浓缩胆汁信号。在MRCP上多数胆囊都能清晰显示，正常胆囊内含有胆汁，表现为均匀高信号，边缘光滑。

（2）胆管 正常胆管内含有胆汁。普通MRI检查，肝内胆管多难以分辨，肝外胆管T_1WI呈低信号，T_2WI呈高信号，表现为圆形或柱状影。MRCP可较好地显示正常肝内、外胆管，表现为边缘光整的树枝状高信号；胆囊呈类圆形或卵圆形边缘光整的高信号（图7-2-6）。

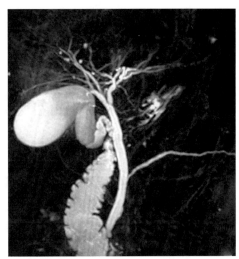

图7-2-6 正常胆道MRCP表现

（三）胰腺

1. 正常CT表现 胰腺形似弓状，凸面向前，横跨第1、2腰椎椎体前方；胰腺边缘光滑或呈锯齿状；平扫胰腺实质密度与脾脏相近，增强后动脉期胰腺实质明显强化，门静脉期强化程度降低（图7-2-7）。在诊断胰腺大小异常时，以往常测量胰腺各部位的最大前后径来判断，通常胰头最大（前后径小于3cm），自胰头至胰尾逐渐变细。一般胰尾位置高，胰头位置低；钩突是胰头下方向内延伸的楔形凸出，其前方为肠系膜上动、静脉，外侧为十二指肠降段，下方为十二指肠水平段。脾静脉沿胰腺体尾部后缘走行，是识别胰腺的标志。胰管位于胰腺实质内，可不显示或表现为细线状低密度影。

2. 正常MRI表现 胰腺周围脂肪呈高信号有助于衬托胰腺的轮廓。正常胰腺信号强度与肝脏信号相似（图7-2-8），胰腺在T_1WI脂肪抑制序列呈相对高信号。胰腺背侧的脾静脉由于流空效应而呈无信号影，有助于勾画出胰腺的后缘。胰头位于十二指肠曲内，十二指肠内液体在T_2WI表现为高信号。MRCP可清楚显示主胰管。

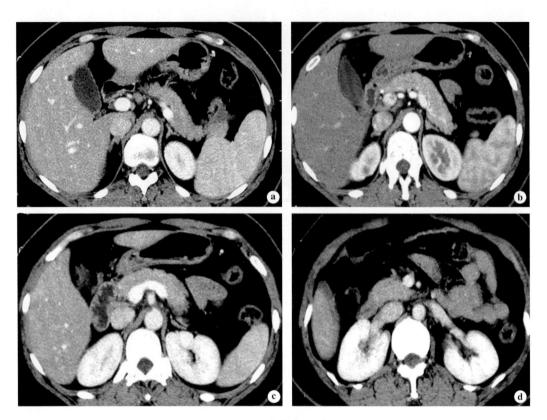

图 7-2-7 正常胰腺 CT 表现

a. 胰尾层面；b. 胰体层面；c. 胰颈层面；d. 胰头层面

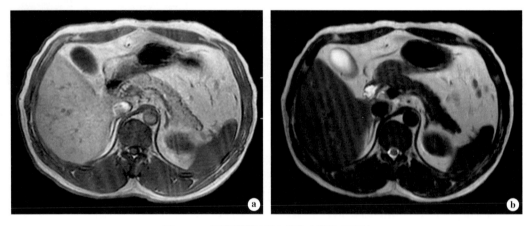

图 7-2-8 正常胰腺 MRI 表现（胰体层面）

a. T_1WI；b. T_2WI

（四）脾脏

1. 正常 CT 表现 正常脾脏前后径≤10cm、宽径≤6cm、上下径≤15cm；另一较简单的测量方法是在脾显示最大的横断层面上，正常脾外缘通常少于5个肋单位（肋单位为同层 CT 横断面上一个肋骨或一个肋间隙的长度），但不及三维径线测量准确。脾形态近似于新月形或为内缘凹陷的半圆形，密度均匀且略低于肝脏；脾内侧缘常有切迹，其中可见大血管出入的脾门。增强扫描，动脉期脾不均匀明显强化，呈花斑脾；静脉期和实质期脾的密度逐渐均匀（图 7-2-9）。

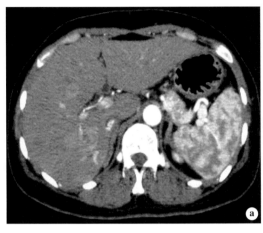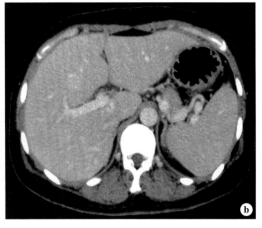

图 7-2-9 正常脾脏 CT 表现（增强扫描）

a. 动脉期：皮质强化明显高于髓质，密度不均，呈不规则花斑状强化即花斑脾；b. 门静脉期：脾脏皮质、髓质强化，密度趋向均匀一致

2. 正常 MRI 表现 正常脾脏信号均匀，由于脾内血窦丰富，故 T_1 及 T_2 弛豫时间比肝、胰长，T_1WI 信号低于肝脏，T_2WI 信号则高于肝脏；多期增强 MRI 表现与 CT 相似，其大小的判断同 CT 表现。

三、异常影像学表现

（一）肝脏

1. 异常 CT 表现 肝脏大多数疾病可使肝脏大小、形态、轮廓、肝实质及肝内血管、胆管等发生异常改变；这些异常表现常同时发生，应进行综合分析，方可对肝疾病做出正确诊断。

（1）形态大小异常 ①肝脏增大，多见于弥漫性肝病和肝内较大的占位性病变；表现为肝脏饱满，前后径、横径及上下径线超过正常范围。②肝萎缩，表现为全肝体积缩小，常有变形，肝外缘与腹壁距离增宽，肝裂、胆囊窝增宽。③肝脏变形，表现为一个肝叶增大而另一肝叶萎缩，导致各肝叶大小比例失常。

（2）边缘及轮廓异常 ①肝硬化，可导致肝边缘与轮廓异常；表现为肝轮廓凹凸不平，边缘呈锯齿状或波浪状改变。②肝内占位性病变，可凸出肝表面，表现为局限性隆起（图 7-2-10）。

（3）肝弥漫性病变 常见病变有慢性肝炎、肝硬化、脂肪肝、肝血红蛋白沉着症等；表现全肝密度弥漫性增高或降低，也可呈高、低相间混杂密度，境界可清楚或模糊。

（4）肝局灶性病变 肝肿瘤、脓肿和囊肿等，均可表现为肝内局灶性占位性改变，并可对周围肝实质、血管、胆管等组织产生受压移位。肝占位性病变平扫多表现为单发或多发圆形、类圆形或不规则形低密度肿块，

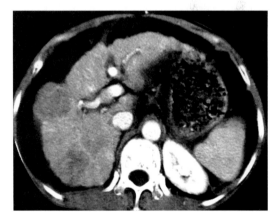

图 7-2-10 肝脏边缘及轮廓异常

肝硬化及肝癌导致肝脏边缘凹凸不平、局部隆起

少数呈等或高密度；增强 CT 检查，囊性占位性病变可表现为不强化或仅边缘强化，乏血供的占位性病变一般仅表现为轻度强化，富血供的占位性病变表现为明显强化。

（5）肝血管异常 肝内血管可发生解剖学变异和（或）病理性异常，CTA 具有类似血管造影的诊断效果，能很好地显示肝脏血管的解剖变异及肿瘤的供血动脉；也可显示肿瘤对血管的侵犯，表现为血管边缘不规则及受压移位；还可显示门静脉及肝静脉血栓或瘤栓，表现为充盈缺损；当有动静脉瘘时，表现为动脉期出现门静脉或肝静脉显影。

2. 异常MRI表现 肝脏轮廓及形态大小的改变与CT相似。肝脏实性肿瘤多数具有细胞内水分增多的特征，故T_1WI为稍低信号，T_2WI为稍高信号；若T_1WI上病灶内见高信号，则提示出血或含脂质成分；增强扫描不同病变其强化方式不同。

（二）胆道

1. 异常X线表现 PTC及ERCP能很好地显示胆道的解剖结构。胆道异常主要表现为胆管扩张、狭窄、阻塞、管壁不规则和管腔内充盈缺损。通常情况下，胆总管直径超过1cm为胆总管扩张。根据扩张胆管的范围、形态及梗阻端表现，可提示病变性质：①胆道狭窄处表现为由粗变细的移行性狭窄，多为炎性病变所致。②胆道病变范围较广，病变区胆管呈粗细相间的节段性分布，常见于原发性硬化性胆管炎。③结石所致胆道梗阻可见梗阻端呈倒杯口状表现，肝内胆管扩张呈枯树枝样。④肝内扩张的胆管呈软藤样改变，于梗阻处突然截断或呈锥状狭窄多为恶性梗阻的征象。

2. 异常CT表现

（1）胆囊异常 ①胆囊增大，胆囊横断面直径超过5cm，常见于胆囊炎或胆道梗阻。②胆囊缩小，常伴有胆囊壁增厚，可见于慢性胆囊炎。③胆囊壁增厚，胆囊壁厚度超过3mm即增厚；其中，环形增厚常见于胆囊炎，局限性增厚常见于肿瘤或肿瘤样病变。

（2）胆系结石 胆囊和胆管内结石常表现为胆囊或扩张胆管内单发或多发高密度影。

（3）胆管扩张 正常不能显示的肝内胆管呈小圆形或细管状低密度影，即可诊断肝内胆管扩张；胆总管直径超过1cm，即考虑肝外胆管扩张。多层面重建技术或三维重组图像可更直观地显示自下而上扩张的胆管。

（4）充盈缺损 胆管和胆囊内结石或肿瘤均可造成腔内充盈缺损，通常结石所致的充盈缺损边缘光整，而肿瘤所致者多不规则。胆囊或胆管内阳性结石表现为其内的钙化性局灶性高密度影；胆囊或胆管肿瘤可见自囊壁或管壁向腔内生长的软组织肿块。

3. 异常MRI表现 在T_2WI上胆管内胆汁呈高信号，结石在高信号胆汁的衬托下呈低信号，易于显示；在T_1WI上多数结石与胆汁信号均近似低信号，部分结石信号高于胆汁。在MRCP上，结石亦呈低信号；若结石完全阻塞胆管，则MRCP可见扩张的胆总管下端有杯口状或半月状低信号充盈缺损。胆管癌表现为胆管局限性狭窄，呈截断征象，多方位成像及增强扫描有助于观察肿瘤的部位、大小及侵犯情况；壶腹区占位常引起胰胆管同时扩张，出现"双管征"。

（三）胰腺

1. 异常CT表现

（1）形态大小异常 急性胰腺炎多表现为胰腺弥漫性增大；胰腺肿瘤多表现为胰腺局部增大；胰头癌往往伴随胰腺体尾部萎缩；胰腺萎缩及脂肪浸润可使胰腺轮廓呈羽毛状改变。

（2）主胰管扩张 表现为胰腺中央带状低密度影，增强扫描显示更清晰；慢性胰腺炎可见串珠状或囊状扩张。

（3）密度异常 胰腺炎表现为胰腺实质密度不均匀；胰腺癌多为乏血供肿瘤，增强扫描强化程度往往低于正常胰腺实质而呈低密度肿块，肿瘤内液化坏死表现为更低密度影。

（4）周围异常 炎症渗出及肿瘤浸润常使胰腺周围脂肪间隙密度增高，胰腺边界模糊不清；渗出较多时胰腺周围可见条片状低密度积液影；肾前筋膜增厚为胰腺炎周围组织异常的常见征象。

2. 异常MRI表现 胰腺形态大小异常的意义与CT相似。不同病变MRI信号变化各异：①胰腺癌在T_1WI上常表现为低信号或等信号，在T_2WI上为高信号，肿瘤内出血、液化坏死灶呈混杂高信号。②胰腺囊性病变T_1WI呈低信号，T_2WI呈高信号。③急性胰腺炎由于充血、水肿及胰液外渗，胰腺实质在T_1WI上信号降低，在T_2WI上信号增高。④慢性胰腺炎T_2WI上可呈混杂信号，胰管扩张在MRCP

上表现为条带状或串珠状改变。

（四）脾脏

1. 异常CT表现

（1）大小异常　CT横断面上脾脏外侧缘对应的肋单元超过5个时应考虑脾大，该指标反映脾脏前后径的大小；脾下缘低于正常肝脏下缘时亦应考虑脾大，该指标反映脾脏上下径的大小。

（2）密度异常　脾脏原发或继发性肿瘤多表现为局限性低密度病灶；脾脏钙化表现为高密度，多见于结核或寄生虫感染。

2. 异常MRI表现　脾脏占位性病变多呈局限性异常信号，正常脾脏在T_2WI上为高信号，因此容易掩盖病变，而增强扫描有助于识别病灶及判断病变的性质。

四、肝脏疾病

（一）肝囊肿

肝囊肿（hepatic cyst）是常见的肝脏疾病，通常认为是胆管发育异常所致。先天性肝囊肿病因不明，可分为单纯性肝囊肿和多囊肝，前者包括单发性或多发性肝囊肿；后者为常染色体遗传性病变，常合并多囊肾等其他疾病。

【病理与临床】　单纯性肝囊肿可单发或多发，圆形或椭圆形，直径为1～10cm，边界清晰；囊内充满澄清液体，其内可有分隔。单纯性肝囊肿和多囊肝的囊肿病理学改变相同，无法区分。

临床上多无症状，常在体检时发现。巨大囊肿可出现肝区胀痛。偶有囊肿破裂出血和合并感染等并发症。

【影像学表现】

1. CT表现

（1）平扫　表现为肝实质内单发或多发、圆形或类圆形、均匀性水样低密度灶，CT值为0～20Hu，边缘光滑锐利；囊壁极薄不能显示。

（2）增强扫描　肝囊肿内液体无强化，囊肿边界更锐利、清晰（图7-2-11）。

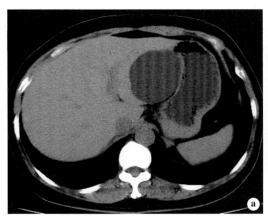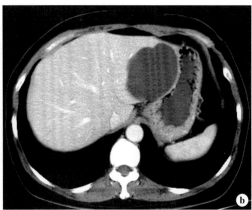

图7-2-11　肝囊肿CT表现

a. 平扫见肝左叶外侧段类圆形低密度病变，边界清晰，呈均匀水样密度；b. 增强扫描门静脉期肝左叶囊性病灶无强化，边缘更加清晰

2. MRI表现

（1）平扫　肝囊肿常为单发或多发圆形或椭圆形均匀信号区，边界清楚，壁薄；T_1WI为低信号，T_2WI为高信号，DWI呈等信号。

（2）增强扫描　肝囊肿不强化，其边界在周围正常肝实质的衬托下显示更清晰。

【诊断与鉴别诊断】　绝大多数肝囊肿的CT和MRI表现典型，易于诊断。若囊肿内出血或继发感染时，平扫囊肿密度较高，难以做出诊断；增强扫描囊内无强化，可资鉴别。肝囊肿需要与囊性转移瘤、肝脓肿、囊型肝棘球蚴病等相鉴别。

【影像学检查方法优选】

1. 超声检查　是肝囊肿的首选检查方法，肝囊肿具有较特征性的声像学特征。

2. CT　为肝囊肿的常用检查方法，绝大多数肝囊肿经CT平扫即可做出定性诊断。少数含蛋白成分或合并出血的囊肿，需要增强扫描与肝内实质性占位病变鉴别。

3. MRI　作为肝囊肿的补充检查方法，在诊断含蛋白成分或合并出血的囊肿时优于CT。

（二）肝脓肿

肝脓肿（hepatic abscess）是肝组织的局限性化脓性炎症。根据病原微生物的不同，肝脓肿可分为细菌性肝脓肿、阿米巴性肝脓肿、结核性肝脓肿、真菌性肝脓肿等；以细菌性肝脓肿最常见，致病菌多为大肠埃希菌、金黄色葡萄球菌等。感染途径主要有三种：①经胆管感染。②经血行感染。③邻近组织感染直接蔓延。

【病理与临床】　致病菌到达肝脏产生局部炎性反应，肝组织充血、水肿、组织液化坏死，形成脓腔，周围肉芽组织增生则形成脓肿壁，脓肿壁周围肝组织可有水肿。脓肿常为单发，也可多发；多为单房，少数为多房，为脓肿内纤维肉芽组织或尚未坏死的肝组织分隔而成。

临床上起病急、症状重，主要表现为寒战、高热，肝区疼痛等急性感染症状，伴乏力、食欲减退、恶性呕吐等；严重时可出现黄疸和腹水。实验室检查：白细胞总数及中性粒细胞增多。

【影像学表现】

1. CT表现

（1）平扫　表现为肝实质内圆形或类圆形低密度灶，中心为脓腔，密度均匀或不均匀，CT值略高于水，有时可见气泡影或液平面（图7-2-12a）。脓肿壁呈环形软组织密度影，其密度高于脓腔而低于肝，边缘可模糊或清晰；急性期脓肿壁外可见环形低密度水肿带。

（2）增强扫描　①动脉期，表现为脓肿壁呈环状强化，密度高于周围正常肝实质，脓腔及脓肿壁周围的水肿带无强化。环形强化的脓肿壁和外周无强化的低密度水肿带构成了所谓的双环征（图7-2-12b）。部分患者在动脉期可见病变所属肝段出现一过性强化，可能是由于炎症刺激，肝动脉扩张使肝实质局部血供增多所致。②门静脉期及延迟期，脓肿壁进一步强化，周围水肿带逐渐强化。多房状肝脓肿增强扫描时可见脓肿壁及分隔明显强化，形成蜂窝状改变。

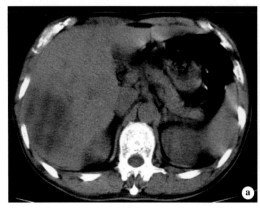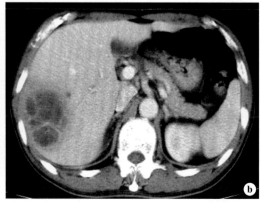

图7-2-12　肝脓肿CT表现

a.平扫显示肝右叶类圆形低密度病灶，边界欠清；b.增强扫描显示病灶周边环形强化，外围为肝组织水肿带，呈双环征表现；病灶内呈多房状，

其分隔有强化

2. MRI表现

（1）平扫　肝脓肿MRI表现为圆形或类圆形病灶，脓腔在T_1WI呈均匀或不均匀低信号，T_2WI呈明显高信号，DWI上呈显著高信号。脓肿壁在T_1WI上的信号强度高于脓腔而低于肝实质；T_2WI上则低于脓腔而略高于肝实质。

（2）增强扫描　脓肿壁强化表现与CT相同。

【诊断与鉴别诊断】　脓肿出现的双环征和脓肿内小气泡为肝脓肿的特征性影像学表现；结合临床相关资料，一般诊断不难。鉴别诊断：①肝囊肿，为囊液性病灶，与肝脓肿相似，但肝囊肿壁菲薄且无强化表现，易于鉴别。②肝细胞癌，肝脓肿早期未出现液化时可表现为实质性肿块，但肝细胞癌CT或MRI多期增强检查时常呈"快进快出"的强化特点，常有肿瘤周边假包膜等，与肝脓肿不同。③肝转移瘤，坏死液化明显的肝转移瘤有时需要与肝脓肿鉴别，但肝转移瘤的坏死液化腔在DWI上信号较低，结合原发肿瘤病史，不难鉴别。

【影像学检查方法优选】

1. 超声检查　是肝脓肿的首选检查方法，超声对多数肝脓肿可做出诊断。实时超声引导下行肝穿刺活检、抽取脓液，并可进行药物冲洗，置管引流治疗。

2. CT　是肝脓肿的补充检查方法。CT可显示肝脓肿的特征性表现，同时可观察膈下、胸腔及肺底的炎症性渗出。

3. MRI　是目前诊断肝脓肿的最佳检查方法，可敏感地反映肝组织充血、水肿、坏死、液化及脓肿壁形成等病理学改变。

（三）肝细胞癌

原发性肝癌是目前我国第4位常见恶性肿瘤及第2位肿瘤致死病因，主要包括肝细胞癌（hepatocellular carcinoma，HCC）、肝内胆管细胞癌（intrahepatic cholangiocarcinoma，ICC）和混合型肝细胞癌-胆管癌（combined hepatocellular cholangiocarcinoma，cHCC-CCA）三种不同病理学类型，其中肝细胞癌占75%～85%，好发于中老年人，以男性多见。

【病理与临床】　肝癌的大体病理分三型：①巨块型，肿瘤直径≥5cm，常呈浸润性生长，分界不清，其内易发生坏死，此型最多见。②结节型，肿瘤直径＜5cm，境界清楚，可有纤维性被膜（称假包膜），可分为单发结节、多发结节及结节融合型。③弥漫型，肝内弥漫性分布直径1cm左右的小结节，互不融合，呈浸润性生长，较少见。中国肝癌病理协作组将单个癌结节最大直径≤3cm或2个癌结节直径之和≤3cm，称为小肝癌。近年来有专家提出将直径小于2cm的单发癌灶定义为小肝癌。

原发性肝癌主要由肝动脉供血，且90%的病例都为血供丰富的肿瘤。肿瘤一般呈膨胀性生长，压迫周围的肝实质，导致纤维组织增生，形成假包膜。肝癌容易侵犯门静脉和肝静脉而形成癌栓或肝内外血行转移；侵犯胆道引起阻塞性黄疸；淋巴转移可引起肝门及腹主动脉或下腔静脉旁淋巴结增大；晚期可发生肺、骨骼、肾上腺和肾等远处转移。

早期一般无症状，中晚期可出现右上腹痛、消瘦乏力、腹部包块及发热、腹泻等症状；而黄疸、腹水和肝性脑病则是肝脏失代偿的表现。实验室检查：血中甲胎蛋白明显增多。

【影像学表现】

1. CT表现

（1）平扫　①巨块型及结节型肝癌，多表现为肝实质内低密度肿块，巨块型肝癌中央可发生坏死而出现更低密度区（图7-2-13a）；少数肿块可表现为等密度；若肿瘤破裂出血可见瘤内斑片状高密度。肿瘤边缘有假包膜者则肿块边缘清楚且光滑，这是肝细胞癌CT诊断的重要征象。②弥漫型肝癌，表现为全肝或局部增大，肝实质内见境界不清的多发低密度小结节。

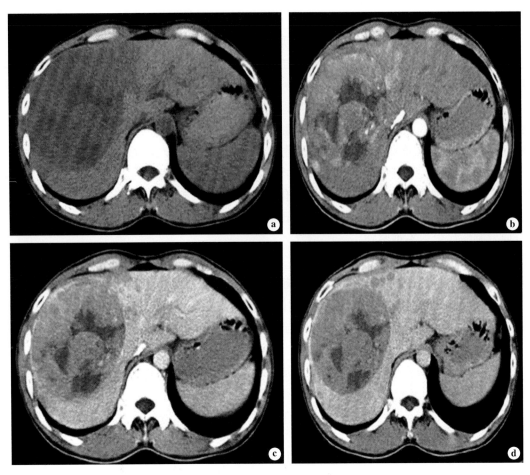

图7-2-13 肝癌（巨块型）CT表现

a.平扫肝右叶见类圆形巨大低密度肿块，边缘模糊；b.增强动脉期肿块不均匀明显强化；c.增强门静脉期肿瘤强化程度迅速下降；d.平衡期示肿块强化程度进一步降低

（2）增强扫描 常规进行多期增强扫描。①动脉期：因肿瘤主要由肝动脉供血，早期出现明显的斑片状、结节状强化，CT值迅速达到峰值，部分肿瘤内可见肿瘤血管；巨块型肝癌强化多不均匀，中心坏死区无强化，而结节型肝癌可出现均匀强化（图7-2-13b）。②门静脉期：正常肝实质强化，密度明显升高，肿瘤缺乏门静脉供血而表现为相对低密度（图7-2-13c）。③平衡期：肿瘤密度持续降低，与周围正常强化肝实质对比更明显（图7-2-13d）。总之，整个增强过程表现为对比剂"快进快出"的特征，肝癌强化的时间-密度曲线呈"速升速降"形曲线。肿瘤的假包膜一般呈延迟强化表现（图7-2-14）。

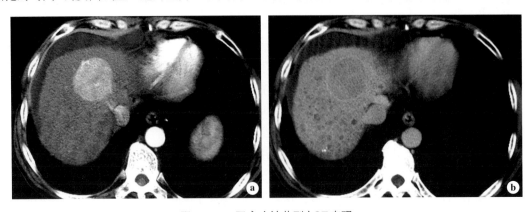

图7-2-14 肝癌（结节型）CT表现

a.增强动脉期示肝左内叶见一类圆形明显均匀强化肿块，边缘清楚；b.平衡期示肿块强化程度明显降低，肿块边缘见假包膜强化

（3）继发性改变　①当肿瘤侵犯邻近血管形成癌栓时，增强CT可显示门静脉、肝静脉或下腔静脉内对比剂充盈缺损，CTA可多角度反映癌栓的全貌和范围。②肿瘤侵犯血管形成肝动脉-门静脉瘘时，增强CT表现为动脉期门静脉分支提前显影，增强程度与动脉相一致，且该门静脉分支供血的肝脏叶段出现提前强化，即所谓的肿瘤周围肝实质的一过性灌注异常。③其他方面：如肝癌侵犯胆道系统，可引起上方胆管扩张；肝门部或腹主动脉旁、腔静脉旁淋巴结增大，提示淋巴结转移可能。

2. MRI表现

（1）平扫　癌肿内部可有不同程度的纤维化、脂肪变性、坏死及出血等。T_1WI和T_2WI上信号表现多样：①肿瘤在T_1WI常表现为低信号，T_2WI及其脂肪抑制序列为稍高信号，信号均匀或不均；肿瘤出血或脂肪变性在T_1WI呈高信号；肿瘤假包膜在T_1WI上表现为肿瘤周围的环状低信号影（图7-2-15a、图7-2-15b）。②门、肝静脉癌栓：T_1WI上呈低信号，T_2WI呈高信号。

（2）增强扫描　①应用Gd-DTPA多期增强检查，肿瘤强化表现与CT相同，呈"快进快出"特点（图7-2-15c、图7-2-15d）。②应用超顺磁性氧化铁增强扫描，肝内网状内皮系统的Kupffer细胞吞噬超顺磁性氧化铁，使正常肝实质在T_2WI信号明显降低，而不含Kupffer细胞的肝癌则呈高信号，从而有助于肝癌的鉴别诊断。③应用肝细胞特异性对比剂（如钆塞酸二钠、钆贝葡胺）多期增强扫描，动脉期及门静脉期肿瘤的强化表现与Gd-DTPA增强所见相同；在延迟的肝特异期成像上，由于肝癌细胞没有转运此对比剂的功能而表现为低信号，因而能敏感地检出较小的肝癌。

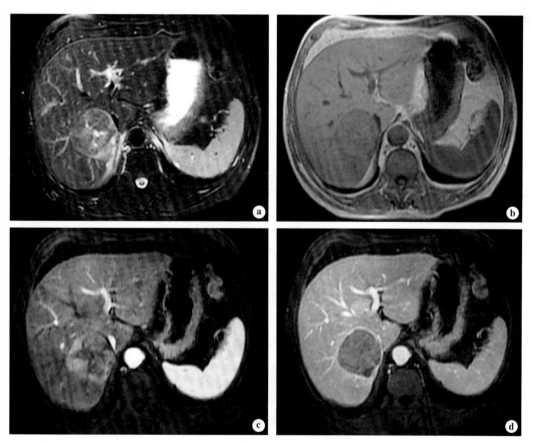

图7-2-15　原发性肝癌MRI表现

a. 肝右叶肿块T_2WI呈稍高信号；b. T_1WI肿块呈稍低信号，边界清楚；c. 增强扫描动脉期病灶明显不均匀强化；d. 门静脉期病灶强化程度迅速下降，肿块边缘包膜延迟性强化

【诊断与鉴别诊断】　肝实质软组织密度肿块，肿瘤边缘有假包膜，多期增强检查呈"快进快出"表现；结合血中甲胎蛋白明显增高，多可做出肝癌的诊断。肝癌的鉴别诊断，除海绵状血管瘤、转移

瘤外，还需要与以下疾病鉴别：①肝腺瘤，CT、MRI平扫及增强早期表现与肝癌相似，但后者多见于青年女性、常有口服避孕药史且无肝硬化背景。②局灶性结节性增生，CT、MRI检查与肝癌表现相似，但局灶性结节性增生增强无"快出"表现且常有延迟强化的中央癫痕；若鉴别困难者，可行MRI肝细胞特异性对比剂增强检查，局灶性结节性增生在肝特异期表现为高信号而不同于肝癌。

【影像学检查方法优选】

1. 超声检查　用于肝癌的筛选检查，二维声像图难以做出肝癌的定性诊断，近年来也有开展超声微泡造影技术，增加了超声对肝癌的诊断效果。

2. CT　是诊断肝癌的首选检查方法，CT多期增强扫描对肝癌的检出和定性诊断有很大价值，同时可显示肝门血管和胆管受侵情况、腹膜后淋巴结转移情况。

3. MRI　主要用于小肝癌的检出及肝癌的鉴别诊断。MRI的软组织分辨率更高对小肝癌检出更为敏感，动态增强可以获取血流动力学信息，对肝癌可做出定性诊断。MRI具有多模态成像优势，包括DWI、PWI、MRS等功能成像技术，是解剖影像学的重要补充。

4. 血管造影　可对肝癌定性诊断，但主要用于栓塞治疗和灌注化疗。

（四）肝海绵状血管瘤

肝海绵状血管瘤（cavernous hemangioma of liver）是最常见的肝脏良性肿瘤，约占80%。可发生于任何年龄，女性发病率为男性的4.5～5.0倍。

【病理与临床】　肿瘤被覆结缔组织被膜，与周围肝组织分界清楚，瘤体由许多扩张的异常血窦组成，内衬单层血管内皮细胞，血窦间有纤维组织构成的不完全间隔，形成海绵状结构，其内充满血液。较大的肿瘤内可有坏死、液化，偶有血栓形成和钙化。

临床上可无任何症状，偶在体检中发现。巨大血管瘤可出现肝区持续性胀痛、腹部包块，或肿瘤压迫症状如上腹胀满、腹水及下肢水肿等；肿瘤偶可发生破裂出血。实验室检查一般无异常。

【影像学表现】

1. CT表现

（1）平扫　大多数表现为肝实质内圆形或类圆形低密度病灶，边界清楚，密度均匀（图7-2-16a）；较大肿块内可见不规则形更低密度区，为血栓形成或纤维组织机化所致。

（2）增强扫描　CT多期增强扫描是诊断本病的关键。表现为：①动脉期，肿瘤边缘出现不连续斑片状、结节状明显强化（又称周边型强化），密度高于正常肝实质而接近于同层强化的腹主动脉。②门静脉期和平衡期，散在的强化灶互相融合，并逐渐向肿瘤中心扩展，且密度逐渐下降，但仍高于正常肝实质。③延迟期，数分钟后延时扫描，整个肿瘤均匀强化，强化程度逐渐下降，但仍高于或等于正常肝实质密度；若此时肿瘤中心仍有无强化的低密度区，为纤维组织或血栓。总之，整个增强过程表现为对比剂"快进慢出"的特征（图7-2-16b、图7-2-16c、图7-2-16d）。

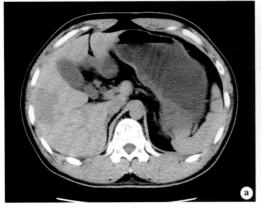
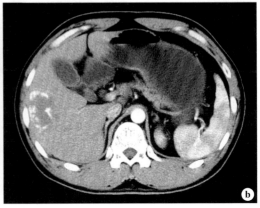

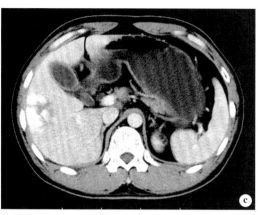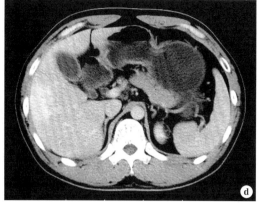

图7-2-16 肝海绵状血管瘤CT表现

a.平扫肝右叶低密度肿块，边界较清晰，密度均匀；b.增强动脉期肿块边缘结节状、斑片状显著强化；c.门静脉期强化范围向肿瘤中心扩展，强化程度仍明显；d.延迟期整个病灶较均匀强化，密度降低，仍为相对较高密度

2. MRI表现

（1）平扫 基于海绵状血管瘤的血窦内充满缓慢流动的血液，其MRI信号颇具特征性，即肿瘤在T_1WI上表现为均匀低信号，而T_2WI及其脂肪抑制序列上表现为均匀高信号，且随回波时间的延长，其高信号表现更为显著，呈所谓灯泡征；DWI呈均匀高信号，此点有别于胆囊肿。

（2）增强扫描 注入对比剂后行T_1WI多期扫描，肿瘤的动态强化表现及过程与CT相同，即肿瘤亦从边缘开始强化，逐渐向中央扩展，延迟期几乎充盈整个肿瘤，有"快进慢出"的强化特点（图7-2-17）。

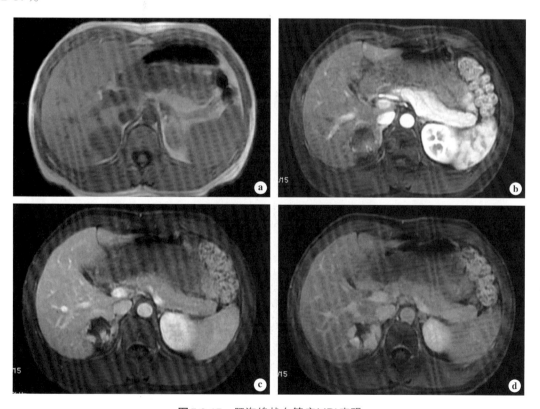

图7-2-17 肝海绵状血管瘤MRI表现

a.肝右叶血管瘤，T_1WI呈低信号；b.增强动脉期肿块周边强化；c、d.门静脉期、延迟期强化逐渐向病灶中心扩展

【诊断与鉴别诊断】 CT或MRI检查，表现典型的海绵状血管瘤诊断不难。需要鉴别的疾病有：①肝细胞癌，CT平扫两者均表现为低密度肿块，但肝细胞癌多期增强扫描呈"快进快出"的强化特

征，但不同于海绵状血管瘤；MRI检查，肝细胞癌在T_2WI上表现为稍高信号，与海绵状血管瘤明显不同。②肝转移瘤，血供丰富的肝转移瘤于动脉期也可表现为边缘明显强化，但为非结节性强化，且在门静脉期其强化程度多明显降低。

【影像学检查方法优选】

1. 超声检查 是肝海绵状血管瘤的首选检查方法，主要用于肝脏病变的筛选检查和随访观察。

2. CT 是诊断肝海绵状血管瘤的主要检查方法，动态增强扫描显示病灶强化特征鲜明，大多数病例可确诊。

3. MRI平扫 对肝海绵状血管瘤的诊断有特征性，多数病变不需要增强即可确诊。MRI诊断敏感性和特异性高于CT。

4. 血管造影 诊断海绵状血管瘤的敏感性和特异性均较高，但目前多用于经肝动脉栓塞治疗。

（五）肝脏局灶性结节增生

肝脏局灶性结节增生（hepatic focal nodular hyperplasia）为肝内少见的良性病变，病因不明。

【病理与临床】 肝脏局灶性结节增生由正常肝细胞、血管、胆管和Kupffer细胞组成，但无正常肝小叶结构。病灶中央为星状纤维瘢痕，向周围形成放射状分隔。肿块无包膜，但与周围肝实质分界清楚，大小多在4～7cm。一般无临床症状，肿物较大时可出现腹部包块。

【影像学表现】

1. CT表现

（1）平扫 通常表现为肝实质内等密度或稍低密度肿块，边界清楚，中央瘢痕表现为星状或裂隙状更低密度区。

（2）增强扫描 动脉期病灶明显强化，门静脉期及平衡期强化程度逐渐下降，最终呈等或稍低密度。中央星状瘢痕组织在动脉期不强化，但随着时间的延长，低密度的星状瘢痕区域逐渐强化而呈等密度或较高密度，此为肝脏局灶性结节增生的特征性CT表现（图7-2-18）。

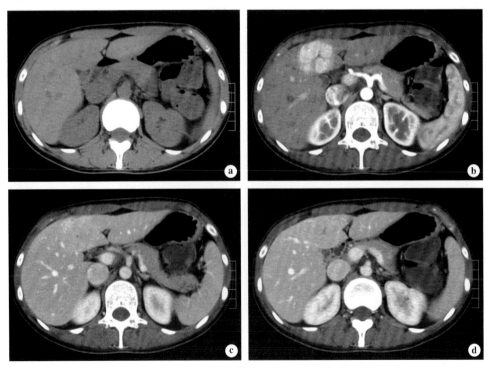

图7-2-18 肝脏局灶性结节增生CT表现

a.平扫：肝脏圆形稍低密度肿块；b.动脉期：肿块明显强化，其内星状瘢痕未强化；c、d.门静脉期：肿块强化程度下降，中央星状瘢痕区域逐渐强化，肿块呈等密度

2. MRI表现

（1）平扫　肿块在T₁WI呈等或稍低信号，T₂WI呈等或稍高信号，如肿块内有纤维瘢痕组织，则T₁WI表现为低信号，T₂WI为高信号区。

（2）增强扫描　动态增强扫描，肿块动脉期为明显高信号，星状纤维瘢痕未强化而呈低信号；门静脉期强化程度下降，平衡期为等信号；星状纤维瘢痕区域表现为延迟强化。应用肝细胞特异性对比剂，肝胆期病灶仍呈等信号或高信号，可提示本病。

【诊断与鉴别诊断】　根据肿块内星状纤维瘢痕区域在CT平扫呈更低密度，MRI的T₁WI为低信号，T₂WI为高信号；动态增强扫描肿块明显强化而纤维瘢痕表现为延迟强化可考虑本病；应用肝细胞特异性对比剂增强，肝胆期病灶呈等信号或高信号，为本病特异性表现。本病有时难与肝细胞癌、肝细胞腺瘤鉴别。

【影像学检查方法优选】

1. 超声检查　主要用于肝脏局灶性结节增生的筛选检查和随访观察。

2. CT　是诊断肝脏局灶性结节增生的常用检查方法。动态增强CT扫描可以显示病灶滋养血管及强化特征。

3. MRI平扫　常规对比剂增强扫描对肝脏局灶性结节增生诊断价值与CT相仿。应用肝脏特殊对比剂（普美显）肝胆期强化的特点，对本病诊断具有特异性。

（六）肝转移瘤

肝转移瘤（hepatic metastases）是肝脏最常见的恶性肿瘤之一。肝脏是转移瘤的好发部位，人体各部位的恶性肿瘤通过肝动脉、门静脉和淋巴转移到肝脏，少数可以是邻近器官肿瘤的直接侵犯，原发癌以消化道肿瘤、乳腺癌、肺癌、肾癌等较常见。

【病理与临床】　肝转移瘤的大小、形态和数目不定，以多发结节较常见，也可融合成巨块状，少数为弥漫性小结节。肿瘤易发生坏死、囊变和出血，可有钙化。

临床上除有原发性肿瘤症状外，可有右上腹疼痛、肝大、腹水、黄疸和消瘦等表现；少数病例以肝转移瘤症状为主，而原发肿瘤症状不明显。

【影像学表现】

1. CT表现

（1）平扫　表现为肝实质内多发、大小不等的结节状低密度影，边界模糊或清晰，少数可为单发。肿瘤坏死较常见，表现为肿瘤中央有更低密度区；发生钙化或出血则瘤内有高密度灶。

（2）增强扫描　表现与肿瘤血供有关。富血供转移瘤表现为一过性明显结节样强化；但更常见的是肿瘤边缘环状强化，而中央坏死区无强化，呈牛眼征表现（图7-2-19）；乏血供转移瘤则强化不明显或延迟强化。

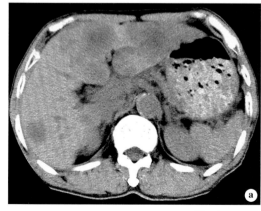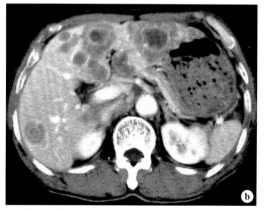

图7-2-19　肝转移瘤CT表现

a. 平扫见肝内多发性大小不等的低密度肿块，边缘欠清；b. 增强门静脉期肿块边缘环形强化，部分肿块呈典型的牛眼征表现

2. MRI 表现

（1）平扫　多数转移瘤 T_1WI 呈稍低信号，T_2WI 呈稍高信号；富血供转移瘤 T_2WI 信号较高；黑色素瘤转移可呈 T_1WI 高信号，T_2WI 呈低信号。肿瘤内出血、钙化、囊变则信号不均，肿瘤中央坏死则 T_2WI 呈明显高信号。

（2）增强扫描　增强表现与CT类似。

【诊断与鉴别诊断】　肝内散在、多发结节或肿块，增强检查表现为边缘环形强化，出现典型牛眼征表现等；结合其他部位原发恶性肿瘤病史，一般可诊断为肝转移瘤。需要鉴别的疾病有：①肝癌，与单发富血供转移瘤表现相似，但后者坏死倾向及环状强化较肝癌明显，且肝癌通常有肝硬化背景和甲胎蛋白升高等。②肝囊肿，与坏死明显的转移瘤相似，但囊肿壁菲薄且无强化为其特点。③肝脓肿，多发、中央坏死、边缘强化等也是肝脓肿常见征象，有时与肝转移瘤难以鉴别；但肝脓肿在DWI上脓腔信号强度明显高于转移瘤的坏死区，且患者临床上有发热、腹痛及白细胞升高等表现。

【影像学检查方法优选】

1. 超声检查　是肝转移瘤的首选检查方法，对多发性转移瘤具有一定的诊断价值。

2. CT　是诊断肝转移瘤的主要检查方法，尤其CT增强门静脉期最具牛眼征特点。

3. MRI　对肝转移瘤的检出率优于超声检查和增强CT。

4. 血管造影　是诊断肝转移瘤的重要手段，同时可行介入治疗。

（七）肝硬化

肝硬化（hepatic cirrhosis）是一种进行性的肝实质损伤、肝纤维化及肝实质结节形成的肝脏弥漫性病变。其病因多种多样，最常见病毒性肝炎、自身免疫性肝炎和酗酒。

【病理与临床】　肝硬化早期，肝细胞弥漫性变性、坏死；中晚期大量纤维组织增生，并形成再生结节（regenerative nodule，RN），致使肝变形、变硬，肝叶萎缩，可继发门静脉高压。部分再生结节可演变成肝细胞异型增生结节（hepatocellular dysplastic nodule，HDN），最后可导致肝细胞癌。

临床上早期多无症状，在失代偿期可出现显著的肝功能异常和门静脉高压症状，如乏力、食欲下降、腹胀、疲劳感、体重下降、腹水、消化道出血及肝性脑病的症状，如意识障碍、感觉和运动等精神、神经障碍。

【影像学表现】

1. CT 表现　肝硬化CT表现多种多样，包括肝脏本身改变、门静脉高压及继发改变。

（1）直接征象　①肝脏大小改变，早期肝脏体积可稍增大；中晚期可出现肝叶增大和萎缩，大多表现为肝右叶和肝左内叶萎缩，肝尾叶和肝左外叶增大，导致肝脏各叶段大小比例失调（图7-2-20），

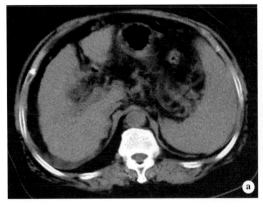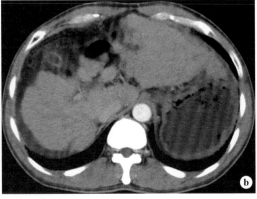

图 7-2-20　肝硬化CT表现

a. 平扫肝脏体积变小，肝裂增宽，脾脏增大，肝周积液；b. 增强扫描肝脏各叶比例失调，左内叶萎缩，轮廓不规则，边缘凹凸不平，呈结节状突起

此为肝硬化CT特征性表现之一。②肝脏形态轮廓改变，因肝脏结节再生及纤维化收缩，使肝脏表面不光滑，边缘凹凸不平或呈波浪状。③肝实质密度改变，肝脏密度不均匀，脂肪变性、纤维化可引起肝弥漫性或不均匀性密度降低，而较大且多发的再生结节可表现为散在的略高密度结节；增强CT检查显示肝脏不均匀强化。④肝裂改变，纤维组织增生和肝叶萎缩可导致肝裂和肝门增宽，胆囊也因此向外移位。

（2）间接征象　①脾大，CT横断面见脾外缘超过5个肋单位或脾下缘低于肝下缘。②门静脉高压和侧支循环静脉曲张，增强扫描和CTA可清楚显示门静脉主干及左、右支增宽，脾门、胃底、食管下段及腰旁静脉曲张。③腹水，为常见的肝硬化征象之一。

2. MRI表现

（1）直接征象　肝脏大小、形态改变与CT所见相同。由于同时存在脂肪变性、炎性反应及肝纤维化可致肝实质信号不均，增强T_1WI表现为线状、网状高信号影（图7-2-21）。肝硬化结节呈弥漫性分布，大小不等；再生结节和肝细胞异型增生结节在T_1WI上均可表现为略高信号、等信号或低信号，但在T_2WI上大多为低信号；增强检查，再生结节及大部分肝细胞异型增生结节为门静脉供血，因此各期强化与肝实质一致，肝细胞异型增生结节也可表现为动脉期轻度强化，但门静脉期和平衡期强化均与肝实质相同。

（2）间接征象　与CT表现相似；增强MRA可更好地显示门静脉高压所致的侧支循环静脉扩张、迂曲。

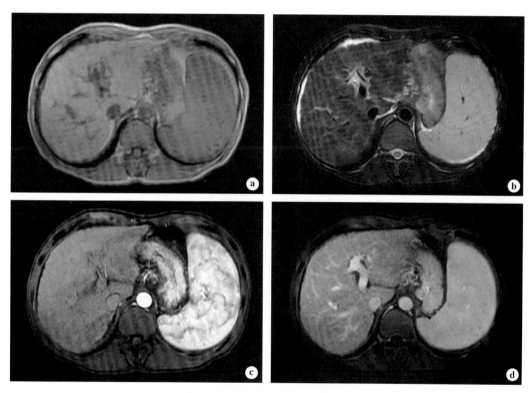

图7-2-21　肝硬化MRI表现

a. T_1WI示肝内弥漫性等信号结节，脾大；b. T_2WI肝内硬化结节呈低信号，并见高信号的细小网格影，肝脾周围腹水呈高信号；c、d. 增强动脉期、门静脉期硬化结节无明显强化，纤维间隔无强化

【诊断与鉴别诊断】　典型肝硬化出现肝脏形态改变、轮廓不规则、大小比例失调、密度不均匀以及门静脉高压及继发改变，CT、MRI均易于诊断。肝硬化结节应与肝脏局限性病灶鉴别，且肝硬化易合并肝癌，因此要注意肝硬化的再生结节与早期小肝癌的鉴别；再生结节为门静脉供血，而肝癌为肝

动脉供血，螺旋CT多期增强扫描时再生结节无明显强化或MRI检查T₂WI呈低信号等，可资鉴别。鉴别困难者可行MRI肝细胞特异性对比剂多期增强检查。

【影像学检查方法优选】

1. 超声检查　是肝硬化筛查的常用检查方法，可以发现肝形态变化，肝内回声异常和再生结节、侧支循环血管显影、脾大和腹水等。

2. CT　为肝硬化的首选检查方法，能反映肝硬化的大体病理形态改变，有利于检出是否合并肝癌，有无腹水、门脉高压及食管和胃底静脉曲张等。

3. MRI　诊断肝硬化的价值与CT相似，但较CT更有利于显示再生结节和检出是否合并小肝癌。不需要注射对比剂即可显示门静脉血栓形成和侧支循环。

4. 血管造影　用于显示肝硬化的肝动脉分支变化。间接或直接门静脉造影可反映门脉高压及曲张静脉的情况。可对不适宜外科手术分流的门脉高压患者进行介入治疗。

5. 食管吞钡检查　可用于判断晚期肝硬化是否合并食管和胃底静脉曲张。

（八）脂肪肝

正常肝脏脂肪含量低于5%，超过5%则为肝脏脂肪浸润，简称为脂肪肝（fatty liver）。脂肪肝可发生于任何年龄，与多种疾病密切相关，包括酒精性肝病、肥胖、糖尿病、营养不良、慢性疾病等。

【病理与临床】　病理上，为肝细胞内含过量的甘油三酯。根据脂肪的浸润程度和范围，脂肪肝可分为弥漫性和局限性脂肪肝。肝脏脂肪变性时，大体病理可见肝脏肿大，呈淡黄色，质地略变软，触之有油腻感。镜下显示肝细胞内出现数量不等的脂肪空泡。

临床上常无明显症状，部分较严重者可出现乏力、食欲减退、恶心、右上腹隐痛，以及肝区压痛、肝脏肿大、肝功能异常等。实验室检查：转氨酶升高较为常见。

【影像学表现】

1. CT表现　CT平扫是诊断脂肪肝最便捷且准确的方法，并能够通过CT值的测量提供较准确的定量诊断。

（1）弥漫性脂肪肝　平扫表现为肝脏密度均匀一致性降低。通常将同层面脾脏密度作为衡量脂肪肝程度的参照标准，正常情况下肝实质密度高于脾脏，若肝实质密度等于或稍低于脾密度，则为轻度脂肪肝，此时肝内血管影与肝实质密度接近而不能区分；当肝脏脂肪含量更高时，肝实质密度进一步下降使肝内血管影成为相对略高密度而显示。增强CT检查肝实质强化程度略低，与增强的血管影密度对比更加显著（图7-2-22）。

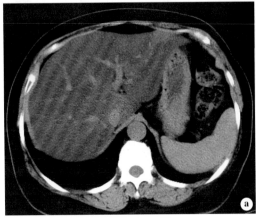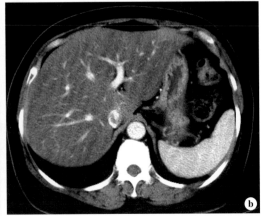

图7-2-22　弥漫性脂肪肝CT表现

a. 平扫肝实质密度一致性显著降低，肝内血管呈相对略高密度；b. 增强门静脉期肝实质强化程度略低，肝内血管强化良好

（2）局灶性脂肪肝　平扫表现为单发或散发性、片状或不规则形低密度影，边界不清；病灶内血管可显示不清或呈相对高密度，但位置及走行正常。增强扫描显示病灶仍为相对低密度，强化的血管影位于病灶内，走行正常，无受压、移位及扭曲。

（3）肝岛　是指位于弥漫性脂肪肝内的局部正常肝组织，表现为片状相对高密度影，常位于肝左内叶和胆囊旁。

2. MRI表现

（1）弥漫性脂肪肝　轻中度者T_1WI和T_2WI上常无异常表现，严重者在T_1WI上可呈稍高信号，但在T_2WI变化不明显；应用GRE序列T_1WI同、反相位检查，较具特异性表现，为与同相位相比，反相位上全肝实质信号明显降低（图7-2-23）。

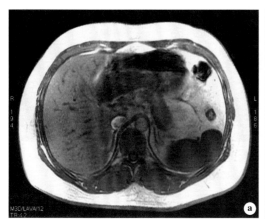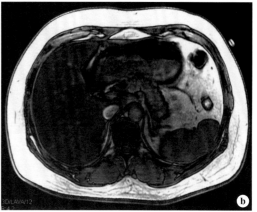

图7-2-23　弥漫性脂肪肝MRI表现

a. T_1WI同相位示肝实质信号稍增高；b. T_1WI反相位示肝实质信号明显降低

（2）局灶性脂肪肝　表现为在反相位上，某一叶或多叶、多段肝实质信号明显降低。

（3）肝岛　信号强度在各序列上均同于正常肝实质。

【**诊断与鉴别诊断**】　弥漫性脂肪肝CT诊断不难。局灶性脂肪肝需要与肝肿瘤鉴别，如肝海绵状血管瘤、肝癌、肝转移瘤等在CT平扫时均表现为低密度病灶，易与局灶性脂肪肝混淆；但局灶性脂肪肝无占位效应，增强扫描病灶内可见正常的血管通过，且无受压及侵犯表现，而不同于肝肿瘤，多可做出鉴别；疑难者可进一步行MRI检查。

【**影像学检查方法优选**】

1.超声检查　是弥漫性脂肪肝的首选检查方法，诊断较容易，且准确率较高。

2. CT　是脂肪肝的主要检查方法，在脂肪肝检出率和特异性方面均高于超声检查。

3. MRI　常规扫描序列对脂肪肝的诊断效果不如CT；化学位移的正反相位成像可以很好地检出脂肪肝；化学位移及MRS等技术还可以进行肝脏脂肪含量的定量测定。

五、胆道疾病

（一）急性胆囊炎

急性胆囊炎（acute cholecystitis）是最常见的急腹症之一，大多由胆囊颈部、胆囊管及胆总管结石引起胆道梗阻及细菌感染所致。多见于中年人，男女比例约1∶2。

【**病理与临床**】　病理上分为三型：①急性单纯性胆囊炎，表现为胆囊黏膜炎性充血和水肿。②急性化脓性胆囊炎，胆囊壁弥漫性白细胞浸润，胆囊壁增厚，胆囊内充满脓液，胆囊增大。③急性坏疽性胆囊炎，胆囊高度肿大，胆囊壁缺血坏死、穿孔，形成胆囊周围脓肿，甚至可见胆囊内或胆囊壁积气。

临床表现为突发性右上腹痛，为持续性胀痛并阵发性绞痛，可放射至右肩部；严重者伴畏寒、发热、恶心、呕吐及黄疸等症状。触诊局部压痛、反跳痛，墨菲征阳性。

【影像学表现】

1. CT表现　主要表现为：①胆囊增大，胆囊横径大于5cm，但胆囊增大并无特异性。②胆囊壁增厚及水肿，是胆囊炎的重要诊断依据，表现为胆囊壁弥漫性增厚超过3mm；增强扫描胆囊壁呈分层状强化，内层强化明显且持续时间较长，外层为无强化的胆囊壁组织水肿（图7-2-24）。③胆囊周围低密度环，由胆囊周围肝组织水肿所致。

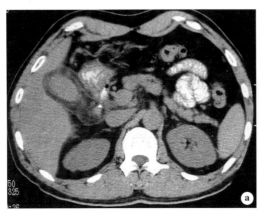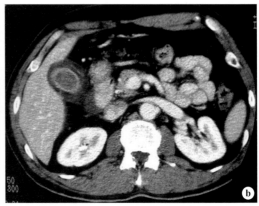

图7-2-24　急性胆囊炎CT表现

a. 平扫示胆囊边缘模糊，周围脂肪密度增高；b. 增强示胆囊壁明显强化，胆囊壁均匀性增厚

2. MRI表现　MRI检查容易显示胆囊增大、胆囊壁增厚。增厚的胆囊壁因水肿而在T_1WI呈低信号、T_2WI呈高信号；胆囊内的胆汁因含水量增高，T_1WI呈低信号、T_2WI呈高信号。

【诊断与鉴别诊断】　急性胆囊炎的CT表现较典型，如出现胆囊增大、胆囊壁增厚及水肿、周围渗出性改变等，一般可明确诊断。有时需要与胆囊壁弥漫性增厚性病变，如不典型的胆囊癌、胆囊腺肌症等鉴别。

【影像学检查方法优选】

1. 超声检查　为急性胆囊炎的首选检查方法，最为有效、简便易行。

2. CT、MRI　为急性胆囊炎的补充检查方法，对鉴别诊断具有重要价值。

3. X线检查　对胆囊炎诊断价值不大。

（二）慢性胆囊炎

慢性胆囊炎（chronic cholecystitis）多由急性胆囊炎反复发作所致。发病过程常与胆囊结石并存或互为因果关系。

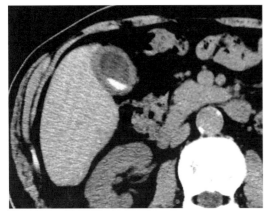

图7-2-25　慢性胆囊炎CT表现

胆囊缩小、胆囊壁均匀性增厚，其内见高密度结石

【病理与临床】　由于反复细菌感染及化学性、机械性刺激，胆囊黏膜萎缩或破坏，粗糙不平；胆囊壁因纤维组织增生而增厚，可出现钙化；胆囊体积常缩小，或因胆囊管阻塞而引流不畅，导致胆囊积水增大；胆囊收缩功能和胆汁浓缩能力降低。

临床常见症状为右上腹部隐痛、饱胀不适、厌油、消化不良等。查体右上腹局限性压痛、墨菲征阳性。

【影像学表现】

1. CT表现　表现为胆囊缩小，由胆囊纤维化所致；胆囊也可因积水而增大；胆囊壁均匀或不均匀性增厚，并可有钙化（图7-2-25）；常合并胆囊结石。

2. MRI表现 与CT表现相似。

【诊断与鉴别诊断】 慢性胆囊炎增厚的胆囊壁需要与胆囊癌鉴别,后者胆囊壁增厚更为显著,常超过5mm,边缘不规则,伴胆囊变形等。

【影像学检查方法优选】

1. 超声检查 为慢性胆囊炎的首选检查方法。

2. CT、MRI 为慢性胆囊炎的补充检查方法,对鉴别诊断具有重要价值。

3. X线平片 偶尔发现胆囊壁钙化,目前已很少用。

(三)胆系结石

胆系结石是胆道系统的常见疾病,可发生于胆囊内(称为胆囊结石)、肝内胆管或肝外胆管内(称为胆管结石),通常统称为胆石症(cholelithiasis)。以女性多见,男女比例约1∶2。

【病理与临床】 根据化学成分不同,胆结石可分为3类:①胆固醇类结石,主要成分为胆固醇,一般结石较大,常单发,圆形或类圆形。②胆色素类结石,主要成分为胆红素钙,结石常多发,呈泥沙样或颗粒状。③混合性结石,包含以上两种成分,结石大小及数目不等,常呈多面体形。

临床表现与结石的位置、大小、胆道有无梗阻及并发症有关。一般表现为右上腹不适及消化不良等症状;急性发作时,可有突发性右上腹阵发性剧烈绞痛,并向右肩部放射,伴呕吐、黄疸等症状;合并急性炎症时,可出现发热等症状。

【影像学表现】

1. X线表现

(1)胆囊结石 平片可显示的含钙量高的结石,称为阳性结石;而不能显示的含钙量低的结石,称为阴性结石。胆囊阳性结石表现为右上腹大小不等、边缘密度高而中央密度低的环形、菱形、多角形致密影;聚集成堆时,则呈石榴籽状;侧位片位于脊椎影前方。

(2)胆管结石 PTC或ERCP可显示胆管内结石所致的充盈缺损。

2. CT表现 根据结石成分不同其CT密度各异。胆色素类结石和混合性结石表现为较高密度或混合密度影;胆固醇类结石表现为等密度或低密度影。

(1)胆囊结石 结石密度可为高密度、等密度、低密度或混合密度;结石可单发或多发,形态可为圆形、椭圆形、多边形或呈泥沙样(图7-2-26);常合并胆囊炎,表现为胆囊壁均匀性增厚。

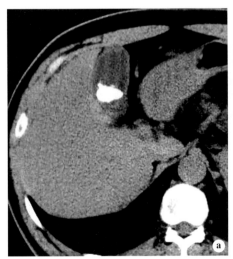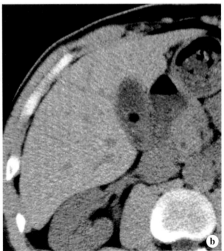

图7-2-26 胆囊结石CT表现

a.胆囊内见一类圆形稍高密度结石;b.胆固醇结石呈低密度灶

（2）胆管结石　多表现为胆管内高密度影。①肝内胆管结石，与肝管走行方向一致，呈点状、结节状、条状或不规则状高密度影，伴有相应胆管扩张。②肝外胆管结石，常嵌顿于胆总管内，形成胆道梗阻，导致上部胆总管扩张；结石层面可见靶环征或新月征，为结石周围或上方水样密度的胆汁环绕所致（图7-2-27）。

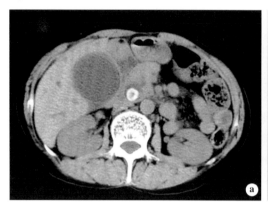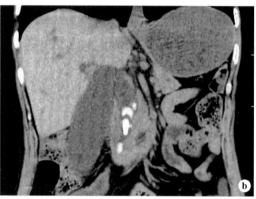

图7-2-27　胆总管结石CT表现

a、b.同一病例，示胆总管内多发不规则高密度结石，上段胆总管及肝内胆管扩张，胆总管管腔向下逐渐变窄，胆囊扩大

3. MRI表现　胆结石在T_1WI表现与结石成分相关，多为低信号，少数可呈高信号或高低混杂信号；T_2WI上均为低信号，与高信号的胆汁对比明显。MRCP对胆总管结石的显示更为直观，表现为扩张胆总管下端呈杯口状充盈缺损（图7-2-28）。

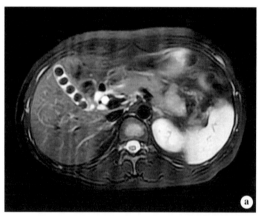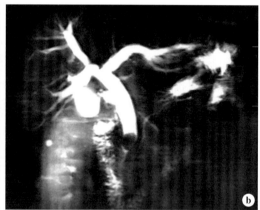

图7-2-28　胆系结石MRI表现

a.胆囊内多发结石呈类圆形低信号；b.胆总管下段结石，下端呈杯口状充盈缺损

【诊断与鉴别诊断】　高密度或混合密度的胆囊结石在CT上容易诊断；胆管结石多为较高密度影，常引起胆道梗阻，致近端胆管扩张，一般诊断不难。等密度或低密度的胆囊结石需要与胆囊息肉鉴别；胆管结石引起胆道梗阻需要与胆管肿瘤、胆管炎等病变鉴别。

【影像学检查方法优选】

1. 超声检查　为胆系结石的首选检查方法，胆囊结石诊断正确率达90%～100%，但因受胃肠道气体的干扰，对胆总管下段结石诊断准确率只有50%。

2. CT　为胆系结石的补充检查方法，诊断胆系结石的敏感性和特异性均低于超声。

3. MRI　为胆系结石的补充检查方法。

4. MRCP　诊断胆道结石的敏感性和特异性较高，接近ERCP，是目前诊断胆系结石最佳的影像学检查方法，能直观地显示结石的大小、形态、数目、位置及梗阻部位和梗阻程度。

5. PTC、ERCP和T管造影 均属于有创性检查方法，目前仅用于同时进行治疗时采用。

6. X线平片 只能发现含有钙质的胆石，诊断价值有限，目前已很少用。

（四）胆管癌

胆管癌（cholangiocarcinoma）是指起源于胆管上皮的恶性肿瘤，可发生于肝内胆管、左右肝管、肝总管及胆总管的任何部位。本节所介绍的胆管癌为左、右肝管及其以远的肝外胆管癌，不包括肝内胆管细胞癌。

【病理与临床】 病理上，胆管癌约90%为腺癌，少数为鳞癌。按肿瘤生长方式和病理形态，可分为浸润型、结节型和乳头型。以浸润型最多见，肿瘤沿管壁环形生长，使胆管腔局部狭窄甚至闭塞；乳头型和结节型以突入腔内的结节或肿块为主。按肿瘤发生部位，胆管癌可分为肝内胆管细胞癌、肝门区胆管癌和肝外胆管癌。

临床上起病隐匿，初期为右上腹隐痛或胀痛，继而出现进行性黄疸、脂肪泻、陶土样大便和上腹部包块。实验室检查：多有血清糖类抗原19-9（carbohydrate antigen 19-9，CA19-9）明显升高。

【影像学表现】

1. X线表现 PTC和ERCP均可直接显示胆管癌的位置和范围，目前仅在胆管癌介入治疗时应用。

2. CT表现

（1）平扫 显示肝内外肝管不同程度扩张，常扩张显著。梗阻端的表现与肿瘤生长方式相关：①浸润型，主要表现为肝外胆管壁不规则环形增厚和管腔向心性狭窄，管腔及周围可无明确结节或肿块；若发生在肝门区，则仅显示左、右肝管未汇合。②结节型和乳头型，于梗阻处可见胆管腔内不规则结节影，少数胆管癌可向壁外延伸；发生在肝门者易侵犯肝实质，可形成结节或肿块。

（2）增强扫描 大多数肝门区胆管癌和胆总管癌，于动脉期即可发生较明显强化，且强化持续时间长（图7-2-29）。无论是平扫或增强检查，还是薄层重组和CPR均有利于显示局部胆管壁增厚和腔内外结节状软组织肿块。

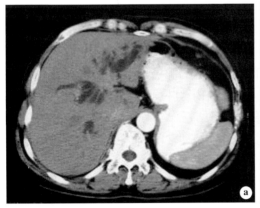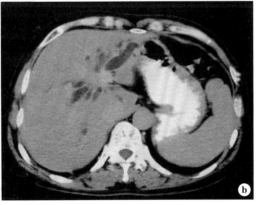

图7-2-29 肝门区胆管癌CT表现

a.增强动脉期，肝内胆管扩张，扩张的左、右肝管不汇合，肝门区见软组织肿块强化；b.延迟期肿块强化更明显

3. MRI表现 表现与CT相似。扩张胆管T_1WI上表现为低信号，T_2WI呈明显高信号；肿瘤在T_1WI上呈低信号、T_2WI上呈不均匀较高信号的软组织结节。MRCP可清晰显示胆管扩张，同时可显示胆管内、外结节及胆管狭窄或阻塞情况（图7-2-30）。

【诊断与鉴别诊断】 胆管癌时，CT和MRI检查均易于显示胆管扩张，若在扩张胆管远端发现胆管突然狭窄和中断、管壁不规则增厚或腔内和（或）外软组织结节，增强有强化；结合临床表现和实验室检查，常可明确诊断。主要鉴别的疾病为：①胆总管结石，于扩张胆总管末端可见高密度结石影。

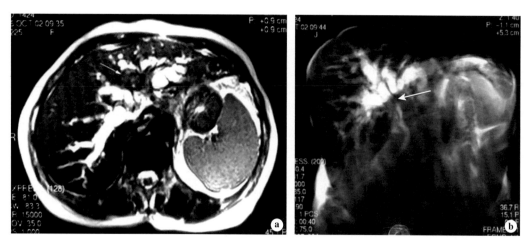

图7-2-30 肝门区胆管癌MRI表现

a. T₂WI肝内胆管明显扩张，肝门区见一稍高信号肿块（箭头所示）；b. MRCP显示左右肝管汇合处梗阻（箭头所示）

②胆管炎，通常表现为扩张的胆管逐渐变窄，呈鼠尾状，且末端无高密度结石影和软组织肿块。

【影像学检查方法优选】

1. 超声检查 可作为胆管癌的筛选方法，可判断胆道梗阻部位，但对诊断梗阻原因的敏感性较低。

2. CT 可以直观显示胆道梗阻部位、梗阻性质、邻近淋巴结肿大、远处脏器转移等诊断信息。

3. MRI 在显示梗阻部位、肿瘤性质和淋巴结肿大等方面与CT大致相仿，但MRI显示小肿瘤及血管侵犯优于CT，MRCP还能立体、直观地显示梗阻部位、程度及性质，因此MRI是目前诊断胆管癌的最佳影像学检查方法。

4. PTC、ERCP 均属于有创性检查方法，目前已很少应用。

（五）胆囊癌

胆囊癌（carcinoma of gallbladder）为胆道系统最常见的恶性肿瘤，多发生于50岁以上女性；一般认为与胆囊结石和慢性胆囊炎的长期刺激有关。

【病理与临床】 胆囊癌常发生在胆囊底部或颈部，约85%为腺癌，鳞癌少见。肿瘤多数呈浸润性生长，胆囊壁呈环形增厚；少数呈乳头状生长并突入胆囊腔内。肿瘤增大后，可占据整个胆囊，形成软组织肿块，并侵犯周围肝组织。约70%的胆囊癌合并胆囊结石。

临床上，早期以胆囊结石或慢性胆囊炎的症状为主，进展期常出现右上腹持续性疼痛、黄疸、消瘦和上腹部包块等症状和体征。

【影像学表现】

1. CT表现

（1）平扫 胆囊癌在CT上表现为3种类型：①结节型，表现为自胆囊壁向腔内凸出的乳头状或菜花状肿块，单发或多发，其基底部附着的胆囊壁增厚。②厚壁型，胆囊壁局限性或弥漫性不规则增厚。③肿块型，胆囊腔大部或全部消失，被实性软组织肿块代替；邻近肝实质若受侵，则密度降低且分界不清（图7-2-31a）。

（2）增强扫描 各类型肿瘤均呈较明显强化（图7-2-31b）。

2. MRI表现 胆囊癌MRI表现与CT所见相似，T₁WI和T₂WI上均显示胆囊壁增厚和（或）胆囊内实性肿块，DWI上肿块呈高信号。若T₂WI上胆囊周围的肝实质有不规则高信号带，提示肿瘤已侵犯肝脏；也可同时显示淋巴结转移和胆系扩张征象。

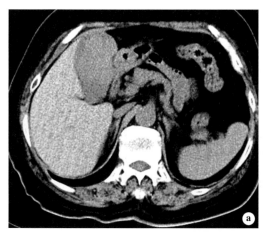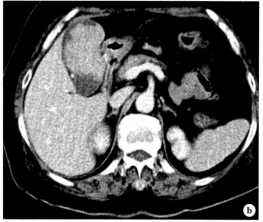

图7-2-31 肿块型胆囊癌CT
a. 平扫示胆囊内一不规则软组织密度肿块；b. 增强示肿块呈均匀性明显强化

【诊断与鉴别诊断】 CT和MRI显示胆囊壁不规则增厚、胆囊腔内大小不等的肿块，诊断胆囊癌不难。侵及周围肝实质的肿块型胆囊癌，易与肝癌混淆，但后者易侵犯门静脉和发生癌栓且血中甲胎蛋白多升高，而不同于胆囊癌；厚壁型胆囊癌还需要与胆囊炎鉴别，胆囊壁增厚明显且不规则、门腔静脉间淋巴结增大及DWI上呈显著高信号，均提示胆囊癌。

【影像学检查方法优选】

1. 超声检查 是胆囊癌的首选检查方法，在显示胆囊癌原发病灶或肿瘤侵犯肝脏方面具有较高价值，但在评价腹膜、淋巴结等受侵时有较大的局限性。

2. CT 能很好地显示胆囊癌的大小、形态、分型及肿瘤扩散范围，能准确评估胆囊癌的分期。

3. MRI检查 有较高的敏感度，在评价胆囊癌侵犯邻近器官及转移方面，MRI优于CT及超声检查。

六、胰腺疾病

（一）急性胰腺炎

急性胰腺炎（acute pancreatitis）为常见的急腹症，是胰酶激活导致胰腺自身消化而发生的胰腺炎症性疾病，病因多为胆系疾病、酗酒、暴饮暴食等。本病多见于成年人。

【病理与临床】 急性胰腺炎可分为两型：①急性水肿性胰腺炎，占80%～90%，表现为病变胰腺肿大变硬，间质充血水肿并炎性细胞浸润，多伴有胰周积液，如胰周积液未吸收会演变成假性囊肿。②急性坏死性胰腺炎，较少见，以广泛的胰腺坏死、出血为特征。胰液、炎性渗出、出血、坏死组织等聚集在胰腺内外，并可经多条途径向腹膜后其他间隙或腹腔内扩展。

临床上起病急骤，主要表现为进行性加重的持续上腹痛，可放射到左侧腰部及肩背部，可伴有腹胀、恶心、呕吐和发热等；严重者可出现低血压、休克、腹膜炎体征，以及多器官功能衰竭和各种并发症。血白细胞计数升高，血、尿淀粉酶及胰蛋白酶升高。

【影像学表现】

1. CT表现

（1）急性水肿性胰腺炎 ①平扫检查，可见胰腺局限性或弥漫性肿大，前缘多模糊不清，胰周脂肪常因炎性渗出而密度增高；左肾前筋膜增厚（图7-2-32）。②增强检查，胰腺均匀轻度强化，使胰周渗出显示更加清楚。

（2）急性坏死性胰腺炎 ①平扫检查，除具有水肿性胰腺炎表现且更加显著外，常见胰腺密度不均，坏死灶呈略低密度但若出血则呈高密度。②增强检查，胰腺强化不均，坏死灶无强化，据此可了解胰腺的坏死范围（图7-2-33）。

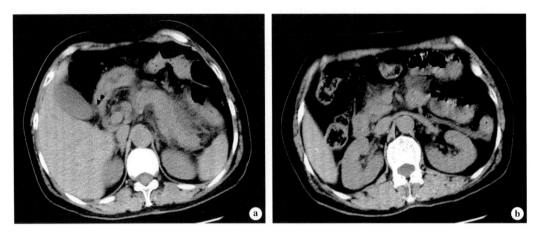

图 7-2-32 急性水肿性胰腺炎 CT 表现
a.平扫胰腺弥漫性肿大，轮廓模糊，胰周见渗出液；b.示左侧肾前筋膜增厚

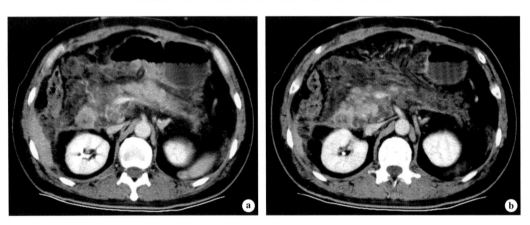

图 7-2-33 急性坏死性胰腺炎 CT 表现
a.胰体层面；b.胰头层面：增强示胰腺密度不均，其内较多液性坏死灶，胰周腹腔结构紊乱，肠系膜密度增高，肾前筋膜增厚

（3）急性胰腺炎继发性改变 胰腺周围炎性渗出可扩展至小网膜、脾周、胃周、肾前旁间隙、升结肠和降结肠周围间隙、肠系膜以及盆腔，CT检查均可显示相应部位的脂肪组织密度增高或呈水样密度；胰腺假性囊肿表现为边界清楚的囊状低密度区；脓肿是胰腺炎的重要并发症，表现为局限性低密度灶，出现气体为其特征。

2. MRI 表现 急性胰腺炎较少应用MRI检查。①平扫检查，可见胰腺肿大，边缘模糊不清；肿大的胰腺在T_1WI上信号降低，T_2WI上信号增高，T_1WI脂肪抑制序列信号多不均匀；出血灶在T_1WI和T_2WI上均呈高信号；胰周渗出在T_1WI上呈低信号，T_2WI上呈高信号。②增强检查，表现同增强CT。假性囊肿呈长T_1、长T_2的类圆形、边界清楚、壁厚的囊性病变，囊内信号可不均匀；脓肿表现与假性囊肿类似，不易区分。

【诊断与鉴别诊断】 临床上，根据急性胰腺炎病史、体征及实验室检查结果，诊断并不困难。影像学检查的目的主要是明确其类型、炎性渗出的范围及有无并发症，对了解病情的严重程度、确定治疗方案及预后评估均有重要意义。

【影像学检查方法优选】

1. 超声检查 是急性胰腺炎的主要筛选方法，但常常受胃肠道气体干扰而影响胰腺观察。

2. CT 是急性胰腺炎的最佳影像学检查方法，可以显示胰腺本身及胰周改变，对胰腺炎临床分型、了解并发症、判断治疗情况及预后有很大帮助。

3. MRI 可作为急性胰腺炎的补充检查手段，诊断价值与CT相仿。

（二）慢性胰腺炎

慢性胰腺炎（chronic pancreatitis）是指反复炎症发作导致胰腺实质被纤维结缔组织取代的疾病，并导致胰腺实质和胰管的不可逆性损害。

【病理与临床】 慢性胰腺炎的病理改变特点是胰腺纤维化，质地变硬，体积缩小；晚期腺体完全萎缩，被纤维和脂肪组织取代。常伴有胰管不同程度的扩张、胰管结石和胰腺实质内钙化，部分病例可有大小不等的假性囊肿形成。

临床上轻者可无明显症状，典型表现为上腹疼痛、营养不良、脂肪泻和糖尿病等，饮酒和饱餐时可诱发疼痛或使疼痛加重。严重者可有消化不良、脂肪泻、体重减轻和糖尿病等表现。

【影像学表现】

1. CT表现

（1）平扫 主要表现为：①胰腺形态大小改变，胰腺体积多数呈弥漫性萎缩变小，也可正常或增大，其大小取决于纤维化、炎性反应的程度和范围。②胰管扩张，胰管内径多超过5mm，且粗细不均，呈串珠状或管状扩张。③胰管结石和胰腺实质钙化，表现为沿胰管分布和胰实质内散在的斑点状、条状或结节状高密度影，此为慢性胰腺炎较可靠的CT征象（图7-2-34）。④假性囊肿形成，可见胰腺周围边界清楚的囊液密度影。

（2）增强扫描 胰腺强化不均匀，纤维化区强化程度较低。

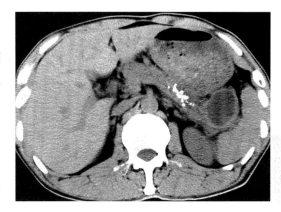

图7-2-34 慢性胰腺炎CT表现
平扫示胰腺萎缩，胰体部见点状钙化灶，胰尾部见一假性囊肿

2. MRI表现

（1）平扫 胰腺大小、形态、胰管和胰周改变均同CT检查所见；由于胰腺纤维化，故在T_1WI脂肪抑制序列和T_2WI上均表现为信号降低，可为弥漫性或局限性；扩张的胰管和假性囊肿均表现为T_1WI低信号、T_2WI高信号。

（2）增强扫描 同CT增强检查所见。钙化是慢性胰腺炎的重要征象，但在MRI上却难以识别。

【诊断与鉴别诊断】 慢性胰腺炎典型影像学表现为胰腺弥漫性萎缩，伴有胰管扩张或胰腺内钙化灶，易于诊断。但慢性胰腺炎有时表现为胰头局限增大者，与胰腺癌鉴别困难，其鉴别要点：①胰头慢性炎性肿大以纤维化改变为主，在T_2WI上呈较低信号。②动态增强扫描时，慢性炎症在各期基本与正常胰腺的强化规律一致，而胰头癌则在动脉期为低密度或低信号。

【影像学检查方法优选】

1. 腹部平片 可以发现胰腺钙化和结石，但对胰腺炎的诊断价值有限。

2. 超声检查 用于初步筛查慢性胰腺炎，但对诊断胰腺炎的敏感度较差。

3. CT扫描 是慢性胰腺炎的最佳影像学检查方法，可显示胰腺形态、密度、邻近结构的异常和胰管的不规则扩张，对结石和钙化敏感。

4. MRI 对胰腺炎的诊断价值与CT相似，但对钙化和结石不如CT显示清楚。MRCP与常规MRI相结合已基本取代了ERCP。

（三）胰腺癌

胰腺癌（pancreatic carcinoma）通常指胰腺导管癌，是胰腺最常见的恶性肿瘤，近年来发病率有升高且有发病年轻化趋势，与饮食习惯、糖尿病、慢性胰腺炎及遗传等因素有着密切的关系；多发生于

40岁以上中老年人。

【病理与临床】 根据组织来源，胰腺癌分为胰导管细胞癌和腺泡细胞癌，其中90%为腺癌。肿瘤富有黏蛋白和致密胶原纤维性基质。胰腺癌好发于胰头部，约占70%，体部次之，尾部最少。胰腺癌常直接侵犯胆总管、十二指肠降部及邻近血管，也可发生淋巴转移或血行转移至其他器官。

临床上，早期无特异症状和体征；随肿瘤进展，胰头癌产生进行性无痛性梗阻性黄疸；胰体癌和胰尾癌晚期常出现持续性剧烈左腰背部疼痛。实验室检查：CA19-9升高。胰腺癌预后差，5年存活率不足5%。

【影像学表现】

1. CT表现 CT能直接显示肿瘤的大小、范围和密度改变，对肿瘤与周围结构关系、淋巴结转移和肝脏等远处转移等情况能做出准确的评估。

（1）胰腺局部增大或出现肿块，是胰腺癌的主要CT表现和直接征象。平扫肿块多为等密度或稍低密度，边界不清；若发生坏死液化则可见更低密度灶。因胰腺癌多为乏血供肿瘤，增强扫描肿瘤强化不明显，而周围正常胰腺强化明显，使肿瘤显示更清楚（图7-2-35、图7-2-36）。

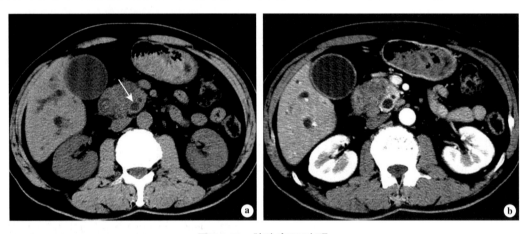

图7-2-35 胰头癌CT表现

a.平扫胰头增大膨隆，胆总管扩张（↑）；b.增强动脉期肿瘤呈较低密度，边界较清楚

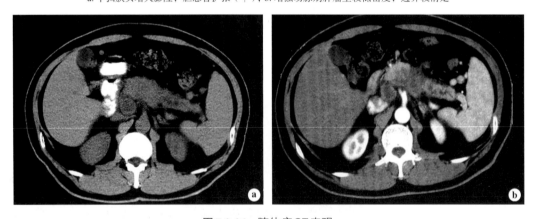

图7-2-36 胰体癌CT表现

a.平扫胰体部肿大，胰尾部胰管扩张；b.增强示胰体部肿块强化程度低于正常胰腺组织

（2）胆总管和胰管扩张 胰头癌常早期侵犯胆总管胰内段，引起胆道梗阻及近端的胆管不同程度扩张；肿瘤也可侵犯主胰管使之阻塞而产生扩张。若胆总管、主胰管同时扩张，即为双管征。

（3）肿瘤侵犯周围血管及脏器 肿瘤常侵犯周围血管如肠系膜上动脉、肠系膜上静脉、脾静脉、门静脉及腹腔动脉等，表现为胰腺与血管间的脂肪间隙消失或血管被肿块包绕，血管形态不规则、变细等。

（4）肿瘤转移 胰腺癌淋巴转移最常见于腹腔动脉干和肠系膜上动脉周围的淋巴结，其次是下腔静脉旁、腹主动脉旁、肝门区及脾门区淋巴结。胰腺癌血行转移至肝脏最常见。

2. MRI表现

（1）平扫 ①胰内肿块，T_1WI上信号强度稍低于正常胰腺，T_1WI脂肪抑制序列病灶低信号更为显著；T_2WI肿块信号强度稍高，坏死灶则更高。②胰胆管扩张，扩张的胰胆管内富含游离水，在T_2WI和MRCP均可清晰显示（图7-2-37）。③肿瘤外侵和转移，MRI检查同样能发现胰周和血管侵犯、淋巴结转移和肝转移征象；DWI上胰腺原发灶、淋巴结转移和肝转移灶均呈高信号，有利于病变的检出。

（2）增强扫描 多期增强T_1WI并进行脂肪抑制序列检查，表现同增强CT检查所见。

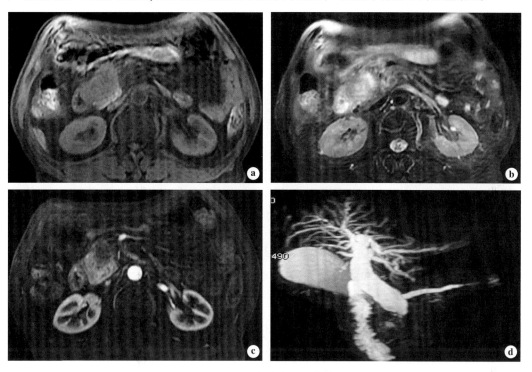

图7-2-37 胰腺癌MRI表现

a. T_1WI示胰头增大；b. T_2WI示胰头肿块呈稍高信号；c. 增强示肿块强化程度明显低于正常胰腺组织；d. MRCP示胰、胆管均扩张，呈双管征

【诊断与鉴别诊断】 胰腺癌的CT和MRI检查均有异常表现，结合临床和实验室检查，多能确诊；此外，还可对其在术前可切除性做出评估。主要鉴别疾病包括慢性胰腺炎、胰腺其他类型肿瘤等。

【影像学检查方法优选】

1. 超声检查 用于胰腺癌的筛查，可直接显示胰腺、胆管及其周围脏器情况，但易受胃肠道气体干扰，对于胰头癌、壶腹部肿瘤定性较难。

2. CT 是胰腺癌的首选影像学检查方法，多期动态增强扫描结合CTA，有助于定性诊断及准确评价胰腺癌的可切除性。

3. MRI 是目前诊断胰腺癌的最佳影像学检查方法，MRI具有多参数、多平面成像、软组织分辨率高等特点，且多期增强扫描及MRCP的应用，在胰腺癌的定性诊断及鉴别诊断方面更具优势。

4. ERCP 可以显示胆总管、胰管的梗阻部位、形态及程度，但已被MRCP替代。

（四）胰腺囊性肿瘤

胰腺囊性肿瘤占胰腺肿瘤的10%～15%，主要为浆液性囊腺瘤和黏液性囊腺瘤。

【病理与临床】 浆液性囊腺瘤为较少见的胰腺良性肿瘤，常发生于胰尾部，以老年女性多见。肿瘤大小多约为2cm，切面呈蜂窝状，由无数小囊构成，内含透明液体。临床上一般无症状，无恶变倾向。

黏液性囊腺瘤常较大，最大者直径可达30cm，为单囊或几个大囊组成，囊内充满黏液，囊腔内有分隔，有恶变可能，为一种潜在的恶性肿瘤。目前，把黏液性囊腺瘤与黏液性囊腺癌统称为黏液性囊性肿瘤。小的肿瘤（1～3cm）多为良性，直径超过8cm者则多为恶性。

临床上，当肿瘤较小时多无症状，较大时可致上腹痛，引起压迫症状甚至可触及包块。

【影像学表现】

1. CT表现

（1）平扫 肿瘤多呈边缘光滑的圆形或卵圆形水样低密度灶。浆液性囊腺瘤内有多个分隔，呈蜂窝状，中央的纤维组织和分隔有时可见星芒状钙化；黏液性囊腺瘤和囊腺癌的囊壁厚薄不均，囊内有少量分隔，有时可见乳头状结节突入腔内，恶性者囊壁和分隔常较厚。

（2）增强扫描 浆液性囊腺瘤因囊壁和分隔强化，蜂窝状表现更加清楚；黏液性囊性肿瘤的厚壁、间隔和附壁结节呈较明显强化（图7-2-38）。

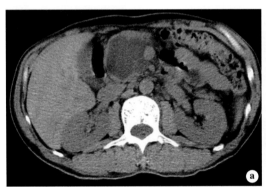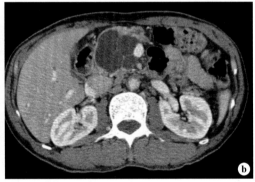

图7-2-38 胰腺浆液性囊腺瘤CT表现

a. 平扫示胰头部见一囊液性肿块；b. 增强示囊内见壁结节及分隔，壁结节明显强化

2. MRI表现

（1）平扫 MRI对胰腺囊腺瘤结构特征的显示优于CT。浆液性囊腺瘤囊内液体在T_1WI上呈低信号，T_2WI上呈高信号；黏液性囊腺瘤因囊内含有蛋白成分，在T_1WI上呈等信号或高信号，T_2WI上呈高信号；肿瘤囊壁、囊内分隔和壁结节显示与CT表现相仿。

（2）增强扫描 表现同CT增强检查。

【诊断与鉴别诊断】 胰腺囊性肿瘤主要应与胰腺假性囊肿和真性囊肿相鉴别：①胰腺假性囊肿多继发于胰腺炎，有相应病史，且病变边缘多光整，无壁结节。②胰腺真性囊肿的囊壁菲薄，无强化。

【影像学检查方法优选】

1. 超声检查 用于筛查胰腺囊性肿瘤，但常受胃肠道气体干扰，有时定性诊断较难。

2. CT 易于显示肿瘤内囊变、坏死、钙化及囊内间隔、壁结节等，尤其对钙化显示敏感。

3. MRI 能清楚显示肿瘤内部结构，但对钙化显示不敏感。

4. MRCP 能显示肿瘤与胰管的关系，为诊断及鉴别诊断提供重要依据。

第3节 急 腹 症

急腹症（acute abdomen）是以急性腹痛为表现的腹部急性疾病的总称，为临床日常工作中的常见病，包括腹内炎症、急性肠梗阻、腹内脏器破裂、腹壁病变、妇科及小儿急腹症等。本节关于急腹症的叙述，只涉及胃肠道穿孔、肠梗阻、肠套叠和腹部外伤。

一、影像学检查技术

（一）X线检查

1. 腹部平片 能清楚显示腹腔内游离积气和腹腔及肠管内的气液平面，对胃肠道穿孔和肠梗阻的诊断有较高价值。摄影体位首选站立前后位，必要时采用仰卧前后位侧卧水平正位等。①站立前后位可显示膈下游离气体、肠腔内液平面等。不能站立者，常以侧卧水平正位代替站立前后位。②仰卧前后位可显示腹脂线、腹内扩张肠管的排列位置等情况。

2. 造影检查

（1）钡剂或空气灌肠检查 主要用于回盲部肠套叠、乙状结肠扭转、结肠癌所致梗阻及先天性肠旋转不良等；对肠套叠和乙状结肠扭转患者，还可通过灌肠进行整复。

（2）上消化道造影检查 钡餐检查主要用于先天性幽门肥厚、十二指肠梗阻等检查；口服含碘对比剂可用于胃肠道穿血管造影孔及肠梗阻等检查。

（3）血管造影检查 对于急性消化道大出血需要行选择性或超选择性血管造影检查，明确出血部位后，可滴注加压素止血或栓塞止血。

（二）CT检查

目前，CT已逐渐成为急腹症的主要影像学检查技术。CT检查有利于发现腹腔内包裹性及游离性气体和液体，有利于判断肠梗阻的部位和原因；对于腹部脏器的急性炎症、腹部外伤及肠坏死等均能提供更多的诊断信息。

1. 平扫检查 为急腹症CT检查的常规方法，可发现大多数急腹症所致的异常征象。检查时注意：①扫描范围，一般上至膈，下达盆腔，以便全面显示全腹的异常表现；②窗技术应用，应使用恰当的窗技术，把腹内气体与脂肪区分开。③多层面重建技术，有利于全面观察腹部各解剖结构及其异常表现。

2. 增强检查 主要用于检查腹内脏器损伤、炎症及腹腔脓肿，也用于了解肠梗阻时的血供障碍。腹内脏器病变常需行多期增强检查，以观察不同时相病变的密度变化，如肠梗阻时判断有无血供障碍；对于腹部血管性病变，可做CTA检查以明确病因。

二、正常影像学表现

（一）正常X线表现

正常情况下，腹壁与腹内器官缺乏天然对比，因此腹部平片所显示的结构较少，且细节有限。若要确切了解脏器的病变，需要进行超声、CT或MRI检查。

1. 腹壁与盆壁

（1）脂肪组织 腹膜外间隙及器官周围的脂肪组织，于平片上显示为灰黑影。腹部前后位片上，在两侧胁腹壁内可见腹膜外窄带样脂肪影，上起第10肋骨下端，向下延伸至髂凹并逐渐消失，称胁腹线；肾周脂肪影常可显示，从而勾画出肾脏轮廓（图7-3-1）。

（2）肌肉组织 腰大肌、腰方肌位于腹后壁，闭孔内肌、肛提肌等位于盆腔腹膜外，由于周围脂肪的衬托，腹部前后位平片常可显示其边缘轮廓。

2. 实质脏器 肝、脾、肾等脏器呈中等密度，在与其周围脂

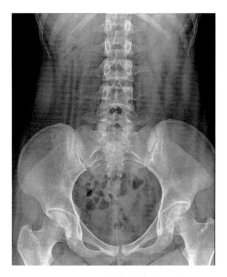

图7-3-1 正常腹部X线平片

肪组织和相邻充气胃肠道的对比下，于腹部平片上，常可显示这些器官的轮廓及位置。

3. 空腔脏器 根据空腔脏器的内容物不同而有不同的表现。

（1）胃肠道 由于胃、十二指肠球部及结肠腔内可含气体，于腹部平片可显示部分肠腔（图7-3-1）；小肠除婴幼儿可有积气外，一般充满食糜及消化液，与肠壁同属中等密度，缺乏对比而不能显示。

（2）膀胱和胆囊 其周围有少量脂肪，偶尔也可显示部分边缘。

（二）正常CT表现

1. 平扫 能够直接显示肝脏、脾、肾脏、胰腺及腹膜腔和腹膜后间隙内各解剖结构的密度和形态，其正常表现见有关章节；对胃肠道可以观察其位置、内腔和腔壁的径线、形态及密度；正常腹腔内无积气、积液表现。

2. 增强扫描 显示正常胃肠道壁和肠系膜血管强化。

三、异常影像学表现

（一）异常X线表现

1. 腹腔积气 又称气腹，常见于胃肠道穿孔。正常腹腔内无气体存留，胃肠道穿孔后胃肠道内的气体进入腹膜腔而形成气腹。

（1）游离气腹 积气可随体位改变而游动。立位平片显示气体游离到膈下，在膈与肝脏或胃底之间，表现为新月形或镰刀状低密度气体影；侧卧水平正位片显示气体浮游到上方侧腹壁与腹内脏器之间；仰卧水平正位片显示气体浮游到腹腔前方。

（2）局限性气腹 若腹腔内气体局限于某处，且不随体位改变而移动，则称为局限性气腹；常为胃肠道穿孔至小网膜囊内或腹膜后及腹腔感染等所致。

2. 腹水 不同的病因如感染、肿瘤、外伤、肝硬化、低蛋白血症等均可导致腹水，简称腹水；腹水在腹腔内坠积于低处。X线平片检查时，腹水可致腹部密度增高，投照位置不同和腹水量不同，可致腹部相应部位发生不同程度的密度增高。

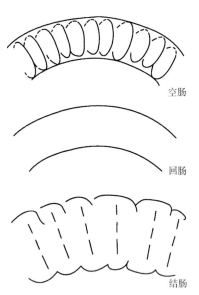

图7-3-2 不同肠管胀气形态特征示意图

空肠皱襞呈鱼肋骨样改变；回肠呈光滑管状；结肠皱襞呈不连贯状

3. 胃肠道积气、积液及管腔扩大 胃肠道积气、积液及管腔扩大常见于梗阻性病变，也可见于炎症性病变和外伤性改变等。

（1）梗阻位置 可通过气体衬托观察扩张肠管黏膜皱襞的形态，从而区分小肠和结肠，有利于判断梗阻位置（图7-3-2）。①空肠胀气扩张时，管径大于3cm，多位于上腹部或上中腹部偏左；肠黏膜皱襞在肠腔扩张时呈鱼肋骨样改变。②回肠胀气扩张时，肠管黏膜皱襞排列稀疏或皱襞消失，呈光滑管状，一般位于中下腹或中下腹偏右。③大肠胀气扩张时，管径明显大于小肠，多在6cm以上。扩张结肠边缘呈花边状或波浪状，半月皱襞处的肠壁边缘内陷，肠腔内皱襞不横贯全径，胀大的结肠多位于腹部周围。

（2）梗阻类型 ①空回肠换位，正常情况下，空肠居左上腹、回肠居右下腹及盆腔；小肠及其系膜扭转，如扭转度为180°或其奇倍数（如180°、540°）时，则可出现易位情况，即空肠位于右下腹，回肠位于左上腹。②肠曲排列形式及活动度的变化，小肠系膜扭转时，胀气的肠曲常因系膜紧缩、牵引，而出现向周围伸展及活动度受限，呈向心性集中和对称性排列；粘连性肠梗阻常有肠曲活动度减少，甚至固定。③肠壁增厚，常发生于肠壁循环障碍时，如绞窄性肠梗阻、肠系膜血管血栓形成，亦常见于炎性肠病及肠壁外伤等。

（3）肠曲积气积液　立位腹部平片可显示肠曲内气液平面，该征象为肠梗阻的X线特征。气液平面的形态、宽窄、数量与肠梗阻的性质、发病时间的长短、肠内液气量的多少及肠壁张力等因素有关。

4. 腹腔内肿块影　肿块在相邻充气肠曲的对比下可显示为均匀的软组织肿块影，有较清晰的边界。假性肿块又称"假肿瘤"征，为两端闭锁的绞窄性肠段，即闭袢内充满大量液体的表现，其密度较高，使仰卧前后位片上呈肿块影像。

5. 腹腔内高密度影　主要为阳性结石、钙化和异物等。急腹症患者阳性结石包括泌尿系结石、胆结石、阑尾粪石等。

6. 胁腹线异常　在局限性腹膜炎或腹部外伤时，患侧胁腹线常显示为密度增高、变宽、边缘模糊或消失，为脂肪肿胀的表现。当全腹膜炎或大量腹水时，两侧胁腹线均不清或消失。

（二）异常CT表现

由于CT密度分辨力明显高于X线，腹内脏器、肌肉、脂肪等组织能够清晰显示，对急腹症引起的异常密度变化，如脏器的水肿、脓肿、腹水、异常气体及液体的潴留、异常钙化及异物等均可明确显示。增强检查还可为急腹症的诊断提供更丰富的信息。

1. CT平扫

（1）异常气体及液体　积气、积液位置较深时（如急性胰腺炎的炎性渗出液），X线检查常难以辨认，而CT检查可确切检出。

（2）异常钙化灶　CT对病灶钙化的检出比X线平片敏感，如对腹内部分肿瘤的钙化及结石的检出。

（3）腹内脏器外伤　如肝、脾和肾破裂出血以及其他脏器损伤，CT检查可直接显示有无破裂出血及其范围，并可大致判断出血的时间及出血量。

（4）腹内肿块　CT检查可准确判断肿块的有无、位置及其与周围脏器的关系，对肿块的鉴别常具有重要价值。

2. CT增强　急腹症通常不首选CT增强扫描，但需要进一步明确实质脏器损伤细节、评估腹内肿块性质或疑为肠系膜血管病变时则应选用。

（1）实质脏器异常　①可以更清楚显示脏器损伤的位置、类型及出血范围；②能够鉴别实质脏器肿瘤破入腹腔导致的出血；③根据腹内肿块的强化表现，可推断其性质，如脏器内脓肿、胃肠道肿瘤等。

（2）肠管及肠系膜异常　①肠壁异常强化，多见于炎性肠病和肿瘤性病变；②门静脉和肠壁内积气，增强检查显示更为明显，主要见于肠坏死；③强化的肠系膜血管拉长、增粗、扭曲（漩涡征）、集中、狭窄甚至闭塞，其中，漩涡征是肠扭转较特异性的表现，血管狭窄和闭塞见于肠系膜血管病变。

（3）腹膜腔异常　当腹膜炎症及脓肿形成时，可以显示腹膜强化和脓肿壁强化。

四、胃肠道穿孔

胃肠道穿孔（gastro-intestinal perforation）常继发于溃疡、外伤破裂、炎症及肿瘤，尤以胃及十二指肠溃疡穿孔最为常见。影像学检查对胃肠道穿孔的诊断具有重要作用。

【病理与临床】　急性胃、十二指肠溃疡穿孔时，胃、十二指肠内的气体和内容物流入腹腔，引起气腹和急性腹膜炎。小肠穿孔时，由于小肠肠曲彼此紧靠，穿孔后纤维蛋白沉着，相互粘连，穿孔很快被封闭，故小肠内容物流出少；且小肠气体少，也较少造成气腹。结肠气体量较多，穿孔后肠内容物随大量气体流入腹腔，易形成气腹和局限性或全腹膜炎。

临床起病急骤，常为突发性、持续性上腹剧痛，呈烧灼样，可延及全腹；查体有全腹压痛、反跳痛，腹肌呈板样强直等；可伴恶心、呕吐甚至出现休克症状。发病数小时后，可出现发热、白细胞升高。

【影像学表现】

1. X线表现 胃肠道穿孔穿入腹腔内时，主要X线表现为气腹、腹水、胁腹线异常和麻痹性肠胀气等征象。

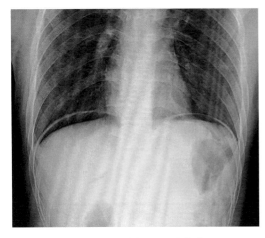

图7-3-3 双侧膈下游离气体

（1）气腹征象 站立位检查时可见膈下游离气体，表现为双侧膈下弧形或新月形透亮影（图7-3-3），具有重要诊断意义。若患者不能站立，可采取左侧卧位水平正位投照，在侧腹壁与肝之间可见弧线状透亮带。需要注意的是，少数患者未显示气腹征象，也不能排除胃肠穿孔。

（2）腹水及气液征象 是胃肠穿孔后继发性腹膜炎的表现，显示腹水或气液征象，相邻胁腹线变模糊，常伴肠曲反应性淤积和肠麻痹等征象。

（3）观察气腹应注意以下几种情况 ①胃、十二指肠球部及结肠，正常时可有气体，因此穿孔后大都有游离气腹表现。②小肠及阑尾，正常时一般无气体，穿孔后很少有游离气腹表现。③胃后壁溃疡穿孔，胃内气体可进入小网膜囊，如网膜孔不通畅，则气体局限在网膜囊内，立位腹平片于中腹部可显示气腔或气液腔。④腹膜间位肠管向腹膜后间隙穿孔，可出现腹膜后间隙充气征象，而腹腔内并无游离气体。⑤游离气腹也可见于输卵管通气检查、腹部手术后等。

2. CT表现 CT检查能敏感地发现少量气腹和腹膜后积气，亦可明确积液及其部位和液体量，特别是能显示少量积液。①气腹：CT显示于腹腔前部、腹中线处、肝前缘与腹部之间可见低密度气体影。此外，网膜囊、肝肾隐窝、盆腔、膀胱前间隙等处也是气体聚集的部位。②腹水：胃肠道穿孔后，除了腹腔游离气体外，常伴有胃肠内液体渗出，进而引起腹膜炎症，产生腹水（图7-3-4）。

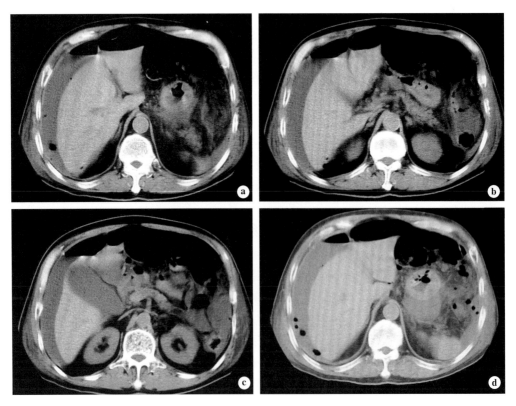

图7-3-4 胃穿孔CT表现

胃穿孔并急性腹膜炎：肝前外方见大量积液积气

CT显示气腹的能力优于平片，但应注意的是，使用宽窗宽、低窗位才能更好地显示气体并将气体与脂肪区分，有时甚至利用肺窗以助于判断少量气体。

【诊断与鉴别诊断】 影像学检查的目的主要是明确是否有腹腔游离气体，即气腹存在。膈下游离气体为典型表现，结合临床症状、体征和发病过程，易于明确诊断。当腹平片检查未见异常，特别是无游离气腹而临床高度怀疑胃肠道穿孔时，则应行CT检查。

【影像学检查方法优选】

1. 立位腹部平片 是诊断胃肠道穿孔首选检查方法，观察膈下肝周腹腔是否有游离气体，但不能确定穿孔部位。若不能站立者，采用侧卧位水平投照摄影。

2. CT 可作为有效补充检查方法，对观察腹腔内游离气体较平片更为敏感，而且能更好地显示腹水、腹膜炎等其他情况。

五、肠 梗 阻

肠梗阻（intestinal obstruction）指肠内容物不能正常运行或通过发生障碍引起的疾病，为临床上常见的急腹症之一。影像学检查的目的在于明确有无肠梗阻；若有梗阻则应进一步明确梗阻的类型，并确定梗阻的位置及病因。

【病理与临床】 肠梗阻一般分为机械性、动力性和血运性三类：①机械性肠梗阻，分单纯性与绞窄性两类；前者只有肠管狭窄，无血液循环障碍；后者除肠管狭窄外，同时有肠管血液循环障碍。②动力性肠梗阻：分为麻痹性肠梗阻与痉挛性肠梗阻，肠管本身均无导致通过障碍的器质性病变。③血运性肠梗阻：见于肠系膜血栓形成或栓塞，有血液循环障碍和肠肌运动功能失调。

肠梗阻主要病理变化是梗阻以上的肠内气体和液体通过受阻而淤积，肠壁吸收能力减弱，食物分解增加，因此肠腔内气体和液体越积越多，致肠腔扩大。

各种原因所致的肠梗阻临床表现可有不同，但均有其共同症状：腹痛、腹胀、呕吐及停止排气排便等。

【影像学表现】 不同类型肠梗阻有不同的影像学表现特点。

1. 单纯性小肠梗阻 较常见，多由肠粘连、肠腔肿瘤和小肠炎症狭窄等引起。

（1）X线表现

1）确定肠梗阻的存在：立位腹部平片可见积气扩张的肠腔内有多个长短不一的液平面，形成所谓阶梯状表现（图7-3-5）。卧位腹部平片见积气扩张的空、回肠充满腹腔，形成连贯的透亮影，横跨腹腔之大部分，称为大跨度肠袢。同时，可见空肠内密集排列的弧线状皱襞，形似鱼肋骨状影，称为鱼肋征。

2）判断梗阻部位：根据积气扩张的肠管分布范围以及肠壁的黏膜皱襞形态，可以判断梗阻的部位。积气扩张的肠曲少，液平面少，扩张的肠曲和液平面位置高，肠腔内皱襞显著，可提示梗阻的部位高；如果扩张的肠曲多，液平面多，积气扩张的肠管和液平面布满全腹，可提示梗阻部位较低。

（2）CT表现 CT检查可更清晰显示小肠扩张及积气、积液（图7-3-6），还可发现扩张肠管与正常肠管之间的移行带，常为判断梗阻部位和原因提供重要依据；如肿瘤性病变可见移行带处肿块影，肠粘连时则无肿块显示。因此，对于单纯性小肠梗阻的病因确定，CT检查较X线平片敏感而准确。

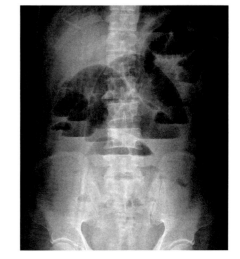

图7-3-5 单纯性小肠梗阻X线表现

2. 绞窄性肠梗阻 多为闭袢性肠梗阻，常见于肠扭转、腹内疝、肠套叠和肠粘连等。

（1）X线表现 除出现小肠扩张、积气和积液等肠梗阻的基本X线表现外，还可见一些特有征象。

1）假肿瘤征：是由于被液体完全充满的闭袢肠曲，在周围充气肠曲的衬托下，显示为类圆形软组织包块影。

2）咖啡豆征：是近端肠管内的大量气体和液体进入闭袢肠曲，致使闭袢肠曲不断扩大显示为椭圆形、中央有分隔带的透亮影，形如咖啡豆。

3）小跨度卷曲肠袢：为积气扩张的小肠肠曲明显卷曲，并在两端相互靠拢，形成各种特殊排列形状，如C形、8形、花瓣形等。

4）空回肠换位征：表现为皱襞密集的空肠曲位于下腹偏右，而皱襞稀少的回肠曲位于上腹偏左，与正常空、回肠排列位置相反（图7-3-7）。

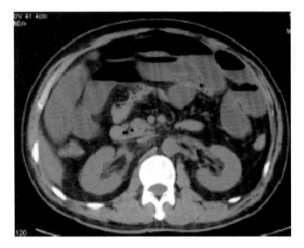

图7-3-6 小肠梗阻CT表现

小肠明显扩张，其内有大量积液及多发阶梯状液平面

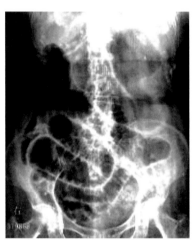

图7-3-7 空回肠换位征X线表现

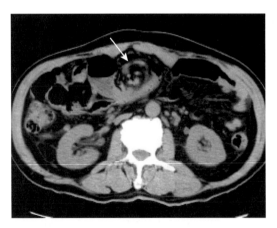

图7-3-8 CT示肠系膜扭转呈漩涡征（↑）

（2）CT表现 CT检查可准确观察假肿瘤征和咖啡豆征的特有征象，可明确腹腔内是否有积液。此外，若发现肠系膜血管扭曲呈漩涡征、肠系膜血管水肿呈缆绳征等，则有利于小肠扭转的诊断（图7-3-8）。

3. 大肠梗阻 多为结肠癌引起。

（1）X线表现 梗阻近端大肠明显胀气扩张并积液，远端结肠无积气、积液。

（2）CT表现 除显示梗阻近端大肠明显胀气扩张并积液外，还可清晰显示大肠梗阻端的肿块。

4. 麻痹性肠梗阻 又称肠麻痹。全部肠管均处于麻痹扩张状态，无器质性狭窄；常见于急性腹膜炎、脓毒败血症、腹部术后、低钾血症、严重外伤或外伤性休克以及腹膜后间隙感染等。

X线与CT表现包括肠曲充气累及大肠与小肠，一般表现为中等程度的扩张，肠腔中气体较多，而液体较少，导致肠腔内液面较低，甚或肠腔内几乎全部是气体，通常以全结肠充气作为诊断本病的重要依据。

5. 血运性肠梗阻 因肠系膜血管闭塞，血液循环障碍，肠管缺血坏死和肠肌运动功能失调所致。

CT表现：①因肠缺血而继发肠管积气、积液扩张，肠壁增厚。②部分出现双晕征样肠壁增厚改变，即靶征，表现为内外层呈相对高密度，中心层为黏膜下层水肿呈低密度。③CTA可见肠系膜上动脉和（或）静脉血栓呈低密度充盈缺损，是特异性直接征象（图7-3-9）。

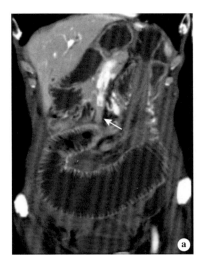
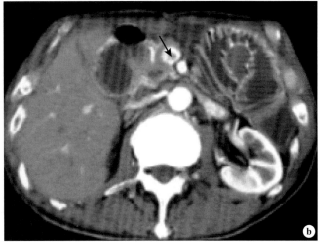

图7-3-9 血运性肠梗阻CT表现
a、b.肠系膜上静脉血栓（箭头所示），部分小肠积液扩张

【诊断与鉴别诊断】 腹部平片显示肠腔扩大、积气积液，结合临床腹胀、呕吐、肛门停止排气排便等症状，即可诊断肠梗阻。但还须分析是否有绞窄性肠梗阻的可能，若发现空回肠换位征、假肿瘤征、小跨度卷曲肠袢等征象，应进一步进行CT检查；若发现肠系膜血管出现漩涡征、缆绳征等，提示绞窄性肠梗阻可能。CT增强扫描并应用CTA技术可直接显示肠系膜上动脉或静脉血栓，是诊断血运性肠梗阻的最佳手段。此外CT还可显示部分单纯性肠梗阻的病因，如肠粘连、肿瘤、粪石等。

【影像学检查方法优选】

1. 腹部平片 是肠梗阻的筛查方法。站立位片可以确定肠腔内有无积气以及气液平面宽度与分布，但腹部平片不能明确肠梗阻的确切部位。若不能站立者，采用侧卧位水平投照摄影。

2. CT 已逐渐成为诊断肠梗阻的首选检查方法。CT平扫和增强在诊断肠梗阻部位、梗阻病因和判断有无绞窄等方面有不可替代的优势。

六、肠 套 叠

肠套叠（intussusception）是一段肠管套入其相邻的肠管腔内，并引起肠梗阻；是常见的急腹症，也是小儿肠梗阻的常见病因。

【病理与临床】 肠套叠一般是近端肠管套入远端肠管，套叠由三层肠壁组成，外层肠管称为鞘部，进入其内的两层肠管称为套入部。根据套入部位的不同，肠套叠分为回结型、小肠型和结肠型，以回结型最常见。由于套入部的肠系膜血管受压、肠管供血发生障碍，导致肠壁缺血、水肿、出血和坏死。

临床上常见于小儿，80%为2岁以下婴幼儿。肠套叠的三大典型症状是腹痛、血便和腹部肿块；腹痛为突发性、阵发性疼痛（主要表现为烦躁和哭闹），伴呕吐和果酱样血便。

【影像学表现】

1. X线表现

（1）腹部X平片 表现为小肠梗阻征象，肠管内可见阶梯状气液平面。早期腹部平片可表现正常。

（2）空气灌肠 在透视下，经肛门插管注入气体。气体沿结肠逆行充盈，到达套入部时通过受阻，并见肠管受阻处呈圆形软组织肿块影（图7-3-10a），此为本病的特征性表现。随着肠腔内气体压力的维持和增加，气体继续向前推进，肿块影向后退缩，随后肿块影变小、消失，说明肠套叠已复位（图7-3-10b）。

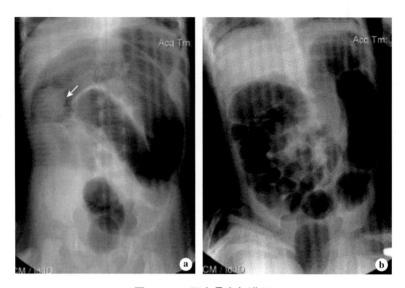

图7-3-10 肠套叠空气灌肠

a. 升结肠肝曲处见软组织肿块（↑）；b. 增加灌气压力后，肿块消失

肠套叠空气灌肠复位的标准是有大量空气进入小肠，盲肠充盈良好，腹部包块消失；患者腹痛减轻，血便消失。

2. CT表现 CT检查可显示肠套叠的软组织肿块影，由于套叠部包含各层肠壁和肠系膜结构，各层密度高低相间；若套叠部与层面垂直，则可见多层靶环状表现，颇具特征。

【诊断与鉴别诊断】 肠套叠的影像学和临床表现均具有特征性，易于诊断。空气灌肠作为复位治疗的主要方法已普遍应用，空气灌肠治疗应严格掌握适应证与禁忌证。

【影像学检查方法优选】 腹部平片常可提示小儿肠套叠诊断，超声检查是常用的确诊手段，空气灌肠可用于小儿肠套叠的诊断与复位，CT较少应用。

七、腹部外伤

腹部外伤多为腹部受到外力撞击而产生的闭合性损伤，常累及实质性脏器如肝、脾、肾和（或）空腔脏器，亦可发生在腹膜腔或腹膜后间隙。本节主要介绍常见的实质性脏器外伤的影像学表现。

【病理与临床】 实质性脏器外伤可致实质内或包膜下发生血肿，亦可破裂而并有邻近腹膜腔和（或）腹膜后间隙内积血。实质性脏器损伤的发生率依递减顺序为脾、肝、肾、胰等。

临床上主要表现为局部或全腹疼痛、腹膜刺激症状，甚至出现失血性休克表现，如烦躁、口渴、心慌、冒冷汗、面色苍白及血压下降等。实验室检查：血红蛋白下降明显；肾损伤者可出现血尿。

【影像学表现】 CT检查简单便捷，对腹部外伤的诊断具有很高的敏感性和准确性，为目前首选检查方法。

（1）包膜下血肿 表现为外伤的实质性脏器外周新月形或半月形高密度或略高密度影，随时间推移血肿密度逐渐降低；相邻的脾实质受压变扁或呈内凹状（图7-3-11a）。增强检查，血肿部分无强化。

（2）脏器内血肿 新鲜血肿表现为实质性脏器内呈圆形或不规则形高密度或稍高密度灶，随时间延长而密度逐渐减低，血肿边缘可见低密度水肿带；增强后脾实质明显强化，而血肿不强化呈低密度（图7-3-11b）。

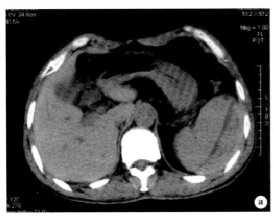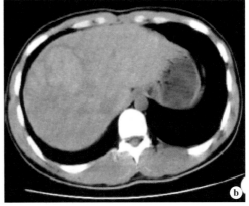

图7-3-11　肝脾挫伤CT表现

a.脾包膜下血肿，脾外周见新月形低密度和稍高密度混杂影，脾实质受压变扁；b.肝内血肿，肝右叶见类圆形稍高密度影，周围见环状低密度

（3）脏器破裂　表现为实质性脏器内多发线条状或不规则形稍低密度影；增强扫描显示更加清楚。脏器破裂常伴有相应器官的包膜下血肿和（或）腹腔积血。

【诊断与鉴别诊断】　腹部实质性脏器损伤均有较明确的CT表现，结合外伤史、临床症状与体征，诊断并不难。

【影像学检查方法优选】　CT是腹部闭合性损伤的首选检查方法，具有很高的敏感性与特异性，尤其CT增强还可提供更多的诊断信息。血管造影能明确出血责任血管，且有助于临床同时进行损伤节段血管的栓塞止血治疗。

📖 **读片窗**

病例1：患者，男性，59岁。胸痛，进行性吞咽困难伴消瘦两月余，食管钡剂造影及胸部CT扫描见图7-3-12。

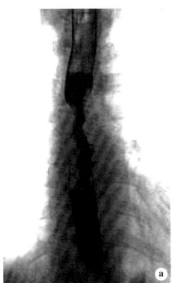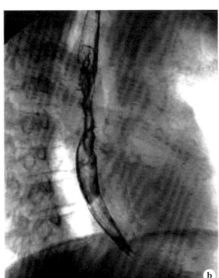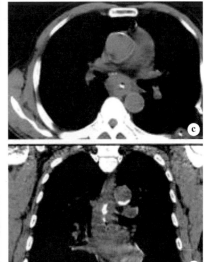

图7-13-12　读片窗图1

a、b.食管钡剂造影；c.管中段CT平扫；d.胸部CT经食管冠状面重建

问题及讨论：

（1）指出病变发生的部位。

（2）初步诊断是什么疾病？试述其诊断依据。

（3）应与何种疾病鉴别？简要说明鉴别要点。

病例2： 患者，女性，55岁。自述上腹部规律性疼痛数月，饥饿时较重，进食后明显缓解，伴有反酸、嗳气，行食管钡剂造影检查，结果见图7-3-13。

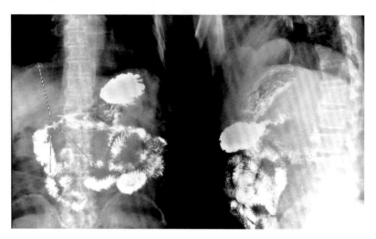

图7-3-13　读片窗图2

问题及讨论：

（1）指出病变发生的部位，

（2）初步诊断是什么疾病？试述其诊断依据。

（3）应与何种疾病鉴别？简要说明鉴别要点。

病例3： 患者，男性，42岁。体检超声发现肝右叶占位。查体未发现异常，行CT平扫+增强检查结果见图7-3-14。

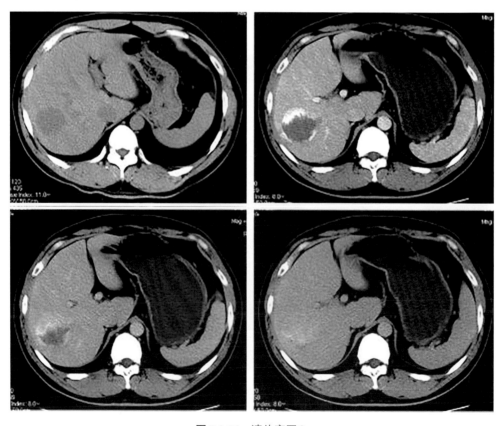

图7-3-14　读片窗图3

问题及讨论：

（1）指出病变发生部位。

（2）初步诊断什么疾病？试说出诊断依据。

（3）应与何种疾病鉴别？简要说明鉴别要点。

病例4： 患者，男性，71岁。以"腹痛、腹胀伴肛门停止排气排便、呕吐2天"入院。1年前因结肠癌行手术治疗，造影图见图7-3-15。

问题及讨论：

（1）请判断该病例肠气是否异常？显示了什么肠管？

（2）是否考虑有肠梗阻的存在？如有梗阻，应考虑哪种类型肠梗阻？

（3）该病例是否需要进一步进行其他影像学检查？

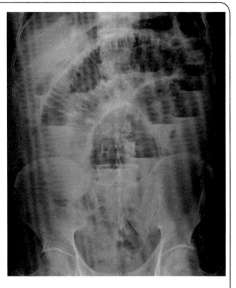

图7-3-15 读片窗图4

（张艳霞　廖伟雄）

第8章
泌尿与生殖系统

🎯 **学习目标**

1. 掌握　泌尿与生殖系统正常影像学表现；掌握泌尿与生殖系统常见疾病的影像诊断及鉴别诊断。

2. 熟悉　泌尿与生殖系统影像学检查技术；熟悉泌尿与生殖系统异常影像学表现；熟悉泌尿与生殖系统常见疾病的病理及临床表现。

3. 了解　泌尿与生殖系统检查技术的新进展。

影像学检查是临床诊断泌尿与生殖系统疾病的重要手段和选择治疗方法的主要依据。对于绝大多数泌尿与生殖系统疾病，如肿瘤、结石、炎症、囊肿和先天性异常等，影像学检查能准确发现病变，且能确定病变的位置、数目、大小、范围及性质等。

第1节　泌尿系统

一、影像学检查技术

泌尿系统由肾、输尿管、膀胱及尿道组成。各种影像学检查技术在不同的器官组织的应用价值不同。

（一）X线检查

1. 腹部平片　常规摄取腹部仰卧前后位片。在质量优良的X线平片上能显示肾影轮廓，有时可显示泌尿系统结石。泌尿系统的器官和组织均为软组织，天然对比差，在平片上显影不佳，诊断价值有限，主要用于观察泌尿系统阳性结石及钙化病变。

2. 尿路造影

（1）静脉肾盂造影（intravenous pyelography，IVP）　又称排泄性尿路造影，是常用的泌尿系统造影方法，它是通过静脉注入对比剂，不仅能显示肾盂、肾盏、输尿管及膀胱腔内的形态结构，还可大致了解肾的排泄功能。

（2）逆行性肾盂造影（retrograde pyelography）　是通过膀胱镜将导管插入输尿管内，于透视下经导管缓慢注入对比剂，使肾盂、肾盏、输尿管和膀胱充盈，用以观察全尿路情况，适用于静脉尿路造影不显影或显影不佳者。

3. 选择性肾动脉造影（selective renal arteriography）　主要用于检查肾血管病变，通常采用经皮股动脉穿刺插管技术。肾动脉造影可以显示肾动脉有无狭窄及狭窄的部位、程度、范围和性质，了解有无先天发育畸形及损伤等，也是肾血管性病变介入治疗不可缺少的检查技术。

（二）CT检查

1. CT平扫　除膀胱检查需要憋尿，其他无须特殊准备。常规取仰卧位，扫描范围包括全部肾、输尿管、膀胱。

2. CT增强 扫描应常规行增强检查。方法是向静脉内快速注入对比剂后分别进行肾皮质期、实质期及分泌期扫描，可观察肾皮、髓质强化程度、分泌功能的变化及泌尿系统内腔充盈状况。应用多层螺旋CT在增强肾动脉期行三维重组，得到肾动脉的计算机体层血管成像（CT angiography，CTA）图像；在肾盂期行三维重组获得类似于IVP的图像，称为计算机体层成像尿路造影（computed tomography urography，CTU）。

CT检查的临床应用特点：①易于发现泌尿系统结石，尤其是肾内小的结石。②可显示肿瘤内的钙化、脂肪组织等，并根据肿瘤的强化特点，对部分肿瘤可做出定性诊断。③CTA无须插管，可立体地显示肾动脉，用于诊断肾血管性病变，如肾动脉狭窄等；但对肾内小分支的显示欠佳。④用于肾创伤的诊断，可判断肾外伤的程度。⑤用于膀胱疾病，尤其是膀胱肿瘤的诊断。

CT尿路成像可显示肾盏、肾盂、输尿管和膀胱，用于尿路梗阻性病变的诊断。

（三）MRI检查

1. 平扫检查 肾与输尿管MRI检查常规使用快速自旋回波序列和梯度回波序列，行轴位和冠状位T_1WI和T_2WI成像，必要时辅以矢状位扫描。应用T_1WI并脂肪抑制技术有助于对肾解剖结构的分辨及含脂肪性病变的诊断。

2. 增强检查 一般使用顺磁性对比剂Gd-DTPA，经静脉注入后由肾小球滤过；同时行快速梯度回波序列T_1WI成像，可获得不同期相肾与输尿管的增强图像。

3. 磁共振尿路造影（magnetic resonance urography，MRU） 是利用MR水成像技术原理，使含尿液的肾盂、肾盏、输尿管和膀胱内腔成为高信号，周围结构为极低信号。主要用于检查尿路梗阻性病变。可确定尿路梗阻的部位、梗阻的原因及尿路扩张的程度。

二、正常影像学表现

（一）肾

1. 正常X线表现

（1）腹部平片 在良好的腹部平片上可显示双肾轮廓。正常肾位于脊柱两侧，呈"八"字形排列，边缘光滑，呈蚕豆形，密度均匀。肾影长12～13cm，宽5～6cm，位于第12胸椎至第3腰椎之间，一般右肾略低于左肾1～2cm。肾的长轴自内上斜向外下，其与脊柱间形成的夹角称肾脊角。侧位片上，肾影与脊柱重叠，不易显示。

（2）尿路造影 静脉肾盂造影时，在注入对比剂1～2分钟后，肾实质显影，密度均匀，此时肾脏密度略高于平片所示肾影；2～3分钟后，对比剂充盈肾盏、肾盂并使其开始显影，待5分钟时应显示满意；15～30分钟时肾盏、肾盂显影最浓。肾小盏分为体部和穹隆，体部又称漏斗部，是与肾大盏相连的短管；管的远端为穹隆部，其顶端由于肾乳头突入而形成杯口状凹陷，杯口的两侧缘的尖锐部分是肾小盏穹隆。肾大盏边缘光滑整齐，呈长管状，分为顶部、峡部和基底部三部分。①顶端或尖部：与数个肾小盏相连。②峡部：为长管状部分。③基底部：与肾盂相连（图8-1-1）。肾盂略呈三角形，上缘隆凸，下缘微凹，边缘光滑整齐。肾盂、肾盏的解剖形态变异很大，常见为喇叭状，少数为分支形或壶腹形。

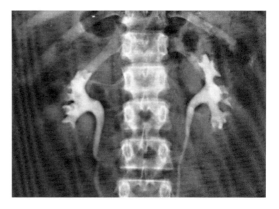

图8-1-1 正常肾盂肾盏X线表现

注药20分钟后显示双肾、盂肾盏

2.正常 CT 表现

（1）平扫 正常肾横断面呈圆形或椭圆形软组织密度影，边缘光滑、锐利，肾实质密度均匀一致，CT值为30～50Hu。肾的中部层面可见肾门内凹，指向前内，肾窦脂肪呈较低密度，肾盂、肾盏呈水样密度（图 8-1-2a）。肾动脉和肾静脉呈窄带状软组织密度影，自肾门分别向腹主动脉及下腔静脉走行。

（2）增强扫描 肾的强化分为三个期相。①肾皮质期：肾血管和肾皮质明显强化，强化的肾皮质还向肾实质内伸入（谓肾柱），而髓质仍维持较低密度，因此可清晰分辨出肾皮质和肾髓质（图 8-1-2b）。②肾实质期：髓质强化程度类似或略高于皮质，两者分界不清，肾盂、肾盏开始强化（图 8-1-2c）。③肾排泄期：肾实质强化程度减低，肾盏、肾盂发生明显强化（图 8-1-2d）。

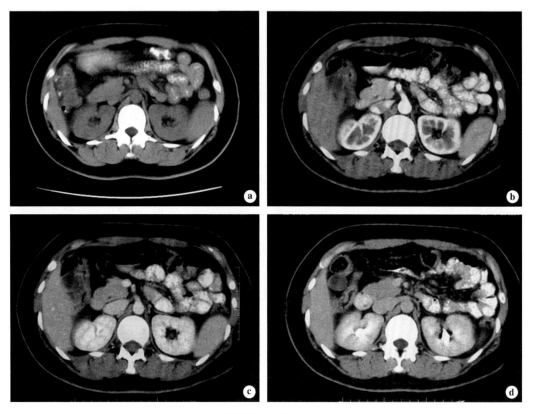

图8-1-2 正常肾CT表现（上一版图）

a.平扫：肾实质密度均匀，肾窦脂肪为低密度；b.增强皮质期：肾皮质明显强化；c.增强实质期：髓质明显强化，皮质、髓质不可分；d.肾排泄期：肾盂、肾盏明显强化，肾实质密度减低

3.正常 MRI 表现 常规SE序列T_1WI和T_2WI检查时，在周围高信号或中等信号脂肪组织的对比下，肾能够清晰显示，其边缘光整。在T_1WI像上，由于肾皮质含水量低于髓质，因而肾皮质呈较高信号，位于肾的周边部位并伸至肾锥体之间；肾髓质为较低信号，呈多个三角结构，即肾锥体，位于肾的中心部位。在T_1WI脂肪抑制像上，肾皮、髓质的信号差异更为显著。在T_2WI像上，肾的皮、髓质难以分辨，均呈高信号。肾窦脂肪组织在T_1WI和T_2WI上分别为高信号或中等信号。肾动脉和肾静脉由于流空效应，均表现为低信号。Gd-DTPA增强扫描，肾强化形式取决于检查时间和成像速度，类似于CT增强扫描。

（二）输尿管

1. 正常X线表现 腹部平片上正常输尿管不能显示。尿路造影时，输尿管管腔充盈对比剂后显示为细长形致密影，全长25～30cm，上端与肾盂相连，在腹膜后沿脊椎旁向前下行。入盆腔后，在骶髂关节内侧走行，过骶骨水平后再弯向外，最后斜行进入膀胱。输尿管有三个生理狭窄区：即与肾盂交界处、越过盆腔边缘与髂总动脉相交处和进入膀胱处（图8-1-3）。

2. 正常CT表现

（1）平扫　自肾盂向下连续层面追踪，多能识别正常输尿管腹段的上、下部分，呈位于腰大肌前缘处圆点状软组织密度影，而盆段输尿管通常难以识别。

（2）增强扫描　注入对比剂10分钟之后的延迟扫描，沿输尿管管腔内充盈对比剂而呈圆点状高密度影。自肾盂向下连续追踪，常能观察输尿管全程，直至输尿管的膀胱入口处。

3. 正常MRI表现　MRI的T_1WI或T_2WI横断面检查时，自肾盂连续向下追踪，在周围高信号或中等信号的脂肪组织对比下，正常腹段输尿管呈点状低信号影，而正常盆段输尿管难以识别。

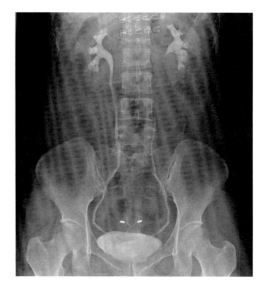

图8-1-3　正常输尿管造影X线表现

（三）膀胱

1. 正常X线表现　腹部平片上膀胱呈软组织密度，与盆腔其他结构缺乏对比，不能显影。膀胱造影时可见充盈较满的膀胱在正位片上呈类圆形或横置的椭圆形，横置于耻骨联合上方；密度均匀，边缘光滑整齐（图8-1-4）。膀胱顶部可略凹，为乙状结肠或子宫压迫所致。如果膀胱充盈不全时，膀胱顶部下陷，并可见粗大的黏膜皱襞，使膀胱边缘不整呈锯齿状。

2. 正常CT表现

（1）平扫　膀胱易于识别，其大小、形态与充盈程度有关。充盈较满的膀胱呈圆形、椭圆形或类方形，膀胱腔内尿液呈均匀水样密度。膀胱壁在周围低密度脂肪及腔内尿液的对比下，显示为厚度一致的薄壁软组织密度影，其内外缘光滑，厚度为2～3mm（图8-1-5）。

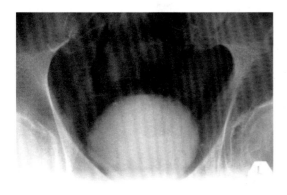

图8-1-4　正常膀胱造影X线表现

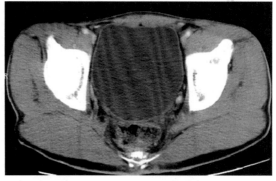

图8-1-5　正常膀胱CT表现

（2）增强扫描　注入对比剂后的早期，显示膀胱壁均匀强化，膀胱腔内尿液无强化。稍延迟扫描，可见含对比剂的尿液自输尿管膀胱入口处喷入；30～60分钟后扫描，膀胱腔呈均匀高密度，若对比剂与尿液混合不均，则可出现液-液平面。

3. 正常MRI表现　平扫检查，膀胱内尿液在T_1WI上呈低信号，在T_2WI上呈高信号；膀胱周围脂肪组织在T_1WI上呈高信号，在T_2WI上呈中等信号；膀胱壁在周围脂肪组织和腔内尿液对比下，表现为厚度一致的薄壁环状影，在T_1WI上高于腔内尿液信号，而在T_2WI上则低于腔内尿液信号。T_1WI增强扫描时，膀胱内尿液含有对比剂表现为高信号，当对比剂浓度较高并达到一定程度时，可呈低信号改变。

三、异常影像学表现

（一）肾

1. 异常X线表现

（1）腹部平片

1）位置改变：肾位置的过高或过低，向内或外移动，以及肾轴的显著改变均提示为病理现象。肾的位置异常可以是先天性异常，如异位肾、游走肾等；也可为肾本身的疾病，如肾实质内肿瘤、囊肿、多囊肾、严重肾盂积水等所致；还可以是邻近病变压迫所致，如肾上腺肿瘤、腹膜后肿瘤等。

2）大小和轮廓改变：肾大小改变包括肾影增大或缩小。肾影增大可见于肾积水、肾肿瘤、肾囊肿、多囊肾、肾脓肿及血肿；肾影缩小常见于一侧肾发育不全，慢性肾盂肾炎所致肾萎缩、肾动脉狭窄所引起的肾缺血也可使之变小；当一侧肾影缩小时，可出现对侧肾代偿性增大；肾轮廓局部凹陷常见于慢性肾盂肾炎或局限性肾缺血所致的局部肾萎缩和纤维性变；肾轮廓局限性膨大凸出或呈分叶状，常见于肾实质肿瘤、肾囊肿、多囊肾。

3）肾区密度改变：正常肾影密度均匀一致，如发现其中有致密影，一般见于结石或各种病灶的钙化。肾结石常见形状为圆形、椭圆形或鹿角形。肾结核的钙化常呈斑点状、云絮状或全肾弥漫性钙化；肾癌的钙化常为散在斑点状致密影；肾囊肿的钙化多为环形或弧形致密影。平片上一般难以显示密度减低的病灶。

（2）尿路造影

1）破坏性改变：肾实质破坏形成不规则空洞与肾盏相通，在尿路造影时，造影剂进入破坏区，呈现小棉球状密度增高影，边缘毛糙，少数边缘光滑；相应区域的肾小盏杯口呈虫蚀状破坏，边缘毛糙、不规则，甚至消失。

2）占位改变：肾实质内占位性病变于X线尿路造影时，可使肾盂、肾盏发生压迫移位、拉长、变细或呈弧形压迹，其边缘可光整或毛糙；而肾盂、肾盏内占位性病变，根据其形态不同，可呈各种不规则的充盈缺损。

3）狭窄、梗阻、积水改变：尿路梗阻时，尿路内尿液潴留和腔内压力升高，均可使梗阻近段尿路扩张，最终导致肾积水。当肾盂严重扩张积水时，可见肾影轮廓增大；静脉尿路造影时，病变早期可显示肾小盏杯口变平或膨隆呈杵状，峡部变宽变短，边缘光滑整齐；当肾积水进一步加重时，肾盏扩大近似球状，同时肾盂肾盏的距离相对缩短，扩张的肾盂肾盏连成一体，成为一个多房形的囊袋状，肾实质萎缩变薄（图8-1-6）。当输尿管积水时，在阻塞以上部位输尿管出现扩张、迂曲及延长。

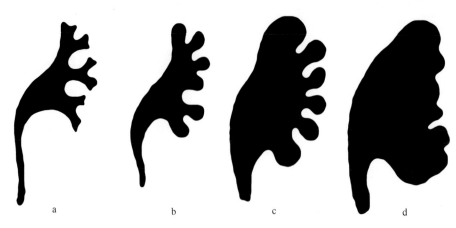

图 8-1-6 肾积水扩张示意图

a.正常肾盂、肾盏；b.轻度积水扩张；c.中度积水扩张；d.重度积水扩张

4）功能性改变：静脉尿路造影可了解肾的分泌排泄功能。正常情况下，静脉注射造影剂后2～3分钟，肾盂、肾盏已开始显影；5～7分钟肾盂、肾盏显影良好，而且一般两肾的显影时间和密度相仿；如果肾的分泌排泄功能减退，则肾盂、肾盏显影延迟，密度减低变淡。一般认为，当静脉注射造影剂后15～20分钟，肾盂、肾盏显影密度浅淡或不显影，即提示该侧肾排泄功能减退；若60分钟后仍不显影，则提示该侧肾功能严重受损，多见于肾结核、肾肿瘤及肾积水等。

2. 异常CT表现 肾的大小、形态、位置异常与X线平片相同。根据肾实质内病变密度可分为：①水样密度病变：囊性肿块，其边缘光滑，增强无强化，见于肾囊肿及多囊肾；肾盂积水可使肾盂肾盏扩张。②低密度、软组织密度病变：混杂密度肿块，可有不同程度强化，见于各种类型良、恶性肾肿瘤及肾脓肿。③高密度病变：常为外伤后血肿，偶见于囊肿出血和少数肾癌，后者可发生强化。④肾盂、肾盏内高密度病变：常见于肾结石。

3. 异常MRI表现 肾病变的信号特征、增强表现及其位置、形态等均与病变性质有关：①肾内病变 T_1WI 呈低信号，T_2WI 呈高信号，且信号强度与游离水相似，提示病变富含水分，常见于各种肾囊肿及肾盂积水。②T_1WI 和 T_2WI 均呈高信号的病灶，见于含蛋白量较高或出血肾囊肿及外伤后形成的亚急性血肿。③T_1WI 和 T_2WI 呈混杂信号的实质性肿块，其内含与脂肪组织相同强度的信号灶，在脂肪抑制序列上这些信号强度明显减低，提示病变内含脂肪组织，这是肾血管平滑肌脂肪瘤的特征性表现；若肿块在脂肪抑制序列上信号无改变，增强检查呈不均匀强化，为肾癌的常见表现。

（二）输尿管

1. 异常X线表现

（1）位置、大小、形态的改变 输尿管移位见于腹膜后肿瘤的压迫及纤维组织的牵拉；输尿管增粗扩张或迂曲延长见于尿道梗阻、先天性巨输尿管、输尿管结石、结核及外在性压迫；输尿管局限性或广泛性狭窄见于炎性痉挛、瘢痕收缩或肿瘤压迫，狭窄以上输尿管可扩张。

（2）密度改变 主要见于输尿管结石和输尿管结核所致的钙化，前者常呈圆形、椭圆形或梭形致密影，其长轴与输尿管走行一致；后者呈索条状不规则致密影或双轨状致密影。

（3）破坏性改变 输尿管炎症、结核性病变均可造成输尿管壁破坏、溃疡及纤维组织增生，X线造影显示其边缘毛糙、呈锯齿状或串珠状改变。输尿管狭窄可继发近端输尿管、肾盂肾盏不同程度的扩张、积水。

（4）占位性病变 输尿管内占位性病变如结石、血块、肿瘤等，于X线尿路造影时，在腔内可形成圆形或分叶状的不规则充盈缺损阴影，并可继发近段输尿管扩张、积水。输尿管腔外占位性病变，可使输尿管移位、狭窄。

2. 异常CT表现 主要为输尿管因梗阻造成的扩张积水，显示输尿管明显增粗，呈水样低密度，于梗阻端层面有可能发现高密度结石影或软组织密度肿块。CT检查可显示输尿管管壁增厚。

3. 异常MRI表现 输尿管较常见的异常表现是输尿管扩张积水，在横断面上表现为类圆形长 T_1、长 T_2 信号灶，其强度类似于游离水信号，位于输尿管行程范围内。

（三）膀胱

1. 异常X线表现

（1）大小、形态改变 膀胱腔扩大见于尿道梗阻、膀胱神经性功能障碍；膀胱腔缩小，边缘毛糙不整，多由膀胱结核和膀胱炎所致。

（2）密度改变 膀胱区密度增高见于结石和膀胱肿瘤，前者多为椭圆形致密影，位于耻骨联合上方；后者则为散在斑点状、结节状或小环状致密影。

（3）占位性病变 膀胱造影时，膀胱内的占位性病变，在腔内形成不规则的充盈缺损。

2. 异常CT、MRI表现 CT、MRI检查时，在膀胱周围脂肪和腔内尿液的对比下，可显示膀胱腔内占位性病变的密度或信号变化及形态、边缘改变。

四、先天性发育异常

泌尿系统的先天性发育异常较为常见且类型繁多，这同泌尿系统胚胎发育过程复杂有关；在泌尿系统发育衍变过程中的任何阶段发生失常，均会导致先天性发育异常。影像学检查是确定泌尿系统先天性异常的主要手段。泌尿系统的先天性发育异常类型较多，本节仅就常见类型加以叙述。

（一）孤立肾

孤立肾一般无任何明显临床表现，多因体检或其他原因行腹部影像学检查时意外发现。

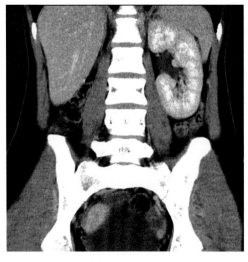

图8-1-7 右肾缺如，左肾代偿性增大

【影像学表现】

1. X线表现 腹部平片可见一侧肾影缺如，对侧肾影相对增大；静脉肾盂造影显示缺如侧无肾盂、肾盏显影；逆行性尿路造影，缺如侧的输尿管呈盲端且管径较细。腹主动脉造影显示缺如侧无肾动脉发出。

2. CT表现 平扫显示缺如侧肾床内无肾影，其空间可被其他组织所占据，对侧肾影较正常为大；增强检查示孤立肾正常强化（图8-1-7）。

3. MRI表现 与CT表现类似，缺如侧肾床处无正常肾脏信号。

【诊断与鉴别诊断】 孤立肾影像学表现特征明显，即缺如侧无肾结构显示，对侧肾发生代偿性增大，易于做出诊断。应与异位肾、先天性肾发育不良及手术后肾缺如相鉴别。不同类型异位肾，CT或MRI检查均可发现异位的肾脏。

（二）异位肾

异位肾是指肾脏未能到达正常肾窝位置的异常状态。主要包括单纯异位肾和游走肾。单纯异位肾为肾在发育过程中未上升、上升不足或过度上升所致，两侧者罕见，常伴有旋转异常。异位肾可位于盆腔、髂窝、下腹、膈下或胸腔内，分别称为盆肾、髂肾、腹肾、膈下肾和胸内肾。临床上单纯异位肾多无症状，常被误认为肿块性病变，可合并膀胱输尿管反流或肾盂输尿管连接部梗阻，易并发肾积水、感染和结石形成，表现为异位肾区胀痛、血尿和脓尿等症状。游走肾可致腰腹部疼痛，触诊时可触及一移动性肿块，如发生扭转可致肾盂积水或继发感染。

【影像学表现】

1. X线表现 单纯异位肾平片可示患侧肾区无肾影，尿路造影可见异位肾的肾盂、肾盏及输尿管显影，由于多同时伴有肾旋转异常，因而形态常有别于正常。游走肾行静脉肾盂造影检查时，采取改变体位的摄影方式可显示游走肾的肾盂、肾盏有很大的活动度。

2. CT与MRI表现 单纯异位肾平扫显示肾床内无肾影，多被脂肪、肠管、胰腺等结构占据，肾上腺位置正常。于盆腔、下腹、膈下或胸内可见肿块影，密度类似正常肾；增强检查，其强化形式和程度与正常肾相同（图8-1-8）。MRI检查表现类似于CT检查。游走肾的CT与MRI检查可显示处于异常位置的肾及可能并发的肾盂积水。

【诊断与鉴别诊断】 根据上述影像学表现特征，诊断并不困难，单纯异位肾应与肾下垂及游走肾鉴别。肾下垂是由于肾支持结构松弛所致，影像学特征是行静脉肾盂造影检查时，于立、卧位摄影，肾盂位置变化超过一个半椎体的高径，而低位异位肾无此明显活动度。游走肾行造影检查变化体位时，常有较明显的活动度。

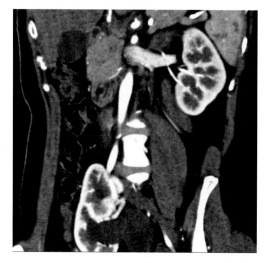

图8-1-8 异位肾CT表现

（三）马蹄肾

【病理与临床】 马蹄肾（horse-shoe kidney）是一种最常见的肾融合畸形。其特点是在胚胎发育过程中，当肾尚未升出骨盆以前，两侧肾的下极或上极已融合在一起，形态似马蹄而得名；以下极融合型多见。融合部位称为峡部，多为肾实质，少数为纤维组织相连。由于肾上升时被肠系膜下动脉根部所阻，故马蹄肾的位置常较正常肾为低，两肾纵轴向内向下，常伴有旋转不良。马蹄肾的双肾有各自的收集系统，输尿管较正常短，肾血管在肾的前方，常伴有血供异常，肾动脉可来自髂总动脉、腹主动脉、髂内动脉等。有时肾融合发生在两侧肾上极，称为倒马蹄肾；两肾上、下极都融合者，称盘状肾。

临床多无症状。因马蹄肾的肾盂在前方，输尿管进入肾盂的位置较高，尿流不畅，易引起肾盂积水、感染或结石。

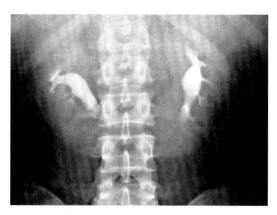

图8-1-9 马蹄肾X线表现
双肾下极距离缩短，肾盂、肾盏指向异常

【影像学表现】

1. X线表现 肾影位置低，在同一水平线，下极界限不清，并靠近脊柱。静脉肾盂造影时，两肾位置低，两侧下极肾盏距离缩短，两侧上极相距较远；肾盂、肾盏呈旋转异常表现，输尿管分居两侧（图8-1-9）。腹主动脉-肾动脉造影可显示肾的异常血供及峡部血管分布情况。

2. CT与MRI表现 MRI表现与CT表现相似。均可清楚显示两肾下极或上极肾实质相连，其密度、信号及强化表现多同于正常肾实质，有时可见并发的肾积水，倒马蹄肾和盘状肾可见相应的表现。

【诊断与鉴别诊断】 马蹄肾的特征是两侧肾上极或下极相连，且多为下极相连，尿路造影、CT等影像学检查均可发现，易于明确诊断。

（四）肾盂输尿管重复畸形

肾盂输尿管重复畸形（duplication of kidney）即重复肾，是一种常见的肾和输尿管畸形，可单侧亦可双侧，大多发生于单侧，右侧发生率较左侧高4倍，女性较男性多见。

【病理与临床】 肾盂输尿管重复畸形可分为完全性与不完全性两种，前者是指重复的输尿管分别开口于膀胱或其他部位；后者是指重复的输尿管汇合后共同开口于膀胱。若重复的输尿管开口于膀胱以外，称为异位输尿管开口。男性异位开口多见于后尿道及精囊，女性多见于尿道、前庭和阴道。异位输尿管开口可发生狭窄，导致狭窄以上肾盂、输尿管积水。

在合并感染和结石时可有相应的临床症状。异位开口的位置不同，其临床表现不同。女性患者的典型症状是既有正常自行排尿，又有持续漏尿或尿失禁；若异位开口于男性尿道外括约肌近端尿道，则无尿失禁现象。

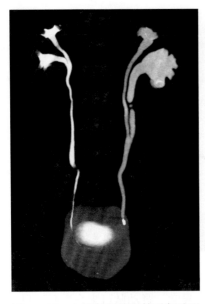

图 8-1- 10　左侧肾盂输尿管重复畸形
CTU 表现

【影像学表现】

1. X线表现　平片无特殊发现。静脉肾盂造影是确诊本病的主要检查方法，可显示同一侧肾区有两套肾盏、肾盂和输尿管，并可见两支输尿管汇合后或分别进入膀胱。

2. CT与MRI表现　普通检查显示肾盂输尿管重复畸形的效果一般不如尿路造影检查，CTU 可清楚显示肾盂、输尿管畸形的形态，汇合的位置及异位开口的部位（图 8-1-10）。MRU 与 CTU 的表现相似。

【诊断与鉴别诊断】　造影是诊断肾盂输尿管重复畸形的首选方法，显示为同一侧或两侧肾区有两套肾盂、肾盏、输尿管，征象明显，不难诊断，必要时行 CTU 与 MRU 检查亦可明确诊断。

【影像学检查方法优选】　孤立肾、异位肾、马蹄肾、肾盂输尿管重复畸形为泌尿系统先天性发育异常常见疾病，多在体检时通过超声、CT、MRI 发现，以 CT 泌尿系增强扫描为最佳检查方法，IVP、MRU 可作为有力补充检查。

五、泌尿系统结石

泌尿系统结石又称尿路结石、尿石症（urolithiasis），是泌尿系统的常见病之一，可位于泌尿系统的任何部位。我国南方各省区尤其多见。本病多发于青壮年，男性多于女性。

由于结石的成分有差异，其含钙量不同。X 线平片检查时，能够显影的尿路结石称为阳性结石，不能显影的尿路结石称为阴性结石。近年阴性结石检出率增高，与 CT、超声在临床上广泛应用有关。

【病理与临床】　结石由多种化学成分构成，包括草酸钙、磷酸钙、尿酸盐及胱氨酸盐等；但多以某一成分为主。不同成分组成的结石其密度和形态也各不相同，以草酸钙结石最为常见，其质硬、密度高、边缘多有刺，形状如桑葚；磷酸钙结石常较大，质软，表面粗糙，发生在肾盏、肾盂时可呈鹿角状，小的结石则为圆形或沙粒状；尿酸盐结石常较小，表面光滑，密度较低，多呈圆形。

泌尿系统结石依其发生部位，分为肾结石、输尿管结石、膀胱结石和尿道结石。主要临床表现为疼痛和血尿，疼痛可为钝痛或绞痛，常向下腹和会阴部放射。膀胱结石可有排尿困难或排尿中途停止。

【影像学表现】

1. X线表现

（1）X线平片

1）肾结石：表现为肾窦区或其邻近部位的高密度影（图 8-1-11），侧位片上与脊柱影重叠，表现为圆形、卵圆形、桑葚状或鹿角状高密度影，密度可均匀一致，也可浓淡不均或呈分层状。填满肾盏、肾盂的结石，与肾盏、肾盂的形态一致，呈珊瑚状或鹿角状，称为铸型结石，为结石的特征性表现。

2）输尿管结石：多数为肾结石脱落入输尿管所致，易停留在输尿管的三个生理狭窄处。X 线表现为输尿管走行区，尤其是生理性狭窄处约米粒大小的致密影，形态多呈类圆形或梭形，其长轴与输尿管的长轴一致，枣核征是其特征性表现。

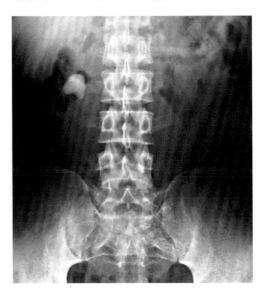

图 8-1-11　右肾结石 X 线表现

3）膀胱结石：膀胱结石多为阳性结石，来源有两种，一种原发于膀胱，较多见；另一种是由肾结石下降入膀胱而成。结石多为单发，也可多发；在X线平片上表现为膀胱区的圆形或椭圆形致密影，大小不等，边缘光滑或毛糙，密度均匀或不均匀，也可呈环形分层状。结石可随体位变化而改变位置。

（2）尿路造影

1）肾结石：在充盈对比剂的肾盂、肾盏内，可显示出结石影。如结石小，易被对比剂遮盖；如果是阴性结石则形成充盈缺损。

2）输尿管结石：如平片难以显示，可行排泄性或逆行性尿路造影，确定其是否在输尿管内，并可观察肾功能。造影表现为结石以上的输尿管和肾盂、肾盏可有不同程度的扩张、积水，梗阻处可见长圆形或梭形影（图8-1-12）。

3）膀胱结石：膀胱造影可进一步确定膀胱结石和膀胱憩室内结石，膀胱结石表现为膀胱内的充盈缺损，可随体位变化而移动。膀胱憩室内常有尿液淤积，可发生结石。憩室内的结石常偏于膀胱的一侧，不随体位改变而移动，表现为憩室内的充盈缺损。

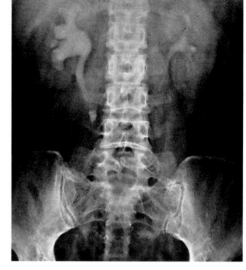

图8-1-12　右输尿管结石伴肾积水X线表现

2. CT表现

（1）肾结石　CT平扫即能确切发现位于肾盂、肾盏内的高密度结石，CT不仅能发现较小的结石，还能显示X线平片不能显影的阴性结石。

（2）输尿管结石　CT平扫表现为输尿管走行区内约米粒大小的高密度影，结石以上输尿管和肾盂常有不同程度的扩张，并于高密度影处突然截断。CT尿路成像可显示结石的准确部位。

（3）膀胱结石　CT表现为圆点状或块状高密度影，阳性结石密度多高于其他病变，阳性结石的CT值在100Hu以上。

3. MRI表现　结石在T_1WI和T_2WI上均呈很低的信号。MRI检查对结石显示不佳，但MRI可显示由于结石造成的肾盂和输尿管积水。

【诊断与鉴别诊断】　泌尿系统结石在X线平片和CT上显示为高密度影，表现典型，诊断不难。主要需与腹、盆腔内异常钙化和静脉石鉴别，前者影像学检查显示位于泌尿系统以外，后者影像学检查在静脉内。

【影像学检查方法优选】　泌尿系统结石影像学检查方法首选CT薄层平扫，腹部平片对较大阳性结石有诊断价值，IVP、CTU、MRU检查多用于了解泌尿系统结石及其引起的梗阻积水情况。

六、泌尿系统结核

泌尿系统结核（urinary tuberculosis）多为继发性，来源于身体其他部位结核灶。泌尿系统结核中最常见的是肾结核，可累及肾、输尿管和膀胱。多见于20～40岁，男性发病率明显高于女性。

【病理与临床】　泌尿系统结核大多数由血源性感染而引起。结核分枝杆菌经血行播散到肾后形成感染灶，初期为皮质感染，在皮质内形成多数小的结核病灶；若病变继续进展，则蔓延至髓质，病灶逐渐扩大可形成结核性脓肿，脓肿的破溃及结核分枝杆菌沿肾小管进入尿液继而造成肾盏和肾盂的破坏，发生干酪样坏死。坏死物经肾盏排出形成空洞。干酪样病灶可发生钙化，若全肾钙化，则称为肾自截。病变向下蔓延，可引起输尿管结核，输尿管黏膜破坏，溃疡形成，管径扩大；后期因结核性肉芽组织形成致输尿管管壁增厚、僵直和管腔狭窄甚至闭塞。向下累及膀胱，初期引起黏膜弥漫性炎症，

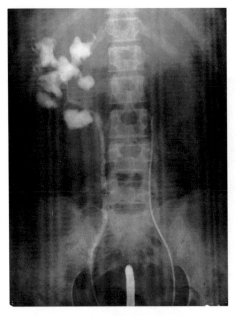

图8-1-13 右肾、输尿管结核X线表现

逆行性肾盂造影示右侧肾盏扩大，边缘不整，右侧输尿管粗细不均，边缘毛糙

出现充血、水肿，进一步发展形成结核结节或干酪性溃疡；病变侵及肌层，引起纤维化，使膀胱挛缩变小。

早期大多数无临床症状，仅尿中查到结核分枝杆菌；进展期典型症状为尿频、尿急、血尿或脓尿。此外，还可伴有全身症状，如低热、乏力、贫血、消瘦、肾功能受损等。

【影像学表现】 泌尿系统结核以尿路造影和CT检查为主。

1. X线表现

（1）肾结核 X线平片可无异常表现，有时可见肾区斑点、斑片状钙化，甚至全肾钙化。静脉肾盂造影早期病变局限在肾实质时，可表现正常；当病变累及肾小盏时，显示肾小盏边缘不整，如虫蚀状；当肾实质空洞与肾小盏相通时，可见肾小盏外侧有一团对比剂与之相连，边缘不整（图8-1-13）；病变进展造成肾盏、肾盂广泛破坏或形成肾盂积脓时，静脉肾盂造影常不显影，逆行性尿路造影显示肾盂、肾盏共同形成一不规则的空腔。

（2）输尿管结核 尿路造影显示输尿管管壁增厚，管腔不规则，粗细不均、僵直或扭曲，形成不规则狭窄与扩张，呈串珠样或笔杆状改变（图8-1-13）。

（3）膀胱结核 早期造影表现为膀胱局部轮廓不规则，边缘不整齐，甚至形成充盈缺损；晚期表现为膀胱变形和纤维收缩，容积缩小，边缘不规则而呈锯齿状改变。膀胱结核又可逆行向上蔓延，使健侧输尿管下段受侵，造成管壁增厚、管腔狭窄，上段输尿管和肾盂积水。

2. CT表现

（1）肾结核 早期CT平扫显示肾实质内边缘模糊的低密度灶；增强扫描，对比剂可进入肾实质内的结核性空洞，显示为高密度影；但对肾盂、肾盏的早期破坏显示不佳。病变进展，可见部分或全部肾盂、肾盏扩张，呈多个囊状低密度影，CT值略高于水（图8-1-14）；可伴有肾盂和输尿管壁的增厚、管腔狭窄。膀胱变小，壁不规则。晚期，肾结核可发生钙化，显示为多发点状或不规则高密度影，甚至全肾钙化，肾影增大或萎缩；输尿管常完全闭塞。CTU可显示肾盂、输尿管及膀胱受累的表现。

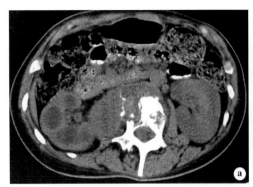 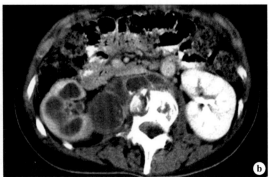

图8-1-14 右肾结核CT表现

a. 平扫右肾稍缩小，肾盏扩大，椎体骨质破坏并椎旁脓肿；b. 增强示右肾功能减退

（2）输尿管结核 早期输尿管结核常无异常发现或呈轻度扩张，后期可显示输尿管管壁增厚，管腔呈多发不规则狭窄与扩张，可累及输尿管全程。

（3）膀胱结核 可发现膀胱壁内缘不规则，并可显示水肿或纤维化造成的膀胱壁增厚和膀胱腔变小。

3. MRI表现 肾结核无特征性表现，应用较少。MRU能清楚显示肾盂和输尿管的扩张、狭窄、梗阻及梗阻的部位。

【诊断与鉴别诊断】 泌尿系统结核的影像学检查主要以尿路造影和CT检查为主，可显示病变的范围、程度等，特别是尿路造影能显示早期肾盏改变；CT能敏感发现钙化病灶，均有助于正确诊断。肾结核与输尿管结核除依据上述影像学表现外，还需依赖尿中检出结核分枝杆菌才能做出诊断。膀胱结核晚期需与慢性膀胱炎鉴别，虽都可显示为膀胱体积变小与壁的增厚，而后者多合并假性憩室，且多无肾及输尿管的相应改变。

【影像学检查方法优选】 泌尿系统结核的影像学检查主要以尿路造影和CT检查为主，可显示病变的范围、程度等，特别是尿路造影能显示早期肾盏改变；CT能敏感发现钙化病灶，均有助于正确诊断。

七、泌尿系统肿瘤

（一）肾癌

肾癌（renal carcinoma）也称肾细胞癌，是最常见的肾恶性肿瘤，在肾恶性肿瘤中占85%。好发于中老年人，男性多于女性。

【病理与临床】 肾癌来源于肾小管上皮细胞，病理上分为透明细胞癌（约占70%）、乳头状细胞癌（占10%～20%）、嫌色细胞癌（占5%～10%）、集合管癌（占1%）和未分化类癌（罕见）。癌肿呈实质性肿块，无包膜，但肿瘤周围可有被压缩的肾实质及纤维组织形成的假包膜；透明细胞癌表面血管丰富，瘤内常发生出血、坏死、囊变和钙化；乳头状细胞癌等为少血供瘤体。肿瘤较大时可穿破肾包膜，侵及邻近器官和组织，侵及肾静脉或下腔静脉时往往形成瘤栓。肾癌可转移到肺、肝、脑和骨骼等处。

典型临床表现为无痛性血尿；肿瘤较大时可触及肾区肿块；腰部钝痛或隐痛，血块通过输尿管时可发生肾绞痛。

【影像学表现】

1. X线表现

（1）X线平片 常可见肾影增大，肾轮廓出现局限性凸出或呈分叶状改变。10%～15%的肿瘤可见钙化，呈斑点状、条状或弧线形致密影，位于肿瘤的中心或边缘部。诊断价值不大。

（2）尿路造影 由于肿瘤压迫，肾小盏杯口不规则加深扩大，肾盏拉长、移位及变形，肾盏颈部狭小而细长（图8-1-15）。压迫肾小盏杯口和穹隆，可呈手握球状。肿瘤较大时，压迫多个肾盏，使其变细、变长、分离及侵蚀，可呈蜘蛛足样改变。压迫或侵犯肾盂时，肾盂变形或出现充盈缺损。

2. CT表现

（1）平扫 表现为肾实质肿块，呈类圆形或分叶状，边界模糊不清，密度可均一、低于或类似周围肾实质密

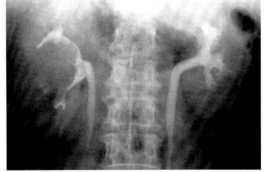

图8-1-15 肾癌尿路造影显示右侧肾盂、肾盏受压拉长、移位及变形

度，偶为高密度。肿块内可出现密度更低的坏死区，中心或边缘可有钙化；较大肿块多不均匀。

（2）增强扫描 肿块的强化程度和形式与病理组织学类型相关。①透明细胞癌：肿瘤血供丰富，皮质期肿块实质部分呈明显不均质强化，强化程度类似肾皮质，而实质期强化程度明显降低，强化时间-密度曲线呈典型快进快出型（图8-1-16）。②乳头状和嫌色细胞癌：为少血供肿瘤，皮质期肿块强化程度较低，明显低于肾皮质，且其后各期强化程度有逐渐增高的趋势，强化时间-密度曲线呈缓慢升高型。

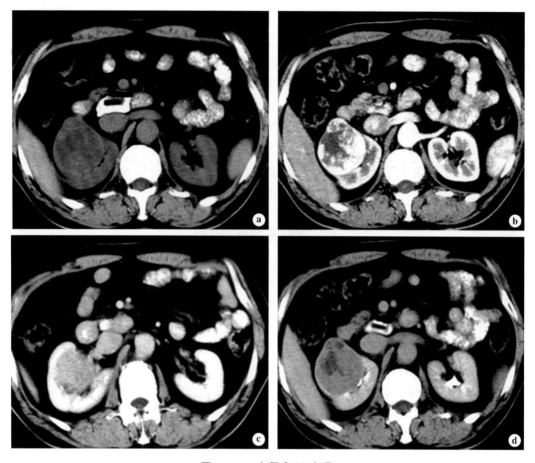

图8-1-16 右肾癌CT表现

a.平扫:右肾实质肿块;b.增强皮质期:肿块明显强化,强化程度与肾皮质相当,右肾功能减退;c.增强实质期:肿块强化程度降低;d.增强肾盂期:肿块强化程度进一步降低

3. MRI表现 多数肾癌在T_1WI上呈低信号,低于正常肾皮质,T_2WI上呈高信号或混杂信号。MRI可显示肾癌的假包膜呈低信号环,尤以T_2WI上显示率高而且更为清楚。不同组织学亚型肾细胞癌MRI增强的强化程度与形式类似于CT增强检查。MRI检查的重要价值在于确定肾静脉和下腔静脉内有无瘤栓及其范围;发生瘤栓时,血管内流空信号消失。

【诊断与鉴别诊断】 肾癌的影像诊断主要依赖CT和USG检查,多具有典型表现。需与下列疾病鉴别。①肾血管平滑肌脂肪瘤:肿瘤内含脂肪是诊断的主要依据,肾细胞癌中极少有脂肪成分。根据CT的密度及MRI的信号特征可判断肿瘤内是否含有脂肪成分,以此可做出鉴别。②肾盂癌:肾细胞癌侵犯肾盂时需与肾盂癌鉴别。肾盂癌位于肾窦区,多不造成肾轮廓的改变,无瘤内坏死囊性变。

(二)肾盂癌

肾盂癌(renal pelvic tumor)占肾肿瘤总数的10%左右,好发于40岁以上男性。

【病理与临床】 病理上属于尿路上皮肿瘤,80%~90%为移行细胞癌,常呈乳头状生长,又称乳头状癌。肿瘤可种植在输尿管和(或)膀胱壁上。

典型临床表现是无痛性全程血尿,并可有胁腹疼痛,瘤体较大或合并肾盂积水时可触及肿块。

【影像学表现】

1. X线表现 平片无诊断价值。尿路造影显示肾盂、肾盏内有固定的充盈缺损,形态不规则,肾盂和肾盏有不同程度的扩张(图8-1-17);当肿瘤侵犯肾实质时,可致肾盏移位、变形。由于肿块阻塞可造成肾盂和肾盏扩张、积水。

2. CT表现

（1）平扫 表现为肾窦内肿块，其密度高于尿液而低于肾实质，肿块周围肾窦脂肪受压，较大肿块可致脂肪完全消失。肾盂或肾盏梗阻时，出现肾积水表现。

（2）增强扫描 肾窦肿块仅有轻度强化。CTU可显示肾盂内肿瘤所致的充盈缺损。

3. MRI表现 在T₁WI上，肿块信号强度高于尿液，而在T₂WI上则低于尿液。MRU可显示肾盂、肾盏内的充盈缺损。如有肾盂、肾盏积水，则能确定梗阻的部位和程度。

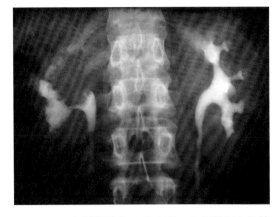

图8-1-17 右侧肾盂癌X线表现，右侧肾盂充盈缺损，下极肾盏扩张

【诊断与鉴别诊断】 肾盂癌的诊断依据是发现肾盂内肿块，CT、MRI、USG检查可确定其范围及有无转移。肾盂癌应与肾盂内阴性结石及血块鉴别：阴性结石在CT的密度较高，增强扫描无强化。

（三）肾血管平滑肌脂肪瘤

肾血管平滑肌脂肪瘤（renal angiomyolipoma）是较为常见的肾良性肿瘤。常见于中年妇女，可单发或多发。20%肿瘤合并有结节性硬化，常为双侧多发。

【病理与临床】 肿瘤起源于中胚层组织，由平滑肌、脂肪和异常血管混合而成，但其构成比例有很大差异。多数以脂肪成分为主，少数以平滑肌为主。大体上，肿瘤光滑，界限清楚，呈圆形、卵圆形或分叶状肿块，无包膜，大小不一，可自数毫米至20cm。生长缓慢。由于肿瘤血管明显扩张，管壁缺乏弹力纤维，导致瘤体内或肾周常出血。

早期可无临床症状，肿瘤较大时偶可触及肿块，血尿少见。如肿瘤自发破裂，可并发出血产生剧烈腰腹痛。

【影像学表现】

1. X线表现 平片和尿路造影检查：肿瘤较小时，可无异常发现。肿瘤较大时，平片显示肾轮廓改变，肾影增大，尿路造影表现为肾盂、肾盏受压、移位和变形等改变。肾动脉造影可显示丰富迂曲的肿瘤性血管。

2. CT表现 取决于其内脂肪与非脂肪成分的比例，典型表现为肾实质内混杂密度肿块，界限清楚，密度不均，可呈多房分隔表现，其内可见脂肪性低密度灶。血管和平滑肌组织为软组织密度。增强扫描肿块强化不均，血管性结构发生较明显强化，脂肪组织和坏死区不强化（图8-1-18）。并发急性出血时，肿块周围可见高密度出血灶。

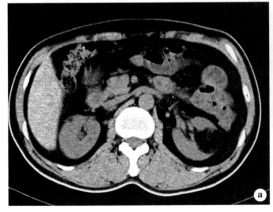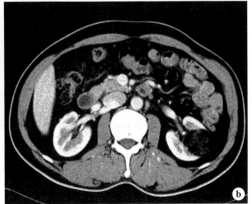

图8-1-18 左侧肾血管平滑肌脂肪瘤CT表现

a. 平扫示左肾实质低密度肿块，其内可见大量脂肪密度；b. 增强检查示肿块内少部分组织强化，脂肪影无强化

3. MRI 表现 为肾实质内不均质肿块。由于肿块内肌肉、脂肪和血管含量不一，信号强度不同，具有特征性的是脂肪信号。脂肪在 T_1WI 上呈高信号，在 T_2WI 上呈中等信号。其内可有分隔。脂肪抑制序列成像，脂肪组织的信号强度随之下降，具有特征性。MRI 对于显示血管较为敏感。

【诊断与鉴别诊断】 依据 CT 或 MRI 检查显示肾实质肿块，其中含有脂肪组织，即可明确诊断。脂肪含量很少的肾血管平滑肌脂肪瘤与肾癌鉴别较为困难。

（四）肾母细胞瘤

肾母细胞瘤（nephroblastoma），又称 Wilms 瘤或肾胚胎瘤，是儿童肾最常见的原发性恶性肿瘤。多发生于 7 岁以下，尤其是 1～4 岁的儿童，偶见于成年人。

【病理与临床】 肾母细胞瘤起源于肾内残留的后肾胚芽组织，由胚胎性组织混合而成。其特征是具有胚胎发育过程中不同阶段的幼稚的肾小球或肾小管结构，细胞成分可分为间叶组织、上皮样细胞和胚基的幼稚细胞。肿瘤多表现为单个实性肿物，体积较大，边界清楚，可有假包膜形成。约 10% 的患者为双侧或多灶性。肿瘤质软，可有灶性出血、囊性变或坏死，约 5% 有钙化，有的可见少量骨或软骨。

典型的临床症状是腹部肿块，约 1/2 患者合并有高血压，也可出现血尿、腹痛或肠梗阻。较大肿瘤可侵犯肾周脂肪组织或肾静脉，部分病例可出现肺等脏器的转移。

【影像学表现】

1. X 线表现 平片显示腹部较大的软组织密度肿块影，有时可见病侧横膈抬高，脊柱侧弯等。病侧肾轮廓往往消失。尿路造影可见肾盂、肾盏变形及肾盂、肾盏旋转异常；也可见肾盂、肾盏局限性积水。

2. CT 表现 常表现为肾区巨大混杂密度肿块，平扫主要表现为低密度，由于出血、坏死而密度不均匀，少数可见斑点状、不规则钙化，增强扫描强化不均匀（图 8-1-19）。肿瘤挤压残留的肾组织，使之移位。巨大肿块，使肾组织大部分或全部破坏、消失。有时可见肾静脉或下腔静脉内的瘤栓，以及主动脉及肾门旁肿大的淋巴结。肿块可与周围组织粘连。

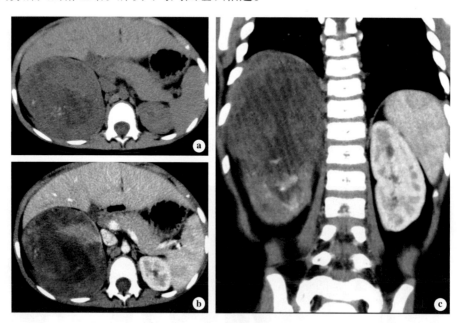

图 8- 1-19　右肾母细胞瘤 CT 表现

a. 平扫示右肾呈一巨大混杂密度肿块，内见小点状钙化及液性坏死灶；b. 增强检查示肿块实性部分呈不均匀强化；c. 冠状面重组示肿瘤侵及全肾

3. MRI 表现 肿瘤常较大，在 T_1WI 上呈低信号，在 T_2WI 上呈高信号，可见低信号的环形假包膜。由于肿瘤内有出血、坏死和囊变，呈混杂信号。MRI 可显示肿瘤供血血管来自肾动脉，也可显示

肾静脉及下腔静脉内的瘤栓为其优势。

【诊断与鉴别诊断】 发生在儿童肾实质的巨大肿块，应首先考虑肾母细胞瘤。需与血管平滑肌脂肪瘤、肾细胞癌鉴别，前者肿块内有脂肪成分，后者多见于成年人。

（五）膀胱癌

膀胱癌（carcinoma of bladder）是指发生在膀胱黏膜上的恶性肿瘤，是泌尿系统最常见的恶性肿瘤之一，多发生于40岁以上，男性的发病率是女性的2～3倍。

【病理与临床】 膀胱癌90%为移行细胞癌，其他组织学类型为鳞状细胞癌和腺癌。移行细胞癌的好发部位为膀胱侧壁和膀胱三角区近输尿管开口处，并常侵犯肌层。肿瘤可单发或多发，大小不等。分化较好者多呈乳头状，也可呈息肉状，有蒂与膀胱黏膜相连。分化较差者常为扁平状突起，呈菜花状，基底宽，无蒂，表面可有坏死和溃疡形成，并可向周围浸润。

临床常见的症状是无痛性血尿，血尿呈间隔性出现，出血量或多或少，一般为全程血尿。如合并感染，出现尿频、尿急和尿痛等膀胱刺激症状。

【影像学表现】

1. X线表现 平片诊断价值不大，偶见肿瘤钙化，呈小斑点状、结节状或小环状致密影。膀胱造影检查，肿瘤表现为大小不等的充盈缺损，多为单发，也可多发（图8-1-20）。轮廓多不规则，基底较宽，表面凹凸不平呈菜花状。侵犯肌层时，局部膀胱壁僵硬。

2. CT表现

（1）平扫 肿瘤呈软组织密度，在膀胱周围低密度脂肪和腔内液体密度尿液的对比下，肿瘤可清楚显示；表现为自膀胱壁突入腔内或腔外的软组织密度肿块，呈结节或菜花状，常位于膀胱侧壁和三角区（图8-1-21a）。肿块密度常较均匀，少数表面可有点状或不规则钙化。部分膀胱癌无明确肿块，仅表现为膀胱壁局部不规则增厚，表面常凹凸不平。

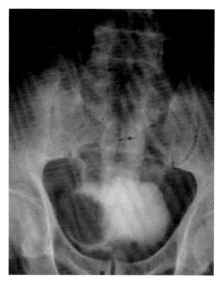

图8-1-20 膀胱癌X线表现
膀胱右侧菜花状充盈缺损

（2）增强扫描 肿块多呈均匀性明显强化（图8-1-21b）。延迟期扫描，膀胱腔内充盈对比剂，肿块表现为低密度充盈缺损。

（3）肿瘤外侵改变 肿瘤侵犯周围脂肪层时，膀胱壁与脂肪层间的分界模糊不清；肿瘤累及输尿管的开口，可导致输尿管阻塞；晚期肿瘤可向外累及邻近脏器，如直肠等；CT检查还可发现盆腔和腹主动脉周围淋巴结增大，提示已发生淋巴结转移可能。

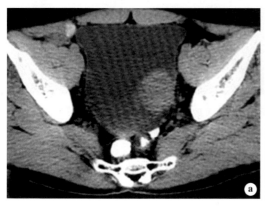
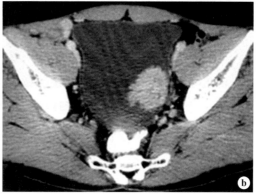

图8-1-21 膀胱癌CT表现
a. 平扫示膀胱左侧壁见一软组织密度肿块突入膀胱，边缘不规则；b. 增强检查示肿块呈均匀性明显强化

3. MRI表现 表现为自膀胱壁突向腔内肿块或膀胱壁局限性不规则增厚。膀胱癌在T_1WI上信号强度介于尿液与脂肪之间，在T_2WI上呈高信号，与尿液的信号相似。增强MRI检查能显示肿瘤对膀胱壁的侵犯深度。膀胱周围受侵犯，表现为膀胱壁与高信号脂肪界面模糊。

【诊断与鉴别诊断】 膀胱癌的影像学表现较为典型，结合临床所见，多可做出明确诊断。膀胱癌需与膀胱内阴性结石、血块或其他类型膀胱肿瘤鉴别。阴性结石和血块也可造成膀胱内充盈缺损，但变化体位检查多有位置变化；早期膀胱癌与膀胱其他类型肿瘤有相似的影像学表现，鉴别多较困难，此时利用膀胱镜并活检可明确诊断。

【影像学检查方法优选】 泌尿系统肿瘤首选CT或MRI平扫加增强扫描，尤其CTU不仅从解剖形态方面还可从肾功能方面做出较准确的诊断。彩超常用来做疾病的筛查。X线平片现已很少应用。

八、肾囊性疾病

肾囊性病变有多种类型，最为常见的是单纯性肾囊肿和多囊性肾病。

（一）单纯性肾囊肿

【病理与临床】 单纯性肾囊肿（simple cyst of kidney）极为常见，病因不明，病理上为一薄壁充液的囊肿，囊内为浆液，可单发或多发，多起于肾皮质，常突向肾外。大小不等，可自数毫米至数厘米。单纯性肾囊肿临床上多无症状，常为偶然发现。

【影像学表现】

1. X线表现 平片多无异常。囊肿较大时，可使肾轮廓发生改变，表现为肾边缘局部膨出，但边缘光滑，偶见囊肿壁的线状钙化。

尿路造影检查，囊肿小或位于肾边缘并向外生长时，可无异常发现。囊肿较大且位置较深，在肾盂、肾盏间生长时，可见肾盂、肾盏受压、变形，但不造成肾盂、肾盏破坏。

2. CT表现 囊肿呈圆形或椭圆形，与肾实质分界清楚、锐利，囊内密度均匀，呈水样密度，壁薄而难以显示。可单发或多发，可累及一侧或双侧肾。增强扫描囊肿不强化（图8-1-22）。单纯性囊肿如发生出血、感染可成为复杂性囊肿，表现为囊壁增厚，囊内密度增高。

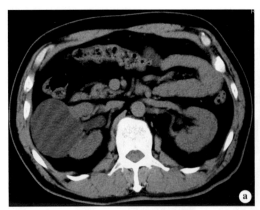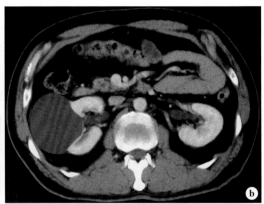

图8-1-22 右肾囊肿CT表现
a. 平扫示右肾类圆形低密度影；b. 增强扫描示囊肿无强化

3. MRI表现 肾囊肿信号强度均匀，在T_1WI上为低信号，在T_2WI上为高信号，增强扫描病变不强化。

【诊断与鉴别诊断】 单纯性肾囊肿影像学表现典型，易于诊断。

（二）多囊肾

多囊肾（polycystic kidney）为较常见的遗传性疾病，多发生于双侧，单侧多囊肾极少见。

【病理与临床】 多囊肾分常染色体显性遗传性多囊肾（成人型）和常染色体隐性遗传性多囊肾（婴儿型）。婴儿型少见，常合并肝、脾、胰腺多发囊肿，肾功能差，多数婴儿存活时间短，如存活到青年期，多合并肾功能低下、慢性肾盂肾炎等。成人型多囊肾的特征是双肾皮、髓质多发大小不等的囊肿，早期囊肿间仍有正常肾实质，晚期肾实质几乎完全被大小不等的囊肿所替代，可死于肾衰竭，常合并多囊肝。

多囊肾主要是成人型。通常在30～50岁出现症状，表现为腹部肿块、高血压和血尿等，晚期发生肾衰竭。

【影像学表现】

1. X线表现 平片表现为双侧肾影增大，边缘呈分叶状，有时可见囊壁钙化。尿路造影显示肾盂肾盏移位、变形、短缩和伸长。位于肾盏间的囊肿使相邻肾盏分开，肾盏颈部变细长，呈蜘蛛足样改变（图8-1-23a）。由于双侧肾功能低下，静脉肾盂造影时肾盂肾盏显影不佳。

2. CT表现 平扫表现为双肾布满多发大小不等的圆形或卵圆形水样低密度病变，增强扫描病变无强化。早期肾形态正常，随病变进展，双肾影增大、边缘呈分叶状。同时可显示多囊肝的表现（图8-1-23b）。

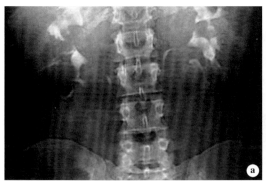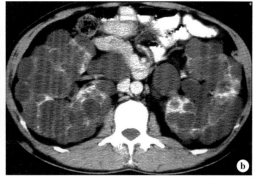

图8-1-23 多囊肾X线与CT表现

a. 静脉肾盂造影示双肾盂、肾盏呈蜘蛛足样改变；b. CT增强扫描示双肾布满大小不等囊液性密度影

3. MRI表现 多囊肾的形态表现类似CT所见，囊肿的信号强度多为类似于水的长T_1低信号和长T_2高信号。

【诊断与鉴别诊断】 成人型多囊肾的CT、MRI检查均有典型表现，不难诊断。需与双侧性多发单纯性囊肿鉴别，后者肾增大不明显，囊肿数目少，很少合并肝囊肿且无家族遗传史，易于鉴别。

【影像学检查方法优选】 肾囊肿疾病超声检查常作为首选，操作上具有简便性，超声还常用于确诊后的随访；CT或MRI平扫加增强多用于确诊及鉴别诊断。

九、肾 外 伤

肾外伤（renal trauma）较常见，是泌尿系统中最易发生损伤的脏器。按发生的原因分为开放性损伤和闭合性损伤，临床上最多见的为闭合性损伤。

【病理与临床】 肾外伤可根据损伤程度分为不同类型，常见者包括肾被膜下血肿、肾周血肿、肾挫伤及肾撕裂伤。肾外伤的临床表现视损伤程度而异，主要为疼痛、血尿、外伤侧腹壁或腰部肿胀，严重者可发生休克。

【影像学表现】

1. X线表现 肾外伤目前很少应用X线和尿路造影检查。

2. CT表现 CT是肾外伤快捷而有效的检查方法。各型肾外伤表现如下：①肾被膜下血肿：表现为与肾实质边缘紧密相连的新月形高密度影，常使邻近肾实质受压、变形。②肾周血肿：表现为肾周围的新月形高密度影，范围较广，但局限于肾筋膜囊内（图8-1-24a）；常合并肾被膜下血肿。③肾挫伤：根据出血量多少、肾组织水肿和尿液外溢情况而有不同表现，可为肾实质内高密度、混杂密度或低密度影，增强检查偶见对比剂血管外溢。④肾撕裂伤：表现为肾实质连续性中断，呈不规则带状高密度或低密度影，其内为血液和（或）外溢的尿液混合物；撕裂伤通常合并有肾周血肿（图8-1-24b）。

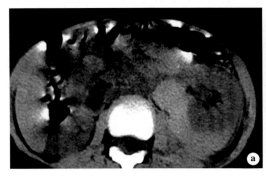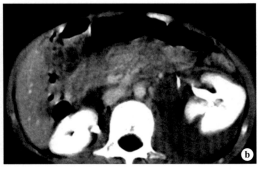

图8-1-24 左肾外伤CT表现

a. 左肾周血肿，平扫示左肾内后缘见较广泛的新月形稍高密度病灶；b. 左肾撕裂伤并肾周血肿，增强扫描示左肾明显强化，左肾内侧肾实质不连续，血肿不强化

肾内、肾周血肿及肾包膜下血肿的形态和密度，可随时间的不同而变化。早期血肿密度较高，可明显高于肾实质；5～7天后血肿密度逐渐下降，可逐步接近肾实质的密度，称等密度期；慢性血肿的密度低于肾实质。增强扫描血肿不强化，而肾实质明显强化，血肿显示更清楚。CTA可显示肾动脉的损伤。

3. MRI表现 MRI检查很少应用。

【诊断与鉴别诊断】 肾区外伤后，CT是主要检查方法，检查可确定有无肾脏损伤，并可根据CT表现确定损伤的类型和程度，以指导临床治疗。

【影像学检查方法优选】 肾损伤首选CT平扫，怀疑输尿管、膀胱、尿道损伤和尿液外漏等，加做CT增强扫描及CTU有益于确诊。彩超多作为有力的补充检查应用于临床。

🔗 **链接** 常用影像学检查技术在生殖系统中的临床应用

随着医学影像学的快速发展，各种用于生殖系统的检查方法及设备也得到不断更新。MRI检查是生殖系统最佳医学影像学检查方法，该设备通过多方位、多参数、多序列成像，不仅能清晰分辨生殖器官的各解剖层，而且对各种病变，尤其是肿瘤分期的诊断具有很高临床价值。彩超检查是生殖系统最常用的影像学检查方法，操作简便，无辐射又经济实惠。CT检查可作为超声之后最有力的补充检查方法，主要用于盆腔深部病变、骨性及钙化性病变的诊断及鉴别诊断，但由于辐射损伤较大，在产科领域中基本禁用。普通X线检查中子宫输卵管造影是目前仍在应用的检查方法，该检查主要针对子宫输卵管炎及先天畸形进行诊断。

第2节 女性生殖系统

女性生殖系统常见疾病主要包括炎性病变和良、恶性肿瘤，影像学检查多可发现这些病变并能准确显示病变的大小和范围。

一、常用影像学检查技术

（一）X线检查

1. 子宫输卵管造影（hysterosalpingography） 属于有创性检查，是通过插管经子宫颈口注入对比剂以显示子宫腔和输卵管内腔的一种检查方法。临床上主要用于检查子宫位置、宫腔形态、大小、有无先天性畸形及输卵管是否通畅；有时黏稠的对比剂可使粘连的内腔分离，起一定治疗作用。

2. 盆腔动脉造影 是经皮穿刺行股动脉插管，将导管顶端置于腹主动脉注入对比剂行造影检查，主要用于显示卵巢动脉、子宫动脉和盆腔动脉各分支及病变血供情况。

（二）CT检查

1. CT平扫 在空腹状态下，检查前2～3小时，分多次口服水或稀释的对比剂800～1000ml，并憋尿使膀胱充盈后扫查。扫描范围通常自髂嵴水平至耻骨联合，层厚5mm，连续扫描。

2. 增强扫描 常规平扫后进行，若发现可疑病变，尤其是肿块性病变，需行增强扫描。方法是通过静脉内快速注入对比剂后，即对病变区进行分期扫描。

（三）超声检查

1. 经腹途径检查 膀胱适度充盈后，采用频率为3.0～5.0MHz探头进行纵向、横向扫查，并不断变换探头角度。

2. 经阴道超声检查 无须特殊准备，使用腔内探头，频率5.0～7.5MHz，转动探头进行多方位扫查。

（四）MRI检查

MRI检查分常规平扫和增强扫描。膀胱需适度充盈。

1. 平扫检查 常规 T_1WI 和 T_2WI 检查并选择性应用脂肪抑制技术。其中 T_2WI 检查能清晰显示子宫体、宫颈及阴道的各部解剖结构，易于发现盆腔病变及确定病变的起源部位和范围。

2. 增强检查 普通检查发现盆腔病变后，一般需行增强MRI检查。方法是于静脉内快速注入顺磁性对比剂Gd-DTPA，注射完毕后即对病变区行脂肪抑制 T_1WI 检查。

二、正常影像学表现

（一）正常X线表现

1. 子宫输卵管造影 ①子宫：宫腔呈倒置三角形，底边在上，为子宫底；两侧角为子宫角，与输卵管相通。子宫腔边缘光滑、整齐，下端与边缘呈羽毛状的宫颈管相通。②输卵管：自子宫角两侧向外下走行，管腔纤细，呈迂曲柔软的线状影，由内向外依次分为间质部、峡部、壶腹部和伞端。注入有机碘水溶液10～15分钟后摄片，显示对比剂大部排入腹膜腔，呈多发性弧条状或波浪状致密线影，提示输卵管通畅（图8-2-1）。

2. 盆腔动脉造影 ①子宫动脉呈向内向下走行，沿途发出分支营养子宫和阴道，继而沿子宫侧缘转而向上行并不断发出螺旋状分支供应宫体及内膜。②卵巢动脉起自肾动脉稍下，迂曲下行，供应卵巢。

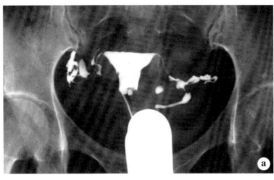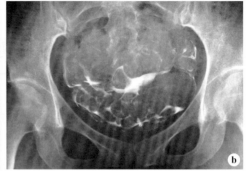

图8-2-1 正常子宫输卵管造影表现

a.注药后，子宫腔显影，呈倒置三角形，两侧输卵管呈迂曲的线状影；b.复查摄片，输卵管内造影剂全部排入腹腔，呈多发线状密度增高影

（二）正常CT表现

1. 子宫 子宫体表现为横置梭形或椭圆形的软组织密度影，边缘光滑锐利，中央可见一小圆形略低密度影，为宫腔及分泌液。宫颈显示在子宫体下方，呈圆形或椭圆形软组织密度影，外缘光滑，横径小于3cm。增强检查，子宫肌明显均一强化，中心低密度宫腔显示更为清晰。

2. 卵巢和输卵管 育龄妇女卵巢直径为2～4cm，常位于子宫角两侧，大小可不对称，CT上为圆形或椭圆形稍低密度影，有时难以识别。输卵管在CT上不易显示。

（三）正常超声表现

1. 子宫 纵向扫查，子宫呈倒置梨形，横向扫查呈椭圆形，宫体回声均质中等，轮廓光整，宫腔呈线状高回声，内膜依生理周期为低或较高回声，宫颈较宫体回声稍高，内可见带状高回声宫颈管，阴道内常有少量气体呈高回声带（图8-2-2）。

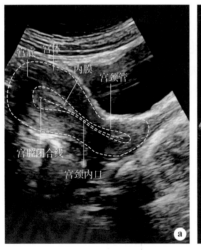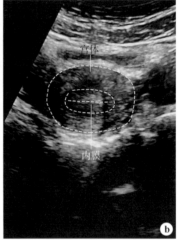

图8-2-2 正常子宫超声表现

纵向（a）、横向（b）扫查正常子宫分段及结构声像图

2. 卵巢 通常位于宫角两旁呈杏仁状，大小约4cm×3cm×1cm，呈中低回声，所含卵泡为类圆形无回声区。

3. 输卵管 不易显影、识别。

（四）正常MRI表现

1. 常规MRI平扫 T_1WI上，子宫体、宫颈和阴道为一致性较低信号；T_2WI上，能清晰显示宫体、宫颈和阴道的解剖结构（图8-2-3）。

宫体由三层组成：①子宫肌层：厚度为1～3cm，T_2WI上呈均匀的中等信号影。②子宫内膜：厚度为1～7mm，T_2WI上表现为子宫中央的长条状均匀高信号。③联合带：又称子宫肌内层，是子宫肌层与内膜之间的一条状结构，T_2WI上呈均匀低信号，厚度约5mm，在月经期边界更清晰。宫颈在T_2WI上自内向外分为四种信号，宫颈管内含黏液呈高信号，宫颈黏膜呈中等偏高信号，宫颈纤维化间质为低信号，宫颈肌层呈中等偏低信号。阴道全长7～9cm，MRI矢状位显示最佳，T_1WI上阴道壁呈中等偏低信号，T_2WI上呈低信号。阴道内主要为分泌液及上皮，T_2WI呈明显高信号。

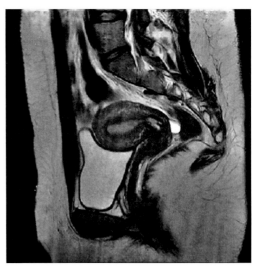

图8-2-3　正常子宫MRI表现
T_2WI矢状面清晰显示子宫体的三层信号

2. 卵巢和输卵管　MRI通常可识别正常卵巢，但绝经后妇女因卵巢萎缩而不易显示。在T_1WI上，卵巢呈卵圆形均匀低信号结构，和周围高信号的脂肪组织形成明显对比；在T_2WI上，卵泡呈高信号，而内部的中央基质呈低信号。输卵管在T_1WI、T_2WI上均难以识别。

三、异常影像学表现

（一）异常X线表现

子宫输卵管造影　①子宫异常：子宫先天性发育异常常表现为子宫大小、形态改变；炎性病变可致宫腔变形、边缘不规则；黏膜下肌瘤及息肉表现为宫腔内充盈缺损。②输卵管异常：结核和非特异性炎症可致输卵管僵硬、狭窄和扩张等改变。

（二）异常CT表现

1. 子宫　①大小、形态异常：单纯子宫大小、形态异常者较为少见，主要为各种类型先天性子宫发育异常，如幼稚子宫、双角子宫等，同时可伴有宫腔改变；子宫大小和形态异常更常见于子宫肿瘤和瘤样改变。②密度异常：子宫内局灶性异常密度改变，常合并子宫大小和形态改变。其中，边界清楚、内含钙化、低密度的肿块常提示良性子宫肌瘤；而边界不清、无包膜的中等密度的肿块多提示恶性子宫肿瘤。

2. 盆腔肿块　女性盆腔肿块常来源于卵巢。位于盆腔的薄壁囊液性肿块多为各种类型的卵巢囊肿；边缘不规则或呈分叶状且囊实性并存的肿块，为卵巢囊腺瘤或囊腺癌常见表现；肿块内含有脂肪性低密度区或有脂-液分层，是卵巢囊性畸胎瘤的特征表现。

（三）异常超声表现

1. 子宫　①大小和形态异常：异常表现与意义同CT检查。②回声异常常与形态、大小异常并存。宫腔回声异常内膜分离，可见有中等或弱回声团，见于黏膜下肌瘤或息肉；宫腔线增厚，边缘呈不规则中强回声团块，多见于子宫内膜癌。宫壁回声异常，子宫增大、变形的同时，内有类圆形等低回声肿块，子宫内膜移位、变形，是子宫肌瘤的主要表现。宫颈回声异常，宫颈增大、变形，回声不均，可见高回声或低回声团，见于宫颈癌。

2. 盆腔肿块　多数来源于卵巢。分囊性、囊实性及实性肿块，其中囊实性肿块中，实性成分比重越大，恶性可能性越大。

（四）异常MRI表现

1. 子宫 ①大小、形态异常：表现和意义同CT检查，但MRI可显示子宫内部的各层解剖结构，对病变的显示优于CT。②子宫信号异常：T₂WI上，宫腔内有类圆形中等低信号，提示息肉或黏膜下肌瘤。宫壁信号异常，联合带增宽，边界不清，大于5mm，见于子宫内膜异位症。宫壁内信号异常肿块常见于子宫良、恶性肿瘤：若肿块T₁WI、T₂WI均以均匀低信号为主时，多为子宫肌瘤；若肿块T₂WI呈中等偏高信号，联合带破坏、中断，DWI呈不均质高信号，多提示子宫内膜癌。宫颈信号异常，常表现为肿块样异常信号，T₁WI呈等低信号、T₂WI呈中等偏高信号，见于宫颈癌。

2. 盆腔肿块 女性盆腔肿块常来源于卵巢。卵巢肿块呈类圆形且信号与尿液相似，常为卵巢囊肿；肿块形态不规则，呈多房状，同时含有液体和实性成分，为卵巢囊腺瘤或囊腺癌常见表现；肿块内含有脂肪性高信号，是卵巢囊性畸胎瘤的特征表现。

四、女性生殖系统常见疾病

（一）子宫输卵管炎

子宫输卵管的非特异性炎症好发于25～35岁。急性子宫输卵管炎有典型症状，易于诊断。慢性子宫输卵管炎，常导致女性不孕。

【病理与临床】 急性子宫输卵管炎多由上行感染而致；在月经期、流产期或产褥期，女性生殖道防御能力减低，极易引起子宫输卵管炎。急性期表现为充血、水肿，继而形成积脓；慢性期发生宫腔粘连，输卵管增粗、粘连和闭塞。病变向外扩散，可引起盆腔炎，并常遗留输卵管周围及盆腔粘连。

急性期临床主要表现为高热、下腹痛、白带多或子宫出血，临床上多能做出诊断。慢性期主要表现为腰背痛、下坠感和月经不调。

【影像学表现】

1. X线表现 子宫输卵管炎的影像学检查主要是子宫输卵管造影，同时黏稠的对比剂还有分离粘连的作用。慢性输卵管炎多为双侧性，显示输卵管粗细不均，扩张与狭窄交替，甚至闭塞；闭塞近侧输卵管扩大，形成输卵管积水，表现为梗阻近侧输卵管明显扩张，粗如拇指样。造影剂弥散复查片显示输卵管内对比剂不能进入或仅部分进入腹膜腔，此为输卵管阻塞的重要征象；宫腔受累则形态不规则，粘连处呈充盈缺损影（图8-2-4）。

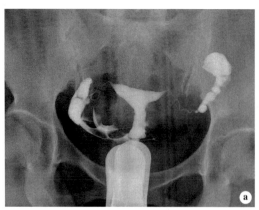
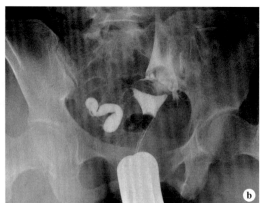

图8-2-4 子宫输卵管炎

a.双侧输卵管狭窄、积水；b.右侧输卵管积水，左侧输卵管不通

2. CT和MRI表现 诊断价值不大，很少用于检查。

【诊断与鉴别诊断】 根据宫腔狭窄、粘连，输卵管狭窄、闭塞、积水和碘油积聚等征象，一般不难做出诊断。需与子宫输卵管结核鉴别，后者肺部多有结核病灶，可见子宫输卵管钙化影，充盈对比剂时呈粗糙的植物根须状或锈铁丝状，是结核的重要征象。

【影像学检查方法优选】 子宫输卵管造影是子宫输卵管炎的首选检查方法，不仅用于疾病的诊断，还兼有一定的治疗作用。彩超、MRI、CT多用于鉴别诊断。

（二）子宫平滑肌瘤

子宫平滑肌瘤（leiomyoma of the uterus）又称子宫肌瘤（hysteromyoma），由平滑肌及纤维间质所组成，是子宫最常见的良性肿瘤。好发年龄为30～50岁，一般在绝经期后肿瘤停止生长或逐渐萎缩。

【病理与临床】 子宫肌瘤可发生在子宫的任何部位，90%发生在子宫体，按生长部位又可分为肌壁间肌瘤、黏膜下肌瘤和浆膜下肌瘤三种类型；少数可发生于子宫颈和阔韧带。肌瘤可单发或多发。肌瘤多呈球形，质较硬，边界明显，但无包膜。肿瘤由螺旋状排列的平滑肌细胞组成，并含有不等量的胶原、间质和纤维组织。生长迅速或供血不足时，可发生多种变性，包括玻璃样变、囊性变、水肿、出血及坏死等。

临床主要表现为月经量过多、严重痛经、月经期长及盆腔肿块。肿瘤大，压迫膀胱可引起尿频，压迫直肠引起便秘。由于失血多，可出现贫血。

【影像学表现】

1. X线表现 X线平片仅能发现子宫肌瘤的颗粒状或蛋壳样钙化，诊断意义不大。

2. CT表现 子宫增大，可呈分叶状改变；密度可等于或略低于周围正常子宫肌层；增强检查肿瘤有不同程度的强化，略低于正常子宫肌的强化（图8-2-5）。浆膜下肌瘤表现为向外凸出的肿块影；肌壁间肌瘤和黏膜下肌瘤可见宫腔闭塞。少数肿瘤可见不规则的斑点状或蛋壳样钙化影；如发生坏死，可见不规则低密度区。

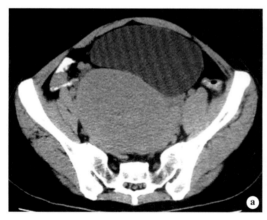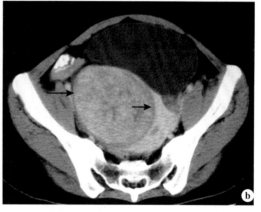

图8-2-5 子宫肌瘤CT表现

a.平扫示子宫明显增大，肌瘤呈类圆形略低密度肿块；b.增强示肿块（↑）强化程度略低于正常子宫肌的强化

3. MRI表现 MRI是发现和诊断子宫肌瘤最敏感的方法。T_1WI上信号强度类似子宫肌，而T_2WI上呈明显均一低信号，与正常子宫肌层分界清楚。MRI可清晰显示和区别肌壁间肌瘤、黏膜下肌瘤和浆膜下肌瘤。肿瘤若变性，则信号呈多样化，囊性变则T_1WI上为低信号，T_2WI上为高信号。MRI增强检查，肌瘤常为不均一强化（图8-2-6）。

【诊断与鉴别诊断】 超声通常为子宫肌瘤的首选检查方法，但有时不能进行准确定位，而MRI作为最佳检查方法，能准确发现肌瘤，并显示其大小、位置和数目，其特征性诊断依据主要是T_2WI上可见类圆形均一低信号影；同时还能根据信号不同发现肌瘤变性情况。

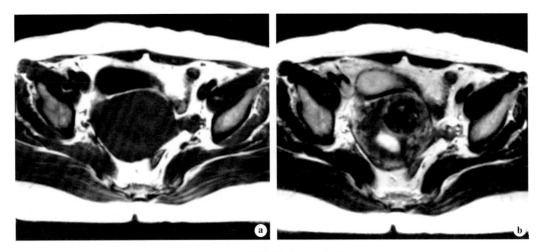

图8-2-6 子宫肌瘤MRI表现

a. T₁WI上子宫稍增大，宫腔偏离，肿块呈低信号；b. T₂WI上肿块呈明显较均一低信号

（三）子宫癌

子宫癌是女性生殖器官最常见的恶性肿瘤，分为宫颈癌及宫体癌，以前者为多。

【病理与临床】 宫颈癌（cervical carcinoma）是女性生殖系统最常见的恶性肿瘤，95%以上为鳞状上皮癌，常累及宫颈外面和阴道，形成外生性肿块，破坏宫颈浸润阴道穹窿。少数为腺癌，起源于子宫颈管的上皮，侵犯宫颈和宫旁组织。

宫体癌也称子宫内膜癌（endometrial carcinoma），发病率仅次于宫颈癌，常为腺癌。早期常规影像学检查难以发现。肿瘤分为局限型和弥漫型。局限型为息肉状或外生性连接于子宫内膜表层；弥漫型累及整个子宫内膜。肿瘤可累及宫体与宫颈，穿透肌层累及邻近器官，并可发生盆腔淋巴结转移。

临床上，子宫癌表现为不规则阴道出血，白带增多，并有血性和脓性分泌物；晚期发生疼痛和下腹部肿块。早期诊断主要靠宫颈刮片、刮宫和细胞学检查。

【影像学表现】 影像学检查主要用于观察子宫癌的侵犯范围和转移情况，有利于临床分期和制订治疗方案。平扫加增强MRI检查是目前诊断宫颈癌最佳最准确的方法。

1. X线表现 X线平片价值不大。盆腔动脉造影可显示杂乱不规则的肿瘤血管。

2. CT表现

（1）宫颈癌 平扫可见宫颈增大，形成不规则软组织密度肿块，可局限于宫颈或蔓延至子宫体和宫旁；增强扫描示肿瘤强化程度低于正常宫颈组织（图8-2-7）。如肿瘤较大发生坏死时，肿块内可见低密度区。肿瘤向外蔓延，表现为向子宫外伸出的不规则形或分叶状软组织密度影。侵犯邻近器官，如膀胱、直肠，相邻脂肪间隙消失，直肠、膀胱壁增厚。CT诊断宫颈癌淋巴结转移的敏感性为70%～80%，因此CT检查阴性不能排除淋巴转移。

（2）宫体癌 表现为子宫对称性或局限性分叶状增大，密度不均匀，有低密度坏死区。肿瘤累及宫颈，可见宫颈增大。增强扫描示病变强化程度低于周围正常子宫。

3. MRI表现

（1）宫颈癌 MRI能较准确地判断肿瘤的大小、形态。肿块在T₁WI上与宫颈信号相仿呈等低信号，T₂WI上呈高信号，正常宫颈组织层次消失，DWI上呈高信

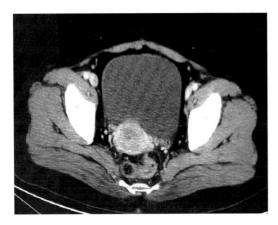

图8-2-7 宫颈癌CT表现

增强扫描示肿瘤强化程度低于正常宫颈组织

号，ADC图呈低信号（图8-2-8、图8-2-9）。MRI不仅能显示肿瘤向腔内、外的生长浸润情况，还能清楚显示周围器官的组织结构层次。MRI由于对软组织的分辨能力高和多方位成像，对宫颈癌的分期优于CT。

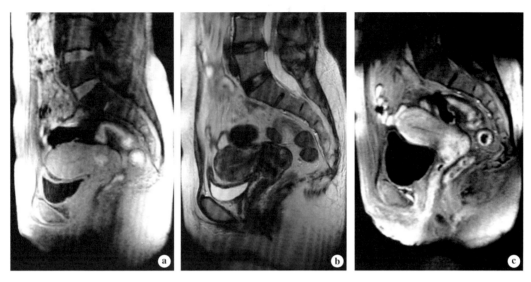

图8-2-8　宫颈癌Ⅰ期MRI表现

a. T$_1$WI宫颈增大，呈等信号影，斑片状高信号为出血灶；b. T$_2$WI上呈中等偏高信号，正常宫颈组织层次消失；c. 增强扫描示宫颈部呈均匀性明显强化，宫颈外周组织结构清晰，阴道及宫体部未受侵

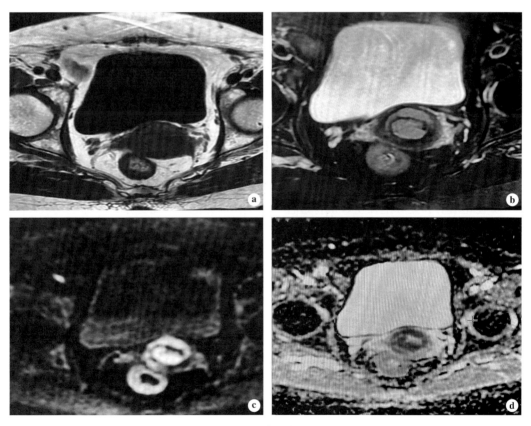

图8-2-9　宫颈癌Ⅱ期MRI表现

a. T$_1$WI子宫颈增大，肿瘤呈不均质低信号，与正常宫颈组织不易分辨；b. T$_2$WI上肿瘤呈高信号；c. DWI上肿瘤呈高信号；d. ADC图上病灶呈低信号

（2）宫体癌　MRI检查表现为子宫内膜增厚，宫体不对称性增大，T$_1$WI上与子宫肌层相比呈等低信号，T$_2$WI上呈不均质高信号，其间可混有结节状中等信号或低信号区（图8-2-10）。癌肿侵犯肌层

时，在 T_2WI 上可见低信号的联合带破坏、中断且不规则；宫旁组织受侵犯时，邻近结构显示不清，脂肪信号消失。MRI对于子宫内膜癌的检出及其分期明显优于CT和超声。

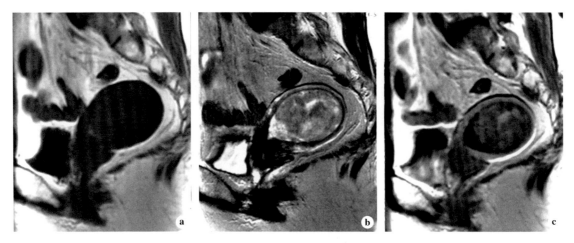

图8-2-10 宫体癌Ⅱ期MRI表现

a. T_1WI 子宫稍增大，肿瘤与子宫肌层相似呈低信号；b. T_2WI 宫腔内见一肿块呈不均匀高信号影，子宫壁变薄，子宫前壁部分联合带中断；c. 增强检查示肿块呈不均匀强化

【诊断与鉴别诊断】 宫体癌与宫颈癌的诊断特别是早期诊断主要依赖细胞学检查，影像学检查的主要目的是确定肿瘤的侵及范围。在各种影像学检查中，MRI检查最有价值，应作为主要检查方法。

【影像学检查方法优选】 MRI平扫加强化扫描是子宫占位性病变最佳检查方法，凭借超强软组织分辨力及磁共振设备的检查特性，不仅用于疾病的诊断及鉴别诊断，还对肿瘤的分期及临床治疗、术后评估、随访发挥重大作用。彩超常作为首选筛查方法，并可简单随访。CT检查多用于肿瘤骨性转移性病变及钙化的鉴别诊断。

（四）卵巢囊肿

卵巢囊肿是女性生殖系统常见疾病之一，有不同的性质和形态，各种年龄均可患病。

【病理与临床】 卵巢囊肿有多种类型，可分为单纯性卵巢囊肿、滤泡囊肿、黄素囊肿和巧克力囊肿等，以单纯性卵巢囊肿较多见。①单纯性卵巢囊肿：为单房性充有浆液的囊肿，外表光整，壁薄，内壁光滑。②滤泡囊肿：是卵泡在生长发育过程中，垂体促卵泡素分泌过多，致卵泡内液体潴留而成。③黄素囊肿：是由于绒毛膜促性腺激素刺激卵泡引起，常为多房性，双侧发生。④巧克力囊肿：是由于子宫内膜异位引起卵巢出血形成的慢性血肿，囊肿大小可随月经周期而变化。

临床上，卵巢囊肿较小时，多无症状。囊肿大，可因重力作用引起腰痛。中等大小的囊肿，当重心偏向一侧或妊娠期子宫位置改变时，易发生蒂扭转，为常见的妇科急症。如囊肿破裂，可产生急性腹痛，肿物突然消失或缩小。

【影像学表现】

1. CT表现 为均匀一致的圆形或类圆形囊性低密度区，呈水样密度，CT值为0～15Hu，边缘光滑，分界清楚，囊壁薄而均匀。增强检查囊内无强化，囊壁可有轻度强化（图8-2-11）。

2. MRI表现 囊壁薄而光滑，囊肿在 T_1WI 上为低信号，在 T_2WI 上为均匀一致高信号，信号强度变化与一般体液相似。巧克力囊肿在 T_1WI 和 T_2WI 上均表现为不均质高信号，具有特征性；其他卵巢囊肿不易区别。

【诊断与鉴别诊断】 CT、MRI和USG检查均易发现本病，表现为圆形或类圆形水样密度（信号）灶，增强检查囊内无强化。

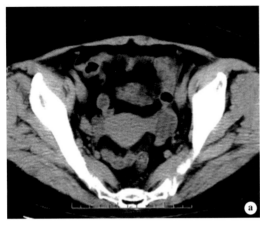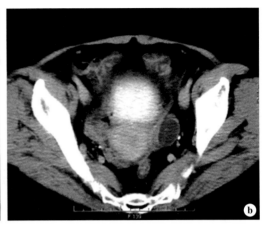

图8-2-11 卵巢囊肿CT表现

a. 平扫，子宫体左旁见一类圆形低密度灶；b. 增强，囊肿不强化，在周围强化组织衬托下显示更清晰

（五）卵巢肿瘤

卵巢肿瘤是指发生在卵巢上的肿瘤，是女性生殖系统中比较常见的疾病，分良性和恶性，良性主要为囊腺瘤和畸胎瘤，恶性主要为卵巢癌。

【病理与临床】 卵巢肿瘤是女性生殖器官常见肿瘤。卵巢组织复杂，可发生多种类型肿瘤。

根据肿瘤组织的发生分为表面上皮-间质肿瘤、生殖细胞肿瘤、性索间质肿瘤和转移性肿瘤等。卵巢肿瘤有良性和恶性之分，可表现为囊性或实质性；良性肿瘤中以囊腺瘤和畸胎瘤为多见。

囊腺瘤又可分为浆液性囊腺瘤（ovarian serous cystadenoma）和黏液性囊腺瘤（ovarian mucinous cystadenoma）。浆液性囊腺瘤的房壁薄，囊内充满清澈液体，可有钙化，30%～50%的病例可发生恶变；黏液性囊腺瘤的体积大，呈多房样，囊壁光滑，内含黏稠的液体。

良性畸胎瘤多为囊性，少数为实性，由三个胚层的成熟组织构成；其表面光滑，囊壁较厚，内含皮脂样物质、脂肪、毛发和骨组织等。

恶性肿瘤多为来源于上皮的浆液性囊腺癌和黏液性囊腺癌，其他类型卵巢癌少见。其中，以浆液性囊腺癌最为多见，大部分由浆液性囊腺瘤恶变而来。约50%浆液性囊腺癌双侧发生，具有瘤小、多房特点；黏液性囊腺癌单侧多见，具有瘤大、多房特点。两者囊壁上均有明显乳头状突起或结节。卵巢恶性肿瘤的发病率在女性生殖器官的恶性肿瘤中仅次于宫颈癌。

卵巢良性肿瘤临床上一般无症状，部分患者仅觉腹部不适或胀满，少数因肿瘤发生扭转可产生腹痛。卵巢恶性肿瘤早期多无症状或症状轻微，患者确认时常为晚期，多表现为腹部不适或疼痛，阴道流血及腹部包块、腹水。实验室检查：卵巢上皮癌通常糖类抗原125（又称癌抗原125，CA125）和癌胚抗原（CEA）明显升高。

【影像学表现】

1. CT表现

（1）囊腺瘤 平扫表现为盆腔内较大的单房或多房低密度囊液性肿块，其中黏液性囊腺瘤密度稍高；肿块边缘光滑，囊壁和间隔多较薄且均匀一致（图8-2-12a）。增强扫描示囊壁和间隔呈轻至中度强化，囊内无强化。

（2）畸胎瘤 平扫表现为盆腔内密度不均匀的囊实性肿块，囊壁可均匀，也可厚薄不等，其内通常可见脂肪密度（图8-2-12b），还可有钙化、牙或骨骼组织。增强扫描可见肿块不均匀强化。

（3）卵巢癌 平扫表现为盆腔较大肿块，多呈囊实性，边缘不规则，囊壁和分隔厚薄不均。增强扫描示囊壁、间隔和实性部分明显强化（图8-2-12c，图8-2-12d）。可伴发腹腔、大网膜转移，腹腔转移表现为肠袢周围或器官边缘模糊，较明显时可见结节状或块状的软组织密度影；典型的大网膜转移表现为横结肠与前腹壁之间的扁平状软组织肿块，又称网膜饼，肿块密度不均匀或呈蜂窝状，边界不清。部分患者可出现腹水征。卵巢癌的淋巴结转移，主要见于主动脉周围淋巴结及髂外、髂总动脉旁淋巴结。血行播散较少见。

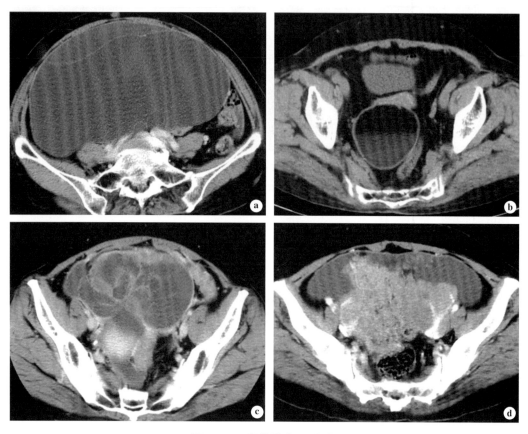

图8-2-12 卵巢肿瘤CT表现

a.卵巢囊腺瘤：盆腔巨大薄壁囊液性肿块，囊内见均匀间隔线；b.盆腔畸胎瘤：盆腔见一薄壁囊性肿块，内含液性与脂肪性密度，并见液-脂平面；c.卵巢囊腺癌：盆腔巨大囊液性肿块，囊壁和间隔线厚薄不均，并见小结节影；d.卵巢癌：盆腔巨大实性肿块，形态不规则，囊壁和间隔线厚薄不均，肿块前方见较大量腹水

2. MRI表现

（1）囊腺瘤 浆液性囊腺瘤表现为T_1WI低信号、T_2WI高信号；黏液性囊腺瘤由于蛋白含量较高，T_1WI上表现为高信号，T_2WI上呈更高信号。

（2）畸胎瘤 表现为混杂信号肿块，脂肪在T_1WI和T_2WI上均呈高信号，在STIR上呈低信号。MRI对显示囊内容物的成分有一定的优势。

（3）卵巢癌 形态表现类似CT检查所见，MRI在判断卵巢癌的范围、囊实性、盆腔脏器受累状况及术前分期方面具有优势。癌肿在T_1WI上表现为中等低信号，T_2WI上呈不均匀高信号。腹水在T_1WI上呈低信号，但较一般液体信号高；因蛋白含量高，在T_2WI上呈明显高信号（图8-2-13）。

【诊断与鉴别诊断】 囊腺瘤一般表现为较大的分房性囊性肿块，囊壁和间隔薄而均匀，其内呈液性密度或信号。畸胎瘤显示为不均质肿块，内常有脂肪、骨、软组织等成分。卵巢癌呈囊实性混合肿块，其壁和间隔厚而不规则并有明显的实性部分；若发现大网膜转移、腹水和淋巴结肿大，则诊断更为明确。

【影像学检查方法优选】 超声操作简便常作为卵巢疾病的首选检查方法；CT检查常用于骨性、钙化性病变的诊断及鉴别诊断；MRI一般多用于软组织病变性质的鉴别诊断。

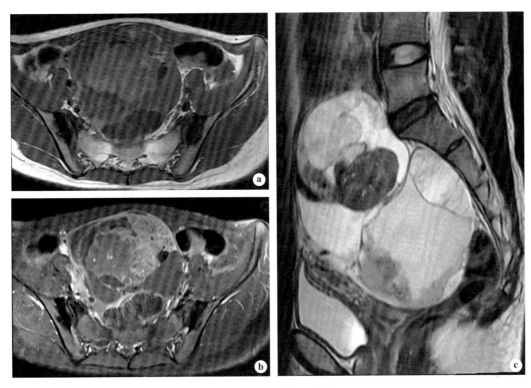

图8-2-13 卵巢癌MRI表现

a. T$_1$WI示盆腔见一个巨大混合信号肿块；b. 增强示肿块为等高信号，部分组织呈轻至中度强化，大部分等低信号部分组织不强化；c. T$_2$WI示肿块为不均质高低混杂信号，内见分隔

第3节 男性生殖系统

男性生殖系统中最常见的疾病是前列腺增生和前列腺癌。现在影像学检查方法不但能敏感地发现病变，且多能指明病变性质、位置、范围及有无其他部位转移，尤其MRI的应用更为临床诊断与治疗提供了有力保障。

一、常用影像学检查技术

（一）CT检查

1. CT平扫 在空腹状态下，检查前口服水或稀释对比剂800~1000ml，以充盈和识别盆腔肠管；然后在膀胱充盈状态下进行检查。常规行盆腔横断面扫描，层厚5mm。

2. 增强扫描 在常规平扫后进行，方法是通过静脉内快速注入对比剂后，即对病变区进行扫描。用于鉴别盆腔内血管影与肿大淋巴结，有利于发现病变和对病变进行鉴别诊断。

（二）MRI检查

MRI检查成像序列和方法多样，能够清楚地显示前列腺周围带与中央带、前列腺周围脂肪与静脉丛等，对前列腺增生肥大和前列腺癌的诊断及鉴别诊断具有很高的敏感性及准确率。

1. 平扫检查 常规行T$_1$WI和T$_2$WI检查，选用体部相控阵线圈，若联合应用直肠内线圈可提高图像质量。

2. 增强检查 平扫发现病变后，常需进行增强扫描。方法是静脉内快速注入顺磁性对比剂Gd-

DTPA后，对病变区进行脂肪抑制T_1WI增强检查。

3. 磁共振波谱成像（MRS）检查 可分析前列腺病变内枸橼酸盐（citrate，Cit）、胆碱复合物（choline，Cho）和肌酸（creatine，Cre）等代谢物的浓度变化及代谢特征，从而对病变做出诊断及鉴别诊断。

4. 磁共振功能成像 目前磁共振功能成像（fMRI）主要包括弥散加权成像（DWI）和灌注加权成像（PWI）。

二、正常影像学表现

前列腺位于膀胱与尿生殖膈之间，呈栗子形或倒锥形，前邻耻骨联合，后为直肠，中央有尿道通过。前列腺组织学上又将前列腺分为中央带、移行带和周围带；中央带主要是中叶，移行带为尿道旁的两侧叶部分，周围带相当于侧叶及后叶的部分（图8-3-1）。精囊是一对卷曲的管道状结构，内含精液，位于前列腺上方、膀胱之后，呈椭圆形。

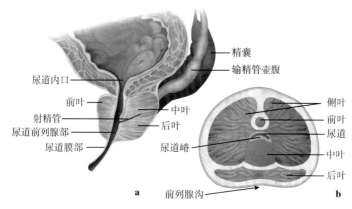

图8-3-1 前列腺正常解剖示意图
a.矢状面；b.横断面

（一）正常CT表现

前列腺紧邻膀胱下缘，横断面显示为椭圆形软组织密度影，边界清楚；大小随年龄增大而增大，年轻人前列腺平均上下径为3cm，前后径为2.3cm，横径为3.1cm，而老年人分别为5cm、4.3cm、4.8cm。

精囊与前列腺周围为低密度脂肪组织所包绕，CT平扫能清晰显示。精囊位于膀胱底后方，呈八字形对称的软组织密度影，边缘常呈小的分叶状；两侧精囊于中线部汇合。精囊前缘与膀胱后壁之间为三角形低密度脂肪间隙，称为膀胱精囊角；仰卧位时，此角为30°左右；俯卧位时精囊紧贴膀胱，此角消失。所以在判断膀胱或前列腺肿瘤有无侵及精囊时，需仰卧位扫描观察此角是否存在和对称。

（二）正常MRI表现

前列腺在T_1WI上呈均一低信号，强度类似肌肉信号；前列腺周围是高信号的脂肪组织，其中可见蜿蜒状低信号的静脉丛；在T_2WI上，自内向外前列腺各区因组织结构和含水量不同而可分辨，特别是在高场强设备上中央带与移行带辨别更清晰。前列腺的周围带比中央带和移行带的腺体多、间质成分少，腺体含水量高，所以移行带和中央带呈低信号，周围带为高信号，周边可见低信号环影，代表前列腺被膜（图8-3-2）。

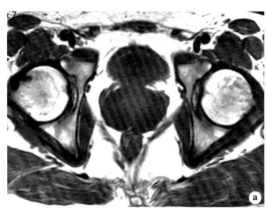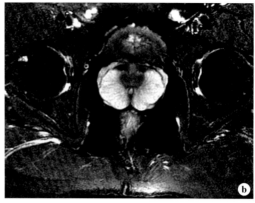

图8-3-2 正常前列腺MRI表现

a. T₁WI示前列腺呈均一较低信号；b.脂肪抑制T₂WI示前列腺周围带呈高信号，中央带和移行带呈低信号

精囊位于前列腺后上方和膀胱后方，由卷曲的细管构成，内含液体，T_1WI上呈低信号，T_2WI上呈高信号。

三、异常影像学表现

（一）异常CT表现

1. 前列腺 ①体积增大：前列腺横径超过5cm或其上缘超过耻骨联合上方2cm可诊断为前列腺增大；分为对称性和非对称性，前者常见于良性前列腺增大，后者常见于前列腺癌。②形态异常：前列腺呈分叶状体积增大，多为前列腺癌。③密度异常：前列腺内低密度灶见于脓肿、囊肿或肿瘤坏死灶，高密度钙化灶常为腺体内结石。

2. 精囊 ①大小异常：两侧精囊对称性增大通常为液体潴留所致，一侧增大可为囊肿、脓肿、肿瘤等。②形态异常：膀胱精囊角消失是常见异常征象，在膀胱癌和前列腺癌时，若发现此征象，常提示肿瘤侵犯精囊；精囊局限性形态改变常提示局部占位。③密度异常：低密度灶多见于脓肿、囊肿或肿瘤坏死灶。

（二）异常MRI表现

1. 前列腺

（1）常规MRI异常 ①前列腺体积增大、形态异常，两者表现和意义同CT表现。②前列腺信号异常：T_2WI上周围带内有低信号灶，常提示前列腺癌，但也可能是良性病变，如慢性前列腺炎、肉芽肿性病变和活检后出血。当移行带及中央带增大并以多发不均匀高信号结节为主时，常提示以腺体为主的良性前列腺增生；若以中等信号结节为主时，则提示以基质为主的良性前列腺增生。

（2）DWI异常 前列腺内明显高信号结节，同时其ADC值低于周围组织呈低信号，提示前列腺癌。

（3）MRS异常 移行带Cit峰明显升高，Cho峰和Cre峰变化不大提示前列腺良性增生，前列腺病变区Cit峰值明显下降和（或）（Cho+Cre）/Cit值显著增高，均提示前列腺癌。

2. 精囊 ①大小和形态异常：表现与CT相同。②信号异常：精囊信号普遍性减低提示炎性病变，若呈类圆形水样长T_1低信号和长T_2高信号时，提示精囊囊肿。若精囊病变与前列腺肿块相连，并且均呈短T_2低信号时，提示前列腺癌已侵犯精囊。

四、前列腺常见疾病

（一）前列腺增生

前列腺增生（hyperplasia of prostate）又称良性前列腺增生（benign prostatic hyperplasia，BPH），

是前列腺腺体增大压迫尿道，引起排尿困难等一系列症状的疾病，老年人常见，60岁以上男性发生率高达75%。

【病理与临床】 前列腺增生主要发生在前列腺的移行带，增生的前列腺由腺体、平滑肌和间质组成，增生不均匀呈结节状。增生的早期结节可由疏松的纤维组织和平滑肌组成，以后可出现纤维、腺体及平滑肌增生性结节，可有钙化的小结。增生的前列腺表面光滑，呈结节状，质韧，有弹性。增大的前列腺使尿道前列腺段受压弯曲、变窄，可引起下尿路梗阻。

临床主要表现为尿频、尿急、夜尿、进行性排尿困难及尿潴留。直肠指检可触及前列腺增大，表面光滑富有弹性，中央沟变浅或消失。

【影像学表现】

1. X线表现 平片诊断价值不大。膀胱造影可见膀胱底部抬高，有压迹。

2. CT表现 增大的前列腺上缘超过耻骨联合上方2cm，密度均匀，也可内有钙化灶。常突入膀胱底部，采用冠状位扫描或冠状位图像重组，可见突入膀胱内的部分呈宽基底，与增大的前列腺相连，膀胱壁受压向上推移，边界清楚。

3. MRI表现 前列腺增生多表现为中央带和移行带均增大。增生的前列腺在T_1WI上为均匀低信号，T_2WI上呈均匀或不均匀的高、等、低相间的混杂信号。增生结节周围常可见一环行低信号假包膜，周围带仍为高信号，并显示受压变薄（图8-3-3）。以此征象可与前列腺癌鉴别，前列腺癌多数起源于周围带。MRS检查，增生的移行带由于腺体增生，Cit峰明显升高，Cho峰和Cre峰变化不大。

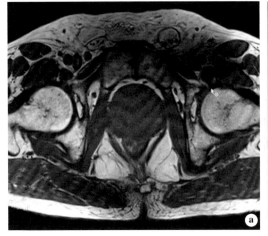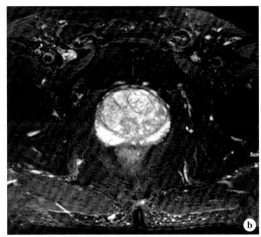

图8-3-3 前列腺增生MRI表现

a.T_1WI示前列腺对称性增大，呈均匀低信号；b.脂肪抑制T_2WI示中央带和移行带增大、信号不均，周围带受压变薄

【诊断与鉴别诊断】 前列腺增生行CT或MRI检查时，均可从形态学发现前列腺呈均匀对称性增大，CT从密度上不能鉴别良恶性，而MRI（通过多序列、多参数成像）及MRS、fMRI则具有很高的鉴别诊断价值，尤其是被膜内的前列腺癌。

（二）前列腺癌

前列腺癌（carcinoma of prostate）是男性生殖系统最常见的恶性肿瘤，好发于50岁以上。

【病理与临床】 前列腺癌约75%发生在前列腺周围带的腺体，多发性病灶占85%。肿瘤质硬，瘤体多呈结节状，界限不清。大多数（90%以上）为腺癌，少数为黏液癌、移行细胞癌或鳞状细胞癌。前列腺癌早期可浸润包膜，晚期突破包膜侵犯前列腺周围脂肪、精囊和邻近结构，如膀胱、尿道，也可发生淋巴和血行转移，后者以成骨性转移最常见。

早期前列腺癌临床上多无症状；中后期出现症状者，主要表现为局部尿道受压引起排尿困难、血尿及局部疼痛等。直肠指检可触及前列腺硬结，表面不规则。实验室检查：前列腺特异性抗原（PSA）增高。

【影像学表现】

1. CT表现 肿瘤早期限于前列腺被膜内时，可表现为前列腺外形均匀增大或不对称性膨隆，与正常组织由于密度差别小，而不易发现。当肿瘤突破被膜向外侵犯时，常表现为较大分叶肿块，前列腺形态大小变化明显，最易受累的是精囊。膀胱精囊角消失是肿瘤外侵的一个重要征象，也可见精囊增大。精囊受累的患者，80%已有盆腔淋巴结转移。

2. MRI表现 MRI对前列腺癌定位和定性诊断的敏感性和特异性均较高。常规增强扫描，前列腺组织与癌组织强化相似，动脉早期有时可见富血供结节。肿瘤在T_1WI上为低信号，与前列腺组织信号相仿，难以识别；T_2WI上正常的前列腺周围带呈高信号，肿瘤为低信号，对比明显；DWI上，肿瘤呈明显高信号，ADC图呈低信号（图8-3-4）；动态增强（DCE）扫描，动脉早期病灶呈结节样高信号灶。肿瘤外侵时，被膜显示不完整，T_1WI上表现为前列腺周围的高信号脂肪消失，两侧精囊不等大，信号降低；累及膀胱时为低信号，膀胱壁信号中断。MRS检查，前列腺病变区呈Cit峰值明显下降和（或）（Cho+Cre）/Cit值显著增高，均提示前列腺癌。

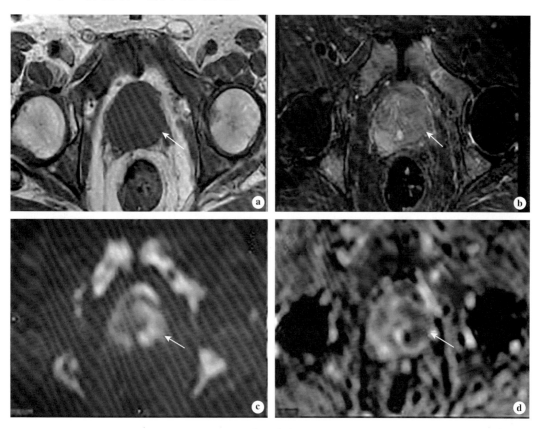

图8-3-4 前列腺癌MRI表现

a. T_1WI示前列腺形态大小未见异常，呈均一低信号（↑）；b. T_2WI示左侧周围带见一低信号结节（↑），被膜完整；c. DWI示结节（↑）呈高信号；d. ADC示结节（↑）呈低信号

【诊断与鉴别诊断】 对于早期前列腺癌，特别是中央带与移行带内的前列腺癌，需与良性前列腺增生鉴别。对于进展期的前列腺癌，CT和MRI均能较准确显示肿瘤范围，并据此进行肿瘤分期，也可评价治疗效果。

【影像学检查方法优选】 MRI检查宜作为前列腺疾病的首选影像学检查方法，特别是MRS及fMRI检查对前列腺增生与癌变的诊断及鉴别诊断更具有其他检查无法比拟的优势。CT检查对钙化及骨质破坏的诊断及鉴别诊断具有较大优势。彩超一般用于疾病的简单筛查。

📖 **读片窗**

病例1：患者，男，35岁。反复右腰部疼痛2周加重1天。实验室检查见尿中大量红细胞，其他无明显异常（图8-3-5）。

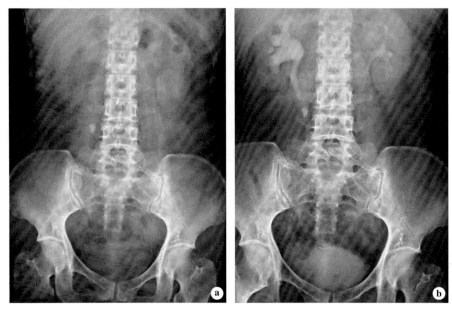

图8-3-5　读片窗图1
a.尿路平片检查；b.静脉肾盂造影

问题及讨论：

1. 指出病变发生部位。

2. 初步诊断是什么？说出诊断依据。

3. 完成该病例影像诊断报告书写。

病例2：患者，男，67岁。腰部不适伴血尿3月余（图8-3-6）。

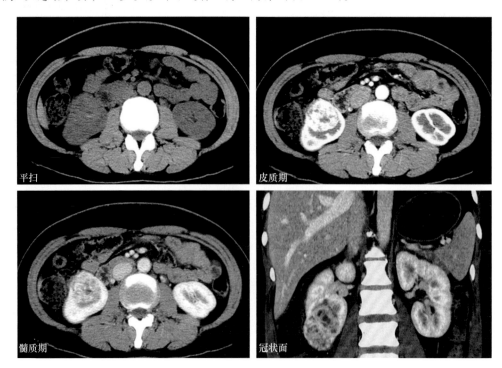

图8-3-6　读片窗图2

问题及讨论：

1. 指出病变发生部位。

2. 请进行病灶的形态分析。

3. 初步诊断是什么疾病？说出诊断依据。

4. 是否应与其他疾病鉴别？简要说明鉴别要点。

5. 完成该病例CT诊断报告书写。

病例3：患者，女，50岁。阴道不规则出血、排液，接触性疼痛多日；妇科检查：宫颈糜烂及结节样肿物（图8-3-7）。

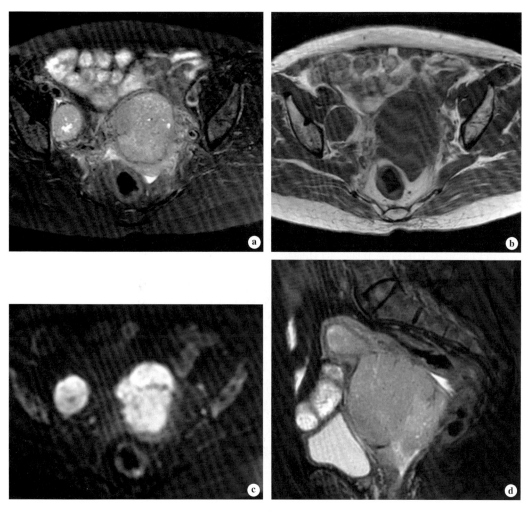

图8-3-7 读片窗图3

问题及讨论：

1. 指出病变发生部位及范围。

2. 该病例初步诊断是什么？说出诊断依据。

3. 指出该病例鉴别诊断有哪些？说明鉴别要点。

4. 完成该病例MRI诊断报告书写。

（张艳辉 王育新）

第**9**章

骨骼肌肉系统

第 1 节　影像学检查技术

一、X 线检查

骨骼和关节疾病影像学检查首选X线检查。X线检查是骨骼肌肉系统最基础和常规的检查方法，不仅能显示各种基本病变的范围和程度，而且还能做出定性诊断，特别是对钙化和骨皮质破坏的显示及对病变的跟踪随访很有价值。一般常用正、侧位投照。但有些疾病如炎症和肿瘤早期，X线表现比病理改变和临床症状出现晚，初次检查可能不能显示病变，需进一步行CT、MRI检查。对于关节的检查，X线片可以显示关节的骨关节面，但其他结构如关节囊、关节软骨等均无法显示。软组织中的肌肉、血管、神经和关节囊等组织间密度差别不大，X线片上无法分辨其组织结构，一般不用X线检查观察软组织病变。

二、CT 检 查

CT检查作为常规影像学检查的补充，能为骨骼肌肉系统疾病的临床诊断、治疗提供更多更有价值的信息。当骨骼、关节和软组织疾病在X线片上诊断有困难时，可选用CT作进一步检查。对解剖较复杂的骨盆、髋、肩、膝等关节以及脊柱和面骨等区域，可首选CT。CT可显示明确的解剖关系，易于区分松质骨和皮质骨的破坏、死骨、钙化、骨化等病变。

CT平扫检查时多将病变及其对侧对称部位同时扫描，以便作两侧对照观察，扫描时同时用软组织窗和骨窗观察。CT增强检查用于显示病变血供情况、确定病变范围、发现病变有无坏死，便于定性诊断。

三、MRI 检 查

MRI是骨关节及邻近软组织病变常用的检查方法。当骨骼、关节和软组织疾病临床和X线、CT诊断有困难时可选用MRI作进一步检查。对早期骨质破坏和细微骨折，MRI较X线和CT敏感；MRI对脊柱解剖结构和病变的显示及了解病变与椎管内结构的关系优于CT，对椎管内脊髓的显示，首选MRI；MRI对脂肪、肌肉、韧带、肌腱及软骨等组织及病变，如肿块、坏死、出血和水肿等的显示，明显优于X线和CT。临床怀疑膝关节交叉韧带损伤，首选的检查方法是MRI。但MRI对钙化、细小骨化及骨皮质的显示不如X线和CT。MRI平扫中自旋回波和快速自旋回波的 T_1WI 和 T_2WI 是基本扫描序列；脂肪抑制 T_1WI 和 T_2WI 也是骨骼肌肉系统检查常用的基本序列。层面方位可根据部位和病变选用横断、冠状、矢状或任意方位成像的斜切面。增强扫描主要用于检查骨关节及邻近软组织病变血供情况、确定病变与水肿界限、区分肿瘤活性成分和坏死成分，是观察肿瘤性病变疗效的重要检查手段。MRI增强检查一般使用钆对比剂，常采用脂肪抑制 T_1WI 增强检查。

第2节 正常影像学表现

一、正常X线表现

（一）骨骼

人体骨骼因形状不同分为长骨、短骨、扁骨和不规则骨四类。骨质按其结构分为密质骨和松质骨两种，骨皮质和颅骨的内外板为密质骨，主要由数量众多的哈弗斯系统（哈氏系统）组成。松质骨由骨小梁组成，骨小梁自骨皮质向骨髓腔延伸，互相连接形成海绵状，骨小梁间隙内充以骨髓。

1. 成人长骨 成人长骨分为骨干和骨端两部分。

（1）骨干 位于长骨中央的管状部分，其外侧被一层浓密的骨所包围即骨皮质，X线表现为密度均匀的致密影，外缘清楚，在骨干中部最厚，越近两端越薄（图9-2-1）。骨皮质内缘与骨松质相续，外缘光滑而整齐。骨松质X线表现为致密网格影。骨干中央为骨髓腔，X线表现为无结构的半透明区。骨膜是紧贴在非关节面处骨皮质外面的薄纤维膜，正常骨膜与骨周围的软组织密度相同，在X线片上不能辨认。如出现骨膜影则为病理现象。

（2）骨端 长骨的两端光滑的边缘部分即为骨端。骨端的皮质多菲薄，但韧带附着部位可不规则，骨内可见清晰的骨小梁。

2. 儿童长骨 儿童骨骼因在发育阶段，其管状骨组织构成与成人不同，其主要特点是骨干两端仍为软骨，未完全骨化（图9-2-2）。因此儿童长骨可分为骨干、干骺端、骨骺和骺板四部分。

（1）骨干 儿童长骨骨干细而短，骨皮质较成人薄，X线呈高密度影。骨干中央为骨髓腔，含造血组织和脂肪组织，X线表现为条带状密度减低区。正常骨膜与骨周围软组织密度接近，在X线片上不能显示。

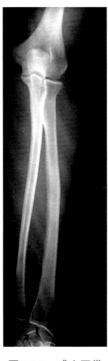
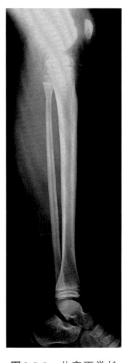

图9-2-1 成人正常长骨X线表现 **图9-2-2 儿童正常长骨X线表现**

（2）干骺端 是长骨骨干两端向骨髓移行的较粗大部分，周边为薄层骨皮质，内由松质骨构成。X线片上显示为彼此交叉的海绵状结构影。顶端在X线片上为一横行薄层致密带影，为临时钙化带，由钙化的软骨基质和初级骨小梁组成。在机体出现内分泌或代谢障碍时，干骺端可发生明显变化。

（3）骨骺 位于长骨骨端或凸出部，在儿童时期多为软骨，即骺软骨。在X线片上不显影。骺软骨具有骨化功能，在骨化初期于骺软骨内出现一个或几个二次骨化中心。X线表现为点状骨性致密影。随着骺软骨不断增大，其中的二次骨化中心也逐渐增大形成骨松质，其边缘由不规则变为光整，最后与干骺端融合为完整的骨。

（4）骺板 为骨骺与干骺端之间的软骨，呈透明的带状或线状透亮影，随年龄的增长和骨化的进展而逐渐变窄。若消失则提示骨的生长已经完成。

3. 骨龄　在骨的发育过程中骨骺内骨化中心的出现、骨骺完全骨化并与骨干闭合的时间及其形态的变化都有一定的规律性，这种规律性以时间来表示即为骨龄。测定骨龄的方法有简单计数法、图谱法、评分法和计算机评分等多种方法，在临床工作中可以根据实际情况联合运用。通常2岁以下拍摄手-腕、足及膝部X线片。2岁以上可进行手-腕部摄影，若发现骨发育延迟仍需拍摄足及膝部X线片。7岁以上需加肘部摄影观察。将X线片与相应的图谱进行对照，寻找相符的一张，即可判断骨龄。

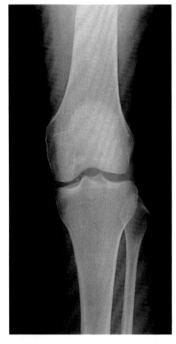

检测骨龄是了解被检者实际骨发育的情况，由于种族、区域及性别的差异，被检者骨龄低于或高于正常骨龄标准1~2岁，多属正常范围。若骨龄与被检者实际年龄相差超出一定范围，常提示骨发育过早或延迟，对诊断内分泌疾病和一些先天性畸形或综合征有临床价值。

图9-2-3　成人正常膝关节X线表现

（二）关节

滑膜关节解剖结构包括关节骨端、关节囊和关节腔。每个关节由两个或两个以上的骨端组成。关节骨端被覆有关节软骨，关节囊内层衬以滑膜，关节腔内有少量滑液。部分关节有关节囊和（或）外韧带，有的关节有关节间软骨（关节盘）。

1. 关节骨端　关节软骨深层的菲薄钙化带和其下方的薄层致密骨称为骨性关节面，关节骨端的骨性关节面在X线上表现为边缘光滑整齐的线样致密影（图9-2-3）。

2. 关节间隙　是关节的骨性关节面之间的半透明间隙，在X线片上表现为两个骨性关节面之间的透亮间隙，包括关节软骨、潜在关节腔及少量滑液的投影（图9-2-4）。正常关节间隙相距匀称、间隙清晰、宽度均匀。新生儿的关节间隙，由于骨端有骺软骨，骨化中心尚未出现或很小，而显得很宽。随着年龄增长，骨骺逐渐增大，间隙逐渐变窄，待骨骼发育完成，则成为成人的关节间隙；老年时期，因关节软骨退变变薄，关节间隙变窄。

3. 关节囊、韧带、关节盘　由于其密度与周围软组织密度相仿，在X线片上不能分辨。某些大关节周围的韧带，如膝关节、髋关节在脂肪组织的衬托下可显示。

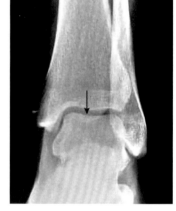

图9-2-4　踝关节间隙X线表现

踝关节间隙（↑）X线片上表现为两个
骨性关节面之间的透亮间隙

（三）软组织

骨骼肌肉系统的软组织包括肌肉、肌腱、血管、神经、筋膜、韧带和关节囊等，由于其组织间密度缺乏良好的自然对比，X线片上均表现为中等密度，无法显示其各自的组织结构。

（四）脊柱

脊柱由脊椎和椎间盘组成。除第1颈椎外，每个脊椎分椎体及椎弓两部分。椎弓由椎弓根、椎弓板、棘突、横突和关节突组成。同侧上下两个关节突组成脊椎小关节，有关节软骨和关节囊。

1. 正位片　椎体呈长方形，从上向下依次增大，主要由松质骨构成，纵行骨小梁比横行骨小梁明显，周围为一层致密的骨皮质，密度均匀，轮廓光滑，其上下缘的致密线状影为终板。椎体两侧可见横突影，在横突内侧可见椭圆形环状致密影，为椎弓根的投影，称椎弓环；在椎弓环的上下方为上下关节突的影像，椎弓板由椎弓根向后内延续，在中线融合成棘突，投影于椎体中央的偏下方，呈尖向上类三角形结构，周边为线状致密影，大小与形状可有不同。

2. 侧位片　椎体呈长方形，其上下缘与前后缘成直角，椎弓居其后方；在椎体后方的椎管显示为纵行的半透亮区；椎弓板位于椎弓根与棘突之间，棘突在上胸段斜向后下方，与肋骨重叠不易观察，在腰段则向后突，易显示；上下关节突分别起于椎弓根与椎弓板连接处的上、下方，下关节突在下个脊椎上关节突的后方，以保持脊椎的稳定性，不向前滑。同一脊椎上下关节突之间为椎弓峡部，腰椎于斜位片显示清楚。脊椎小关节间隙为匀称的半透明影，颈、胸椎小关节侧位片显示清楚，腰椎则正位片显示清楚。椎间盘的纤维软骨板、髓核及周围的纤维环系软组织密度，故呈宽度匀称的横行半透明影，称之为椎间隙。椎间孔居相邻椎弓根、椎体、关节突及椎间盘之间，呈半透明影，颈椎于斜位片显示清楚，胸、腰椎于侧位片显示清楚，呈类圆形。

3. 斜位片　主要用于观察椎间孔和椎弓附件结构。

（1）颈椎斜位　主要观察椎间孔，右后斜位显示左侧椎间孔，左后斜位显示右侧椎间孔。椎间孔呈卵圆形，第2～5颈椎之间的稍小。第1、2颈椎间和第6、7颈椎间椎间孔较大。左右两侧应对称。

（2）腰椎斜位　主要观察椎弓峡部，右后斜位显示右侧峡部，左后斜位显示左侧峡部。与椎体重叠的椎弓根影显示清晰，呈环形致密影，椎弓根向上、向前的突起分别是上关节突及横突，向后下延伸的狭长致密影为椎弓峡部，峡部继续向下延伸为下关节突。正常椎弓及附件的投影形似猎狗。"狗嘴"为同侧横突；"狗眼"为椎弓根的纵切面投影；"狗耳"为同侧上关节突；"狗颈"为椎弓峡部；"狗腹"为椎板；"狗前、后腿"分别为同侧及对侧下关节突；"狗尾巴"为对侧横突。正常情况下椎弓峡部骨皮质完整，若局部见线状裂隙，即为峡部不连，常喻为狗脖子戴项圈（图9-2-5）。

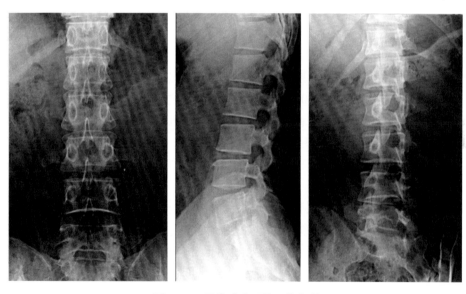

图9-2-5　正常成人腰椎X线表现

二、正常CT表现

（一）骨骼

1. 骨干　在CT图像上，骨皮质为致密线状或带状影，骨小梁为细密网状影，骨髓腔呈低密度影；骨松质骨小梁为细密网状影；骨膜紧贴在骨皮质外面，在CT图像上不能辨认。正常骨膜在X线、CT和MRI上均不显影，如出现骨膜影则为病理现象。

2. 骺端　在CT图像上，干骺端表现为骨小梁交错构成细密的网状影，密度低于骨皮质，网格间为低密度的骨髓组织。

3. 骨骺　在CT图像上，骺软骨为软组织密度影，其中骨化中心的结构和密度类似于干骺端。

4. 骶板 在CT图像上，骶板表现为软组织密度影。

（二）关节

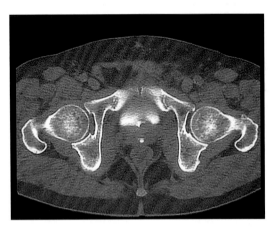

图9-2-6 正常髋关节CT横断面表现
髋关节间隙呈关节骨性关节面间的低密度间隙

滑膜关节解剖结构包括关节骨端、关节囊和关节腔。关节骨端被覆有关节软骨，关节囊内层衬以滑膜，关节腔内有少量滑液。部分关节有关节囊内韧带和（或）关节囊外韧带，有的关节有关节盘。

1. 骨性关节面 关节骨端骨性关节面在CT上表现为边缘光滑整齐的线样高密度影。

2. 关节间隙 为两个骨性关节面之间的透亮间隙，包括关节软骨、潜在关节腔及少量滑液。CT表现为关节骨性关节面间的低密度间隙（图9-2-6），在冠状和矢状重组图像上易于显示。关节软骨及少量滑液在CT上常难以分辨。儿童因骶软骨未完全骨化，在CT上关节间隙较成人宽。

3. 关节囊壁 在CT上显示为窄条状软组织密度影，厚约3mm。膝关节半月板在薄层CT横断位上显示为轮廓光滑密度均匀的C形或O形结构，CT值为70～90Hu，显示效果不及MRI。韧带在CT上不能分辨。

（三）软组织

骨骼肌肉系统的软组织包括肌肉、肌腱、血管、神经、筋膜、韧带和关节囊等。在CT图像上，可分辨脂肪、肌肉和血管等组织结构。躯干和四肢最外层的皮肤呈线样中等密度，其下方为厚薄不一的皮下脂肪层，呈低密度，CT值在-100～-40Hu，脂肪与骨之间几乎都是中等密度的肌肉、肌腱和韧带；肌肉间隙内有低密度的脂肪间隔。血管和神经多走行于肌间，在肌间脂肪的衬托下呈中等密度的小类圆形或索条影。CT增强扫描血管显示为清晰的高密度影，易与并行的神经区别。

（四）脊柱

1. 椎体 在骨窗像上显示为由薄层骨皮质包绕的海绵状松质骨结构，其后缘向前凹。在椎体中部层面上有时可见松质骨中的Y形低密度线条影，为椎体静脉管。

2. 椎管 由椎体、椎弓根和椎弓板共同构成椎管骨环（spinal bone ring），硬膜囊居椎管中央，呈低密度影，与周围结构有较好的对比。黄韧带为软组织密度，附着在椎弓板和关节突的内侧，正常厚2～4mm。腰段神经根位于硬膜囊前外侧，呈圆形中等密度影，两侧对称。侧隐窝呈漏斗状，其前方是椎体后外面，后方为上关节突，侧方为椎弓根内壁，其前后径≥3mm，隐窝内有即将穿出椎间孔的神经根。

3. 椎间盘 由髓核、纤维环和软骨板组成，其密度低于椎体，CT值为50～110Hu，表现为均匀的软组织密度影，但由于层厚和扫描位置的原因常见椎体终板影混入其中（图9-2-7）。

三、正常MRI表现

（一）骨骼

1. 骨皮质和骨膜 骨皮质中自由水质子含量很少，因此在MRI上 T_1WI 和 T_2WI 均显示为低信号。骨膜菲薄，在正常情况下，MRI不能显示。

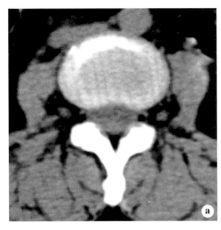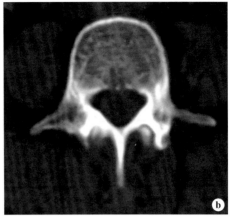

图 9-2-7　正常成人腰椎 CT 表现

a. 椎间盘层面；b. 椎体中部层面

2. 骨髓　骨小梁构成骨髓中细胞成分的支架，骨髓由造血细胞及脂肪组织构成，依据骨髓各成分比例不同，可以分为红骨髓和黄骨髓两类，黄骨髓所含脂肪比例明显高于红骨髓，故其 T_1WI 上信号较高。红骨髓，在 T_1WI 上为中等信号，在 T_2WI 上呈高信号；黄骨髓，在 T_1WI 和 T_2WI 上均为高信号。正常情况下，在 T_1WI 上黄骨髓表现为与皮下脂肪接近的高信号，红骨髓信号稍低，介于皮下脂肪和肌肉之间；在 T_2WI 上，红骨髓与黄骨髓信号相似，其信号高于肌肉而低于水。

新生儿大部分骨髓为红骨髓，随着生长发育的进行，四肢骨骨髓自远端向近端逐渐转化为黄骨髓。儿童期，骨髓中脂肪与造血细胞混合分布，T_1WI 信号可不均匀，呈斑片状高低混杂信号。青春期，仅在中轴骨、股骨及肱骨近端有红骨髓分布。成年人，上述部位的红骨髓均转换为黄骨髓。脊椎内红骨髓成分中可含脂肪团，表现为 T_1WI 类圆形高信号区，类似于椎体内血管瘤。

（二）关节

MRI 图像具有良好的软组织分辨力，能很好地显示关节的解剖形态，如关节软骨、滑膜等。MRI 显示关节骨性关节面表现为薄层清晰锐利的低信号影。MRI 显示关节软骨，在 SE 序列 T_1WI，质子密度加权成像（PDWI）上关节软骨呈现介于肌肉和脂肪之间的中等信号强度，T_2WI 上，关节软骨为相对低信号，与高信号关节内液体形成对比（图 9-2-8），脂肪抑制 T_1WI 是观察关节软骨较为理想的序列，

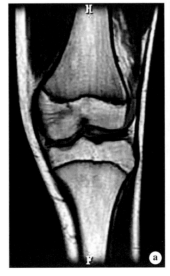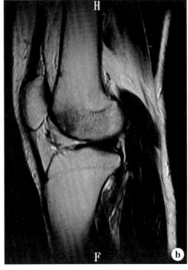

图 9-2-8　正常膝关节 MRI 表现

a. 冠状面；b. 矢状面

可以增加关节软骨和邻近结构的对比度，此时关节软骨为高信号，关节积液为中等信号，关节软骨下骨板及骨髓为低信号。正常滑膜较薄，常规MRI上难以识别。有时在较粗厚的纤维性关节囊衬托下，滑膜可以表现为菲薄的低信号影。增强扫描正常滑膜无明显强化或仅有轻度强化。正常关节、关节隐窝、滑囊和腱鞘内通常都含有少量滑液，表现为T_1WI低于肌肉的信号，T_2WI和STIR图像上呈高信号。

（三）软组织

MRI能够很好地显示软组织的解剖形态，能显示X线和CT不能或难以显示的一些结构，如纤维软骨、肌腱、韧带及肌肉等。

1. 纤维软骨　关节内数种支持结构如关节盘、半月板及关节唇都由纤维软骨构成。正常纤维软骨在绝大多数序列上呈低信号，有些纤维软骨尚有一定的形态特征。例如：膝关节半月板的断面呈三角形或弯弓状；肩胛盂唇通常呈三角形，可因关节伸展和旋转程度不同而呈圆形或平板状。

2. 肌腱　正常肌腱在所有序列上均表现为均匀一致的低信号影。MRI上，正常肌腱边缘光整，典型者，断面通常为圆形、椭圆形或扁平状。在肌腱-骨连接处，信号可以变得不均匀，局部组织成分为肌腱、纤维软骨的混合。

3. 韧带　绝大多数韧带与肌腱的组成成分相似，所有序列上都表现为低信号影。正常的韧带有一定的走行和大小，应当是两块骨骼之间连续完整的结构。

4. 肌肉　肌肉与肌肉之间有含脂肪的间隔。每一块肌肉的肌束之间也有含脂肪的间隔。肌肉呈低信号，肌肉间隔由于含有脂肪成分，T_1WI上呈高信号，可以帮助我们辨认不同的肌肉。肌束间的间隔使每块肌肉断面呈花纹样（图9-2-9）。

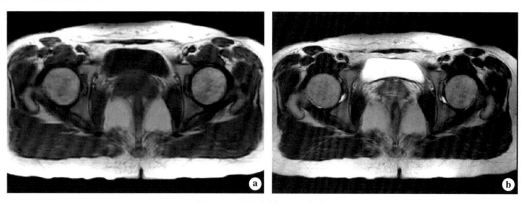

图9-2-9　肌肉的MRI表现

a. 正常髋关节T_1WI；b. 正常髋关节T_2WI

肌肉呈低信号，肌肉间隔由于含有脂肪成分呈高信号，肌束间的间隔使每块肌肉断面呈花纹样

（四）脊柱

在MRI图像上脊椎各皮质、前及后纵韧带和黄韧带均呈低信号。骨髓在T_1WI上呈高信号，在T_2WI上呈中等或稍高信号。椎间盘在T_1WI上呈低信号，不能区分髓核和纤维环，在T_2WI上髓核呈高信号，纤维环呈低信号。脊髓在T_1WI上呈中等信号，较脑脊液信号高，在T_2WI上则低于脑脊液信号。

第3节　异常影像学表现

一、骨骼肌肉基本病变

（一）骨质疏松

骨质疏松是指单位体积内正常骨组织的有机成分和无机成分成比例减少。组织学变化为骨皮质变薄、哈氏管扩大和骨小梁变细并减少。

1. X线表现 主要表现是骨密度减低。在长骨可见骨小梁变细、减少，但边缘清晰，骨小梁间隙增宽，骨皮质出现分层和变薄现象（图9-3-1）；在脊椎，椎体内结构呈纵行条纹，周围骨皮质变薄，严重时椎体内结构消失，椎体变扁，其上下缘内凹，椎间隙增宽，呈梭形，致椎体呈鱼脊椎状；疏松的骨骼易发生骨折，椎体骨折可压缩呈楔形。

2. CT表现 与X线表现基本相同。主要表现是骨密度减低。在长骨可见骨小梁变细、数量减少、间隙增宽，骨皮质变薄和出现分层现象。严重者骨密度与周围软组织相仿，骨小梁几乎完全消失，骨皮质变薄如细线样。某些骨质疏松可在弥漫性骨质密度减低的基础上，出现散在分布的点状透光区，其边界可清楚或模糊，需与骨质破坏区分。在脊椎，椎体皮质变薄，横行骨小梁减少或消失，纵行骨小梁相对明显，多呈不规则纵行排列。

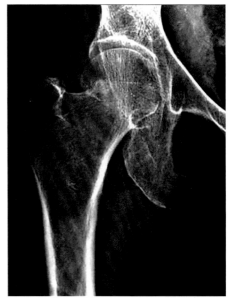

图9-3-1 骨质疏松X线表现
骨密度减低，骨小梁变细、减少，但边缘清晰，骨小梁间隙增宽，骨皮质出现分层和变薄现象

3. MRI表现 MRI除可见骨外形的改变外，还可见骨髓改变。老年性骨质疏松由于骨小梁变细和数量减少以及黄骨髓增多，在T_1WI和T_2WI上信号增高；骨皮质变薄及其内出现线状高信号，表示哈氏管扩张和黄骨髓的侵入。

骨质疏松分广泛性骨质疏松和局限性骨质疏松，广泛性骨质疏松主要见于老年人、绝经后、甲状旁腺功能亢进、维生素C缺乏、酒精中毒等。局限性骨质疏松多见于骨折后、感染、肿瘤等。

（二）骨质软化

骨质软化是指单位体积内骨组织有机成分正常，而钙盐含量减少。组织学显示骨样组织钙化不足，常见骨小梁中央部分钙化，而周围环绕一层未钙化的骨样组织。

1. X线表现 主要表现为骨密度普遍减低，以腰椎和骨盆最为明显。与骨质疏松不同的是骨质软化时骨小梁和骨皮质边缘模糊，系骨组织内含有大量未经钙化的骨样组织所致。由于骨质软化，承重骨骼常发生各种变形，如三叶草样骨盆等；可见假骨折线，表现为宽1～2mm的透明线、与骨皮质垂直、边缘稍致密，好发于耻骨支、肱骨、股骨上段和胫骨等（图9-3-2）。

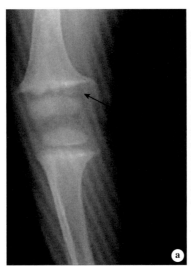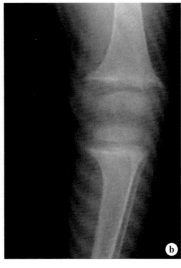

图9-3-2 骨质软化X线表现
a. 右膝关节；b. 左膝关节。骨密度减低、骨结构边缘模糊（图a中箭头所示），骨骼发生变形

2. CT表现 与X线表现大致相同。

3. MRI表现 MRI很少用于诊断骨质软化。

骨质软化是全身性骨病，多见于钙磷代谢障碍和维生素D缺乏者。发生于生长期者称为佝偻病，影响干骺端和骨骺骨化，以软骨基质堆积为特征；发生于成年人则称为骨软化症。

（三）骨质破坏

骨质破坏是局部骨质被病理组织所取代而形成的骨组织缺损，其是由病变组织产生的酶消化骨组织或由病变引起的破骨细胞活动增强所致。骨松质和骨皮质均可发生骨质破坏。

1. X线表现 骨质局限性密度减低，骨小梁稀疏、消失，正常骨结构消失。在早期，骨松质破坏可表现为斑片状骨小梁缺损，骨皮质破坏发生于哈氏管而致其扩大，X线上呈筛孔状密度减低影，当骨皮质表层破坏时则呈虫蚀状改变。骨破坏严重时，往往有骨皮质和骨松质的大片缺失（图9-3-3）。

2. CT表现 骨松质的破坏表现为斑片状骨质缺损区，骨皮质破坏表现为皮质内筛孔样破坏和其内外表面的不规则虫蚀样改变、骨皮质变薄，甚至斑块状的骨皮质和骨松质缺损。

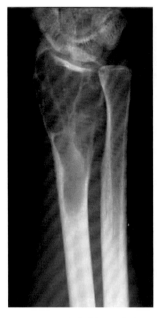

图9-3-3 骨质破坏X线表现

局部骨质密度减低，正常骨结构消失，骨小梁及骨皮质消失而形成骨质缺损

3. MRI表现 骨质破坏表现为低信号的骨质被不同信号强度的病理组织所取代，骨皮质破坏的形态改变与CT所见相同，骨松质破坏常表现为骨髓的高信号被较低信号或混杂信号影所取代。

骨质破坏见于炎症、肉芽肿及肿瘤或瘤样病变。

（四）骨质增生硬化

骨质增生硬化是指一定单位体积内骨量的增多。组织学上可见骨皮质增厚、骨小梁增粗增多。

1. X线表现 骨质密度增高，伴或不伴有骨骼的增大；骨小梁增粗、增多、密集；骨皮质增厚、致密；明显者则难以分清骨皮质与骨松质（图9-3-4）；发生于长骨可见骨干粗大，骨髓腔变窄或消失。

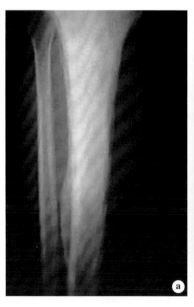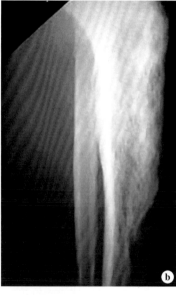

图9-3-4 骨质增生硬化X线表现

a. 正位；b. 侧位。胫骨骨密度增高，皮质增厚、骨小梁增粗、增多，骨骼变粗大，髓腔几乎封闭消失

2. CT表现 与X线片所见相似。

3. MRI表现 增生硬化的骨质在T₁WI和T₂WI上均为低信号。

骨质增生硬化是成骨增多和（或）破骨减少所致，可分为局限性骨质增生硬化和普遍性骨质增生硬化：前者见于慢性炎症、退行性变、外伤后的修复和成骨性肿瘤；后者见于代谢性骨病、中毒性骨病和骨软骨发育异常。

（五）骨膜反应和骨膜新生骨

骨膜反应是骨膜受到外伤、炎症、肿瘤等各种刺激后而发生水肿、炎性增生及内层成骨细胞活动增加而导致骨膜增厚及骨膜新生骨的病理过程。组织学上，可见骨膜外层水肿、增厚，内层成骨细胞增生，形成新生骨小梁组织。

1. X线表现 骨膜反应在X线片上基本不能显示，只有当足量的骨膜新生骨形成后X线片才能显示高密度影。初期骨膜增生表现为长短不定、与骨皮质平行的细线样致密影，它同骨皮质之间有一个很窄的透亮间隙。以后骨膜新生骨逐渐增厚，形成多种形态。由于新生骨小梁排列的形式不同而表现各异，常见的有与骨皮质表面平行的线状、层状、葱皮样或花边状骨膜新生骨。骨膜新生骨的厚度与范围同病变发生的部位、性质和发展阶段有关。一般炎症所致者较广泛，而肿瘤引起者较局限。随着病变的好转与痊愈，骨膜新生骨可变得致密，逐渐与骨皮质融合，表现为骨皮质增厚。痊愈后，骨膜新生骨可被吸收，受累骨恢复原来的形态。有些肿瘤引起骨膜增生的病变进展明显，可在已形成的骨膜新生骨一侧出现明显的溶骨性骨质破坏，破坏区残留的骨膜新生骨常呈厚薄不一的坡形或袖口状，平片上呈三角形影像，称为科德曼（Codman）三角。

2. CT表现 骨膜新生骨的CT表现基本与X线表现相同。CT能显示平片不易显示的扁平骨如肩胛骨和髂骨的骨膜新生骨。但常不能显示多层状骨膜新生骨，有时也不能显示骨膜新生骨与骨皮质之间的透亮间隙，此时骨膜新生骨和原来的皮质可混在一起而类似于骨皮质增厚（图9-3-5）。

3. MRI表现 MRI显示骨膜反应早于X线和CT，早期的骨膜水肿在T₁WI为中等信号，T₂WI为高等信号。骨膜新生骨在T₁WI和T₂WI均为低信号。

骨膜新生骨多见于炎症、肿瘤、外伤、骨膜下出血等。仅据骨膜新生骨的形态不能确定病变的性质，需结合其他表现才能作出判断。

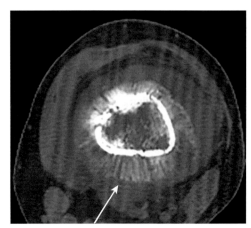

图9-3-5 骨膜反应CT表现

横轴位CT图像显示股骨下段针状骨膜反应（↑）

（六）骨与软骨钙化

骨与软骨钙化可为生理性的或病理性的。

1. X线表现 表现为颗粒状，小环或者半环状致密影，数量不定，广泛分布或者局限于某一区域。

2. CT表现 能显示X线片不能显示的小钙化，钙化形态同X线表现。

3. MRI表现 MRI对钙化显示不敏感，尤其是细小钙化。

（七）骨质坏死

骨质坏死是骨组织局部代谢的停止，坏死的骨质称为死骨。血液供应中断是形成死骨的主要原因。组织学上是骨细胞死亡、消失和骨髓液化、萎缩。

1. X线表现 在坏死早期，X线片多无异常表现。死骨形成后其X线表现为骨质局限性密度增高，

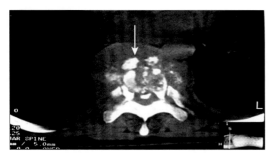

图9-3-6 骨质坏死CT表现

椎体失去正常形态，其内见多发高密度死骨（↑）

一种是骨质绝对密度增高，是由于死骨骨小梁表面有新骨形成，骨小梁增粗，骨髓腔内也有新骨形成，或者坏死的骨质被压缩，导致骨质局限性密度增高；另一种是骨质相对密度增高，是由于死骨周围骨质被吸收密度降低，而死骨本身密度不变，或在肉芽组织、脓液的包绕衬托下死骨显示为相对高密度。

2. CT表现 与X线表现类似（图9-3-6）。

3. MRI表现 骨质坏死在T$_1$WI上呈等信号或低信号，在T$_2$WI上为等或者高信号。死骨周围肉芽组织在T$_1$WI上为低信号，在T$_2$WI上为高信号。骨质硬化带在T$_1$WI和T$_2$WI上均表现为低信号。

骨质坏死多见于化脓性骨髓炎、骨结核、骨缺血坏死和外伤骨折后，恶性肿瘤内的残留骨有时也为死骨。

（八）骨内矿物质沉积

铅、磷、铋等矿物质进入体内后，大部分沉积于骨内。在生长期主要沉积于生长较快的干骺端。

1. X线表现 为干骺端内多条横行的相互平行厚薄不一的致密带，厚薄不一，于成年期则一般不易显示。

2. CT表现 与X线表现类似。

3. MRI表现 MRI对钙质沉积显示不敏感。

（九）骨骼变形

骨骼变形可累及一骨、多骨或全身骨骼，局部病变和全身性疾病均可引起，如骨的先天性发育异常、创伤、炎症以及代谢性、营养性、遗传性、地方流行性和肿瘤性病变均可导致骨骼变形。局部骨骼增大可见于血供增加和发育畸形等病变，如软组织和骨血管瘤、巨肢症和骨纤维异常增殖症等。全身性骨骼短小可见于内分泌障碍，如垂体性侏儒等。骨骺和骺软骨板的损伤可使肢体骨缩短。骨肿瘤可导致骨局部膨大凸出。脊椎的先天畸形如半椎体、蝴蝶椎可引起脊柱侧弯、后突。骨软化症和成骨不全可引起全身骨骼变形。

1. X线表现 X线片易于显示局部和全身骨骼变形，表现为骨骼大小或者形态的改变。大小改变表现为骨的增大或变小，增长或变短，形态改变表现为骨的局部凹陷或凸起，或弯曲畸形等。

2. CT表现 与X线表现类似。

3. MRI表现 MRI也可显示骨骼变形，但临床少用。

二、关节基本病变

（一）关节肿胀

关节肿胀常由关节腔积液或关节囊及其周围软组织充血、水肿、出血所致。

1. X线表现 关节周围软组织增厚、密度增高，病变累及的结构层次难以区分；大量关节积液可致关节间隙增宽。

2. CT表现 见软组织密度的关节囊肿胀、增厚；关节腔内积液表现为关节腔内水样密度影，如合并出血或积脓其密度可较高；关节附近的滑囊积液在CT上也可见到，表现为关节附近囊状液体密度影。

3. MRI表现 关节肿胀除见关节囊增厚外，在T$_2$WI上可见关节囊呈高信号；关节周围软组织肿胀可呈弥漫性T$_1$WI低信号、T$_2$WI高信号；MRI对关节积液很敏感，一般积液表现为液性T$_1$WI低信号、

T_2WI高信号，合并出血时T_1WI和T_2WI可均为高信号。

关节肿胀常见于关节炎症、外伤和出血性疾病等。

（二）关节破坏

关节破坏是指关节软骨及其下方的骨质被病理组织侵犯、代替。

1. X线表现 当破坏只累及关节软骨时，仅见关节间隙变窄；在累及骨质时，则出现相应区的骨质破坏和缺损，严重时可引起关节半脱位和变形。

2. CT表现 可清晰显示关节软骨下的骨质破坏，即使是微细的改变也能发现，目前CT尚不能显示软骨，但软骨破坏导致的关节间隙狭窄却易于发现，尤其是与健侧对比时。

3. MRI表现 关节软骨的破坏早期可见关节软骨表面毛糙、凹凸不平、表层缺损致局部软骨变薄，严重时可见关节软骨不连续、呈碎片状或者大片状破坏消失；关节骨质破坏时低信号的骨性关节面中断、不连续。

关节破坏是诊断关节疾病的重要依据。破坏的部位与进程因疾病而异：①急性化脓性关节炎，软骨破坏开始于关节承重面，软骨与骨破坏范围可十分广泛；②关节滑膜结核，软骨破坏常开始于边缘，逐渐累及骨质，表现为边缘部分的虫蚀状破坏；③类风湿关节炎，到晚期才引起关节破坏，也从边缘开始，多呈小囊状。

（三）关节退行性变

关节退行性变的早期改变始于软骨，为缓慢发生的软骨变性、坏死和溶解，逐渐被纤维组织或纤维软骨所代替。软骨表面不光滑、变薄，甚至可碎裂，碎片可游离于关节腔内，并可发生钙化和骨化，可形成关节内游离体。软骨广泛变性、坏死可引起关节间隙狭窄，继而造成骨性关节面骨质增生硬化，并于骨缘形成骨赘，关节囊肥厚、韧带骨化。

1. X线表现 关节退行性变的早期X线表现主要是骨性关节面模糊、中断、消失；中晚期表现为关节间隙狭窄（尤其在关节负重部位）、软骨下骨质囊变和关节非负重部位形成明显的骨赘，严重者可导致关节变形，不发生明显骨质破坏，一般无骨质疏松（图9-3-7）。

2. CT表现 关节退行性变的各种X线征象在CT上均可显示，且更加清楚。

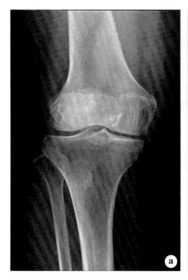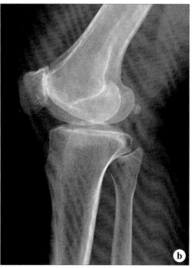

图9-3-7 膝关节退行性变X线表现

a. 膝关节正位X线片；b. 膝关节侧位X线片

膝关节内、外侧关节间隙不对称，髌股关节间隙变窄，骨性关节面显示不清，股骨关节面下可见低密度囊变区

3. MRI表现　在关节退行性变时，可明确显示关节软骨变薄或缺损、关节间隙变窄；还可见骨性关节面中断或局部增厚；关节面下的骨质增生在T_1WI和T_2WI上均为低信号；骨赘的表面为低信号的骨皮质，其内可见高信号的骨髓；关节面下的囊变区呈T_1WI低信号、T_2WI高信号，大小不等，边缘清晰。

关节退行性变多见于老年人，以承重的脊柱和膝关节为明显，是组织衰退的表现。此外，也常见于运动员和体力劳动者，由慢性创伤和长期承重所致。很多职业病和地方病也可引起继发性关节退行性变。

（四）关节强直

关节强直可分为骨性强直与纤维性强直两种。骨性强直是关节明显破坏后，关节骨端由骨组织所连接；纤维性强直关节骨端为纤维组织连接。

1. X线表现　骨性强直表现为关节间隙明显变窄或消失，并有骨小梁通过关节连接两侧骨端（图9-3-8）；纤维性强直也是关节破坏的后果，虽然关节活动消失，但X线上仍可见狭窄的关节间隙，且无骨小梁贯穿。

2. CT表现　关节强直的各种X线表现在CT上均可清楚显示。

3. MRI表现　关节骨性强直时，可见关节软骨完全破坏，关节间隙消失，骨髓信号贯穿于关节骨端之间；纤维性强直时，关节间隙仍可存在，但关节骨端有破坏，骨端间可有高、低混杂异常信号影。

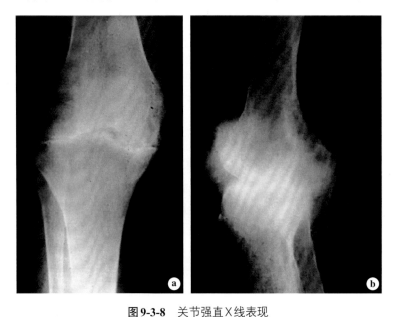

图9-3-8　关节强直X线表现

a.膝关节正位X线片；b.膝关节侧位X线片

膝关节骨端膨大变形、位置固定，间隙变窄，关节面不规则，无骨小梁贯穿关节

（五）关节脱位

关节脱位是指构成关节各骨的关节面相互之间失去了正常解剖关节，又称脱臼，根据关节面对应关系脱离的程度，有完全脱位和半脱位两种。

1. X线表现　对一般部位的关节脱位，可做出诊断（图9-3-9），但对有些部位的关节脱位则难以明确。

2. CT表现　对X线片上难以发现的关节脱位，CT也可清晰显示，如胸锁关节前、后脱位等。

3. MRI表现　MRI不但能显示关节脱位，还可直观地显示关节脱位合并的损伤，如关节内积血、囊内外韧带和肌腱断裂以及关节周围的软组织损伤等。

关节脱位多为外伤性，也有先天性或病理性。任何关节疾病造成关节破坏后都可能发生关节脱位。

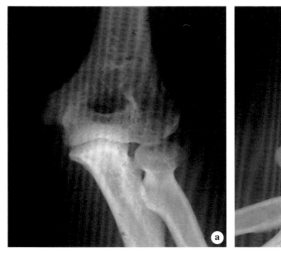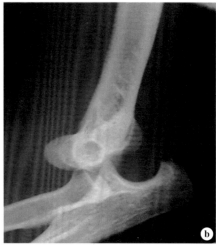

图9-3-9 肘关节脱位X线表现

a.肘关节正位X线片；b.肘关节侧位X线片

三、软组织基本病变

软组织疾病的病理变化过程反映在影像学上的表现，可归纳为以下几种基本病变表现。认识和掌握这些基本病变的影像学表现，对建立疾病影像诊断的思路很重要。对软组织病变的观察，MRI优于X线和CT。

（一）软组织肿胀

软组织肿胀指因炎症、出血、水肿或脓肿等原因引起的软组织肿大膨胀。其影像学表现如下。

1. X线表现 病变密度略高于正常软组织，皮下脂肪层内可出现网状结构影，皮下组织与肌肉界限不清。如形成脓肿，边界可较清楚，邻近肌束受压移位；结核性脓肿壁可发生钙化。血肿的边界可锐利清晰或模糊不清。

2. CT表现 显示软组织肿胀优于X线片，表现为边界清晰或模糊的高密度区。

3. MRI表现 MRI分辨血肿、水肿及脓肿优于CT。水肿及脓肿呈T_1WI低信号、T_2WI高信号；血肿不同时期的信号表现不同，如亚急性期血肿，在脂肪抑制的T_1WI和T_2WI序列上均呈高信号影。

（二）软组织肿块

软组织肿块多因软组织肿瘤引起，骨肿瘤破坏骨皮质侵入软组织时也可形成软组织肿块。软组织肿块亦可见于某些炎症。

1. X线表现 良性肿块多边界清楚，邻近软组织可受压移位，邻近骨质可出现压迫性骨吸收或反应性骨硬化。恶性肿块一般边缘模糊，邻近骨表面的骨皮质受侵袭可出现骨质破坏。病变组织成分不同，密度有所差别：脂肪瘤密度比一般软组织低，在X线片上就可以分辨出来；软骨类肿瘤可出现钙化影；骨化性肌炎内可出现成熟的骨组织影。

2. CT表现 显示软组织肿块的大小、边界及密度（如含脂肪、钙化或骨化的密度均有明显不同）均明显优于X线片。CT增强扫描可反映肿块的血供情况，也能区别肿块与邻近组织及血管的关系，还可区分肿瘤与瘤周水肿及肿瘤内有无液化坏死等（图9-3-10）。

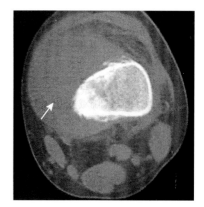

图9-3-10 软组织肿块CT表现

骨肉瘤侵入软组织，CT示中等密度软组织肿块（↑）

3. MRI表现 除对钙化、骨质的显示不如CT外，对软组织肿块其他信息的显示均优于CT。肿块信号与肿瘤成分及成像序列有关：一般肿块多呈均匀或不均匀T₁WI低信号、T₂WI高信号或混杂高信号；其中液化坏死区呈明显的T₁WI低信号、T₂WI高信号，有时可见液-液平面；含脂肪成分的肿块呈T₁WI高信号、T₂WI等高信号，脂肪抑制序列上其信号可被抑制。MRI增强检查与CT增强扫描一样，均可提供反映病变血供的相关信息。

（三）软组织钙化和骨化

软组织钙化和骨化指软组织因出血、坏死、肿瘤、结核及寄生虫感染等原因而发生在肌肉、肌腱、关节囊、血管和淋巴结等处的钙化或骨化。

1. X线表现 有不同形状的钙质样高密度影。不同病变的钙化和骨化各有特点：软骨组织病变的钙化多为环形、半环形或点状高密度影；骨化性肌炎骨化常呈片状，可见骨小梁甚至骨皮质；成骨性骨肉瘤累及软组织内的瘤骨多呈云絮状。

2. CT表现 显示软组织内钙化和骨化的效果最佳，可直接反映其形态、大小、密度与分布情况。

3. MRI表现 软组织内钙化和骨化在MRI各序列上均显示为低信号，不如CT清楚。

（四）软组织内气体

软组织内气体指软组织外伤、手术或产气杆菌感染等病理情况下所致软组织内积气征象。在X线与CT中，气体呈不同形状的极低密度影。CT能准确显示软组织内少量的气体。在MRI各序列上气体均呈低信号影。

（五）肌肉萎缩

先天性骨疾病可引起全身肌肉发育不良，神经系统疾病和肢体运动长期受限可导致肌肉萎缩。X线和CT表现为肢体变细、肌肉比正常薄小。对软组织病变的观察，MRI优于X线和CT。

第4节 骨与关节创伤

骨与关节创伤是外科常见病，影像学检查是临床诊断的主要手段。骨创伤均需行影像学检查，目的是明确有无骨折、判断是否为病理性骨折、了解骨折错位情况、进行复位固定后摄片，观察复位情况、观察愈合情况和有无并发症。X线检查是诊断、观察骨折最简便且有效的常用方法，并可指导临床治疗。CT、MRI可从不同的方面弥补平片不能直接显示软组织的细微结构和影像重叠等不足。

一、骨折概论

【病理与临床】 骨折是骨和（或）软骨结构发生断裂，骨的连续性中断。骨折以长骨和脊椎骨多见。

骨折后在断端之间及其周围形成血肿，在骨折后2～3天，新生毛细血管侵入血肿，血肿开始机化，形成肉芽组织，再由成骨细胞在肉芽组织的基础上产生新骨形成骨痂。骨折断端依靠骨痂连接起来并固定。随着骨性骨痂的形成和不断增多，骨折断端不再活动，即达临床愈合期。此后骨痂范围扩大，充填在骨折断端之间和骨髓腔内，使骨折的连接牢固，骨折线消失而达到骨性愈合。为了适应功能的需要，愈合的骨还要进行重组，承力部分的骨痂形成骨皮质或骨小梁，不承力的被吸收；骨变形处由破骨细胞清除或由骨膜新生骨来填补，从而使断骨恢复正常形态。

患者一般均有明显外伤史，并有局部持续性疼痛、肿胀、功能障碍，有时局部有畸形。

【影像学表现】

1. X线表现

（1）骨折的类型　骨的断裂多为不整齐的断面，断端间可呈不规则透明线，称为骨折线。根据X线显示的骨折是否完全断裂可分为完全性骨折和不完全性骨折。根据骨折线的形状和走向，可将骨折分为横行、斜行和螺旋形骨折。复杂的骨折又可按骨折线形状分为T形、Y形等。根据骨碎片情况可分为撕脱性、嵌入性、压缩性和粉碎性骨折。嵌入性骨折为骨折断端相互嵌入而成，较易漏诊，以股骨颈发生较多，其X线片不显示骨折线，而表现为边缘不规则的高密度条带影，骨皮质与骨小梁连续性中断，可略有错位。可有骨的轻微缩短与变形。X线投照中，中心X线平行于骨折断面，则骨折线显示清楚，否则可显示不清（图9-4-1）。

（2）骨折的移位　长骨以骨折近段为准来判断骨折远段向内、外，或前、后移位及其程度。上下断端亦可相互重叠或分离，重叠时必然有内外或前后移位。骨折断端纵轴可形成大小不等的交角，称为成角移位。此外，骨折还可发生旋转移位，即骨折远段围绕该骨纵轴向内或向外旋转。

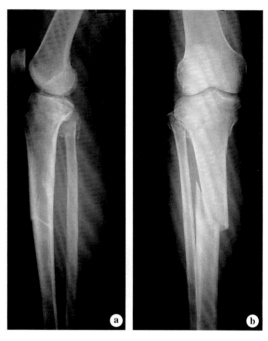

图9-4-1　右胫腓骨骨折X线表现

a.胫腓骨中上段侧位X线片；b.胫腓骨中上段正位X线片，正位示右胫骨中上段斜行骨折线，断端向内侧成角，腓骨小头嵌入性骨折

上述骨折断端的内外、前后和上下移位称为对位不良，而成角移位则称为对线不良。X线摄影至少需正、侧位。骨折的对位及对线情况与预后关系密切。

（3）儿童骨折的特点　儿童长骨可以发生骨骺骨折。因在X线上骨骺软骨不显影，骨骺骨折导致骨骺移位后表现为骨骺与干骺端的距离增加，故以前也称为骺离骨折。在儿童，骨骼柔韧性较大，外力不易使骨质完全断裂，仅表现为局部骨皮质和骨小梁的扭曲，而看不见骨折线或只引起骨皮质发生皱褶、凹陷或隆突，称为青枝骨折。

（4）骨折愈合的病理及X线表现　骨折后，断端之间、骨髓腔内和骨膜下形成血肿。2～3天后血肿开始机化，形成纤维性骨痂，进而骨化形成骨性骨痂。此时，X线片上骨折线变得模糊不清；骨膜增生骨化形成外骨痂。

随着骨痂的形成和不断增多，骨折断端连接达一定强度即达临床愈合期。此后，骨痂范围加大，使骨折连接更坚实，骨折线消失而成为骨性愈合。机体为了适应负重和活动的需要，愈合的骨折还要进行缓慢的改建，使承力部骨小梁致密，不承力的被吸收，使断骨恢复正常形态，但如变形严重则不能完全恢复。

骨折愈合的速度与患者年龄、骨折类型及部位、营养状况和治疗方法等有关。一般，儿童、肌肉丰富区骨折、嵌入性骨折愈合快，而老年、关节内骨折、骨折断端移位严重、营养状态差或并发感染者则愈合慢。

（5）骨折的常见并发症　①骨折延迟愈合或不愈合：复位不良、固定不佳、局部血供不足、全身营养代谢障碍、软组织嵌入断端间和并发感染等都可引起延迟愈合或不愈合。延迟愈合的X线表现是骨痂出现延迟、稀少或不出现，骨折线消失迟缓或长期存在。不愈合的表现是断端间有明显裂隙，髓腔为密质骨封闭，骨折断端致密光整，或吸收变尖。②骨折畸形愈合：可有成角、旋转、缩短和延长改变。③骨质疏松：伤肢失用性骨质疏松，重者持续较久。④骨感染：多见于开放性骨折或闭合性骨折手术复位后，其表现同骨髓炎。⑤骨缺血性坏死：各种原因导致动脉供血中断所致，如股骨颈骨折后股骨头坏死。⑥关节强直：多因关节周围及关节内粘连所致，关节不能活动而X线上关节间隙依然存在。⑦关节退行性变：关节内软骨损伤和（或）骨折可引起这种改变。⑧骨化性肌炎：骨折后于局部肌纤维之间形成广泛性骨化，可引起局部疼痛和关节活动受限。

2. CT表现 CT不作为骨折常规检查方法，但对解剖结构复杂、有骨结构重叠的部位，则可以避免X线片重叠遮掩导致的漏诊，如髋、肩、膝、腕等关节以及脊柱和面骨；三维重组可立体显示骨折线，有利于指导临床治疗。

此外，对X线片难以确定、不明显的肋骨骨折和肋软骨骨折，CT检查行曲面重组有助于诊断。

3. MRI表现 MRI上由于骨髓高信号衬托，骨折线在MRI上为低信号。MRI可清晰显示骨折断端及周围出血、水肿，也可清晰显示软组织、邻近脏器损伤。骨折后骨髓内水肿表现为骨折线周围边界模糊的T_1WI低信号、T_2WI高信号影（图9-4-2）。MRI对于骨创伤的价值主要在于显示骨挫伤、隐性骨折、软骨骨折，区分是否为病理性骨折。

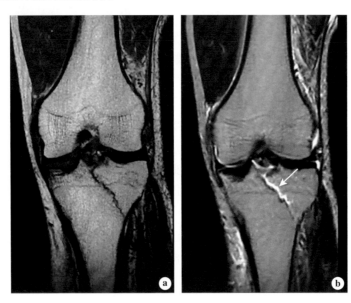

图9-4-2 胫骨上端骨折的MRI表现

a. T_1WI左胫骨上端骨折呈低信号线状影；b. T_2WI左胫骨上端骨折（↑）呈高信号线状影

骨挫伤是外力作用引起的骨小梁断裂和骨髓水肿、出血，在X线片和CT上常无异常发现。MRI检查，在T_1WI上呈模糊不清的低信号区，在抑脂T_2WI上呈高信号，骨挫伤一般局限于暴力作用的部位。

【**诊断与鉴别诊断**】 影像学检查发现骨折线，结合患者的局部外伤史，即可确诊骨折。但需注意鉴别骨干骨折线同骨滋养动脉管影的区别，动脉管影为斜穿一侧骨皮质的影像，边界光整、粗细一致；干骺端的骨折线需同骺线区别，骺线解剖部位相对固定且两旁有硬化线。发现骨折线还应注意有无骨质破坏，以排除病理性骨折。

【**影像学检查方法优选**】 四肢骨折首选X线，肩部、膝部、腕部等关节以及脊柱和面部骨的骨骼结构复杂，X线片上重叠较多，可选用CT检查；MRI检查在发现不明显骨折或骨挫伤方面有优势。当受伤后短时间内X线难以确定有无骨折时，也可于伤后2周左右复查。

二、常 见 骨 折

（一）长骨骨折

【**病理与临床**】

患者一般均有明确的外伤史，为直接或间接暴力作用于骨骼所致。

临床主要表现为局部持续性疼痛、肿胀、压痛、肢体缩短、局部变形和功能障碍等，可闻及或触及骨的摩擦感；常见长骨骨折有科利斯骨折（Colles fracture）、肱骨髁上骨折、股骨颈骨折。

【影像学表现】

1. X线表现　X线片易于发现科利斯骨折、肱骨髁上骨折的骨折线，并可确定骨折移位、成角等改变，复位后还可评估骨折对位、对线情况。对股骨颈骨折，X线片能发现其中大多数骨折，但约有10%为嵌入性骨折而难以检出，此时需结合临床表现，进一步行CT或MRI检查。

（1）Colles骨折　又称伸直型桡骨远端骨折，为桡骨远端3cm以内的横行或粉碎性骨折，骨折远端向背侧移位，断端向掌侧成角畸形，使手呈银叉状畸形。骨折常为横行骨折，有时为粉碎性骨折，并累及关节面。此种骨折常合并尺骨茎突骨折和下尺桡关节分离。桡骨远端骨骺闭合前，常发生桡骨远端骨骺分离（图9-4-3）。

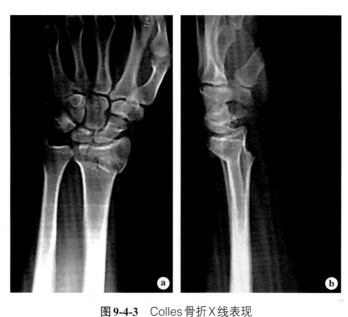

图9-4-3　Colles骨折X线表现

a.桡骨远端正位X线片；b.桡骨远端侧位X线片。桡骨远端骨折，骨折断端向背侧移位

（2）肱骨髁上骨折　骨折线横过喙突窝和鹰嘴窝，远侧端多向背侧移位。多见于儿童，多因间接暴力所致，肘部疼痛，肿胀明显，肘部畸形，活动障碍。根据暴力来源分为伸直型和屈曲型，前者骨折线横过喙突窝和鹰嘴窝，远侧端多向背侧移位；后者骨折向后成角，远侧端向前移位或无明显移位。

（3）股骨颈骨折　多见于老年妇女。骨折可发生于股骨头下、股骨颈中部或基底部。断端常有错位或嵌插。股骨头的血供几乎均来自股骨颈基底部，股骨头下骨折影响了对股骨头及股骨颈的血供，致骨折愈合缓慢，甚至发生股骨头缺血性坏死。

2. CT表现　可发现X线片上不能发现的隐匿骨折。对于结构复杂和有骨性重叠部位的骨折，CT比X线能更精确显示骨折移位情况。但当骨折线与CT扫描平面平行时，则可能漏掉骨折，因此不能单凭CT就排除骨折，一定要结合X线。不易观察骨折的整体情况也是其缺点，但三维重组可以全面直观地了解骨折情况。

3. MRI表现　可比CT更敏感地发现隐匿骨折，能清晰地显示骨挫伤、软组织及骨髓的损伤；显示有结构重叠部位骨折的关系不如CT。骨折在T_1WI上表现为线样低信号影，与骨髓的高信号形成明显的对比；在T_2WI上为高信号影，代表水肿或肉芽组织；由于骨折断端间出血的时间及肉芽组织形成与演变的不同，可表现为多种信号。

【诊断与鉴别诊断】　影像学检查发现骨折线，结合患者局部外伤史，即可确诊。发现骨折线还应注意邻近有无骨质破坏，以排除病理性骨折的可能。

【影像学检查方法优选】 四肢骨折首选X线片，骨盆、肩部、膝部、腕部等关节处骨骼结构复杂，X线片上重叠较多，可选用CT检查；MRI检查在发现不明显骨折或骨挫伤方面有优势。

（二）脊柱骨折

【病理与临床】 脊柱骨折的严重性不仅在于骨折所累及的结构，而且在于其累及脊髓引起的并发症。常见由高处跌下时足或臀部着地，或重物落下冲击头肩部，使脊柱骤然过度前屈，导致受力的脊椎发生骨折。好发于颈1~2、颈5~7和胸11~腰2椎体，以单个椎体多见。伤后易引起神经功能障碍，甚至截瘫或死亡。

脊椎骨折分为次要损伤和主要损伤，前者包括单纯的横突、棘突关节突和椎弓峡部骨折，这类骨折极少引起神经损伤及脊柱畸形；后者包括压缩或楔形骨折、爆裂骨折、安全带型骨折及骨折脱位。

【影像学表现】

1. X线表现

（1）椎体压缩性骨折 表现为椎体压缩呈楔形（图9-4-4），前缘变短，无骨折线，呈横行不规则带状致密带，为典型的压缩性骨折。上下椎间隙一般保持正常。

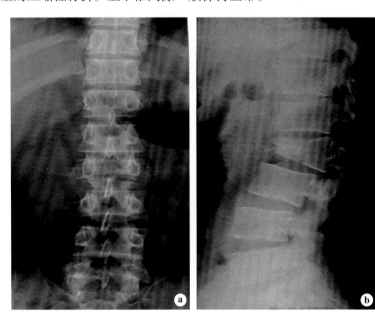

图9-4-4 腰椎压缩性骨折X线表现

a.腰椎正位X线片；b.腰椎侧位X线片。第2腰椎椎体呈楔形

（2）爆裂骨折 为脊椎垂直方向上受压后的粉碎性骨折，椎体和附件的骨折片向左、右、前、后各个方向移位，椎体压缩变扁；但X线片对爆裂骨折的显示不及CT检查。

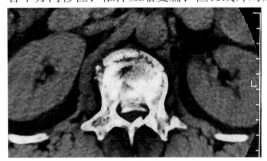

图9-4-5 椎体骨折CT表现

椎体压缩、碎裂，骨折片突入椎管，左侧椎板骨折

（3）骨折并脱位 为骨折伴有椎体脱位、关节突绞锁。有时可见突入椎管的游离骨折片。严重时常并发脊椎后突成角、侧移。

2. CT表现 CT可充分显示脊椎骨折类型、骨折碎片移位程度、椎管内骨碎片或椎管内血肿等，容易发现附件骨折和椎间小关节脱位（图9-4-5）；矢状面重组有助于观察椎管变形和狭窄。椎体压缩性骨折时，表现为骨小梁密集，椎体前方见断裂移位的骨片；在矢状重组像上见椎体变扁呈楔形。爆裂骨折表现为椎体垂直方向上的粉碎性骨折，椎体正常外形与结构丧失，骨折片向四周各个方向移位，同时可伴有椎弓及附件的骨折。

3. MRI表现 脊柱外伤行MRI检查的目的主要是检查是否合并脊髓损伤（程度、范围），以及治疗后的复查；同时也可显示脊柱骨结构及周围软组织的改变。

（1）椎间盘损伤 急性损伤的椎间盘呈明显的T_1WI低信号和T_2WI高信号改变，以矢状面显示较好。

（2）韧带撕裂 前纵韧带、后纵韧带、棘间韧带和棘上韧带在各成像序列中均呈低信号；撕裂后，其低信号影失去正常的连续性，且因水肿和（或）出血而表现为不同程度的高信号影，以脂肪抑制序列观察较好。

（3）脊髓损伤 MRI可直观显示外伤性椎管狭窄及脊髓的损伤类型、部位、范围和程度。①脊髓损伤出血：在T_1WI上可呈高信号；②脊髓水肿：在T_1WI上呈低信号或等信号，在T_2WI上呈高信号。

【诊断与鉴别诊断】 依据明显外伤史及椎体形态改变，脊柱骨折不难诊断。脊柱结构比较复杂，邻近脊髓、神经根外伤后诊治不当，常引起多种并发症。

【影像学检查方法优选】 X线检查可显示椎体压缩性骨折及椎体爆裂骨折，但由于X线片上其前后结构重叠，征象观察受到较大的限制。因此，脊椎骨折，特别是爆裂骨折，在X线检查的基础上应进一步行CT检查，必要时还需行MRI检查，来确定是否合并脊髓损伤及其他软组织损伤。

三、关 节 创 伤

常见的关节创伤有关节脱位、关节内骨折、关节软骨和肌腱与韧带损伤。关节脱位和关节内骨折常伴有关节软组织的损伤。

【病理与临床】 关节脱位指关节对位关系完全脱离或部分脱离。临床有明确外伤史，关节疼痛、肿胀变形，关节功能丧失。多发生于活动范围大、关节囊和周围韧带不坚固、结构不稳定的关节，以肩和肘关节常见，常伴有骨折同时发生。

关节内骨折指骨折波及关节面和关节软骨，最多见于肘关节。

关节软骨和肌腱与韧带损伤常由关节骨端的骨折引起。肌腱与韧带损伤多见于急性创伤，如切割伤和撕裂伤。临床常有局部肿胀、疼痛，相应关节活动受限，关节异常活动或关节间隙异常增宽，并可合并肌腱、韧带附着处的撕脱骨折。韧带与肌腱部分断裂时，损伤的韧带和肌腱内有出血和水肿与尚未断裂的纤维交织，邻近组织内可有出血和水肿；韧带与肌腱完全断裂时，可见韧带和肌腱的位置异常、出血及水肿。

【影像学表现】

1. X线表现 关节脱位包括完全脱位和半脱位。①完全脱位：组成关节诸骨的关节面对应关系完全脱离或分离，X线表现为相对关节面完全分离；②半脱位：组成关节正常解剖结构部分丧失，X线显示构成关节的相对关节面部分分离，但仍有部分对合在一起。

2. CT表现 能直接显示肌腱和韧带，对诊断有较大帮助。损伤后可见受损肌腱和韧带边缘模糊、肿胀、失去正常形态；伴有出血时，可见肌腱和韧带内及周围有不均匀的较高密度影。CT还可以清晰地显示撕脱骨折和关节内积液。

3. MRI表现 MRI可以直接显示断裂的关节软骨，表现为低信号的关节软骨中断，该处呈较高信号，甚至关节软骨和骨性关节面呈阶梯状，受损的软骨下的骨髓腔内可见局部水肿和出血。正常肌腱和韧带在T_1WI和T_2WI上表现为边缘光滑的带状低信号影；肌腱和韧带部分断裂时，低信号的韧带或肌腱内出现高信号区，但仍可见部分低信号的纤维影保持其连续性；肌腱和韧带完全断裂时，带状低信号影完全中断，被水样信号取代，其位置和走行方向也可发生改变。如膝关节半月板损伤，在

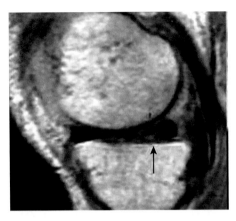

图 9-4-6 膝关节半月板损伤 MRI 表现
内侧半月板斜行撕裂，半月板内高信号线由半月板的游离缘斜行走向囊缘（↑）

MRI 矢状位像上可清晰显示半月板前、后角的形态和信号改变（图 9-4-6）。

【诊断与鉴别诊断】 成人大关节脱位及骨折，特别是完全性脱位，X 线征象明确，临床诊断不难。解剖结构复杂的关节，需行 CT 或 MRI 检查明确关节创伤。成人小关节半脱位和骨骺未完全骨化的关节脱位，X 线征象不明确，诊断较难，可行 CT 或 MRI 检查。

【影像学检查方法优选】 X 线检查是观察关节的首选影像学检查方法，摄影方法与四肢骨骼摄影要求相同。关节结构复杂，X 线片上重叠较多，可选用 CT 检查作为补充，CT 扫描多采用薄层扫描并进行重建，如进行图像三维后处理及多平面重组。在观察关节软组织损伤如韧带、肌腱的病变时，MRI 有明显优势。

第 5 节 骨坏死和骨软骨病

一、成人股骨头缺血坏死

【病理与临床】 成人股骨头缺血坏死又称为缺血性或无菌性股骨头坏死。常见病因有创伤性和非创伤性两种。创伤性股骨头坏死主要是股骨颈骨折后或髋关节脱位由于股骨头的血液供应受损造成的急性缺血导致。股骨头缺血坏死是股骨颈骨折最常见的并发症。非创伤性股骨头坏死，多是伴随异质性的疾病如戈谢病、系统性红斑狼疮等。

病理改变包括骨细胞坏死、血管再形成、重新骨化和死骨吸收。根据病理发展过程，将缺血性坏死分为骨坏死期、骨修复期和骨愈合期。早期改变为缺血所致的骨细胞坏死，骨陷窝空虚；随后出现修复反应，坏死的骨组织被肉芽组织清除代替，周围出现成骨活动。多数进而发生股骨头塌陷变形，关节间隙改变，髋关节脱位、畸形，髋关节退行性骨关节病。

临床上，发病及进展缓慢，可有外伤史。常以疼痛为首发症状，多位于髋部或腹股沟。部分患者亦可无任何症状。

【影像学表现】

1. X 线表现 根据股骨头和关节间隙改变，股骨头缺血坏死大致可分为三期。①早期：此时股骨头轮廓形态和关节间隙正常，股骨头内骨坏死区出现散在的斑片状或条带状密度增高区，局部骨小梁边界模糊，股骨头前上方多见。②中期：随着疾病发展，高密度病变区域的周边开始出现硬化边，股骨头内以混杂存在的致密硬化区和斑片状、囊状透光区为主，病灶呈椭圆形、三角形或者楔形，此为股骨头缺血坏死的特征性表现。此时关节间隙尚未变窄。③晚期：出现软骨下骨折、股骨头的塌陷及随后继发关节炎性改变。股骨头塌陷加重，明显变形，股骨头密度变得更高，股骨头内多呈混合性死骨改变等。股骨颈短缩畸形。关节软骨损伤后则关节间隙变窄。最终会出现骨关节炎的表现（图 9-5-1）。

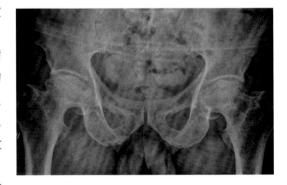

图 9-5-1 股骨头缺血坏死 X 线表现
双侧股骨头变扁，塌陷，股骨头密度高，股骨头内多呈混合性死骨改变，股骨颈短缩，髋关节间隙变窄

2. CT 表现 CT 检查对早期发现股骨头坏死比X线平片灵敏度略好。CT检查在确定股骨头塌陷、软骨下骨折等骨结构改变方面优于X线平片。主要表现为星状征变形或消失（正常股骨头骨小梁以股骨头为中心呈放射状排列，由粗变细向外延伸），股骨头碎裂变形，碎片之间有骨质吸收区；股骨头内出现斑片状、条带状高密度硬化区和多种形态的骨质硬化同时存在，股骨头边缘皮质增厚、硬化（图9-5-2）。

3. MRI 表现 MRI 有助于股骨头缺血坏死的早期诊断。早期，典型的MRI表现为股骨头前上部负重区在T_1WI上显示为线样低信号区，T_2WI上显示为局限性信号升高或双线征（高低两条并行的信号带）。这种表现与股骨头坏死的

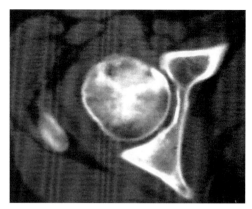

图9-5-2 股骨头缺血坏死CT表现

右股骨头前上方塌陷，高密度硬化区内缘见断续低密度带

病理表现相符，即股骨头髓腔内含氢较多的脂肪组织受侵犯，坏死后造成氢的浓度降低，合并骨组织的修复反应，在MRI上出现双线征，这是股骨头坏死的特异性MRI表现之一。此期X线检查无异常发现，或仅显示为骨质疏松表现。坏死区在T_1WI上为中低信号，在T_2WI上呈较高信号，周围环绕线样低信号。

中期，常见不规则走行的低信号带环绕信号不均一的坏死区。髋关节间隙正常，无狭窄，股骨头表面毛糙、开始变形，软骨下皮质出现骨折，进一步发展出现轻微塌陷、阶梯状改变及新月体形成。新月体代表无法修复的坏死骨发生引力性骨折，在T_1WI上为带状低信号区，在T_2WI上由于细胞内液渗出或关节液充填骨折线而呈高信号。此期，股骨头表面软骨的完整性受到一定影响。

晚期，股骨头因骨坏死、囊变、骨折而显著塌陷、变形，在股骨头脂肪的高信号中出现不同形态的环状、带状和片状低信号区。MRI可以充分反映股骨头坏死的病理改变，如裂缝、断裂或挫伤（图9-5-3）。

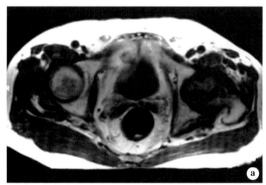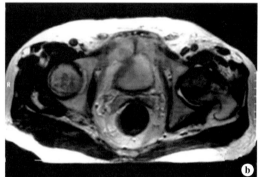

图9-5-3 股骨头缺血坏死MRI表现

a. T_1WI；b. T_2WI。左股骨头内死骨均为低信号影，可见双边征

【诊断与鉴别诊断】 股骨头内出现斑片状密度增高区伴有边缘硬化边及股骨头塌陷而髋关节间隙正常是股骨头缺血坏死的典型X线表现，可以做出诊断，但此时已是该病中晚期。MRI可以对股骨头缺血坏死进行早期诊断。主要应与髋关节结核相鉴别。髋关节结核由股骨颈发展而来，常见股骨颈和髋臼边缘骨质破坏，周围较少有硬化带，邻近关节骨质疏松广泛，关节间隙明显变窄；早期股骨头缺血性坏死无股骨颈和髋臼破坏，关节间隙多保持正常。

【影像学检查方法优选】 对中晚期股骨头缺血坏死X线和CT有典型表现，但MRI可清晰显示各个时期、进展及对于塌陷的位置做出重要的预测，MRI是诊断早期股骨头缺血坏死的最佳方法。

二、剥脱性骨软骨炎

【病理与临床】 剥脱性骨软骨炎指各种致病因素导致的局限性关节软骨及软骨下骨的无菌坏死，并逐渐与其周围正常骨分离和（或）脱落的一种关节疾病。常累及身体负重较多的一些部位，如股骨内和股骨头。

病理分级可分为四级。①Ⅰ级：关节软骨软化，软骨下骨水肿，但关节面尚完整；②Ⅱ级：骨软骨部分分离，部分与周围骨相连；③Ⅲ级：骨软骨分离，但还位于缺损内；④Ⅳ级：骨软骨分离脱落合并游离体形成。

临床可有关节钝痛，活动时加重，休息时减轻；关节内可出现游离体，可出现关节绞锁、关节肿胀等表现。

【影像学表现】

1. X线表现 受累骨性关节面显出凹陷缺损部，边缘光滑；缺损部内有均匀致密的碎骨片，周围环绕透亮线，完全剥脱并移位者可见关节面透亮缺损区，关节腔内可见骨化性游离体。X线检查不能多方位观察病变，部分早期病灶X线片难以显示（图9-5-4）。

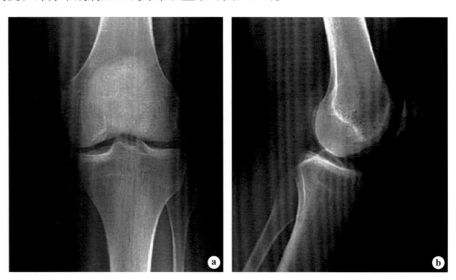

图9-5-4 剥脱性骨软骨炎X线表现

a.膝关节正位X线片；b.膝关节侧位X线片

股骨内侧髁关节面下可见线状低密度影，边缘可见硬化边

2. CT表现 CT可见病灶位于关节软骨下，呈类圆形高密度影，与周围正常骨质分界较清，周围环绕低密度透亮带。当骨块脱落形成游离体时，原骨块位置遗留局限性软组织或液性密度凹陷缺损区，并见边缘高密度硬化带。游离体可出现大小不一的钙化，边缘清楚光滑或不规则。在矢状位和冠状位重组及三维重建图像中可见关节面的不规则缺损。

3. MRI表现 MRI不仅能够显示病变的部位、范围和形状、游离体的存在、软骨和软骨下骨的状态，还能显示骨水肿的程度、游离体下方的高信号区域等。病变早期见关节软骨有不完全缺损及关节软骨与骨质交界面有明显小碎裂高信号影，病灶呈与关节面平行的卵圆形，在T_1WI上呈低信号、混杂信号或正常；T_2WI信号不均匀增高或正常，周围为并行的肉芽组织带和（或）骨质硬化增生带。骨髓水肿在T_2WI上呈高信号，在STIR T_2WI上尤其明显。肉芽组织带在Gd-DTPA增强扫描中呈条带状强化。病骨关节面软骨变薄、翘起或中断、分离及缺损。晚期坏死病灶髓腔侧边缘可出现明显的长T_2信号，关节腔内有少量积液（图9-5-5）。

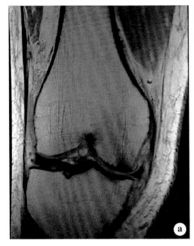
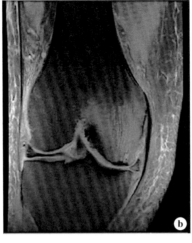
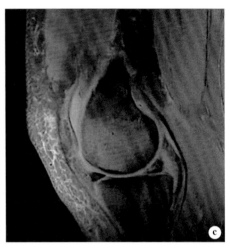

图 9-5-5 剥脱性骨软骨炎 MRI 表现

a. 冠状面 T_1WI；b、c. 冠状面、矢状面 T_2WI。股骨内侧髁软骨面下骨质可见大片状骨髓水肿，软骨面下可见小片状 T_1WI 低信号、T_2WI 低信号影

【诊断与鉴别诊断】 本病诊断要点为受累关节面下骨质圆形或椭圆形缺损区，其中常存在小块死骨；于关节腔内常可发现一个或几个游离体。CT 及 MRI 检查对早期诊断有较高价值，尤其是病理改变尚处于软骨层时。

【影像学检查方法优选】 X 线片不能多方位观察病变，部分早期病灶难以显示。CT 三维重建通过冠状面、水平面对病变部位进行分析，显示病变的范围及死骨明显优于 X 射线。MRI 对病灶显示最敏感。

三、骨 梗 死

【病理与临床】 骨梗死是指发生于骨干和干骺端的骨细胞及骨髓细胞的缺血性坏死。多发生于股骨下端、胫骨上端和肱骨上端，呈多发性和对称性改变。基本病理改变分为细胞性坏死阶段和骨修复阶段。细胞性坏死为骨组织血供中断，骨细胞死亡，骨髓脂肪细胞坏死为骨梗死末期的改变。骨梗死发生后则进入骨修复阶段，包括血管再生、肉芽组织生成、死骨吸收、新生骨形成。骨梗死在演变的过程中有三个基本病理改变即死骨块、吸收带（充血、水肿带）及新生骨带，这是骨梗死影像诊断的基础。

临床上，早期骨梗死患者常在患病部位出现疼痛，患肢软弱无力，晚期骨梗死如累及相邻关节，可造成关节活动受限、疼痛乃至关节畸形。

【影像学表现】

1. X 线表现 早期 X 线片上无明显异常，难以发现本病的早期变化。随病情进展 X 线片上表现为囊状、分叶状透光区，周围可见不规则硬化缘。当病变区钙化或骨化较明显时，病变局部的骨密度增高或骨质硬化，呈硬化斑块影、条带影。骨内膜骨化或钙化，表现为骨皮质内缘平行延伸的条状致密影。骨外膜增生导致骨皮质增厚及骨干增粗（图 9-5-6）。

2. CT 表现 CT 的密度分辨力高，反映骨质密度改变较 X 线敏感。早期虽有骨坏死发生，但

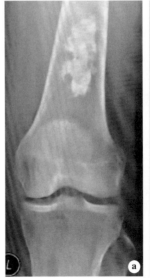
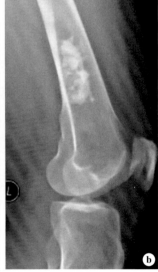

图 9-5-6 骨梗死 X 线表现

股骨下段不规则形的骨硬化区

a. 正传片；b. 侧位片

CT上可无异常表现；此后骨质疏松逐渐明显，CT上在骨髓腔内见片状异常低密度影，边界模糊不清，死骨密度逐渐增高。晚期病变骨质内出现坏死囊变、硬化和骨质疏松共存，表现为多个圆形或椭圆形低密度影，边缘可见斑点状、条状或环形异常高密度影，CT值可达1000Hu，边界清楚，中央呈软组织样等密度。

3. MRI表现 ①早期：MRI是诊断早期骨梗死的金标准，对早、中期骨梗死引起的骨髓水肿极为敏感，故可较早发现病变；典型MRI表现为病变中央区呈T_1WI等或稍低信号、T_2WI等或稍高信号，而边缘环以宽窄不等的T_1WI低信号、T_2WI高信号带，这与病灶边缘的充血水肿的病理相符合。②中期：典型MRI表现为病变中心T_1WI呈等或稍低信号，内信号不均匀，可见散在点状T_1WI低信号；T_2WI呈等或稍高信号，病灶边缘为花边状低信号，呈地图样改变，T_2WI上分2层，内层为高信号带，外层为低信号带，病灶周围呈T_1WI低信号、T_1WI片状高信号。研究认为，地图样改变是骨梗死的典型MRI表现，双线征或三环征被认为是骨梗死特征性表现，指在T_2WI上为内高外低两条并行迂曲的信号带，反映充血水肿和肉芽组织为高信号带，外层为低信号硬化带，即病灶边缘由外向内呈高—低—高3层信号。对应于T_1WI为由外向内呈低—高—低3层信号，其病理基础为：外层低信号带为增生硬化骨质所致，内层高信号带为纤维肉芽组织修复的结果。③晚期：T_1WI和T_2WI均呈低信号。梗死区周围片状T_1WI低信号、T_2WI高信号改变，提示晚期仍存在炎性反应区（图9-5-7）。

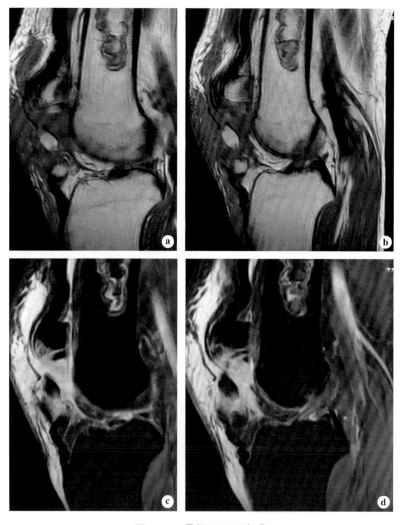

图9-5-7 骨梗死MRI表现

右侧股骨下段髓腔内异常信号，病变中心T_1WI呈等低信号（a、b），脂肪抑制PDWI呈等高信号（c、d），信号欠均匀，边缘可见三环征，T_1WI由内到外呈低—高—低信号，脂肪抑制PDWI压脂呈高—低—高信号

【诊断与鉴别诊断】 本病的诊断需要结合病史和临床资料,多数患者有使用激素或免疫抑制剂史,以及外伤病史;早期X线、CT检查无明显异常改变,MRI是诊断早期病变的最佳方法。影像上表现为坏死囊变、纤维肉芽组织增生和骨化硬化同时存在,骨干、骨髓腔、干骺端或骨骺内形成不规则的地图板块状异常信号改变。

【影像学检查方法优选】 骨梗死不同时期其影像学表现多种多样,X线和CT检查对骨梗死早、中期不敏感,骨梗死1个月后在X线片上才可出现征象。CT较X线敏感,对骨梗死的细微结构显示较好,可作为随访观察的手段,但不是早期骨梗死的首选检查方法。MRI可反映病理的不同时期、病变的不同阶段,是诊断早期骨梗死的最佳影像方法。

第6节 骨关节化脓性感染

一、急性化脓性骨髓炎

【病理与临床】 急性化脓性骨髓炎大多发生于儿童或者婴幼儿,好发于长骨干骺端,以胫骨上段和股骨下段受累最多见,其次为肱骨和髂骨。偶尔可见于短管状骨、扁骨及不规则骨。

急性化脓性骨髓炎是血源性感染或者直接感染引起,常见致病菌为金黄色葡萄球菌。早期炎症引起血管通透性增加,炎性细胞渗出。细菌栓子经过滋养动脉进入骨髓,炎性细胞的渗出与浸润使骨内压力增高,静脉回流与外周淋巴回流受阻,骨的正常代谢障碍而发生骨质疏松和软组织肿胀,以后蛋白溶解酶溶解细胞及其代谢物与液化的坏死组织形成脓液,脓液破坏骨小梁造成骨质破坏并形成脓肿。化脓性病灶可以破坏骨皮质在骨膜下蔓延,掀起骨膜,使骨膜受刺激产生骨膜新生骨。此时广泛的病变使骨内、外的供血遭受破坏,使大块的骨皮质血供障碍或中断,因而形成大块状死骨,是骨髓炎特征之一。持续的感染刺激骨膜新生骨的产生,可形成骨包壳。如骨膜下的脓穿破骨膜则在软组织内形成脓肿,并可穿破皮肤形成瘘管。

临床上起病较急,进展快,患者常合并其他部位感染史,可以出现高热、寒战、呕吐、腹泻等全身症状,患侧肢体有明显的局部症状,如红、肿、热、痛炎症表现和患肢活动受限等。

【影像学表现】

1. X线表现 最早改变是软组织肿胀征象,包括:①皮下脂肪层因水肿而增厚,密度增高呈粗大网格状改变;②肌肉间脂肪间隙模糊、消失或移位;③脓肿局部软组织密度增高。同时可见轻微的骨质疏松及骨膜反应。随着疾病进展,由于骨髓内形成脓肿,破坏骨质,可在干骺端的松质骨内出现小斑点状、虫蚀状骨质密度减低区,并可见有与骨皮质平行的薄层骨膜反应,骨膜反应与骨皮质之间可见有一透亮线。以后骨质破坏逐渐扩大融合,形成斑片状骨质密度减低区,其边缘模糊不清。同时可以破坏骨皮质,并向骨干方向蔓延,严重者可在破坏区内见骨密度更高的小死骨,或因骨内血供障碍及骨膜掀起而形成的大块死骨,骨膜反应更加明显,可呈葱皮样或花边样,甚至形成骨包壳,包绕死骨及病骨,同时可伴病理骨折发生(图9-6-1)。

2. CT表现 急性化脓性骨髓炎早期CT表现为局部软组织肿胀,肌间隙不清,肌间脂肪模糊,皮下脂肪层密度增高,甚至有

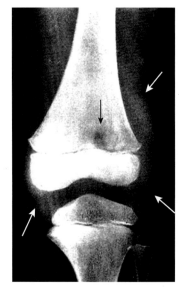

图9-6-1 急性化脓性骨髓炎的早期X线表现

左膝关节前后位片显示在股骨远端(黑箭头)干骺端有明显的溶骨性破坏和软组织(白箭头)

时可见软组织感染所致的小气泡影。随着胀肿形成而出现小的骨质破坏和死骨形成，表现为松质骨、皮质骨内小的低密度区，脓肿为类圆形低密度区，增强扫描可见脓肿壁明显强化而脓肿腔内则不强化，脓肿周围骨质可有轻度骨质增生，表现为局部密度增高。死骨表现为密度增高的小斑块影或长条块状影，周围可见低密度的脓液（图9-6-2）。

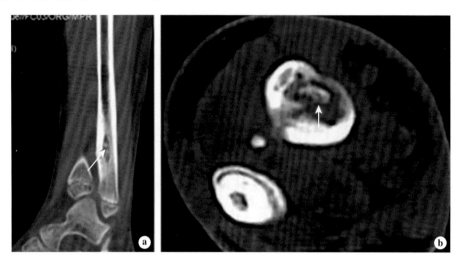

图9-6-2　急性化脓性骨髓炎CT表现

骨髓腔内可见斑片状高密度死骨影（↑）

3. MRI表现　在显示骨髓水肿方面MRI明显优于X线及CT。化脓性骨髓炎早期在CT、X线检查尚没有明确改变时，MRI即可显示骨髓水肿，在T_1WI呈斑片状低信号，在T_2WI呈斑片状高信号，边界模糊。软组织内水肿亦表现为软组织边缘模糊斑片状影，在T_1WI呈低信号，在T_2WI呈高信号，在T_2WI脂肪抑制序列表现更为明确（图9-6-3）。

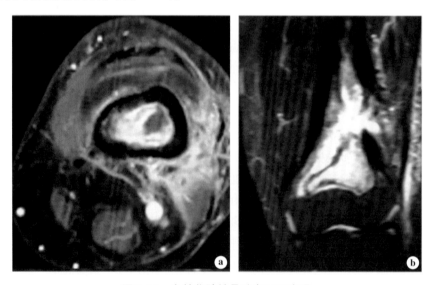

图9-6-3　急性化脓性骨髓炎MRI表现

脂肪抑制MRI可见炎性骨髓及周围软组织T_2WI高信号以及低信号脓肿

当骨内外脓肿形成时，多表现为类圆形影，在T_1WI呈低信号，在T_2WI呈高信号，DWI为高信号；脓肿壁在T_1WI上呈等信号，在T_2WI上呈高信号，增强后环形强化。骨质破坏表现为低信号的骨小梁，骨皮质为等高信号的病变所替代，死骨在T_2WI表现为高信号病变内的小块状或长条状低信号影。骨膜增生在T_2WI脂肪抑制序列中为条、片状或其他形态低信号，而骨膜增厚、水肿则为紧贴骨皮质的长条状高信号。

【诊断与鉴别诊断】 急性化脓性骨髓炎起病急，软组织，红、肿、热、痛常见，影像学主要表现为不同程度的骨质破坏，骨膜新生骨形成和死骨。应与不典型的骨结核和恶性骨肿瘤如成骨肉瘤、尤因肉瘤鉴别，注意其急性起病，患肢大范围间断性骨质破坏和一定程度的骨增生，可以资鉴别。此时应结合CT、MRI等检查进行综合分析判断。

【影像学检查方法优选】 CT能很好地显示急性化脓性骨髓炎的软组织感染、骨膜下脓肿、骨髓内的炎症、骨质破坏和死骨，能发现X线片不能显示的小破坏区和小的死骨。在确定急性化脓性骨髓炎的髓腔侵犯和软组织感染的范围方面，MRI优于X线和CT。

二、慢性化脓性骨髓炎

【病理与临床】 慢性化脓性骨髓炎多数由急性化脓性骨髓炎延误治疗或治疗不彻底所致，另外也有一部分病例是由于感染的细菌毒性较弱或者身体抵抗力较好，最初即为慢性过程，形成所谓慢性硬化性骨髓炎、慢性骨脓肿。当形成慢性化脓性骨髓炎时，骨内病灶暂时处于相对稳定状态，故全身症状轻微或仅有局部肿痛，或有瘘管形成，久治不愈。亦可全身局部无明显症状，骨内病灶长期隐匿，一旦身体抵抗力低下，炎症仍可发展，引起急性发作，甚至可以持续数年，数十年反复多次发作。

慢性化脓性骨髓炎由于骨内感染，死骨或脓肿长期存在，刺激病灶周围大量结缔组织增生，形成新生血管、骨质增生，大量的新生骨组织、骨小梁排列紊乱，骨膜反应造成骨皮质增厚，髓腔变窄，骨骼变形。

【影像学表现】

1. X线表现 慢性化脓性骨髓炎的X线征象主要有骨质增生硬化、死骨、骨膜反应、骨包壳形成、软组织改变、骨质破坏和骨质疏松。

（1）骨质增生硬化 骨质增生硬化是骨髓炎修复反应，表现为均匀或不均匀的密度增高的骨化影，无正常骨结构，骨皮质增厚，髓腔变窄、闭塞。如经治疗病变好转，经改造可逐渐重新出现骨纹理，骨质硬化逐渐吸收，髓腔再通而接近正常，骨髓炎也就彻底痊愈了。但有的慢性化脓性骨髓炎治疗后病灶逐渐缩小，当病变急性发作时，在骨质增生硬化区又出现骨质破坏区，这种增生、破坏不停止，相互混淆，互相重叠，使X线征象较为复杂。

（2）死骨 为低密度的骨质破坏区内高密度影，呈小块状或长条状，边缘清，其四周为低密度的骨质破坏。

（3）骨膜反应 慢性化脓性骨髓炎骨膜反应多呈层状或花边状，边缘清，密度高，部分与骨皮质融合，致使骨皮质局部增厚，如病变重新蔓延活动，则在增厚的骨皮质下重新出现新生骨膜反应（图9-6-4）。

（4）骨包壳形成 婴幼儿和儿童时期炎症在骨内、髓腔内广泛扩散，骨膜下脓肿广泛剥离骨膜，造成大块死骨残存的骨膜增生就形成骨包壳，骨包壳血运丰富且塑形能力强，在骨髓炎愈合修复过程中可以变坚实或形成一个新骨干。

（5）软组织改变 慢性化脓性骨髓炎软组织以增生修复为主，局部脓肿机化，形成局限性软组织肿块，其边缘清楚，皮下网状脂肪组织改变亦局限，如果随诊过程中软组织肿块逐渐变小，边缘更清，说明组织肿胀，并可见皮肤凹陷，瘘管造影可见对比剂进入脓肿腔或骨内。慢性化脓性骨髓炎急性发作局部软组织则以渗出反应为主，表现为局部肿

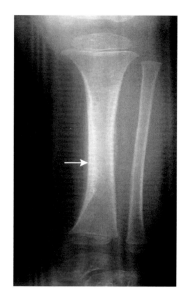

图9-6-4 慢性化脓性骨髓炎X线表现

X线片上可见明显层状骨膜新生骨形成（↑）

胀，皮下网状结构及肌间脂肪模糊，移位等与急性化脓性骨髓炎软组织改变相似。

（6）骨质破坏 表现为局部密度减低，边缘清，骨质破坏区周围有大量骨质增生，骨质破坏可被大量高密度的骨质增生所掩盖，急性发作则骨质破坏区边缘变模糊，周围软组织炎性反应明显。

（7）骨质疏松 慢性化脓性骨髓炎由于病骨远端血供障碍，骨髓及骨组织坏死可造成病骨远端骨质疏松，另外由于失用，可造成病骨的骨质疏松。

2. CT 表现 由于大量骨质增生，CT 可以发现小的脓腔与死骨的存在，表现为骨内类圆形低密度区，周围有密度增高的骨质硬化区（图 9-6-5）。

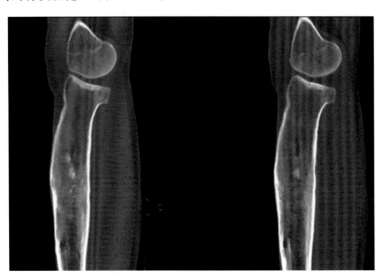

图 9-6-5 慢性化脓性骨髓炎 CT 表现

胫骨 CT 矢状位 MPR 可见骨皮质弥漫性增厚、致密，呈硬化状，与正常骨无明显分界，骨髓腔较正常狭窄或闭塞，说明髓腔内膜也有增生和新骨形成

小脓肿增强后可见有环形强化，死骨表现为密度高的小块状或大块长条形，周围可见低密度骨质破坏或脓液，慢性化脓性骨髓炎急性发作时软组织可出现类似急性化脓性骨髓炎的软组织肿胀与脓肿形成。

3. MRI 表现 骨质增生硬化在 MRI 的各个序列上基本表现为低信号，而骨髓内及软组织内变性渗出病变在 T_1WI 呈低信号，在 T_2WI 呈高信号，脓肿腔内的脓液在 T_1WI 呈低信号，在 T_2WI 呈高信号，在 DWI 为高信号。慢性化脓性骨髓炎 MRI 检查可以更清晰显示病变的范围及鉴别急、慢性化脓性骨髓炎，急性化脓性骨髓炎正常骨髓、软组织与病变的界限不清，骨质增生不明显，而慢性化脓性骨髓炎正常骨髓、软组织与病变的界限清晰，骨质增生明显，骨皮质增厚。慢性化脓性骨髓炎骨内小脓肿同样表现为类圆形病灶，在 T_1WI 呈低信号，在 T_2WI 呈高信号，增强后壁为环形强化，死骨在 T_2WI 表现为高信号病变内的小块状或长条状低信号（图 9-6-6）。

瘘管改变如急性化脓性骨髓炎，慢性化脓性骨髓炎急性发作软组织内肿胀并脓肿形成，T_2WI 脂肪抑制序列及增强扫描可以明确。

【诊断与鉴别诊断】 典型的慢性化脓性骨髓炎以骨质增生为主，伴有骨质破坏及死骨存在，CT、MRI 可以证实有小脓腔存在，诊断不难，但 X 线检查时应注意不典型的慢性化脓性骨髓炎，由于没有明确的骨质破坏及死骨存在，容易误诊为不典型的骨肉瘤，此时应注意进一步检查，证实骨内小脓肿存在，而骨肉瘤则为软组织肿块伴瘤骨形成，肿块有不均匀强化，而不是小脓肿的环形强化，另外慢性化脓性骨髓炎还应与骨结核鉴别，特别是骨干的骨结核，必要时可行穿刺活检以明确诊断。

【影像学检查方法优选】 CT 比 X 线更容易发现死骨和脓肿，MRI 可以很好地显示炎症、脓肿、窦道、瘘管，有助于进行不典型病变与肿瘤的鉴别诊断。

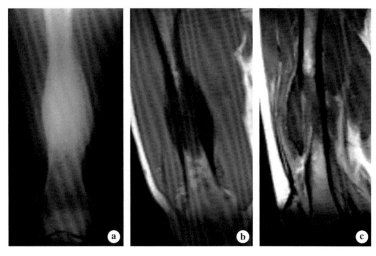

图 9-6-6 慢性化脓性骨髓炎 X 线与 MRI 表现

X 线片（a）可见股骨中段增粗变形，骨密度增高，骨皮质增厚，骨髓腔变窄，骨膜增生及软组织肿胀；下段可见圆形骨质破坏区。病灶在 T_1WI 上呈低信号（b），骨髓腔变窄，髓腔信号减低。增强扫描病灶不均匀强化（c）

三、化脓性关节炎

【病理与临床】 化脓性关节炎是由细菌引起的关节化脓性感染，最常见的病原菌为金黄色葡萄球菌，关节感染途径主要为血行播散，其次为外伤直接感染或邻近组织感染蔓延至关节，外伤常是其发病的主要诱因。化脓性关节炎早期为滑膜炎症，滑膜充血、水肿，炎性细胞浸润及关节腔渗出积液，以后渗出及脓液增多，撕裂关节囊形成关节囊周围脓肿，脓液破坏关节软骨及侵蚀关节软骨下的骨质，晚期关节软骨破坏导致关节间隙狭窄，关节软骨下的骨质的侵蚀破坏及纤维肉芽组织增生，最终导致关节纤维性及骨性强直。

化脓性关节炎常见于婴幼儿与儿童，成人则多是自幼感染或外伤直接感染所致。髋、膝等大关节多见，临床发病急，出现全身中毒症状，高热寒战，局部可有关节肿痛，活动受限，受累关节局部触摸有波动感等。

【影像学表现】

1. X 线表现 化脓性关节炎的基本 X 线表现为关节肿胀，关节间隙改变，关节面骨质破坏与骨质增生，骨质疏松，关节强直等。

（1）关节肿胀 关节感染后滑膜充血、渗出，关节内积液并化脓，关节囊肿胀，密度增高，周围脂肪垫移位，关节腔内积液增多，关节囊破裂蔓延至周围软组织，周围皮下组织呈网状结构，软组织肿胀，密度增高，层次模糊。

（2）关节间隙改变 关节积液积脓可以造成关节间隙暂时增宽，一旦关节软骨破坏则关节间隙变窄，可以是均匀或不均匀狭窄，承重区狭窄出现更快、更明显。

（3）关节面骨质破坏与骨质增生 表现为骨关节面模糊，侵蚀缺损（图 9-6-7），侵蚀破坏在承重区出现早，改变明显，关节软骨及关节软骨下骨质的破坏导致关节骨性强直。骨质破坏区的边缘可有骨质增生硬化改变。

（4）骨质疏松 在关节破坏后，由充血及失用所引起。

（5）关节强直 为关节软骨及关节软骨下的骨质被破坏，纤维增生及骨增生修复所致，多为骨性强直，可见骨小梁穿过关节间隙，关节间隙狭窄消失，纤维强直则关节间隙狭窄但仍可见，但活动受限。

2. CT 表现 CT 对了解关节结构破坏及软组织改变有较高价值，常可发现 X 线不易发现的小的骨质破坏，小脓肿及死骨，少量积液，滑膜增厚与破坏等，关节炎早期改变，滑膜增厚渗出，关节积液，

CT增强扫描可以清楚显示滑膜的强化与增厚，脓肿腔形成后可表现为环形强化。

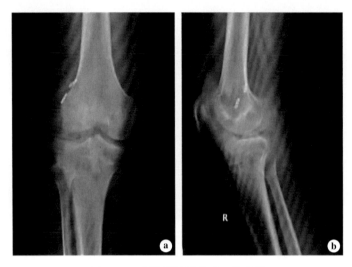

图9-6-7 化脓性膝关节炎X线表现

膝关节周围软组织肿胀，外侧关节间隙增宽，股骨外侧髁及胫骨外侧髁可见虫蚀样骨质破坏

3. MRI表现 MRI在关节内结构，特别是关节软骨及骨髓显示方面明显优于CT、X线。软组织肿胀 MRI 表现为边缘模糊的T_1WI低信号、T_2WI高信号区，滑膜及肉芽组织增生在脂肪抑制 T_2WI 上表现为关节腔内混杂信号影，骨质破坏表现为极低信号的骨皮质内出现斑点状、斑片状及横穿骨皮质的线状异常信号（图9-6-8）。

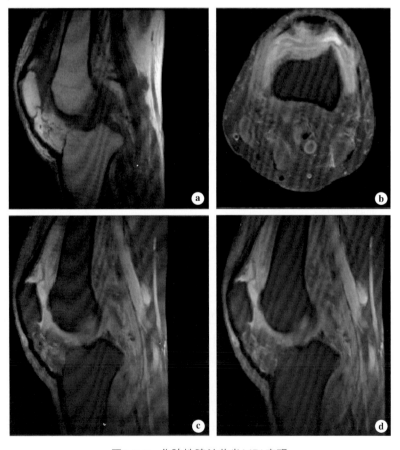

图9-6-8 化脓性膝关节炎MRI表现

膝关节囊肿胀，髌上囊及关节腔内滑膜组织明显增厚，呈T_1WI稍低信号（a），T_2WI高信号改变（b、c、d）；关节腔内可见T_1WI低信号、T_2WI明显高信号液体影聚集；关节囊周围软组织可见条片状T_2WI高信号水肿影，边界不清

【诊断与鉴别诊断】 本病起病急骤、高热、关节周围肿胀、疼痛，关节可出现脱位或半脱位，较早出现关节间隙变窄，关节面承重部位骨质破坏。晚期多产生骨性关节强直，诊断不难。化脓性关节炎主要与结核性关节炎鉴别。结核性关节炎起病缓慢，症状轻，常数月后才有明显的改变，而化脓性关节炎起病急，病情发展快，常常数周就可发生较严重的关节破坏。与化脓性关节炎相比，结核性关节炎骨质疏松更为明显，其骨质破坏发展缓慢，常常从非承重的骨边缘开始，与化脓性关节炎的骨质破坏迅速明显且常常从承重面开始有所不同，另外，结核性关节炎无或极少有反应性骨质增生及骨膜增生。

【影像学检查方法优选】 X线检查可显示关节间隙改变及典型的骨质破坏。CT对复杂关节如髋关节、肩关节、骶髂关节等部位的病变显示比X线更敏感，以及对了解关节结构破坏及软组织改变有较高价值，常可发现X线不易发现的小的骨质破坏，小脓肿及死骨，少量积液，滑膜增厚与破坏等。MRI在关节内结构，特别是关节软骨及骨髓显示方面明显优于CT、X线。

第7节 骨关节结核

骨关节结核（osteoarticular tuberculosis）绝大多数继发于肺结核或胸膜结核，结核分枝杆菌经血液转移到骨，停留在血流丰富的椎体、短管状骨、骨骺及干骺端松质骨内和负重大、活动较多的髋、膝关节等关节而发病，好发于儿童和青年，以脊椎结核发生率最高，其次是关节结核。

骨关节结核病理学上主要表现为渗出性、变性和增殖性三种基本病变。骨内渗出性病变以大量巨噬细胞或中性粒细胞浸润为主，常伴有较多的纤维蛋白渗出；增殖性病变以形成结核结节为特征，结节中央有多少不等的干酪样坏死；变性病变主要是干酪样坏死。这三种病变往往同时存在，仅是多少或程度上的差异。

一、骨 结 核

骨结核多发生于儿童和青年，是以骨质破坏和骨质疏松为主的骨骼慢性感染性病变。

【病理与临床】 骨结核常为继发性结核病，多继发于肺结核。无急性发病史，病程缓慢。多为单发，局部可有肿胀、疼痛和功能障碍。血沉（红细胞沉降率）可增快，结核菌素试验、血清纯蛋白衍生物测定等结果可呈阳性。

【影像学表现】

1. X线表现 骨结核在X线片上的表现以相对比较局限的骨质破坏，患肢持续性骨质疏松为特征，部分病变可并发冷脓肿。

（1）长骨结核 好发于四肢长骨的骨骺和干骺端，多见于股骨下端、胫骨上端及肱骨上端。X线片可显示骨松质内一局限性类圆形、边缘较清楚的骨质破坏区，邻近无明显骨质增生现象，骨膜反应极少。骨质破坏区内有时可见碎屑状死骨，密度不高，边缘模糊，称之为泥沙状死骨。

干骺端结核最易穿过骨骺板侵及骨骺和关节，病变发展侵入关节形成关节结核。干骺端结核很少向骨干发展，但病灶可破坏骨皮质和骨膜，穿破软组织而形成瘘管，并引起继发感染，此时则可出现骨质增生和骨膜反应。

（2）短骨结核 多发生于5岁以下儿童，多为双侧、多骨发病，多见于掌骨、跖骨、指（趾）骨等短管状骨，患部骨质疏松，骨皮质变薄，骨干膨胀，骨内呈囊性骨质破坏，称为骨气鼓征或骨囊样结核（图9-7-1）。

2. CT表现 不同部位的骨结核CT表现各有特点。

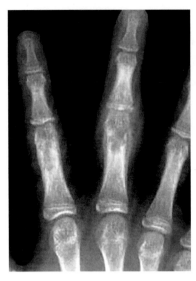

图9-7-1 指骨结核X线表现

（1）长骨结核 CT可显示低密度的骨质破坏区，其内常见多数小斑片状密度较高的死骨，较X线片更明确。周围软组织肿胀、结核性冷脓肿的密度低于肌肉密度，增强扫描后其边缘可有强化。

（2）短骨结核 多发生于5岁以下儿童，多为双侧、多骨发病，多见于掌骨、跖骨、指（趾）骨等短管状骨，患部骨质疏松，骨皮质变薄，骨干膨胀，骨内呈囊性骨质破坏，称为骨气鼓征。

3. MRI表现 骨结核一般无须MRI检查。以肉芽组织为主的病变呈T_1WI稍低信号、T_2WI混杂信号，周围可见2～5mm水肿带，以干酪样坏死为主的病变呈均匀T_1WI低信号、T_2WI高信号，增强扫描肉芽组织呈明显不均匀强化，边界清晰，骨髓水肿及干酪样坏死区无强化。

【诊断与鉴别诊断】

1. 长骨干骺端结核须与慢性骨脓肿鉴别，长骨干骺端结核骨质破坏区常跨越骨骺线侵犯骨骺，边界模糊，周围无骨质增生硬化，患肢有骨质疏松等。

2. 短骨结核需要与内生软骨瘤鉴别，内生软骨瘤在临床上少见，多位于骨干髓腔内，呈膨胀性生长，内见点状钙化，周围无明显软组织肿胀。

【影像学检查方法优选】

X线是骨结核的基本影像学检查方法，不仅可用于诊断，也可用于追踪观察疗效。CT易发现微小骨质破坏、细小死骨；脓肿形成可确定其部位和范围。

二、关节结核

【病理与临床】 关节结核多见于儿童和青年，常单发，易侵犯髋关节及膝关节等承重大关节，其他关节也可受累。起病缓慢，局部疼痛和肿胀，关节活动受限。

【影像学表现】

1. X线表现 关节结核（图9-7-2）可分为骨型关节结核和滑膜型关节结核，继发于长骨干骺端的结核为骨型关节结核，由结核分枝杆菌经血行感染滑膜的为滑膜型关节结核。在晚期，关节和骨质均有明显改变为全关节结核。

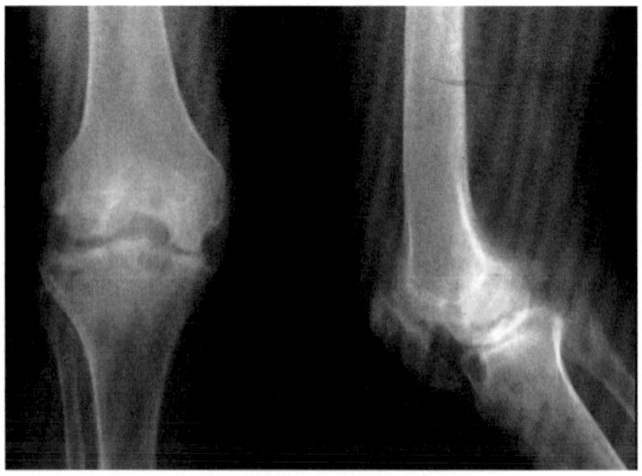

（1）骨型关节结核 在骨骺及干骺端结核征象的基础上，又有关节周围软组织肿胀、关节间隙不对称性狭窄或关节骨质破坏等。

（2）滑膜型关节结核 髋关节、膝关节常见，早期X线表现为关节囊和关节周围软组织肿胀，密度增高，关节间隙正常或增宽，邻近的骨骼有骨质疏松。这些征象可持续几个月到1年以上。

图9-7-2 膝关节结核X线表现

病变发展，滑膜肉芽组织逐渐侵犯软骨和关节面，首先累及承重轻、接触面小的关节非承重面，表现为边缘部分虫蚀状骨质破坏，上、下骨面对称性破坏。由于关节软骨破坏较晚，关节间隙变窄较晚，多呈不对称性。关节软骨破坏较多时，关节间隙变窄，可有半脱位。关节周围软组织常形成冷脓肿，可穿破关节囊形成瘘管。

（3）关节结核晚期表现 病变骨性愈合密度增高，关节面骨质边缘锐利。骨质疏松也逐渐消失。

严重病例愈合后多发生关节纤维性强直。

2. CT表现 关节结核可见关节囊、关节周围软组织肿胀增厚，关节腔积液，骨性关节面有虫蚀样骨质破坏，较X线显示更加清晰明确。关节周围的冷脓肿表现为略低密度影。增强扫描，关节囊和脓肿边缘可出现强化。

3. MRI表现 滑膜型关节结核早期可见关节周围软组织肿胀，肌间隙模糊。关节滑膜肿胀、肥厚，关节腔积液，T_1WI呈低信号、T_2WI呈混杂高信号。病变进一步发展可见关节腔内肉芽组织T_1WI为均匀低信号，T_2WI呈等高混合信号。关节软骨破坏表现为软骨不连续、碎裂或大部分消失。关节面下骨质破坏区内的肉芽组织信号特点与关节腔内肉芽组织相同，若为干酪样坏死物质则T_2WI呈高信号。

【诊断与鉴别诊断】 关节结核应与化脓性关节炎鉴别。滑膜型关节结核多为慢性病程，骨质破坏一般见于非承重关节面边缘，以后才累及承重部分。关节软骨破坏较晚，以致关节间隙变窄出现较晚，程度较轻。关节囊肿胀、密度增高，而邻近的骨骼与肌肉多有明显疏松和萎缩。急性化脓性关节炎起病急、病变发展快，关节软骨较早破坏，出现关节间隙变窄，骨质破坏常发生在关节承重面，骨质疏松不明显。

【影像学检查方法优选】 X线是骨关节结核基本的影像学检查方法，不仅可用于诊断，也可用于追踪观察疗效。怀疑早期的关节结核首选MRI检查。

三、脊椎结核

【病理与临床】 脊椎结核发病率居骨与关节结核首位（约50%），绝大多数发生于椎体，附件结核仅占1%~2%。儿童、成人均可发生，儿童以胸椎多见，成人以腰椎多见，可累及相邻两个椎体，附件较少受累。结核发生率：腰椎最高，其次是胸椎、颈椎。脊椎结核起病缓慢，局部疼痛，胸背部、腰部活动受限。

【影像学表现】

1. X线表现

（1）骨质破坏 主要为溶骨破坏，按照骨质破坏最先发生的部位可分为中央型、边缘型、韧带下型及附件型。中央型儿童多见，好发于胸椎，病灶自一个椎体的中央开始出现骨质破坏，重者整个椎体破坏、塌陷甚至消失，可多个邻近椎体同时受累（图9-7-3a）。边缘型好发于成人，腰椎多见，病变从椎体的上下缘开始，易累及椎间盘，病变破坏椎间盘，两个相邻椎体破坏嵌顿融合在一起，宛如一个椎体。韧带下型胸椎多见，多继发于椎旁韧带及前纵韧带下脓液的侵蚀，使椎体前缘呈凹陷性破坏。附件型，较少见，仅占2%。

（2）椎间隙变窄或消失 由于病变开始多累及椎体的上、下缘及邻近软骨板，较早就引起软骨板破坏，侵入椎间盘，使椎间隙变窄甚至消失和椎体互相嵌入融合而难以分辨，此征象几乎见于所有脊柱结核病例。

（3）脊柱后突或侧弯畸形 由于骨质破坏和脊柱承重的关系，椎体塌陷变扁或呈楔形改变。位于胸、腰椎交界处中央型结核，因受重力作用，椎体高度变形早，椎体楔形变，前缘高度减低明显，后突畸形明显。

（4）椎旁脓肿 干酪样坏死型病变突破骨皮质时，相邻软组织内形成脓肿，局部无红、热、痛，被称为冷脓肿。胸椎结核多见椎旁脓肿，表现为脊柱周围梭形软组织肿胀，超过病变椎体下缘，两侧对称。颈椎结核易形成咽后壁脓肿，脓液穿破椎体前缘和前纵韧带向咽后壁或气管后软组织间隙流注，形成咽后壁软组织增厚影。侧位向前呈弧形突起。腰椎结核表现为腰大肌脓肿，多沿腰大肌筋膜或肌纤维三角向上、下蔓延，表现为一侧或双侧腰大肌增粗、模糊、轮廓不清，或呈弧形凸出。

2. CT表现 椎体及附件的不规则溶骨性骨质破坏、死骨和椎旁脓肿。椎体骨质破坏常局限于椎体的前2/3，呈拧碎的饼干屑样，椎体塌陷、后突，可致椎管狭窄。结核性脓肿的位置因发病部位而异，呈液性密度。增强扫描，脓肿壁可有环形强化。CT还可清晰地显示椎旁及椎管内硬膜外脓肿（图9-7-3b）。

3. MRI表现 脊椎结核的骨破坏区在T_1WI呈低信号，在T_2WI为高信号并混有少许低信号影。骨破坏区周围因反应性水肿T_1WI呈均匀或者混杂低信号，T_2WI呈均匀高信号或者混杂高信号，增强扫描多呈不均匀强化。矢状面和冠状面图像有利于观察椎间盘，可见椎体终板破坏、椎间隙变窄和T_2WI椎间隙信号增高。结核性脓肿T_1WI呈低信号，T_2WI呈高信号，其内可见斑点状或索条状低信号影，代表脓肿内的纤维化或钙化。增强后脓肿壁可均匀强化（图9-7-3c）。由于MRI可多方位多切面显示，对脓肿的部位、大小、形态和椎管内侵犯的显示明显优于X线和CT。

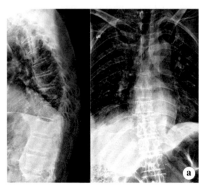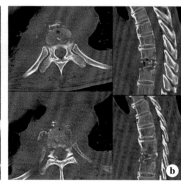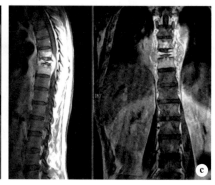

图9-7-3 胸椎结核

a. 正侧位X线片；b. CT横断面+MPR重组；c. MRI T_1WI

【诊断与鉴别诊断】

1. 脊柱转移瘤 多有恶性肿瘤病史，椎体附件易受累，常首先侵犯椎体的后部及椎弓根，多累及数个椎体，且呈跳跃性，椎体骨质破坏，早期椎体形态正常，晚期椎体塌陷，很少累及关节软骨及椎间盘，椎间隙不变窄，脊柱旁可有局限性软组织肿块，不出现冷脓肿。

2. 椎体压缩性骨折 脊椎结核的主要影像学表现是椎体骨质破坏、变形，椎间隙变窄或消失和冷脓肿的出现。椎体压缩性骨折有明确的外伤史，大多累及一个椎体，仅表现压缩后椎体呈楔状变形，早期椎间隙不变窄，椎体周围无冷脓肿的出现。

3. 化脓性脊柱炎 急性起病，持续性高热，白细胞增多；慢性者全身症状不明显，仅偶有低热、局部疼痛、活动受限，不易与结核相区别。

【影像学检查方法优选】 X线是脊柱结核基本的影像学检查方法，不仅可用于诊断，也可用于追踪观察疗效。怀疑早期脊椎结核首选CT、MRI检查。与CT比较，MRI可更早发现椎体终板下的骨质异常。与X线、CT比较，MRI能更早地发现骨质破坏和椎旁软组织改变，更清晰地显示椎旁脓肿。

第8节 骨肿瘤与肿瘤样病变

一、骨肿瘤概论

骨肿瘤（bone tumor）通常分为原发性和继发性两大类，继发性骨肿瘤包括恶性肿瘤的骨转移和骨良性病变的恶变。瘤样病变（tumor-like lesion）是指临床、病理和影像学表现与骨肿瘤相似的非肿瘤性增生所形成的瘤样肿块，而并非真性肿瘤，但也具有骨肿瘤的某些特征如复发和恶变的一类疾病。

医学影像学检查在诊断中占重要地位，它可以显示肿瘤的大小、发生部位、周围骨质和软组织的改变，还能判断其良、恶性以及原发性或转移性，对临床治疗有很大帮助。影像学检查对骨肿瘤良、恶性的判断虽然确诊率较高，但大多数病例的影像学表现缺乏特征性，临床表现往往也不具特征性，因而确定部分肿瘤的组织类型仍较困难。因此，影像学、临床和病理相结合是诊断骨肿瘤的正确途径。

骨肿瘤影像诊断要求：①判断病变是否为肿瘤；②判断是良性肿瘤还是恶性肿瘤，是原发性肿瘤还是转移性肿瘤；③观察肿瘤的侵袭范围；④推断肿瘤的组织学类型。骨肿瘤的影像诊断重点在于判断肿瘤的性质，恶性肿瘤应及时治疗以提高患者生存率和改善患者生活质量。

（一）临床资料分析

骨肿瘤的诊断需结合临床资料。应注意肿瘤的发病率、发病年龄、症状、体征和实验室检查结果等，这些资料对骨肿瘤定性诊断具有参考价值。

1. 一般资料

（1）发病率 原发恶性骨肿瘤以骨肉瘤最多见。良性骨肿瘤以骨软骨瘤最常见；恶性骨肿瘤以转移性骨肿瘤最多见。

（2）发病年龄 任何年龄均可发病，但各种骨肿瘤都有各自的好发年龄。良性骨肿瘤多见于青少年。青年期好发骨肉瘤、骨软骨瘤和成软骨细胞瘤。骨巨细胞瘤多见于20～40岁的成年人。骨转移瘤、骨髓瘤和软骨肉瘤多见于40岁以上的中老年人。

（3）病史 骨肿瘤早期症状往往不明显。骨肿瘤发展到一定程度时才开始引起患者注意。良性骨肿瘤生长速度慢，病程长，一般以年计。恶性骨肿瘤生长快，病程短，一般以月计，经过数个月即能达到相当严重的程度。

2. 症状与体征

（1）全身情况 良性骨肿瘤无全身症状。恶性骨肿瘤早期很少有全身症状，至晚期可有消瘦、乏力、贫血及恶病质。

（2）疼痛 一般良性骨肿瘤较少引起疼痛，但骨样骨瘤呈持续性疼痛，夜间尤甚，水杨酸类药物有一定的缓解作用。恶性骨肿瘤以疼痛为首发症状，常为剧痛，早期呈间歇性痛，晚期则转为持续性疼痛，夜间加重是其特征。

（3）肿块 大多数骨肿瘤有肿块。良性骨肿瘤的肿块边界清楚，生长慢，有明显压痛。恶性骨肿瘤界限不清，发展迅速，易侵入附近软组织中。

3. 实验室检查 良性骨肿瘤患者的血、尿和骨髓检验均正常。恶性骨肿瘤患者的血、尿和骨髓检验常有变化，如尤因肉瘤患者的白细胞总数可增高；多发性骨髓瘤及广泛的骨转移患者可有血尿酸增高及血钙、磷增高；骨髓瘤患者血中常出现异常免疫球蛋白，骨髓穿刺涂片可见骨髓瘤细胞，尿中可出现本-周蛋白。

（二）影像分析思路

在分析观察图像时，应注意发生部位、病灶数目、骨质改变、骨膜增生和周围软组织变化等。因为这些方面的差别对诊断有所帮助。

1. 发生部位 各种骨肿瘤均有其一定的好发部位，骨肉瘤好发于长骨的干骺端；骨巨细胞瘤好发于长骨的骨端；尤因肉瘤好发于长骨的骨干；骨髓瘤好发于颅骨和脊柱等。熟悉骨肿瘤的好发部位，有益于诊断和鉴别诊断。

2. 病灶数目 大多数原发性骨肿瘤为单发灶。骨髓瘤、转移性骨肿瘤常为多发灶。

3. 肿瘤骨 由肿瘤细胞形成的骨组织称为肿瘤骨，简称为瘤骨，为成骨性肿瘤的特征，根据瘤骨的密度和形状可分为象牙质样瘤骨、棉絮状瘤骨、放射针状瘤骨。值得注意的是放射针状瘤骨是一种肿瘤新生骨，而不是针状骨膜反应。

4. 瘤软骨 由肿瘤细胞形成的软骨组织，简称瘤软骨。瘤软骨可以钙化而在X线片上显影，表现为环形或半环形，也可呈斑点状、小片状、菜花状，甚至大量钙化呈棉絮状、团块状致密影。

5. 骨肿瘤的反应骨 是肿瘤组织刺激骨组织或骨膜增生骨化的结果。良性骨肿瘤一般没有骨膜反应，极少数可有轻度骨膜反应。恶性骨肿瘤常可出现层状、葱皮样、垂直或放射状和三角形骨膜反应。科德曼（Codman）三角是由于骨膜反应性新生骨使被掀起的骨膜与骨干和肿块本身之间共同构成的一个三角形，是恶性骨肿瘤尤其是骨肉瘤常见的X线表现。但并非特征性改变，因为在骨膜下出血、感染等情况下也可见到这种X线征象。

6. 骨质破坏 骨肿瘤容易引起骨质破坏，可表现为囊性骨质破坏、膨胀性骨质损坏、浸润性骨质破坏等。

（三）骨肿瘤良、恶性的鉴别

在骨肿瘤的诊断中，除首先确定是否为肿瘤外，还应着重于良、恶性的鉴别（表9-8-1）。

表9-8-1 骨肿瘤良、恶性的鉴别

项目	良性	恶性
生长情况	生长缓慢，无转移，可压迫邻近组织，使之移位	生长快，可转移，易侵及邻近组织
骨质变化	膨胀性骨质破坏，与正常骨界限清晰，边缘锐利，骨皮质变薄膨胀，保持其连续性	呈浸润性骨破坏，病变区与正常骨界限模糊，边缘不整齐
骺和关节软骨	通常不破坏	可破坏
骨膜反应	一般无，或有呈线状	常有，呈层状、放射状等
软组织变化	一般无软组织肿块。如有，边缘亦较清楚	常有软组织肿块，边缘模糊，其中可有瘤骨
血管造影	周围血管有受压移位、拉直、分离等改变	可出现瘤性病理血管瘤性血湖，或瘤性动静脉瘘等

（四）影像学检查方法与优选

目前大部分骨关节肿瘤，首选X线检查，对于结构复杂的部位、需重点观察骨皮质病变及皮质下骨质破坏可做CT进一步扫描。MRI对病灶的及解剖结构细节的显示具有较高的敏感性，对病灶侵犯范围的判断优于CT和骨扫描。比如骨转移瘤，MRI诊断比X线、CT更敏感，定位准确，能早期发现和准确诊断骨转移瘤，也可直接显示受累血管情况，显示骨髓破坏比较清楚。

二、良性骨肿瘤

（一）骨瘤

骨瘤（osteoma）是一种起源于膜内成骨的良性骨肿瘤。根据骨密度不同，分为致密骨型及松质骨型，前者多见。

【病理与临床】 骨瘤组织学上发生于骨膜内层骨母细胞。由成骨性纤维组织、成骨细胞及其所产生的新生骨组成，随生长发育成长。骨瘤质硬，有骨膜覆盖，基底与骨组织相连，可有宽广基底或带蒂。多发生在颅骨及颜面骨，有单发性及多发性两种。单发性多见，多发性较少见，常合并骨骼发育异常。

多在儿童发病，男性较多。生长慢，到成年时才被发现，症状较轻，无恶变倾向；肿瘤不大时，一般无临床症状。长大后因发生的部位不同而引起不同的症状。致密骨瘤发生在颅面骨表面者，局部隆起；发生在颅内板者，肿瘤如突入，可引起颅内压迫，引起晕眩、头痛甚至癫痫。骨松质瘤则常发生于长骨骨干与骨骺交界处的软骨部；随管状骨长度的增长，骨瘤亦有变化，呈不同形状。

【影像学表现】

1. X线表现

（1）颅骨骨瘤 一般为单发，起于颅骨外板者，常呈半圆形的骨性突起，边缘光滑，基底部较宽，与外板相连。起于颅骨内板者，亦呈半圆形骨性隆起，可使板障增厚，内板受压。

（2）鼻旁窦骨瘤 多见于额窦和筛窦（图9-8-1）。常为圆形或分叶状骨块，边缘光滑，密度大都均匀致密，也可带蒂。肿瘤大小不一，小者突入含气窦腔内，大者可充满整个窦腔，甚至将窦壁顶起或突入颅内。

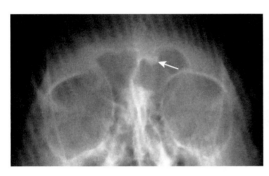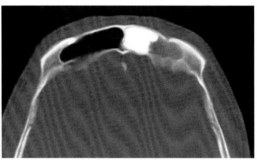

图9-8-1 额窦致密性骨瘤X线表现

箭头所示为鼻旁窦骨瘤

（3）长骨骨瘤 最常发生于膝关节及踝关节附近，多呈局限性突起的骨块，基底部与骨皮质外表面相连，肿瘤表面光滑，邻近软组织可受压，可为密质型或松质型，基底较宽，与正常骨皮质相连。

2. CT表现 CT检查对确定肿瘤的病变范围具有重要价值，主要表现为与正常骨皮质相连的高密度肿物。致密型为圆形或椭圆形、边缘光滑锐利且与正常骨皮质相连的高密度肿物，伴局部软组织向外推移；松质骨型内部密度不均。

【诊断与鉴别诊断】 根据发病部位及影像学表现，不难诊断。须与以下疾病鉴别诊断。

1. 脑膜瘤 生长快，基底宽，并可有颅板溶骨改变。肿瘤血供增多，致附近血管沟影增宽增多。

2. 骨软骨瘤 多自干骺端或相当于干骺端的部位向外生长。其基底部由外围皮质骨和中央松质骨构成，两者均与母体骨相对应结构相连续。

【影像学检查方法优选】 X线和CT均是检查骨瘤的理想手段，X线片上可疑的小骨瘤，应作CT检查以明确病灶的存在和定性，一般无须MRI检查。

（二）骨样骨瘤

骨样骨瘤是由成骨细胞及其产生的骨样组织构成的良性骨肿瘤。最常见部位为股骨小粗隆、肱骨近端内侧皮质、胫骨远端1/3。常见于30岁以下的青少年，好发年龄为8～18岁。男性患者数约为女性的2倍。

【病理与临床】 骨样骨瘤由成骨细胞及其产生的骨样组织构成，富于血管性支持组织。病灶为一小的瘤巢，周围有许多成熟的反应骨。长骨的病变多在骨皮质内，短骨的病变则常在骨松质中。主要症状是疼痛，起初是间歇性的，后逐渐变为持续性的，尤以夜间为重，用水杨酸制剂可使疼痛缓解。疼痛往往要比X线片上出现阳性征象早几个月，可以此作为诊断依据之一。

【影像学表现】

1. X线表现 任何骨均可发病，以胫骨和股骨多见。肿瘤多发生于长管状骨骨干，多发生于骨皮质，其次为骨松质和骨膜下；发生于脊椎者大多位于附件。据受累部位大致可分为皮质型、松质型和骨膜下型，主要为中心的圆形或椭圆形低密度区（即瘤巢）及其周围的反应性骨硬化区。在肿瘤发展过程中，瘤巢中心可出现钙化和骨化，与其周围的硬化区之间隔以环形低密度带。有时周围硬化区较

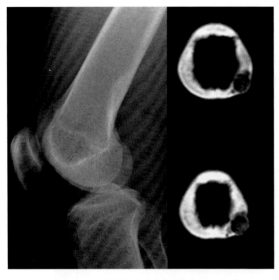

图9-8-2 股骨皮质型骨样骨瘤X线表现

显著或瘤巢钙化和骨化浓密，则瘤巢不易显示。

（1）皮质型 瘤巢位于骨皮质，为圆形或椭圆形低密度区，局部骨皮质增厚，周围出现弧形骨质增生硬化和骨膜反应，部分硬化区范围很广，可沿骨皮质向两端伸延甚至可遮盖瘤巢（图9-8-2）。

（2）松质型 瘤巢位于骨松质内，周围仅有轻度的骨硬化带；发生于末节指（趾）骨者可无骨质硬化。

（3）骨膜下型 瘤巢所在部位骨皮质可出现凹陷，肿瘤可将骨膜掀起形成数量不等的骨膜新生骨，邻近骨皮质硬化也可见于脊柱的附件。

2. CT表现 瘤巢呈圆形或卵圆形边界清楚的低密度区，其内可有斑点钙化或骨化，即靶征。巢周大量高密度硬化骨，骨皮质增厚。骨破坏区周围有不同程度的硬化环、皮质增厚和骨膜新生骨。

3. MRI表现 瘤巢T_1WI呈低到中等信号，T_2WI呈低信号、中等信号或高信号。内部钙化或骨化明显者则大部分为低信号。增强后多数瘤巢强化明显，少数瘤巢可呈环状强化。

【诊断与鉴别诊断】 通过临床表现及影像学检查可以明确诊断，骨样骨瘤需与以下疾病鉴别。

1. 慢性骨脓肿 二者均表现为低密度的巢，慢性骨脓肿位于髓腔或骨松质内，而骨样骨瘤多位于骨皮质。慢性骨脓肿多有感染史，局部有红、肿、热、痛等炎性表现，常反复发作。CT增强扫描，骨样骨瘤血运丰富，强化明显；而慢性骨脓肿为无血运的脓腔，不强化。

2. 慢性硬化性骨髓炎 疼痛性质与骨样骨瘤不同，常为间歇性，骨干皮质广泛对称性增生。一般无脓肿及死骨，无瘤巢，骨髓腔可闭塞。

【影像学检查方法优选】 首选X线检查，次选CT、MRI。

（三）骨软骨瘤

骨软骨瘤是最常见的骨良性肿瘤，又称为骨软骨性外生骨疣，是骨骼生长方面的异常，可能是从靠近骨膜的小软骨岛长出来的，或来自骺板软骨。发生于关节附近骨端的称为骺生骨软骨瘤。肿瘤由骨性基底、软骨帽和纤维包膜组成，骨性基底的结构与正常骨皮质、骨松质相同，软骨帽由软骨细胞、基质细胞、基质组成，表面覆盖纤维包膜。可分为单发和多发两种，单发者多见，多发也称骨软骨瘤病，多有家族遗传史，具有恶变倾向。

【病理与临床】 本病好发于10～30岁，男性多于女性，肿瘤好发于股骨远端和胫骨近端，可长期无症状，多因无意中发现有骨性包块而就诊。若肿瘤压迫周围组织或其表面的滑囊发生炎症，则可产生疼痛。肿瘤增大时可有轻度压痛和局部畸形，近关节的可引起相应关节活动障碍，或压迫邻近的神经而引起相应的症状；肿瘤突然长大或生长迅速，应考虑恶变可能。

【影像学表现】

1. X线表现 虽然任何由软骨化骨的骨骼均可生长骨软骨瘤，但长管状骨比扁骨、短骨更多见（图9-8-3）。其中股骨远端、胫骨近端和肱骨近端最为多见，近骺线处，随着骨的生长而向骨干移行，发生于长管状骨的多背离关节生长，少数发生在短骨者可指向关节。肿瘤较大可压迫邻近的骨骼使之移位、变形或发生压迫性骨萎缩，但无侵蚀现象，肿瘤与邻骨的凹陷间常有一低密度区，代表软骨帽的厚度。

（1）单发性骨软骨瘤 为一附着于干骺端的骨性突起，基底部带蒂或呈宽基底状。瘤体由松质骨和薄层皮质骨构成，分别与正常骨的松质骨和皮质骨相连续。瘤体顶端呈圆形或菜花状。软骨帽盖厚薄不一，有时可见线状低密度影，但大多数可见不规则斑点状、菜花状钙化，亦可为环形钙化。

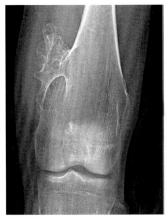
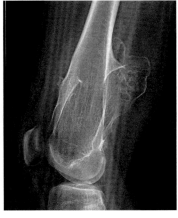

图9-8-3 股骨骨软骨瘤X线表现

（2）多发性骨软骨瘤 位于长骨干骺端，呈骨性突起，与单发性骨软骨瘤的表现相似。受累骨干骺端增粗变宽膨胀，骨皮质变薄，甚至可发生扭曲变形。多发性骨软骨瘤常见于膝关节附近，有时呈对称性发生。

如果肿瘤生长速度突然加快，局部疼痛，顶端钙化增多呈棉絮状，肿瘤边缘骨质破坏，界限不清，甚至出现软组织肿块，应考虑有恶性变。

2. CT表现 CT能清晰地显示骨性基底，主要表现为骨性基底的骨皮质和骨松质均与母骨相延续，表面有软骨覆盖呈低密度区，当软骨帽钙化时可见肿瘤顶部高密度影；增强扫描无明显强化（图9-8-4）。

3. MRI表现 MRI显示骨性部分的信号与相邻干骺端松质骨的信号相同，软骨帽T_1WI呈低信号，T_2WI呈高信号（图9-8-5），在脂肪抑制T_2WI上仍为明显的高信号，信号特点与关节透明软骨相似。MRI检查可以明确软骨帽的厚度，超过25mm者应考虑有恶变可能。

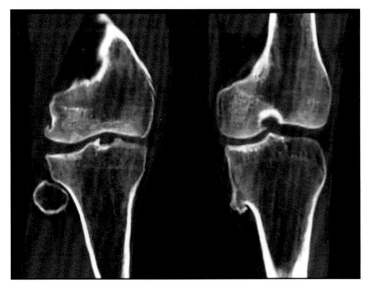
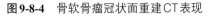

图9-8-4 骨软骨瘤冠状面重建CT表现

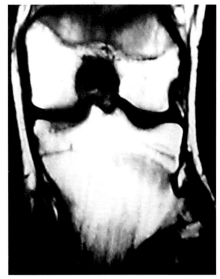

图9-8-5 膝关节骨软骨瘤MRI表现

【诊断与鉴别诊断】 骨软骨瘤的影像学表现具有特征性，易于诊断，骨软骨瘤需与以下疾病鉴别。

（1）皮质旁骨肉瘤 骨表面凸出的骨性肿块，进行性增大，肿块紧贴或浸润骨皮质，但不贯通。

（2）骨化性肌炎 多半有外伤史，骨皮质表面或肌索间条状骨化。

（3）肌腱和韧带钙化 发生于肌腱、韧带附着处，沿肌腱、韧带走行的尖角状或条带状高密度，MRI为低信号，而非松质骨结构和骨髓信号。

【影像学检查方法优选】 X线为首选检查方法，大多数骨软骨瘤可做出准确诊断。对发生于骨质重叠部位的病变，需行CT检查以观察肿瘤与肿瘤发生骨的解剖关系。观察病变的软骨帽和纤维膜宜选择MRI检查。

（四）软骨瘤

软骨瘤由分化成熟的透明软骨细胞构成，是常见的良性骨肿瘤。根据病灶数目分为单发性软骨瘤和多发性软骨瘤。单发性内生软骨瘤多见于干骺端和骨干髓腔；多发性软骨瘤可发生于骨髓腔、骨皮质和骨膜，其中以骨髓腔者多见。

【病理与临床】 肿瘤组织切面可见白色坚硬的钙化区或黄色的骨小梁，有的部位可呈胶冻状；有时可见大小不等的囊变区，内含液体。邻近骨皮质可受肿瘤压迫而变薄，其内侧有不规则的骨嵴。镜下所见肿瘤由软骨细胞和软骨基质构成。根据病变部位分为内生性软骨瘤（骨髓腔内）与外生性（皮质旁）软骨瘤。

软骨瘤多发生于四肢短管状骨，其次是股骨、肋骨、胫骨。软骨瘤生长缓慢，症状轻，常因肿瘤长大发生畸形而发现；主要症状为轻微疼痛和压痛，位于表浅者见局部肿块。肿块表面光滑、质硬，局部皮肤正常。患部运动可有轻度受限，偶可合并病理性骨折。

【影像学表现】

1. X线表现

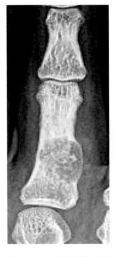

图9-8-6 指骨软骨瘤
X线表现

（1）内生软骨瘤 主要表现为囊状膨胀性低密度区，常有硬化缘，其内有斑点状、环形及不规则钙化（图9-8-6）。发生于小的长骨，骨髓腔内局限性的圆形或椭圆形低密度区。边界清晰，周围常有一硬化缘。局部皮质膨胀变薄，低密度区内常有磨砂玻璃状或点状钙化。病变可单发或多发，多发者常同时累及一侧手的多个掌指骨。发生于大的长骨，病变位于长骨的两端，病变局限者表现为圆形骨质低密度区，多有较厚的硬化缘，其中有钙化，骨膨胀轻。病变广泛者常有大量弥散性的钙化和骨化，但周围硬化缘不明显，破坏区内可见较粗大的骨嵴。

（2）皮质旁软骨瘤 主要表现为皮质旁的软组织肿块，边界较模糊，其中有散在的钙化影，但可压迫邻近骨皮质，形成凹陷性缺损，边缘常有骨硬化现象。偶尔，肿块边缘可见蛋壳状钙化。

软骨瘤的恶性变发生率比骨瘤、骨软骨瘤高。一般认为年龄大，病程长，发生于扁骨、不规则骨及肿瘤体积较大者易发生恶性变。如短期内生长迅速，疼痛明显，出现浸润性骨破坏，骨膜反应，钙化点模糊或大量棉絮状钙化，软组织明显肿胀，则可疑恶性变。软骨瘤恶变后多为软骨肉瘤。

2. CT表现 CT显示长骨内生软骨瘤具有明显的优势，能清楚显示髓腔内病变呈分叶状、类圆形骨质破坏或膨胀性骨质破坏（图9-8-7），发生膨胀性骨质破坏可以观察到骨皮质变薄及骨皮质是否连续，若患骨的膨胀程度相对较轻，当出现病理骨折时，也应警惕恶变的可能。CT能显示髓腔内异常软组织密度影，密度略低于肌肉，可以敏感发现病灶内的点状、不规则钙化，这对本病的诊断具有特殊价值，其中囊状透亮区内的钙化影被认为是诊断内生软骨瘤的主要依据。

3. MRI表现 内生软骨瘤T_1WI表现为分叶状的骨髓内病变，其信号与骨骼肌相近，偶尔在T_1WI可见高信号，在T_2WI上呈分叶状的高信号，在FSE上比在SE上信号有所降低。

【诊断与鉴别诊断】 尽管大多数长骨内生软骨瘤具有典型的影像学特征，但对于非典型长骨内生软骨瘤仍需要与骨囊肿鉴别。骨囊肿多数在长管状骨的干骺端，呈圆形或椭圆形骨质透亮区，内无结构，一般无钙化，常合并病理骨折。

【影像学检查方法优选】 首选X线检查，次选CT、MRI。

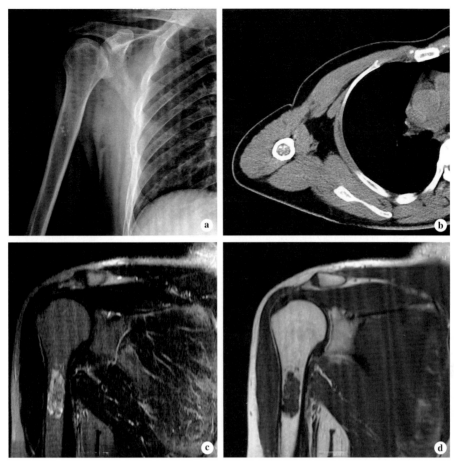

图9-8-7　肱骨内生软骨瘤
a. 正位X线片；b. CT横断面；c、d. MRI T_1WI+T_2WI

（五）骨巨细胞瘤

骨巨细胞瘤为起源于骨内不成熟间充质的原发良性侵袭性骨肿瘤，占原发骨肿瘤的20%。以20～40岁为常见；好发于骨骺板已闭合的四肢长骨骨端，以股骨下端、胫骨上端和桡骨下端为常见。

【病理与临床】　骨巨细胞瘤组织学上由多核巨细胞和单核基质细胞构成瘤体，常有出血、坏死或形成大小不等的囊腔，其间有纤维分隔，与正常骨分界清晰，边缘有或无包膜；肿瘤外可有薄层骨壳，为骨破坏后骨膜不断形成新骨所致；肿瘤组织可突破骨皮质形成软组织肿块。临床上主要表现为局部疼痛，逐渐加重。随着病情进展，可有肿胀、压痛等。如果发生骨折，则表现为突然剧痛、肿胀、畸形、不能活动。

【影像学表现】

1. X线表现　病变部位一般位于骨端、关节面下，呈偏心膨胀性生长，最大径常与骨干垂直。病灶典型表现为多房皂泡样改变（图9-8-8），骨皮质变薄、膨胀，一般良性者完整，生长活跃部分断裂；恶性者广泛断裂。骨质破坏区边界一般清楚，若见硬化，则提示生长缓慢；刮除手术或放疗后，边缘不清提示恶性可能。发生病理性骨折或生长活跃及恶性骨巨细胞瘤，可见骨膜反应。生长活跃骨巨细胞瘤软组织肿块范围局限，边界较清晰；恶性者软组织肿块范围广泛，边界可不清。

2. CT表现　骨巨细胞瘤的骨质破坏区位于骨端呈膨胀性偏心性，骨壳基本完整，局部可有小范围的间断（图9-8-9）。骨壳外无骨膜反应，无软组织肿块影。骨破坏区为软组织密度，无钙化和骨化影，有时可出现低密度坏死液化区。生长活跃的骨巨细胞瘤骨壳往往不完整，骨壳外常显示软组织肿块影，可有骨膜反应。增强扫描肿瘤组织明显强化，坏死囊变区无强化。

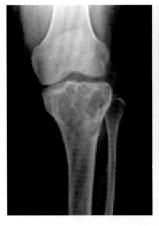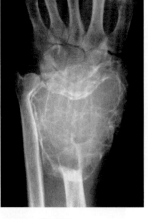

图9-8-8 骨巨细胞瘤X线表现

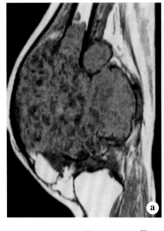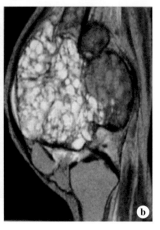

图9-8-10 骨巨细胞瘤MRI表现

骨巨细胞瘤CT表现

图9-8-9 骨巨细胞瘤CT表现

3. MRI表现 肿瘤在 T_1WI 上多呈低或中等信号，在 T_2WI 上多为高信号。坏死囊变区在 T_1WI 上信号较低而在 T_2WI 呈高信号；肿瘤内出血在 T_1WI 和 T_2WI 上均为高信号液-液平面，在 T_1WI 下部信号常高于上部，而在 T_2WI 则相反。增强扫描病灶呈轻度到明显不规则强化（图 9-8-10）。

【诊断与鉴别诊断】 根据骨巨细胞瘤的影像学表现易于做出诊断。骨巨细胞瘤需与以下疾病鉴别。

1. 动脉瘤样骨囊肿 好发于青少年。病变常发生在长骨的骨干或干骺端，病变距离骺板较远。呈吹泡状膨胀，常有硬化缘。病变部位穿刺为新鲜血液。发生于扁骨或不规则骨的骨巨细胞瘤与动脉瘤样骨囊肿鉴别比较困难，骨巨细胞瘤CT多显示为含液囊腔，囊内可见液-液平面，且囊壁有硬化缘。

2. 软骨细胞瘤 多发生于干骺端愈合前的骨骺，骨壳较厚，且骨质破坏区内可见沙粒样钙化。

3. 软骨母细胞瘤 好发于骺板未联合前的骨骺，靠近骺软骨板。病变区内常有钙化，有硬化边缘。

【影像学检查方法优选】 X线是首选，对骨巨细胞瘤的诊断有重要意义。显示骨壳内部骨质改变和骨壳形态以CT为佳。反映骨巨细胞瘤的侵犯范围、肿瘤与周围结构关系以及判断是否有软组织肿块则以MRI为佳。

三、恶性骨肿瘤

（一）骨肉瘤

骨肉瘤又称为骨生肉瘤或成骨肉瘤，为最常见的原发恶性骨肿瘤，恶性程度高，进展快，多早期发生肺转移。多见于25岁以下青少年，好发于股骨下端、胫骨上端和肱骨上端。

【病理与临床】 骨肉瘤具有分化为骨样组织和骨质、软骨及纤维组织的潜能。主要成分为肿瘤性成骨细胞、肿瘤性骨样组织和肿瘤骨。长骨干骺端的骨肉瘤开始在骨髓腔内产生不同程度、不规则的骨破坏和增生，病变向骨干一侧发展侵入骨膜下出现平行、层状骨膜增生，当侵入周围软组织时则形成肿块，其中可见多少不等的肿瘤新生骨。病变早期不侵犯骨骺，晚期则可超越骺线进入关节。

局部疼痛、进行性软组织肿胀或肿块、运动障碍是骨肉瘤的三大主要症状。实验室检查多数有碱性磷酸酶明显升高。

【影像学表现】

1. X线表现 骨肉瘤的骨破坏和瘤骨的形成总是不断交替和重复地进行，根据瘤骨形成的多少分为成骨型、溶骨型和混合型。①成骨型：瘤区以密度增高的肿瘤骨为主，呈磨玻璃样、斑片状、象牙质样硬化区；骨膜增生较明显；软组织肿块中多有肿瘤骨生成（图9-8-11）。②溶骨型：瘤区以骨质破坏为主，呈不规则斑片状或大片溶骨性骨质破坏，边界不清；骨皮质受侵较早，呈虫蚀状破坏或消失，范围较广；骨膜增生易被肿瘤破坏，而于边缘部分残留，形成骨膜三角。软组织肿块中大多无新骨生成；易引起病理性骨折（图9-8-12）。③混合型：溶骨破坏与肿瘤骨形成相近，成骨与溶骨的程度大致相同。

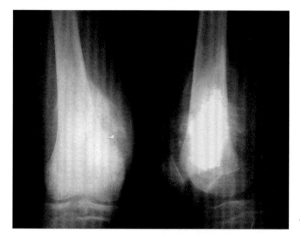
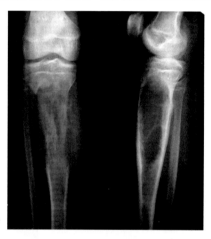

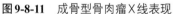

图9-8-11 成骨型骨肉瘤X线表现　　　　图9-8-12 溶骨型骨肉瘤X线表现

（1）骨质破坏 常见于股骨远端、胫骨上端和肱骨上端，95%在膝关节周围，多始于干骺端中央或边缘部分。早期，骨皮质表现为筛孔状和虫蚀状骨质破坏；骨松质表现为斑片状骨质破坏。晚期，破坏灶互相融合，则形成大片状骨质缺损。

（2）肿瘤骨 肿瘤骨的出现是骨肉瘤影像诊断的重要依据，肿瘤骨的形态有云絮状、斑块状、针状。

（3）软组织肿块 表现为边缘模糊的软组织密度影，其内可含有数量不等、形态各异的瘤骨，此为本病的另一重要X线征象。

（4）骨膜反应 青少年患者症状较显著。恶性程度越高，或距肿瘤越近，骨膜反应也越明显，多表现为层状骨膜增生及袖口征。前者早期尚完整，继而被肿瘤破坏呈虫蚀状改变。当增生的骨膜被肿瘤破坏，在骨膜中断的边缘部分形成三角形影，称为袖口征，亦称科德曼（Codman）三角。袖口征是骨肉瘤的重要征象，但并非特异性，也可见于其他骨肿瘤和非肿瘤性的病变。

2. CT表现 CT可清楚显示软组织肿块的大小和范围，与周围结构的关系，显示肿瘤骨较敏感。CT能较好地显示肿瘤在髓腔的蔓延范围，表现为正常时的含脂肪低密度髓腔被肿瘤的软组织密度替代（图9-8-13）。

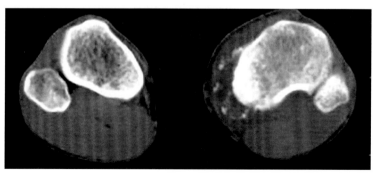

图9-8-13 成骨型骨肉瘤CT表现

（1）平扫　表现为不同程度的骨质破坏，也可表现为不规则皮质增厚和骨硬化。骨膜增生在CT上表现为高密度。肿瘤侵犯髓腔，使低密度的髓内组织密度提高，并沿长骨轴蔓延，也可在髓内形成跳跃性转移灶，肿瘤向外生长突破骨皮质，可显示骨皮质中断。在骨外形成软组织坏死时，出现不规则低密度区。多数骨肉瘤推移或侵犯邻近肌肉血管，却很少累及关节。

（2）增强　可清楚地显示软组织肿块的边缘，并有利于显示肿瘤与附近大血管的关系，了解血供情况。肿瘤实质部分有较明显的强化，使肿瘤与瘤内坏死灶和周围组织的区分清楚。

3. MRI表现　骨肉瘤在 T_1WI 呈不均匀低信号或低、等、高混杂信号，在 T_2WI 为不均匀高信号或混杂信号（图 9-8-14）。肿瘤骨在 T_1WI 及 T_2WI 均为低信号；出血在 T_1WI 为高信号，液化坏死区在 T_1WI 呈低信号，在 T_2WI 呈高信号，可见液-液平面。增强扫描肿瘤呈不均匀强化，多为周边强化；出血、坏死及水肿区无强化。信号程度因肿瘤组织学类型、瘤骨的数量和有无出血、坏死而不同。

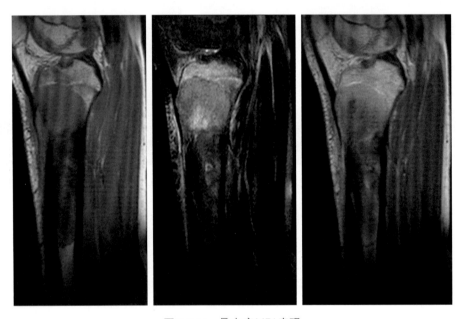

图9-8-14　骨肉瘤MRI表现

【诊断与鉴别诊断】　根据骨肉瘤的影像学表现易于做出诊断。骨肉瘤需与下列疾病鉴别。

1. 急性化脓性骨髓炎　有高热史及局部红、肿、热、痛等体征。急性化脓性骨髓炎有骨质破坏、新生骨和骨膜反应三种X线表现，从早期发展到晚期，仍保持其一致性。早期，骨质破坏边缘模糊，新生骨密度低，骨膜反应轻微。晚期，骨质破坏边缘清楚，新生骨密度增高，骨膜反应光滑完整。骨肉瘤则相反，骨破坏模糊，肿瘤新生骨密度很高，骨膜反应不是趋向修复而是继续破坏。此外，骨髓炎没有软组织肿块，早期广泛软组织肿胀，后期肿胀消退。

2. 软骨肉瘤　发病年龄大于成骨肉瘤，好发于20～30岁，肿瘤组织内含大量环状、点状钙化，常呈囊状破坏区并稍膨胀，也可有少量骨膜反应，但极少有放射状骨膜反应或科德曼三角。边缘性软骨肉瘤往往继发于骨软骨瘤，仔细观察可发现残留的瘤蒂，在软组织肿块内有棉絮状或斑片状钙化。

3. 溶骨性转移瘤　不易与破骨型骨肉瘤区别。但溶骨性转移瘤虽为明显的溶骨性破坏，但无骨膜反应，很少形成明显的软组织肿块。年龄多在40岁以上。大多数患者原发病灶明确。

【影像学检查方法优选】　X线是诊断骨肉瘤的首选且是必不可少的影像学检查方法。CT在显示肿瘤边缘的骨质改变和发现溶骨型骨肉瘤、软组织肿块中少量肿瘤骨方面有重要作用。MRI诊断肿瘤分期，肿瘤髓内侵犯，跳跃性病灶及其对神经、血管的侵犯情况较佳。

（二）软骨肉瘤

软骨肉瘤起源于软骨或成软骨结缔组织，发病率较骨肉瘤低，而发病年龄一般较骨肉瘤大。

【病理与临床】 按肿瘤发生部位软骨肉瘤可分为中央型和周围型，中央型发生于骨髓腔或皮质内部；周围型发生于骨膜下皮质或骨膜。肿瘤可呈分叶状，内可见钙化灶和软骨内骨化部分。肿瘤表面有纤维性假包膜，纤维组织伴随血管伸入瘤内，将肿瘤分隔为大小不等的小叶。软骨基质的钙化多沿血管丰富的小叶边缘区进行，并可见以软骨内骨化方式形成骨质。

肿瘤生长缓慢，病程较长。绝大多数为原发性，少数为继发性，可继发于骨软骨瘤、软骨瘤、畸形性骨炎、骨纤维异常增殖症、软骨黏液样纤维瘤等。软骨肉瘤发病率男女之比约为1.5∶1。早期可无症状，随着病程进展而逐渐出现疼痛，少数病例发展快、病程短。原发性软骨肉瘤，发病年龄一般在30岁以下，好发于四肢长骨，尤以股骨下端、胫骨上端和肱骨上端的干骺端最为多见。主要症状为钝性疼痛，可由间歇性转为持续性，并影响邻近关节使之活动受限；有时局部扪及肿块，发展较快，预后较差；继发性软骨肉瘤多发生在40岁以上，以肿块为主，发展较慢，预后较好。

【影像学表现】

1. X线表现 软骨肉瘤X线检查主要表现为骨质破坏、软组织肿块和肿瘤钙化（图9-8-15）。肿瘤钙化为重要X线征象，尤以环状钙化为其特征。钙化可大量存在，甚至堆积成棉絮状或大块状。软组织肿块多较大，常有钙化，有时其周围有断续的薄层骨壳。

（1）中央型 好发于长骨的干骺端。早期呈溶骨性骨质破坏，主要表现为大小不等的不规则的囊样低密度区。在骨质破坏区有数量不等的钙化，从少许散在钙化点到大量棉絮状钙斑。瘤细胞分化好者，发展较慢，钙化较多，其边缘较清楚并有轻度膨胀现象；瘤细胞分化差者，生长快，边缘模糊，有大片溶解，可穿破皮质进入软组织。软组织肿块内有片状、环状或半环状钙化灶是其特征。由于肿瘤刺激，骨内膜可有边缘不整的骨质增生，骨外膜可有多层新骨形成。

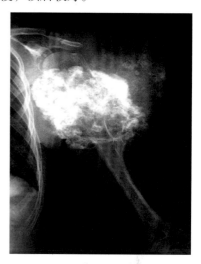

图9-8-15 软骨肉瘤X线表现

（2）周围型 一般多由软骨瘤和骨软骨瘤恶变而来。多源于骨盆和肩胛骨，多数可见残存的骨软骨瘤骨性基底，软骨帽增厚，不规则边界模糊的软组织肿块大于2cm，内可见不规则的钙化灶。

2. CT表现 CT平扫有助于发现骨髓腔内高低混杂密度灶的破坏区（图9-8-16）。骨破坏区和软组织肿块内可见数量不等、分布不均的点状、环状或弧形和絮状钙化影，以环形钙化为特征性表现。肿瘤可突破骨皮质，形成软组织肿块，含斑点样钙化，可伴有帐篷状骨膜反应。增强后肿瘤不均匀强化，周围边缘强化明显，中间有强化间隔。周围型表现与中央型软骨肉瘤相似，但它的整个病灶有蒂与相应骨皮质相连，病灶顶部有软骨帽，密度低于同层肌肉组织，可伴有散在斑点状钙化的高密度影。

3. MRI表现 肿瘤多为分叶状，T_1WI为低信号，T_2WI呈高低混杂信号改变，软骨基质为高信号。瘤软骨钙化在T_1WI和T_2WI上多为低信号。软骨帽在T_1WI呈不均匀低信号，在T_2WI为高低混杂信号。增强后肿瘤不均匀强化，周围强化明显，中间可有强化间隔。

【诊断与鉴别诊断】 根据发病部位及影像学表现，不难诊断。软骨肉瘤需与下列疾病鉴别。

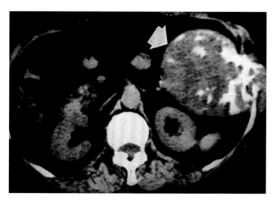

图9-8-16 中央型肋骨软骨肉瘤CT表现

1. 成骨型骨肉瘤 骨质破坏区和软组织肿块内的肿

瘤骨为主要表现，有时可见放射状骨针。瘤骨形态不呈环状，并出现各种骨膜反应。

2. 骨纤维肉瘤 中央型，呈单个囊状破坏区，边缘不整齐，多数无骨膜反应。周围型，可见软组织肿块影，骨皮质破坏，侵入髓腔可出现骨缺损。

【影像学检查方法优选】 首选X线检查，次选CT、MRI、核医学检查。

（三）骨髓瘤

骨髓瘤起源于骨髓网织细胞，是由骨髓造血组织中的浆细胞过度增生形成的恶性骨肿瘤，有单发和多发之分，大多数表现为多发性骨质破坏，所以又称为多发性骨髓瘤。晚期可广泛转移，但很少转移到肺组织。

【病理与临床】 骨髓瘤好发于40岁以上中老年男性，多发生在躯干骨，以椎骨、颅骨和肋骨多见。主要症状为全身性骨骼疼痛，初期为间歇性，继为持续性，疼痛十分剧烈可合并病理性骨折。神经可能被压迫，造成放射性疼痛或截瘫。肿瘤一旦发现后，多数患者出现反复感染、进行性贫血等恶病质变化。40%～60%的患者尿液中可检出本-周（Bence-Jones）蛋白。骨髓穿刺活检找到大量的异常浆细胞即可确诊。

【影像学表现】

1. X线表现 骨髓瘤的X线表现大致有以下几种，但少数患者可无骨质改变。

（1）骨质破坏 表现为多发性圆形穿凿样低密度区，无硬化边缘，无骨膜反应，边缘清楚锐利，可掺杂边缘模糊的病灶。这种改变以颅骨较典型，也可见于肋骨等。侵及肋骨者多伴有软组织肿块。

（2）骨质疏松 在骨内呈弥漫性浸润，则表现为普遍性骨质疏松，与其他原因所致的骨质疏松相似，但仔细观察可见粟粒状小骨质破坏，皮质厚薄不均，且有间断现象。这种改变多见于脊椎、肋骨和骨盆等部位。常伴有脊椎和肋骨的病理性骨折。

（3）软组织肿块 位于破坏区周围，椎旁软组织肿块很少跨越椎间盘水平。

（4）骨质硬化 仅见于少数病例，可表现为泡沫样膨胀区的周围有硬化缘、弥漫性增生硬化、放射针状骨膜增生。

2. CT表现 病灶部位与骨痛部位一致，CT可在骨痛部位发现早期病灶。受累骨骼可显示多发性、边缘锐利或模糊的小圆形低密度骨质破坏区，边缘很少有骨质增生硬化和骨膜反应（图9-8-17）。肿瘤突破骨皮质可在周围软组织内形成肿块。

颅骨骨髓瘤表现为板障内多发的更低密度骨质破坏区，内外板完整或缺损。脊椎骨髓瘤可见肿块突入椎管硬膜下腔形成椎管阻塞，脊柱常见椎体病理性骨折，椎体后缘骨质中断或破坏。

3. MRI表现 骨质破坏或骨髓浸润区在T_1WI上呈边界清楚的低信号，多位于中轴骨及四肢骨近端；病变弥漫时，呈多发、散在点状高信号，分布于高信号骨髓背景内，呈特征性的"椒盐性"改变。在T_2WI上呈高信号。脂肪抑制T_2WI序列上，

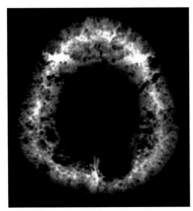

图9-8-17 颅骨骨髓瘤CT表现

由于脂肪信号被抑制，病灶的高信号较T_2WI更明显。MRI对检出病变和确定范围非常敏感。

【诊断和鉴别要点】 骨髓瘤需与下列疾病鉴别。

1. 老年性骨质疏松 女性多见，无进行性疼痛加剧和骨质破坏。血、尿化验无异常，颅骨无改变。

2. 转移性骨肿瘤 常伴有肺部转移、肋骨转移等。多无肿块。脊椎转移常破坏椎弓根。转移瘤灶大小不一，边缘模糊，多不伴有骨质疏松，病灶间骨质密度正常。

3. 白血病骨质侵犯 白血病侵犯骨髓时影像学表现与骨髓瘤相似，确诊主要依靠骨髓细胞学检查。

【影像学检查方法优选】 首选X线检查，次选CT、MRI、核医学检查。

（四）尤因肉瘤

尤因肉瘤（Ewing sarcoma）是起源于骨髓间充质干细胞的一种恶性非成骨性骨肿瘤，主要见于青少年男性，以四肢长骨的骨干多见。

【病理与临床】 尤因肉瘤是弥漫性内皮瘤，恶性程度高，发展快，病程短，早期即可转移。最常见及早期症状是疼痛，初发为间歇性，随肿瘤的发展变为持续性，压痛明显。在病灶处可触及明显软组织肿块，皮温高。患者往往伴有体温升高，周身不适，乏力，食欲下降及贫血等全身症状。

尤因肉瘤对放射治疗相当敏感，为本病的特点，通过放射治疗，症状可以明显缓解，骨结构可以恢复正常。临床上可将此作为与其他骨骼疾病的鉴别点，即诊断性治疗。

【影像学表现】

1. X线表现 尤因肉瘤X线表现在不同骨骼上各不相同（图9-8-18）。

（1）长骨尤因肉瘤 全身骨骼均可发病，但以股骨、胫骨及肱骨骨干最多见，少数发生在干骺端及骨骺。骨髓腔可呈梭状膨胀，范围长达骨干的1/3～1/2，甚至累及整个骨干。髓腔内有大小不一的斑片状骨质破坏，骨皮质可有虫蚀样骨质破坏，由内缘延及外缘。早期常有轻度骨膜反应，随肿瘤生长呈葱皮样，双侧对称。当骨膜新生骨被破坏时，可出现袖口征。肿瘤突破骨皮质后，在软组织内形成界限不清的软组织肿块。

（2）扁骨尤因肉瘤 多见于髂骨、肩胛骨等。可表现为骨质破坏、增生硬化混合存在。骨质破坏呈圆形或椭圆形，破坏区内为斑片状或泡沫状，或表现为增生硬化，亦可在破坏灶内出现棉絮状瘤骨，可有骨膜反应和软组织肿块。

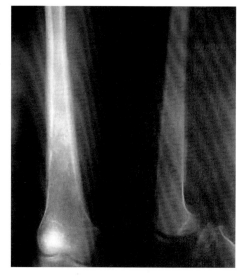

图9-8-18 股骨骨干尤因肉瘤X线表现

（3）脊柱尤因肉瘤 椎体出现广泛性的不对称性的骨质破坏区，可累及全部椎体，表现为椎体楔形变、脊柱的成角畸形，随着病变的进展，附件或邻近的椎体也常受到破坏，但椎间隙多保持正常。位于脊椎的肿瘤可出现椎旁软组织阴影，与结核的寒性脓肿相似。肿瘤邻近腰大肌时，亦可向腰大肌内浸润，形成腰大肌肿胀。常无骨膜反应。

2. CT表现 平扫，病灶呈斑片状溶骨性骨质破坏区，包含骨质增生硬化高密度影。肿瘤通过骨皮质营养血管向外生长，骨皮质内出现斑点状低密度灶。继续向外生长，形成骨外的软组织肿块。肿块内密度不均，大部分边缘模糊，小部分边缘清楚，可显示肿块与邻近肌肉之间的分隔。增强病灶边缘有显著环状强化。

3. MRI表现 MRI可显示瘤体处广泛性骨质破坏，呈软组织肿块影。肿瘤骨质破坏区在T_1WI呈低信号，在T_2WI呈高信号，常伴出血、坏死信号特征。皮质信号不规则中断，骨膜反应呈等T_1、中短T_2信号。GD-DTPA增强后肿瘤呈不均匀强化。

【诊断与鉴别诊断】 根据发病部位及影像学表现，不难诊断。尤因肉瘤需与下列疾病鉴别。

1. 急性化脓性骨髓炎 急性化脓性骨髓炎的疼痛比尤因肉瘤剧烈，化脓时常伴有跳痛，夜间不加重。在骨髓炎的早期，穿刺检查时即可有血性液体或脓性液体吸出，细菌培养阳性，尤因肉瘤则没有。急性化脓性骨髓炎经抗炎治疗有效，尤因肉瘤对放射治疗敏感。

2. 骨肉瘤 临床表现发热较轻微，主要为疼痛，夜间重。肿瘤穿破骨皮质进入软组织形成的肿块多偏于骨的一旁，内有骨化影。骨膜反应的大小、形态常不一致，常见Codman三角及放射状骨针改变。

【影像学检查方法优选】 首选X线检查，次选CT、MRI、核医学检查。

（五）转移性骨肿瘤

转移性骨肿瘤又称为骨转移瘤，是原发于骨骼以外组织器官的恶性肿瘤经血行或经淋巴转移至骨骼并继续生长形成的恶性骨肿瘤。

【病理与临床】 骨转移瘤组织学上以癌常见，肉瘤少见。根据肿瘤发生骨内转移的频率，可分为两大类：亲骨性肿瘤，常发生骨内转移，如前列腺癌、甲状腺癌、乳腺癌、肾癌和肺癌等；厌骨性肿瘤，较少发生骨内转移，如皮肤癌、口腔癌、食管癌、胃癌和结肠癌。恶性肿瘤骨内转移主要通过三种途径：直接侵犯、血行转移和淋巴转移。

骨转移肿瘤好发于40～60岁，多发生在躯干骨，主要症状为疼痛，进行性加重，病理性骨折和脊髓神经根压迫症状。骨转移瘤引起广泛性骨质破坏时，血清碱性磷酸酶可增高，血钙增高。实验室检查：成骨型骨转移瘤患者碱性磷酸酶增高、血清钙磷正常或偏低；溶骨型骨转移瘤患者血清钙磷增高；前列腺癌转移者酸性磷酸酶增高。常发生骨转移的原发肿瘤有乳腺癌、前列腺癌、肺癌、肾癌等，儿童则多来自神经母细胞瘤。

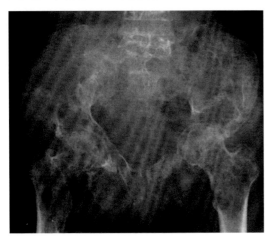

图9-8-19 骨盆溶骨型骨转移瘤X线表现

【影像学表现】

1. X线表现

（1）溶骨型骨转移瘤 约占骨转移肿瘤的80%以上。原发瘤常为肾癌、甲状腺癌、肺癌、结肠癌、神经细胞瘤等。表现为骨骼内不规则溶骨性病灶，常呈多发性穿凿样、虫蚀样，边缘不规则。一般无硬化缘，少数患者可有骨皮质膨胀性改变，很少有骨膜反应。有的单发性的骨转移肿瘤范围较大，常发生病理性骨折（图9-8-19）。

（2）成骨型骨转移瘤 原发瘤常为前列腺癌、肺癌、胃癌等。常呈斑点状或块状骨密度增高影，甚至呈象牙质状。可有骨膜反应。

（3）混合型骨转移瘤 骨质破坏区呈高、低混合密度区，兼有溶骨及成骨性改变。

2. CT表现 对骨痛处经X线及全身ECT检查的可疑病灶可行CT检查，能很好地显示病变的横断面结构及其周围组织关系。对脊柱转移瘤可以清楚地显示突入椎管内瘤组织造成的硬膜囊及神经根的压迫情况。CT增强扫描可进一步了解转移瘤血供情况。

（1）溶骨型骨转移瘤 表现为低密度的骨质缺损区，边缘较锐利，无硬化，可伴有邻近软组织肿块。

（2）成骨型骨转移瘤 松质骨内斑点状、片状、棉团状或结节状边缘模糊的高密度灶，一般无软组织肿块，少有骨膜反应。

（3）混合型 兼有上述两型表现。

3. MRI表现 大多数骨转移瘤在高信号的骨髓组织衬托下显示非常清楚，在T_1WI为低信号或等信号，在T_2WI为高信号，其内信号不均。脂肪抑制序列显示更加清楚，增强扫描呈不均匀强化。不同部位骨转移瘤MRI表现有典型征象，如肺癌骨盆上的成骨转移瘤可出现靶征，脊柱转移瘤可出现跳跃征等。

【诊断与鉴别诊断】 本病常见于中老年人，好发于脊椎、肋骨、股骨上端及颅骨等部位，病灶多发，疼痛明显，多为溶骨性骨破坏，少数为成骨性改变，累及脊柱者而不累及椎间盘为其特征。单发性骨转移瘤需与骨肉瘤相鉴别。多发性骨转移瘤需与甲状旁腺功能亢进、骨髓瘤等相鉴别。

1. 骨肉瘤 发病年龄较轻，易累及四肢长骨的干骺端，其影像学表现多为不规则溶骨性破坏和肿瘤骨，伴有邻近软组织肿块。

2. 甲状旁腺功能亢进 虽然可以有多发性溶骨性骨质缺损表现而易与多发性骨转移瘤相混淆，但甲状旁腺功能亢进一般都有全身性骨质疏松以及其他异常改变，包括骨膜下骨吸收、血钙增高、血磷降低、血碱性磷酸酶增高等。

3. 骨髓瘤 典型表现是广泛性溶骨性骨质破坏，病变大小比较均匀，呈穿凿样骨质破坏，常伴有明显的骨质疏松，实验室检查血清球蛋白增高，尿中可出现本-周蛋白。

【**影像学检查方法优选**】 转移性骨肿瘤一般发生于四肢骨、肋骨，X线易于发现。发生于脊椎、骨盆的较早期转移瘤，应选用CT或MRI检查。脊椎MRI，特别是T_1WI和FST_2WI序列对脊椎多发转移瘤、转移瘤侵犯椎管显示较好。

四、骨肿瘤样病变

骨肿瘤样病变是指影像学表现与骨肿瘤非常相似的一些非肿瘤性的骨骼病变，主要有骨纤维异常增殖症、畸形性骨炎、骨囊肿、动脉瘤样骨囊肿等，在病理组织学上，这些病变也常与骨肿瘤相混淆。

（一）骨纤维异常增殖症

骨纤维异常增殖症又称为骨纤维结构不良，系一种先天性类似于错构瘤的骨纤维发育异常的疾病。

【**病理与临床**】 骨纤维异常增殖症组织学上由脆弱的类骨质及含小梁骨的纤维组织构成，是一种以纤维组织大量增殖替代了正常骨组织为特征的慢性骨病。病变好发部位是股骨近段、胫骨、肋骨、下颌骨和尺、桡骨；多骨发病者病变常呈偏肢性分布。

一般无症状，好发年龄为8～30岁，由于病变进展缓慢又无明显疼痛，所以常到青年期才被发现。病变可累及全身骨骼，呈单发或多发。症状轻重与病损程度有关，主要包括骨膨大、疼痛、病理性骨折和畸形。骨纤维异常增殖症虽为骨的纤维组织异常，但可以恶变为骨肉瘤或纤维肉瘤，恶变率为2%～3%。

【**影像学表现**】

1. X线表现 根据病灶发生的部位和数目骨纤维异常增殖症可分为单骨型、多骨型和单肢型（一个肢体的几个骨骼发病）。病变可发生于四肢长骨和躯干骨，亦可发生于颅骨和颜面骨。

（1）囊状膨胀性改变 多见于股骨近端，可为单囊或多囊，单囊膨胀的低密度区，边缘清楚，有硬化，骨皮质变薄，囊内可见散在的条索状骨纹和斑点状、絮状高密度影（图9-8-20）。多囊者表现为圆形或椭圆形的低密度区，边缘清楚。可有较短的骨嵴自边缘伸向囊腔，呈梅花瓣样。

（2）磨玻璃样改变 由纤维性成骨所致的致密影，病变区呈半透明结构，正常骨纹理消失，病骨膨胀变形，范围较大，甚者累及骨干的大部且伴有弯曲畸形，可见不全骨折或假骨折线，长骨病变的上、下两端有时呈尖角状，边缘硬化，可有索条状致密影向上、下延伸。

（3）丝瓜囊状改变 骨膨胀、增粗、皮质变薄，骨小梁粗大而扭曲。在长骨常表现为沿纵轴方向排列的粗大骨纹。病变与正常骨质分界清楚。多见于股骨和肋骨。

（4）硬化性改变 颅面骨骨纤维异常增殖症主要以骨质膨大、增生硬化为主，表现为外板和板障肥厚，密度增高及少量囊样低密度改变；长骨

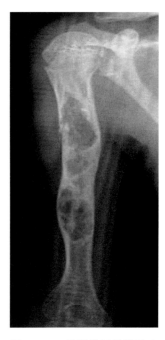

图9-8-20 骨纤维异常增殖症
X线表现

可呈略膨胀的硬化性病变。

2. CT表现 因避免了骨性重叠，CT能更准确显示骨纤维异常增殖症的范围及特点。病灶CT值一般为40～80Hu。CT表现为患骨粗大或板障骨增厚，病变区呈磨玻璃样高密度结构，夹杂有斑片状边界模糊的略低密度区。发生于颅面骨者常可见多骨受累，无软组织肿块。增强扫描无明显强化。

3. MRI表现 骨纤维异常增殖症MRI无特征性表现，T_1WI多呈低信号，T_2WI呈不均匀或均匀高信号。磨玻璃样病变和囊性病变在MRI表现为T_1WI为中等或略低信号，脂肪抑制T_2WI和T_2WI为高信号；其内可有斑点状或条带状低信号硬化区；囊型病变周边常绕以明显的低信号硬化缘。如果病灶生长加速，范围变大，疼痛加重，影像学检查显示溶骨性骨质破坏、肿瘤骨形成、明显软组织肿块，应考虑恶变。

【诊断与鉴别诊断】 根据发病部位及影像学表现，不难诊断。骨纤维异常增殖症需与以下疾病鉴别。

1. 畸形性骨炎 以中老年多见，骨小梁增粗呈绳状，骨皮质增厚，颅骨外板呈绒状。

2. 内生软骨瘤 多见于四肢短管状骨。囊状区常见沙粒样钙化。

3. 骨囊肿 呈椭圆形，CT显示骨囊肿密度较低，清楚或有薄层硬化缘；常伴病理性骨折，骨折片向囊内陷入为特征性改变。

4. 非骨化性纤维瘤 病变位于骨皮质或骨皮质下，呈椭圆形或扇贝壳样，长轴与骨干一致，边缘硬化；一般膨胀较轻，无磨玻璃样密度及丝瓜络样改变。

【影像学检查方法优选】 首选X线检查，次选CT、MRI、核医学检查。

（二）骨囊肿

骨囊肿（bone cyst）又称为单发性骨囊肿、单纯性骨囊肿或孤立性骨囊肿等，可能因骨内出血伴有进行性骨质吸收、液化而形成的骨内良性、膨胀性病变，是常见的骨肿瘤样病变，一般单发，最好发于肱骨近端，其次为股骨近端。

【病理与临床】 骨囊肿局部骨皮质膨胀，在薄的皮质壳外包有完整的骨膜。囊肿壁被间皮细胞覆盖，囊腔内有草黄色液体；可为单一的囊腔，亦可为由纤维组织间隔分开的多个囊腔，囊壁有许多骨嵴伸入囊腔。骨囊肿好发于5～15岁男性，绝大多数无临床症状，大多数骨囊肿因病理性骨折而被发现，扁骨的骨囊肿多见于成年人。

【影像学表现】

1. X线表现 骨囊肿好发于长骨干骺端，随年龄增长逐渐移向骨干，单房性囊肿位于骨干骺端中央，呈圆形、卵圆形或圆柱状边界清楚、密度均匀的透亮区，可有一线状硬化边；病变沿骨长轴发展，常引起轻度膨胀，膨胀程度一般不超过干骺端的宽度。膨胀使骨皮质变薄，但不致破裂，亦无骨膜反应。随着骨骼生长，囊肿逐渐移向骨干。多房性者其中可见大的分房状改变，骨间隔大部分与长骨纵轴垂直。骨囊肿发生病理性骨折时，因囊内液体流出，致使骨碎片向囊内移位，称为"骨片陷落征"，此为骨囊肿的特殊征象（图9-8-21）。

2. CT表现 骨囊肿为位于骨髓腔中央的圆形或椭圆形水样密度病灶，呈囊性膨胀性骨质破坏区。偶见病灶内密度稍高，提示

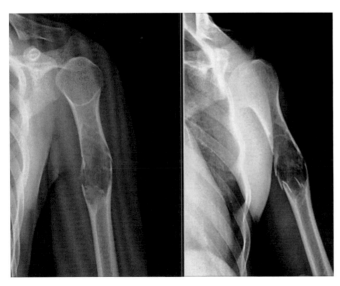

图9-8-21 肱骨骨囊肿伴病理性骨折X线表现

有出血可能，也显示为液-液平面。病灶周围一般无高密度硬化环，无骨膜反应。若合并病理性骨折，显示骨片陷落征。

3. MRI表现 病灶呈圆形或椭圆形，其长轴与长骨纵轴一致。T_1WI多呈低或中等均匀信号，T_2WI呈明显均匀高信号。若囊液内有出血或含胶样物质则T_1WI和T_2WI均呈高信号，少数呈多房改变时T_2WI可见低信号纤维间隔。病灶周边骨壳呈圆圈样低信号，一般完整、清晰。局部骨皮质变薄，无骨膜反应。骨片陷落征在T_2WI显示较清晰，在高信号的囊液中见到低信号的骨片线条影。增强扫描，病灶不强化。

【诊断与鉴别诊断】 根据发病部位及影像学表现，不难诊断。骨囊肿需与下列疾病鉴别。

（1）动脉瘤样骨囊肿 呈偏心性生长，显著膨胀，皮质吸收破坏。病灶内有骨崤形成，气液平面较常见，囊变区之间实质部分可钙化或骨化。

（2）内生软骨瘤 多见于短管状骨，骨质破坏区有圆点状沙粒样钙化。

（3）骨纤维异常增殖症 病变范围多较广泛，内密度较高，多呈毛玻璃样改变，可不呈中心性生长。

【影像学检查方法优选】 首选X线检查，次选CT、MRI、核医学检查。

（三）动脉瘤样骨囊肿

动脉瘤样骨囊肿（aneurysmal bone cyst，ABC）大多认为是骨骼局部的血管性改变，静脉压持续增高、血管床扩张，引起骨质吸收，并发生反应性修复。

【病理与临床】 病理上为大小不等的扩张的血性囊腔，腔壁多由纤维组织及巨噬细胞所包绕，囊腔内含新鲜或陈旧血液。好发年龄为5～20岁，主要临床症状为局部疼痛和肿胀。病变靠近关节时引起关节运动功能障碍。脊椎发病可引起腰部带状疼痛，下肢进行性萎缩，大小便失禁，甚至截瘫。

【影像学表现】

1. X线表现

（1）偏心型 最常见，好发于长骨干骺端，病灶偏心性膨胀呈气球样膨出至骨外；囊外缘为薄的骨壳包绕，骨壳可部分缺如；病灶内常有粗细不一的小梁分隔，使病灶呈分房状；病灶髓腔侧边界清楚，部分可有硬化边。可合并病理性骨折，也可有不同程度的骨膜反应（图9-8-22a）。

（2）中心型 较少见，多见于短管状骨。病灶位于病骨中央，向四周扩展，呈溶骨性囊样透明区，囊内有粗或细的骨小梁分隔致其呈蜂窝状改变。

（3）骨旁型 少见，病变大部分位于骨外，被完整或断续的菲薄骨壳包绕，局部骨皮质受压、凹陷。

2. CT表现 为单房、多房或肥皂泡样结构，骨皮质膨胀、变薄或破裂。增强扫描边缘有强化，其内可见液-液平面，随体位改变而变化。囊状膨胀性骨破坏，其内充满液体密度，均质，无钙化，可见骨性间隔。囊内若显示有液-液平面，上为水样低密度，下为略高密度，则为典型表现。增强扫描病灶实质部分明显强化，液性囊腔无明显强化（图9-8-22b）。局部骨皮质变薄，骨骼膨大。很少有软组织肿块。无骨膜反应。

3. MRI表现 好发于长管骨的干骺端，病灶呈显著膨胀的囊状表现。病灶主体在T_1WI呈低信号，在T_2WI呈高信号。腔内间隔均呈低信号。部分病例T_2WI病灶内出现液-液平面，上部高信号区为浆液，下部低信号区为含铁血黄素沉积，是动脉瘤样骨囊肿的特征性表现（图9-8-22c）。病灶周边骨壳呈圆圈样低信号，一般完整，边缘清晰。增强扫描，病灶内间隔强化，在T_1WI呈低等信号，在T_2WI呈多发不均匀高信号，其间可见纤细的低信号间隔。随T_1WI加重，病灶信号强度增高，或者在T_2WI可见液-液平面者，上方为高信号，下方为低信号。另外病灶中心活动度低，增强扫描可以显示病灶边缘性轻度强化，强化特点比CT灵敏度高。

【诊断与鉴别诊断】 根据发病部位及影像学表现，不难诊断。动脉瘤样骨囊肿需与以下疾病鉴别。

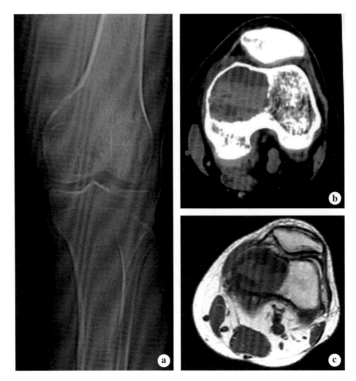

图9-8-22 动脉瘤样骨囊肿X线、CT、MRI表现

a. X线片示股骨下端内侧囊性骨质破坏区；b、c. CT和MRI均示骨质破坏区内见液-液平面

1. 骨巨细胞瘤 好发于20岁以上成人，位于骨端。骨端关节面下的骨皮质变薄，一般无骨膜增生（合并骨折时例外）。

2. 骨囊肿 病变好发于骨骼中心，呈纵向生长，位于骨干或长骨干骺端松质骨内，膨胀性生长多不显著；破坏区内密度较低，囊内间隔少见，周围多有线状硬化缘，合并病理性骨折常见。CT、MRI增强扫描无强化。

【影像学检查方法优选】 首选X线检查，次选CT、MRI、核医学检查。

第9节 慢性骨关节疾病

一、类风湿关节炎

类风湿关节炎是病因不明的全身慢性自身免疫性疾病，骨关节和全身结缔组织均可受累，以多发性、对称性侵犯手足小关节为特征，基本病变为关节滑膜的非特异性慢性炎症。

【病理与临床】 类风湿关节炎病理过程分为渗出期和增殖期。初期以渗出为主，随后滑膜血管翳形成，并侵蚀软骨、韧带、肌腱及骨等关节结构，最终引起关节纤维化、强直、错位甚至骨化。

本病好发于20～40岁青壮年女性。临床上发病隐匿，对称性侵犯周围关节，以手足小关节为主，特别是掌指及近侧指间关节。表现为手指关节梭形肿胀、疼痛、僵硬，以晨起为重（晨僵），活动后好转；晚期由于腕、指等关节的滑膜炎侵蚀骨质并使韧带拉长和撕裂，表现为多关节畸形，并常伴肌肉萎缩。实验室检查血清类风湿因子（RF）阳性者占类风湿关节炎患者的70%左右。如果类风湿因子阳性，则进一步检查类风湿因子的滴度，滴度越高越有诊断意义。并且可做抗核周因子（APF）、抗环状瓜氨酸多肽抗体（CCP）、抗角蛋白抗体（AKA）进一步明确诊断。

【影像学表现】

1. X线表现 类风湿关节炎骨关节的X线改变大多出现在发病3个月以后，常累及手、足小关节，呈对称性发病。

主要表现：①关节软组织梭形肿胀，系因滑膜及周围软组织充血、水肿和关节积液所致。②关节间隙早期因关节积液而增宽，待关节软骨破坏则变窄。③关节面骨质侵蚀多见于边缘，是滑膜血管翳侵犯的结果，也可累及邻近骨皮质；小关节特别是手骨最为常见。④骨性关节面模糊、中断，软骨下骨质吸收囊变是血管翳侵入骨内所致，内充填纤维肉芽组织及滑膜液，呈透明影，周围有硬化；最后为骨质充填。⑤关节邻近骨骼发生骨质疏松，病变进展则累及全身骨骼。⑥邻近关节的骨骼可出现骨膜增生，呈层状。⑦晚期可见四肢肌肉萎缩，关节半脱位或脱位，骨端破坏后形成骨性融合；指间、掌指间关节半脱位明显，常造成手指向尺侧偏斜畸形，具有一定特点（图9-9-1）。

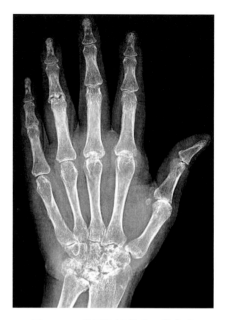

图 9-9-1 类风湿关节炎X线表现

2. CT表现 早期，手足小关节多发对称性梭形软组织肿胀，进而出现软骨下骨质破坏，骨侵蚀常起始于关节软骨边缘是本病最早期征象。在关节软骨下可见多发透亮影，有硬化边的假囊肿，晚期可以表现为纤维性强直，指间关节、掌指关节脱位或半脱位。

3. MRI表现 显示RA较敏感，在侵蚀灶出现之前，即可出现炎性滑膜的强化。MRI平扫加增强扫描，对显示关节骨质侵蚀比X线敏感得多。主要能显示充填在侵蚀灶内的血管翳，表现为T_1WI呈低信号，T_2WI呈高信号；指间关节梭形肿胀，双腕关节破坏，有明显强化，与关节内血管翳相延续。通过类风湿关节炎骨侵蚀灶的改变可以判断病变的活动性。

【诊断与鉴别诊断】 类风湿关节炎为一全身多发性、对称性慢性关节炎。X线表现虽有一些特点，但对定性诊断多无特殊意义，必须结合临床和实验室检查做出诊断。在类风湿关节炎的诊断过程中，应与以下疾病鉴别。

1. 痛风性关节炎 有时与类风湿关节炎相似，痛风性关节炎多见于中老年男性，常反复发作，好发部位为单侧第1跖趾关节或跖跗关节，也可侵犯膝、踝、肘、腕及手关节，急性发作时通常血尿酸水平增高，慢性痛风性关节炎可在关节和耳郭等部位出现痛风石。

2. 银屑病关节炎 以手指或足趾远端关节受累为主，也可出现关节畸形，但类风湿因子阴性，且伴有银屑病的皮肤或指甲病变。

3. 结缔组织病所致的关节炎 干燥综合征、系统性红斑狼疮均可有关节症状，且部分患者类风湿因子阳性，但它们都有相应的特征性临床表现和自身抗体。

【影像学检查方法优选】 类风湿关节炎，首选X线进行筛查诊断。早期的类风湿关节炎宜选MRI检查。

二、退行性骨关节病

退行性骨关节病又称为骨性关节炎、增生性关节炎或肥大性关节炎等，是一种由于关节软骨退行性改变所引起的慢性骨关节病。

【病理与临床】 本病分原发与继发两种。原发退行性骨关节病是随年龄增长，无明显原因多关节软骨慢性损伤逐渐发展为软骨退行性变的结果，多见于40岁以上的成年人，承重关节如髋、脊柱和膝等易受累。继发退行性骨关节病则是继发于炎症或外伤等引起的关节软骨破坏，任何年龄、任何关节均可发病。常见症状是局部疼痛，受累关节活动障碍，在晨起或久坐起立时明显，经活动后消失，一般无肿胀和周身症状。症状轻重与关节变化程度并不平行。病理改变主要为软骨水含量减少、表层侵蚀或磨损而引起软骨变薄，严重者可完全破坏而剥脱。关节液通过关节软骨微小缺损，压迫其下方组织引起软骨下囊变，囊变周围纤维组织增生和反应性新生骨形成。晚期关节软骨碎片脱落，形成关节内游离体，后者可发生钙化和骨化。

【影像学表现】

1. X线表现　退行性骨关节病X线检查即可确诊。

（1）四肢关节退行性骨关节病　X线检查表现为关节间隙变窄，软骨下骨质硬化，关节面变平，关节边缘锐利或有骨赘形成（图9-9-2）。晚期可见关节半脱位和关节内游离体，但多无关节强直。关节囊与软组织无肿胀，邻近软组织无萎缩。在指间关节多先累及远侧关节，关节间隙可消失，并有骨小梁通过，造成关节骨性强直。

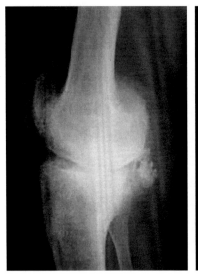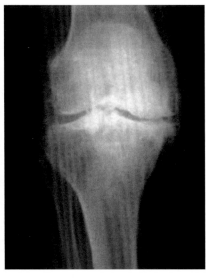

图9-9-2　膝关节退行性骨关节病X线表现

（2）脊椎退行性骨关节病　X线检查表现为脊椎小关节和椎间盘的退行性变。脊椎小关节改变包括关节突变尖、关节面骨质硬化和关节间隙变窄（图9-9-3），在颈椎还可累及钩椎关节。椎间盘退行性骨关节病表现为椎体边缘骨赘形成，相邻骨赘可连成骨桥。椎体后缘骨刺突入椎管内引起脊神经压迫症状。

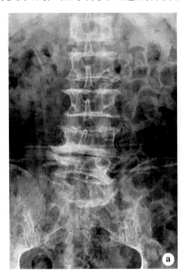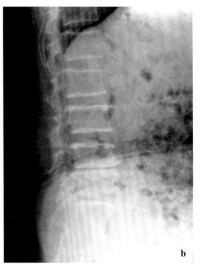

图9-9-3　腰椎退行性骨关节病X线表现

2. CT表现　用于复杂大关节如骶髂关节、髋关节、膝关节的观察。滑膜炎关节积液时，CT比X线敏感，表现为关节囊扩张，内为均匀液性密度影。CT也有利于显示后纵韧带、黄韧带及脊椎小关节的增生肥厚与椎板增厚引起的椎管狭窄细节。

3. MRI表现　关节软骨退行性变主要发生在大关节的承重区，关节内出现条状或不规则形低信号，以T_1WI像明显。软骨下骨质水肿、充血、肉芽组织增生，表现为厚薄不一的T_1WI低信号、T_2WI高信号。关节面下骨质硬化及骨质增生表现为长T_1、短T_2信号，关节面下囊变呈长T_1、长T_2液性信号，边缘清晰锐利。

【诊断与鉴别诊断】　本病发展缓慢，好发于髋关节、膝关节、指间关节、脊柱等关节，关节间隙变窄，关节面骨质增生硬化并形成骨赘，可有关节游离体形成，诊断不难。

【影像学检查方法优选】　X线是首选，通常能全面了解关节间隙与关节面骨质改变，起到良好的筛查作用。CT（包括三维重建图像）显示关节面下的骨质改变优于X线，可作为X线的补充。MRI用于检查关节软骨的早期病变。

三、强直性脊柱炎

强直性脊柱炎（ankylosing spondylitis）是一种全身性慢性退行性炎症性疾病。病变主要侵犯中轴关节和髋关节，几乎全部累及骶髂关节，并从骶髂关节开始，逐渐累及上位脊柱和四肢大关节。

【病理与临床】　强直性脊柱炎关节滑膜的病理改变为非特异性炎症，以非特异性滑膜炎及纤维素沉积为主，可出现滑膜炎症、软组织水肿及骨质疏松；骶髂关节是最先发病的部位。滑膜炎症及出现的血管翳可造成关节软骨及软骨下骨的侵蚀破坏。其渗出性变化较轻，而增殖性变化明显。纤维增殖后脊柱韧带、关节突、关节囊及椎间盘发生广泛钙化、骨化，将相邻各椎体连接在一起，呈竹节状脊柱。

强直性脊柱炎，又称为竹节状脊柱，是一种原因不明的慢性非特异性、进行性脊柱强直为主的疾病。常见于30岁以下的男性，90%以上患者HLA-B27抗原阳性。早期出现晨僵，继而出现持续性腰痛、大关节痛，并呈上行性进展，最终出现脊柱强直、呼吸困难。

【影像学表现】

1. X线表现

（1）早期　双侧骶髂关节下 2/3 关节边缘模糊，以髂骨侧为主，关节面出现锯齿状骨质缺损，周围硬化，双侧对称性受累是其特征；椎间小关节模糊、狭窄；椎体上、下角缺损。

（2）中晚期　双侧骶髂关节骨质侵蚀、破坏，破坏区可见骨质增生硬化，关节间隙狭窄、消失乃至出现骨性强直。椎弓小关节间隙变窄或消失、出现骨性强直。椎旁韧带钙化，骨桥形成，椎体呈方椎及竹节状改变；棘突间韧带和小关节突周围软组织骨化，在正位X线片上形成三条纵向平行的高密度线，正位片见"车辙征"、脊柱侧弯、变直和（或）后突畸形（图 9-9-4）。

2. CT表现　主要用于观察骶髂关节，消除关节前后重叠的干扰，能早期发现X线片难以显示的侵蚀灶。

3. MRI表现　早期显示骨质水肿，关节间隙血管翳为长T_1、长T_2信号，明显强化，与侵

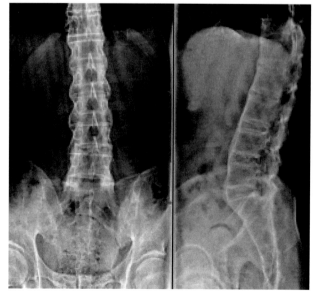

图9-9-4　强直性脊柱炎X线表现

蚀灶相延续。平扫加增强可根据强化程度来判断病变的活动性，是最敏感的影像学方法。

【诊断与鉴别诊断】 强直性脊柱炎的影像学改变一般较临床症状出现晚，100%对称性侵犯双侧骶髂关节，大多侵犯脊柱；青年男性易发病；边缘不清的骨侵蚀伴邻近骨尤其是髂骨的硬化、关节间隙狭窄、骨性融合和韧带骨化是典型强直性脊柱炎的特征性表现。

【影像学检查方法优选】 强直性脊柱炎首选X线进行筛查诊断。怀疑早期的强直性脊柱炎宜选MRI检查。

四、痛 风

痛风（gout）是嘌呤代谢障碍而产生过多的尿酸盐蓄积引起的疾病。本病以血清、体液中尿酸增高及尿酸盐沉着于骨、关节囊、皮下组织、肌腱与滑膜组织引起的炎症反应为特征。

【病理与临床】 尿酸盐结晶沉积于关节软骨、软骨下骨质、关节周围结构和肾，结晶引起局灶性坏死，继而发生炎症反应，形成肉芽组织。尿酸盐沉积及其周围纤维化，即为痛风结节。关节病变主要为软骨变性、滑膜增生和边缘性骨质侵蚀，关节强直罕见。

临床上分为三期。①无症状期：仅有高尿酸血症，可持续很长时间甚至十多年；部分患者可有尿路结石。②急性痛风性关节炎期：发作期起病急骤，关节剧痛。早期多侵犯单关节，以第1跖趾关节多见，其次为踝、手、腕、膝和肘等关节；一般数日至2周症状可缓解，关节炎逐渐消退，皮肤红肿逐渐恢复正常。③慢性痛风性关节炎期：炎症不能完全消退，关节畸形、僵硬。

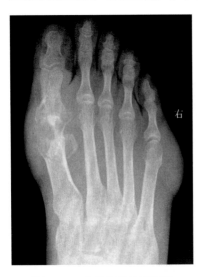

图9-9-5 右足痛风X线表现

【影像学表现】

1. X线表现 痛风发病5～10年内可无任何X线表现。早期表现为关节周围软组织肿胀，随后出现小花边状骨膜反应，以后关节周围软组织出现结节状钙化或钙化的痛风石病情发展，骨皮质出现硬化或多处波浪状凹陷，并逐渐增多，邻近骨皮质不规则侵蚀破坏或穿凿状破坏，边缘锐利，周围无硬化，严重的多个破坏区相互融合，呈蜂窝状；关节间隙不变窄为其特征。多始于第1跖趾关节。晚期严重者关节间隙变窄，甚至出现纤维性或骨性强直，也可有关节半脱位（图9-9-5）。

2. CT表现 关节偏侧性软组织肿胀，肌间隙模糊，邻近关节腔积液，邻近皮质呈现小圆形花边状骨皮质缺损，边缘硬化，可见等密度或高密度痛风结节。

3. MRI表现 痛风结节MRI信号取决于钙盐的含量，一般T_1WI为低信号，T_2WI为均匀高信号至接近均匀的等信号；增强后几乎所有病灶都呈均匀强化，肌腱、韧带、肌肉和骨髓内病灶也有强化。

【诊断与鉴别诊断】 本病主要根据临床症状和实验室检查发现高血尿酸，第1跖趾关节破坏并软组织肿胀，诊断不难。本病需与风湿性关节炎和假痛风鉴别。

【影像学检查方法优选】 首选X线检查，次选CT、MRI。

第10节 脊柱病变

一、椎间盘突出

椎间盘突出（intervertebral disc herniation）是常见病、多发病，大多数为慢性损伤所致；椎间突出主要压迫神经根或脊髓，引起相应的临床症状。

【病理与临床】 由于椎间盘变性，致椎间盘变薄并向椎体周围膨隆，称椎间盘膨出；由于退变或外伤致纤维环破裂，部分髓核通过纤维环缺损处突出，称椎间盘突出。因纤维环前部厚，后部薄，后侧的中央又有后纵韧带加强，故椎间盘突出常在后纵韧带的侧后方，导致后纵韧带隆起。当突出的髓核穿过中央有裂隙的后纵韧带且髓核组织进入椎管内时，则形成髓核脱出。

椎间盘突出以第4～5腰椎和第5腰椎至骶椎最常见。临床常见症状为颈肩痛或腰痛和下肢放射性疼痛，由臀部沿坐骨神经方向向下蔓延，疼痛可因步行、咳嗽及腹内压力增加而加重，休息后可减轻，直腿抬高试验常阳性。椎间盘前突和前侧突较少，并且常无明显的临床症状。

【影像学表现】

1. X线表现 X线检查不能确诊，但下列征象可提示病变的存在。①腰椎的生理性弯曲变直；②椎间隙不对称性狭窄，特别是后宽前窄；③椎体边缘，尤其是后缘出现骨赘；④Schmorl结节表现为相邻椎体的上、下缘有边缘清楚的隐窝状切迹，多位于椎体的中间，也可位于椎体的后部，形态常为圆形。椎间盘结构为软组织密度，X线不能直接观察，临床拟诊椎间盘突出的患者，一般都应行CT或MRI检查以明确诊断。

2. CT表现 CT扫描可直接显示椎间盘本身，外围可有弧形钙化，椎体边缘骨质增生、硬化，黄韧带钙化、肥厚。

（1）椎间盘变性 侧位定位片及矢状面重组像可见椎间盘高度降低。退变的椎间盘可产生氮气，称为真空椎间盘，在椎间盘内见不规则气体密度区，CT值为负值。

（2）椎间盘膨出 表现为椎间盘均匀且对称地超出椎体边缘的软组织密度影，轮廓完整，后缘平直内凹，硬膜囊前缘变平。硬膜外脂肪间隙存在，硬膜囊和神经根无受压移位（图9-10-1a）。

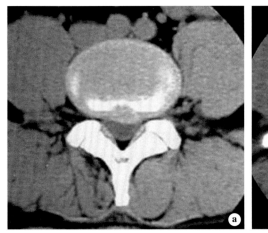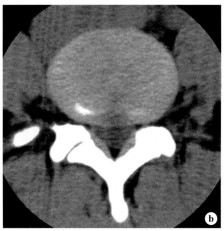

图9-10-1 椎间盘膨出（a）和椎间盘突出（b）CT表现

（3）椎间盘突出 椎间盘可向前、外侧和后方突出，以向后方椎管内的突出更具临床意义。向后突出根据部位不同可分为后正中型、后外侧型和外侧型。

CT直接征象：①椎间盘后缘向椎管内局限性突出的软组织块影，其密度与相应的椎间盘密度一致（介于骨质与硬膜囊之间），形态不一，边缘规则或不规则。②突出的椎间盘可有大小、形态不一的钙化；需与椎体后缘骨质增生相鉴别，钙化常孤立存在，多与椎间盘相连，上下层面无连续性，而骨质增生时椎体后缘较宽，上下层面有连续性。③脱出时椎管内硬膜外可见髓核游离碎片，其密度高于硬膜囊。

CT间接征象：①硬膜囊外脂肪间隙移位、变窄或消失。②硬膜囊前缘或侧方及神经根受压移位；脊髓造影有助于显示蛛网膜下腔、脊髓及神经根受压征象。③椎间盘突出所致骨质改变：脱出的髓核周围反应性骨质硬化，其形态不一且不规则，多位于椎体后部表面。

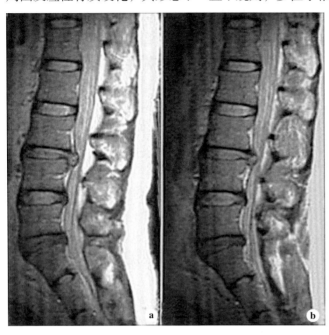

图9-10-2　椎间盘突出MRI表现

3. MRI表现　MRI能清晰地显示脊髓、脑脊液、硬脊膜等，对椎间盘突出的显示优于CT。正常椎间盘的髓核和纤维环的内侧部含水量较多，在T_1WI呈稍高信号，在T_2WI呈高信号；纤维环外侧部和后纵韧带的水分较少，T_1WI呈低信号；在T_2WI上仍呈低信号。椎间盘变性时水分丢失，髓核在T_2WI上的高信号消失。T_1WI轴位像上突出的髓核在椎间盘后方呈中等信号，基底部可宽广或局限。在T_2WI上椎间盘呈中等稍低信号，由于脑脊液呈高信号，能更准确地显示硬脊膜和神经根鞘的受压及椎间孔内脂肪的移位情况。MRI还可进行矢状位扫描，若椎间盘向后突出，可直接显示硬脊膜受压情况（图9-10-2）。

【诊断与鉴别诊断】　椎间盘突出一般有比较典型的临床表现，CT和MRI可见突出于椎体后方的椎间盘结构及硬膜囊、神经根和椎间孔受压移位。

【影像学检查方法优选】

1. X线诊断价值非常有限，用于排除引起类似症状的其他原因。

2. CT检查（包括三维重建）可用于诊断椎间盘突出，但敏感性不如MRI。

3. 怀疑椎间盘突出应首选MRI检查，采用T_1WI、T_2WI序列，横轴位与矢状位扫描是必需的。在怀疑椎间盘继发性病变时可行增强扫描。

二、椎弓峡部裂及脊椎滑脱

椎弓峡部裂及脊椎滑脱是指因椎弓峡部缺损、分离，而引起椎体向前滑动。只有椎弓峡部缺损而没有椎体滑动者，称为脊椎滑脱症前期；椎弓峡部存在缺损且有椎体滑动者，称为真性脊椎滑脱症；只有椎体滑动但椎弓完整者，称为假性滑脱。

【病理与临床】　真性脊椎滑脱症多见于40～50岁男性。椎弓峡部的骨质缺损可为一侧性或两侧性，但以两侧多见；多数脊椎滑脱症发生在第4、5腰椎，多数累及第5腰椎。因椎板的椎弓峡部缺损，故其稳定性差，导致脊椎向前、向后有不同程度的滑动。常见症状为腰腿痛；也可出现类似椎间盘脱出症所致的神经根受压症状。

通常将滑脱椎体的下位椎体由前向后分为四等份，以此来衡量脊椎滑脱的程度：椎体向前滑动超过1/4为Ⅰ度滑脱，超过1/2者为Ⅱ度滑脱，超过3/4者为Ⅲ度滑脱，超过4/4者为Ⅳ度滑脱。

【影像学表现】

1. X线表现　X线是诊断腰椎滑脱的首选方法。根据病变程度不同，侧位片上可见滑脱部位脊柱的椎体可不同程度地向前滑动移位；也可见脊椎先天畸形、椎小关节面硬化及其关节间隙变窄、椎弓峡部断裂缺损，且多为两侧对称性发生（图9-10-3）；患者常合并骨刺、椎间隙变窄、椎体骨质硬化等脊椎继发性改变。

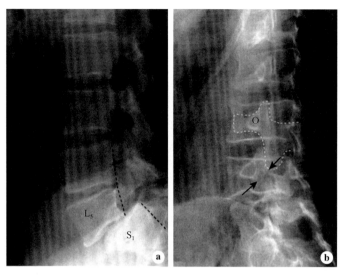

图9-10-3　椎弓峡部裂X线表现

a. 侧位片，示第5腰椎椎体向前移位，Meyerding法测量，为Ⅱ度滑脱；b. 斜位片，示椎弓峡部见条带状透亮裂隙影（↑）

2. CT表现

（1）椎弓峡部呈锯齿状断裂，断端不规则骨质增生硬化，常伴有骨赘形成。

（2）椎小关节突肥大，关节面硬化，关节边缘骨赘形成，关节间隙变窄。

（3）神经根和硬膜囊受压、韧带骨化。

（4）峡部骨赘向下突入椎间孔内而致其狭窄。

（5）侧隐窝变窄、变长，呈横行狭窄。

（6）椎间盘纤维环变形，可并发椎间盘膨出或突出。

【诊断与鉴别诊断】　本病影像学表现典型，一般诊断不难。当X线检查侧位片上椎弓峡部裂缺损显示不清时，可加摄斜位片或进一步行CT检查。

【影像学检查方法优选】　首选X线检查，次选CT、MRI检查。

🔗 **链接**　软组织病变

1. 骨化性肌炎（myositis ossificans）　初期肿块内呈斑片状钙化及毛糙网状致密影；随骨化进展，呈条纹状或层状致密结构，与肌束方向平行。

2. 软组织脓肿（soft tissue abscess）　常见软组织肿胀、脂肪层模糊、关节间隙增宽，肿胀的软组织内可出现气液平面或气泡。

3. 软组织脂肪肉瘤（liposarcoma）　多发生于深部软组织，肿瘤呈圆形或不规则形软组织肿块，边界不清。

百年风华、医者榜样，永远和患者在一起

医者仁心

　　"和患者在一起"，这是张孝骞教授最朴素的临床思维。在他85岁高龄时，还坚持一周进行2次门诊、4次查房。每次查房、门诊时，他都随身带着一个小本，记录疑难病例的具体信息，作为他继续研究、思考、追查、验证的依据。患者以生命相托，我们如何不如临深渊，如履薄冰？抱着这种服务医学的理念，张孝骞与患者讲话，从来都是用商量的口吻，他坚守着"治人而非仅治病"的初心，在临床中牢记四个字"戒、慎、恐、惧"，在疑难杂症面前出奇制胜。

📖 **读片窗**

病例1：患者，女，35岁，外伤后10天，膝关节疼痛，行MRI检查，T_1WI和PDWI图像见图9-10-4。

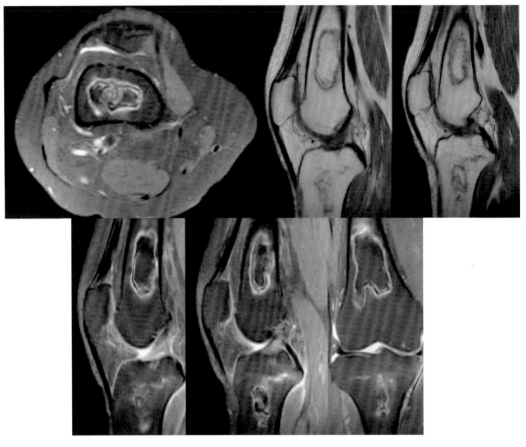

图9-10-4　读片窗图1

问题及讨论：

1. 图像有无异常，对图像进行影像描述。

2. 你的影像诊断是什么？

病例2：患者，男，34岁。右肩部持续性疼痛1月余。右肩关节活动障碍，无发热。行MRI检查，结果见图9-10-5。

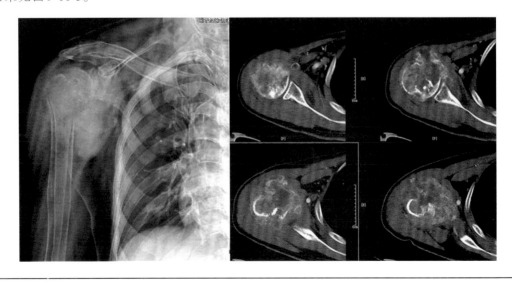

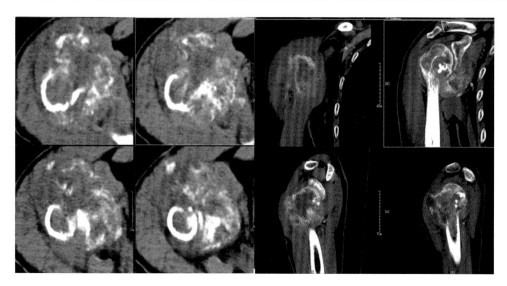

图9-10-5 读片窗图2

问题及讨论:

1. 指出病变发生部位。

2. 请进行病灶的形态分析。

3. 试解释病灶形态的病理基础。

4. 初步诊断是什么?请说出诊断依据。

5. 应与哪些疾病鉴别?简要说明鉴别要点。

(耿春叶　沈孝翠)

第10章
介入放射学

> **学习目标**
>
> 1. 掌握　介入放射学的定义与分类。
> 2. 熟悉　人体正常血管造影和常见病的数字减影血管造影表现，建立介入放射学在神经系统、心脏、肿瘤、外周血管、消化系统等领域应用的基本思路。
> 3. 了解　常用影像导向设备和器材。

第1节　介入放射学简述

介入放射学（interventional radiology）是在医学影像设备导引下，通过经皮穿刺途径或人体原有孔道，利用微创的手段将特制的导管或器械插至病变部位进行诊断性造影和治疗的学科。介入放射学是与内科学、外科学并列的第三诊疗方法。介入放射学"微创性"这一特点符合当代医学发展的方向。

一、介入放射学分类

1. 按照介入放射学技术分类　分为经皮穿刺术、经皮穿刺引流术、经导管动脉灌注术、经导管动脉栓塞术、经皮腔内血管成形术及其他。

2. 按照介入技术操作的领域分类　①血管内介入放射学（vascular interventional radiology），包括经导管血管造影术、经导管动脉灌注术、经导管动脉栓塞术、经皮腔内血管成形术等；②非血管内介入放射学（non-vascular interventional radiology），包括经皮穿刺术、经皮穿刺引流术、消融术、非血管管腔狭窄成形术等。

3. 按学科分类　分为心脏介入放射学、神经介入放射学、外周介入放射学、肿瘤介入放射学等。

4. 按影像导向手段分类　分为CT介入治疗、超声介入治疗、MR介入治疗等。

二、影像导向设备

1. 数字减影血管造影（DSA）　消除了骨骼、软组织对于注入血管系统对比剂影像的影响，清晰显示血管和血流动力学表现，目前是血管系统介入放射学唯一的监视方法。传统的DSA是二维成像，新一代的DSA发展出了很多新功能，如三维血管成像、C臂CT等、步进DSA等。DSA对术者和受检者有一定的电离辐射。

2. 超声　具有动态实时显像、无电离辐射等特点。主要适用于腹部非血管介入，特别是对于腹部实质性脏器以及浅表器官经皮穿刺操作，超声应作为首选的影像监视方法。

3. CT　可以对全身任何部位进行断层扫描，是非血管介入的主要导向手段，特别是对骨、肺、纵隔等结构的显示优于超声和MR。缺点是对患者有电离辐射、不能像超声那样实时显示图像。

4. MRI　介入导向的MR需要开放型MR，主要用于非血管介入。对中枢神经系统方面的显像优于

CT，无电离辐射。开放型MR设备价格较高，目前难以普及，需要专用的MR介入器材。

三、常用器材

介入放射学使用的器材种类繁多，常用的介入放射学器材如下。

1. 穿刺针（needle） 是介入放射学最基本的器材。介入手术是经过穿刺针建立通道介入到体内的。由于穿刺的部位不一样，穿刺针的种类繁多，常用的有血管穿刺针、活检针、治疗针等。

2. 导管（catheter） 是介入放射学的主要器材。根据使用目的可分为造影导管、引流导管、球囊扩张导管等，分别用于造影、引流、扩张狭窄管腔。导管直径有粗细和长短之分，导管直径则用 F 表示，1F ＝ 0.335mm。标准导管为5F，低于3F的导管称为微导管，临床应用中要根据血管的粗细选用不同直径的导管。

3. 导丝（guide wire） 作用是引导导管前进，也是介入手术不可缺少的重要器材。在用导管插入血管时必须在导丝的引导下才能更容易地将导管插入血管的远端。根据使用物理特性不同导丝可以分为超滑导丝、超硬导丝、超长的交换导丝。

4. 导管鞘（sheath） 是一人工通道。它由带反流阀的外鞘和能够通过导丝的中空内芯组成，用硅胶制成的反流阀在防止血液外溢的同时，可以反复通过相应口径的导管。

5. 支架（stent） 是具有对狭窄管腔进行支撑以恢复管腔通畅功能的架子。狭义的支架，仅指金属支架。金属支架的制作材料可有金属钽、医用不锈钢和镍钛合金等。

支架种类繁多，按支架展开方式分为：自扩式（self-expanding）和球囊扩张式（expanding）。按支架表面处理情况分为：裸支架（bare stent），为网状，液体和气体可通过这些网眼自由进入。带膜支架（covered stent）：用涂膜或聚乙烯膜覆盖的支架，能封闭血管性或非血管性瘘口。支架移植物（stent-graft）：金属支架与人造血管的复合物。支架有粗细和长短之分，常用支架有冠状动脉支架、肾动脉支架、颈动脉支架、主动脉支架、下肢动脉支架、食管支架等。

6. 其他 根据介入治疗要求还有很多特殊器材，如用于防止下肢静脉血栓脱落造成肺梗死的下腔静脉滤器，用于取异物或结石的网篮，用于肿瘤穿刺治疗的激光、微波、冷冻等器材，用于治疗血栓的旋切导管等。

四、数字减影血管造影设备在介入放射学中的应用

数字减影血管造影（DSA）是对血管造影图像利用计算机处理数字化的影像信息，以消除骨骼和软组织影而突出血管的成像技术。DSA 是20世纪80年代继CT之后出现的一项医学影像学新技术，是电子计算机与常规血管造影技术结合的产物。

1. DSA的分类及组成 主要根据探测器的种类不同而分为影像增强器型、平板探测器型、CCD探测器型，而平板探测器型又分为非晶硒平板探测器型、非晶硅平板探测器型。DSA的组成有X线管、探测器、摄像机、高压发生器、计算机系统、高压注射器等（图10-1-1）。

2. DSA成像的基本原理 穿过人体的信息X线，经探测器扫描、接收，所得到的图像信号经模数转换（A/D转换）储存在数字

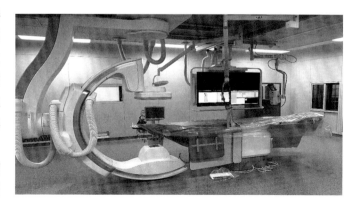

图10-1-1 DSA设备

储存器内，将对比剂注入前所摄蒙片（mask）与对比剂注入后所摄的血管充盈像经减影处理成减影影像，再经数模转换（D/A转换）成只留下含对比剂的血管像，即DSA影像图（图10-1-2）。DSA是通过计算机将未造影的图像与造影图像相减（去除影像上的骨与软组织影响）而突出血管的一种技术。数字减影血管造影术是消除了造影血管以外的结构，突出了被造影器官的血管影像的方法。

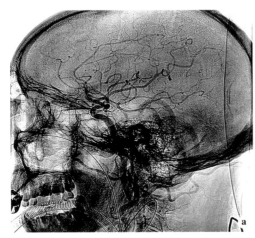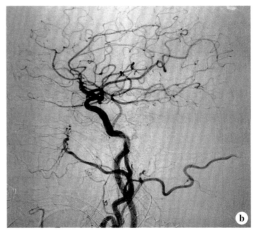

图 10-1-2 DSA影像图

a. 注入对比剂的透视图像；b. 减影后图像

3. DSA成像方式　分静脉性DSA（IVDSA）和动脉性DSA（IADSA）。静脉性DSA分外周静脉法和中心静脉法，动脉性DSA分选择性和超选择性方法。

（1）静脉性DSA　发展DSA最初的动机是希望经外围静脉注射对比剂显示全身动脉系统，通过临床验证这种方法产生的图像质量难以满足诊断和介入治疗的要求。目前IVDSA基本废弃，仅用于门静脉、髂静脉、四肢静脉的检查。

（2）动脉性DSA　应用广泛，对比剂直接注入兴趣区动脉或接近兴趣区动脉处，对比剂稀释较IVDSA要轻微得多，对比剂团注不需要长时间的传输与涂布，使用的对比剂浓度低，并在注射参数的选择上灵活性较大。同时影像重叠少，成像质量高，成像时受患者的影响减少，辐射剂量也低。

在DSA成像过程中，球管、人体和探测器在同步规律运动的情况下，而获得DSA图像的方式，称为动态DSA。常见的是旋转式DSA和步进式DSA。旋转式DSA是一种三维图像采集方法，在注射对比剂前和注射对比剂后分别采集两次序列图像，C臂支架围绕感兴趣区域血管再作180°的参数采集，此时人体保持静止，X线管与增强器做同步匀速运动，分别获得蒙片像和造影像。两次采集的数字图像经减影处理，从而获得兴趣区血管180°方位的减影像。这样图像可清楚显示某段血管或心脏的多方位解剖学结构和形态，对病变的观察更全面、更确切、更客观，尤其对脑血管、心脏和冠状动脉较为适用。步进式DSA采用快速脉冲曝光采集图像，实时减影成像。在注射对比剂前摄制感兴趣区血管的蒙片，随即采集造影像进行减影。在两次曝光采像中，球管与增强器保持静止，导管床携人体自动均速地向前移动，以此获得全程的血管减影像。该方式一次注射对比剂可获得成像区域的血管全长。主要用于四肢动脉DSA的检查和介入治疗。

第2节　介入放射学常用操作技术及临床应用

一、经皮穿刺术

经皮穿刺术是利用穿刺针进入人体的技术，是介入放射学操作技术的基础，其目的是建立进入人体的通道。

【适应证】 建立血管通道、进入非血管管腔、穿刺实体器官等。

【器材】 穿刺针、活检针、治疗针、导丝、导管鞘、尖刀片等。

【操作方法】 在此介绍常用的穿刺插管技术，多采用Seldinger技术。

动脉穿刺常用部位是右侧股动脉，其他动脉穿刺部位有左侧股动脉、桡动脉、腋动脉、锁骨下动脉及颈动脉。静脉穿刺较常用的部位是股静脉与颈静脉。

右侧股动脉穿刺时，患者仰卧在造影台上，行常规皮肤消毒，局部麻醉。术者左手在右侧腹股沟区触摸到股动脉搏动，选择右侧腹股沟区皮肤皱褶下方约0.5cm处作为穿刺点。用尖刀片挑开皮肤2mm，穿刺针穿刺时斜面应始终向上，用带针芯的穿刺针以30°～40°角经皮向血管快速穿刺，穿透血管前后壁，退出针芯。缓缓向外退针见血液从针尾射出，随后将导丝经穿刺针送至股动脉，退出穿刺针，只将导丝留在股动脉内。通过导丝引入导管鞘，左手固定血管鞘，右手握住导丝和血管鞘内支撑导管，将导丝和支撑导管退出，将导管鞘留在股动脉内。术毕经导管鞘可以送入导管，此方法的优点是出血较少。

二、经皮穿刺引流术

经皮穿刺引流术（percutaneous puncture drainage）是采用介入方法将人体内各种积液、积气引流到体外的技术。

【适应证】 ①正常人体管道阻塞，如胆道、泌尿道阻塞。②体腔内由于炎症、外伤等原因引起腔内脏器受压、功能受损，或毒性物质不能排出而大量吸收有害于机体时，如气胸、脓胸、心包积液、积脓、腹腔或盆腔等脓肿。③实质脏器内的积液或积脓，如肝、脾、胰、肾等处的脓肿或巨大囊肿引起症状者。

【器材】 可使用超声、X线透视、CT、MR或DSA等影像导向设备，有时则需联合运用（如超声与CT或X线透视）。所用器材有穿刺针、导丝、引流管、扩张导管、固定导管的器械等。

【操作方法】 Seldinger技术、套管法、穿刺通过扩张法。

Seldinger技术主要用于血管，现也用于非血管性技术，如经皮穿刺胆管、脓肿穿刺引流、囊肿穿刺等也可使用。

术前准备：术前检测血、尿、便常规，出凝血时间，必要时查凝血酶原时间、肝肾心功能、抗生素及碘过敏试验。与患者及家属谈话说明治疗过程及可能出现的并发症，取得配合并签字。术前禁食2～4小时，术前30分钟肌内注射镇静药。分析超声或CT等影像资料，确定最佳引流途径。

穿刺及引流通道设计，选择穿刺途径应尽量避开占位性病变、生理管腔（如血管、胆管等）和邻近脏器。先在皮肤做好穿刺点标记，消毒铺巾，穿刺点局部麻醉。局部麻醉深度达病变脏器的包膜。做皮肤小切口，以略大于引流管外径为宜。穿刺针经切口向预定的引流中心穿刺。如随呼吸移动的穿刺通道，在进针时须令患者浅吸气后屏气，以免穿刺针切割组织。进针达预定深度时，拔出针芯，经套针抽吸，如有引流液抽出，取少许做细胞培养和（或）生化检测。套针进入引流区后，引入导丝，退出套针；在导丝引导下引入扩张管，最后置入引流管；退出导丝，经引流管抽吸积液，冲洗脓腔，造影证实引流管的侧孔段全部在引流区，在体表缝扎或用固定盘固定引流管，接上引流袋。

【注意事项】 引流管侧孔段应尽量置于引流区的最低处；冲洗引流管需慎重，应避免加压冲洗。引流期间，嘱患者避免牵拉引流管，以防脱出。如缝线失去固定作用，应重新设法固定导管（如改用固定盘）。

【并发症】 穿刺点出血、穿刺点血肿形成等。

三、经导管动脉灌注术

经导管动脉灌注术（transcatheter arterial infusion，TAI）是通过介入的方法，经导管将药物注射到局部病变部位以达到治疗目的的方法。

【基本原理】 药物疗效的影响因素：药物自身的药理作用、病变对其的敏感性、病变区的药物浓度、药物在一定的浓度下与病变的接触时间等。前两者影响因素是不会改变的，而后两者影响因素是可以改变的。采用经静脉给药方式时，药物经静脉回流至右心、肺循环，再经左心室泵出分散至全身（包括病变区）。此过程的早期，药物在各脏器的分布量主要取决于其血流量，而后再根据药物自身的代谢和分布特点，主要分布于肝、肾、肺或皮肤等脏器。靶器官的药物浓度主要与外周血浆药物浓度平行。欲提高靶器官的药物浓度只有增加药物注射量及注射速率。而通常药物不良反应与其用量及外周血浆浓度成正比，正因如此，虽然增加药物剂量可以增强疗效，但常规给药途径几乎无法解决这一问题。TAI的基本方法是经皮穿刺动脉并插管至靶动脉，再以等于或小于静脉给药的剂量动脉内灌注，有效提高靶器官药物浓度、延长药物与病变的接触时间，在提高疗效的同时，显著减少了药物的不良反应。

【适应证】 用于恶性实体瘤（常见的肿瘤有胃癌、肺癌、胰腺癌）、急性血栓形成的溶栓（急性心肌梗死、缺血性脑血管病、外周或内脏动脉及静脉血栓）、动脉痉挛等。亦可用于治疗难治性局灶性炎症，如化脓性骨髓炎、急性坏死性胰腺炎、消化道出血等。

【器材】 常规器材与选择性血管造影所用相同，主要有穿刺针、导丝、导管鞘和导管等。特殊器材包括同轴导管系统、球囊阻塞导管、全植入式导管药盒系统、药物注射泵和脉冲式注射泵等。

【灌注方式】 一次冲击性TAI、动脉阻滞化疗、长期药物灌注。

TAI与动脉栓塞术的配合：TAI常与经导管动脉栓塞术配合以治疗恶性肿瘤，即除灌注化疗药物外，还经导管注入栓塞物质，阻断肿瘤的血供，达到用化疗药物"药死"肿瘤和用栓塞物质阻断肿瘤血供"饿死"肿瘤的双重目的。该手术被称为经导管动脉化疗栓塞术（transcatheter arterial chemoembolization，TACE）。

【操作方法】 常用的穿刺部位为右侧股动脉，常规准备，局部麻醉下采用Seldinger技术穿刺右侧股动脉成功后，送入导管，在导丝引导下将导管插入靶血管先行动脉造影。确定导管头端置于病变部位后，经导管注入所需药物，注射完毕后，拔管，穿刺点加压包扎。如果是动脉溶栓，注入药物后再造影，观察疗效，决定是否需要留置导管持续灌注药物。

四、经导管动脉栓塞术

经导管动脉栓塞术（transcatheter arterial embolization，TAE）是用介入的方法经导管向靶血管内注入栓塞物质，使之闭塞从而达到治疗目的的技术，即堵血管。

【适应证】 ①异常血流动力学的纠正或恢复：包括动脉瘤、动静脉畸形、动静脉瘘、静脉曲张。②止血包括：消化道出血、大咯血、泌尿系统出血、外伤所致出血、顽固性鼻衄、颌面部出血、手术后所发生的内出血、保守治疗无效的食管静脉曲张出血等。③肿瘤治疗：分为富血管性实体恶性肿瘤的姑息性治疗、恶性肿瘤的术前辅助治疗和良性肿瘤的栓塞治疗。富血管性实体恶性肿瘤的姑息性治疗如原发性和转移性肝癌，肾癌，盆腔各种富血管性恶性肿瘤，颌面部恶性肿瘤，四肢、脊柱及骨盆恶性骨肿瘤等。目的：缩小肿瘤体积、减轻或消除由其引起的症状，延长生命、改善患者生存质量。缩小肿瘤体积可使部分不能一期手术切除的大肿瘤，可二期切除。栓塞后肿瘤血供减少，使手术中出血减少，术野清楚，可缩短手术时间，提高肿瘤切除率。常见疾病如较大的原发性肝癌、肾癌、脑膜瘤、鼻咽纤维血管瘤、手术不能切除的晚期胃癌、骨盆巨大骨巨细胞瘤等。良性肿瘤适于栓塞治疗的有肝海绵状血管瘤、症状性子宫肌瘤、椎体动脉瘤样骨囊肿等。④内科性器官切除：包括脾功能亢进和巨脾。

【禁忌证】 难以恢复的肝、肾衰竭和恶病质患者；凝血机制障碍；导管未能深入靶动脉；导管端部前方有重要的非靶血管不能避开者。

【器材】 穿刺针、导丝、导管、非黏附性栓塞物质等。

【栓塞物质】 TAE技术的核心是把栓塞物质释放到靶血管，从而达到阻断血流、闭塞异常通道的目的。栓塞物质种类繁多，可有如下几种分类。

1. 按材料性质分类 分为生物栓塞物质如自体血凝块，海绵类如明胶海绵和明胶海绵颗粒/微粒，微球、微囊类如聚乙烯醇缩乙醛（PVA）颗粒、海藻酸钠微球，碘油如碘化油，可脱落球囊，组织坏死剂如无水乙醇，黏胶类如氰基丙烯酸异丁酯、EVAL，中药类如白及等。

2. 按材料是否吸收分类 分为可吸收材料如明胶海绵，不可吸收材料如弹簧圈、PVA颗粒、球囊等。

3. 按栓塞部位分类 分为中央性栓塞物质和周围性栓塞物质。

4. 按物理性状分类 分为液体栓塞材料、黏附性栓塞材料、氰丙烯酸酯类组织胶。目前临床应用的主要是α-氰基丙烯酸正丁酯（NBCA）。非黏附性栓塞材料：碘化油、无水乙醇等。固体栓塞材料：可吸收性栓塞材料如明胶海绵；不可吸收性栓塞材料包括PVA颗粒、海藻酸钠微球、弹簧圈、可脱落球囊等。

5. 按使血管闭塞的时间长短分类 分为临时性栓塞材料如明胶海绵，永久性栓塞材料如PVA颗粒、海藻酸钠微球、弹簧圈、可脱落球囊等。

以上这些栓塞材料要根据不同疾病进行选择。

【操作方法】

1. 常规准备 局部麻醉下采用Seldinger技术穿刺右侧股动脉成功后，送入导管，选插靶血管，注入对比剂行DSA检查。

2. 血管造影 先行非选择性血管造影，再行选择性血管造影，以明确病变的诊断，即使已有其他影像学甚至病理学资料，亦应对病变从血管造影诊断方面加以研究。主要包括病变部位和性质的确定，了解血管本身的解剖位置和变异情况。明确靶动脉的血流动力学改变，主要包括血管的走行、直径、动静脉显影的时间和顺序、血流速度、侧支循环，以及病变的显影程度和对比剂排空时间等。

3. 选插靶血管 选择性或超选择性靶血管插管水平可影响栓塞术的疗效和并发症的发生率，原则上要求导管应插入欲被栓塞的血管，而尽量避开非靶血管。

4. 选择栓塞物质 栓塞物质的选择是栓塞术的重要一环。根据不同疾病选择不同栓塞物质。常见疾病的栓塞物质：肝癌选用碘化油、颅内动脉瘤选用弹簧圈、脑动静脉畸形选用NBCA等。

5. 释放栓塞物质 栓塞物质经导管注入靶血管的过程是完成栓塞术的关键步骤，过程中术者始终注视动态影像，手眼协调动作，以控制栓塞剂的准确释放。通常可采用低压流控法：即导管插入靶血管但并不阻断其血流，以低压注入栓塞物质，由血流将栓塞剂带到血管远端而形成栓塞的方法；阻控法：即以导管端部嵌入靶血管或以球囊导管阻断其血流，然后再注入栓塞物质的方法；定位法：即导管准确插入靶动脉欲被栓塞的部位，然后注入栓塞物质。

6. 再造影观察栓塞效果 栓塞完毕后要再造影，观察栓塞效果（图10-2-1）。栓塞不足需再行栓塞；过度栓塞可造成严重并发症；如果造影显示栓塞效果满意，则拔管、穿刺点加压包扎。

【栓塞反应】 栓塞反应又称栓塞后综合征，是指靶器官栓塞后出现的、预料中的症状和体征，多为自然过程，对症处理后可康复。其表现及程度与使用栓塞物质的种类、栓塞水平和程度，以及不同靶器官有关，轻者可无明显症状和体征，重者可出现疼痛、发热及消化道反应，如恶心、呕吐、食欲缺乏。

【并发症】 常见并发症包括：过度栓塞引起的大范围组织坏死；误栓，是指非靶血管或器官的意外栓塞；感染等。

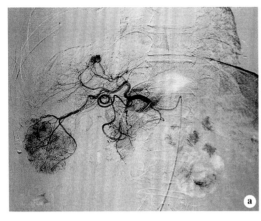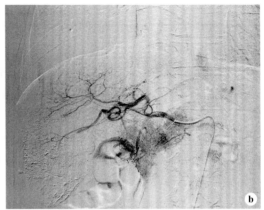

图 10-2-1 肝癌栓塞

a. 栓塞前 DSA 显示肿瘤染色；b. 栓塞后显示肿瘤染色消失

五、经皮腔内血管成形术

经皮腔内血管成形术（percutaneous transluminal angioplasty，PTA）是采用导管技术扩张或再通动脉粥样硬化或其他原因所致的血管狭窄或闭塞性病变的方法。目前 PTA 包括：球囊血管成形术、血管内支架植入术、激光血管成形术、动脉粥样斑块切除术。血管内支架植入术由于置入支架后急性阻塞率低，血管开放率高和并发症少的特点，其疗效超过了球囊血管成形术，是目前临床上应用最为广泛的血管成形技术。本文主要介绍血管内支架植入术。

【适应证】 ①大、中血管的局限短段狭窄或闭塞。②肢体动脉缺血狭窄性病变。③肾动脉狭窄。④血管性腹绞痛。⑤颈动脉狭窄性病变。⑥冠状动脉狭窄。⑦腔静脉、门静脉、锁骨下静脉、透析通道狭窄。

【禁忌证】 ①病变已形成溃疡、有严重钙化或长段狭窄、闭塞。②重要脏器功能衰竭。③ 凝血机制障碍并且尚未得到纠正。④大动脉炎活动期。⑤ 血管狭窄段附近有动脉瘤形成。

【器材】 穿刺针、导丝、血管鞘、造影导管、球囊导管、支架等。

【操作方法】

1. 术前、术中用药 术前一日晚及术日晨应用肠溶阿司匹林和波立维等药物进行抗血小板治疗，术中开始静脉内给予肝素，以后按 1000U/h 的剂量追加肝素，保持 ACT 大于 300 秒。

2. 建立血管通道 常规准备，采用 Seldinger 技术穿刺股动脉成功后，送入导管。

3. 血管造影 造影的顺序一般是先做非选择性造影，然后再进行选择性或超选择性造影。除注意血管形态学改变外，不可忽视的是观察血流动力学变化。

4. 支架的选择 支架的长度以能将病变完全覆盖为宜，而且最好支架两端能覆盖正常或相对正常血管段约 5mm。选用时要考虑到扩展开后支架会缩短，因此要把支架的缩短率计算在内。若需放置多个血管内支架，各内支架间应相互交错 5～10mm。支架的口径则以病灶近端血管口径为标准，球囊扩张式支架直径与血管口径的最低比值为 1.2～1.5，而自扩式支架应大于血管管径的 10%～20%，以保持支架的稳定性。

5. 支架的输送系统 球囊扩张式支架应确保支架紧贴在球囊上不移动，球囊不漏。支架一旦进入血管不能轻易回收到导引导管和长导管鞘内，因为在回收的过程中支架可能在导管开口脱落而造成异位释放。另外要确保球囊不漏，因为支架要靠球囊扩张，如果支架进入血管内而球囊破裂无法释放，又无法回收是很危险的。自扩式支架应核对选用支架的型号和规格，要知道所选用支架缩短的比率（因为自扩式支架缩短率较大），要熟悉支架释放的操作过程和注意事项。

6. 导引导管和长导管鞘 导引导管或长导管鞘使用的目的是支持和确保支架输送系统顺利到达和穿过病变血管，同时可通过导引导管或长导管鞘的侧管持续加压注入肝素盐水或随时注入对比剂观察及准确定位。使用球囊扩张式支架时，不论什么部位都应该用导引导管或长导管鞘，自扩式支架用在主动脉和四肢动脉可用导丝直接输送自扩式支架系统至病变部位。

7. 球囊预扩张 自扩式支架只要能顺利穿过和到达治疗血管部位，一般不主张进行球囊预扩张，但支架输送系统穿过有阻力或困难以及穿过完全闭塞血管段时应进行球囊预扩张。球囊扩张式支架在闭塞或重度狭窄血管病变段放置前应该进行球囊预扩张，但选择球囊不要过大，球囊直径应小于病变近端血管径或两者比例为1：1。扩张时不要给太大压力，以球囊导管能顺利穿过为宜，避免造成血管内膜撕裂或夹层反而使支架置入更加困难。

8. 支架定位 支架准确定位极为重要，因为一旦支架被释放，就不可能更换位置或将其收回。须在透视下认真反复确认支架和治疗病变血管位置关系，并仔细调整，必要时进行点片式血管造影，以保证支架定位的准确性。可在路径图或体外金属标记指导下，放置调整支架的准确位置。

9. 支架释放 确定支架准确到位后，应迅速在透视下释放支架。球囊扩张式支架用6～8个大气压将支架完全展开，加压持续时间为15～30秒，支架完全展开后抽空和回撤球囊。自扩式支架释放后，原则上不再进行球囊扩张。支架展开后，应再次进行血管造影，以了解支架的位置、张开情况及与血管壁贴合情况。如遇下列情况仍需给予处理：①支架释放后仍有明显残余狭窄，应送入球囊再扩张，必要时用高压球囊。②如果支架没有覆盖其远端的狭窄血管或疑有夹层时，应在远端再置入一枚支架。

10. 术后处理 术后拔除动脉导管鞘，加压，包扎，必要时用血管缝合器或封堵器处理穿刺血管。术后继续抗凝3～5天，静脉滴注肝素或皮下注射低分子量肝素。口服氯吡格雷75mg/d，肠溶阿司匹林100mg/d，6～12个月；定期随访。

【并发症预防与处理】

1. 血管损伤或夹层和急性血栓 首先将球囊扩张式支架置入覆盖远端夹层部位，如血管造影证实病变消失和血管保持通畅，可让患者回病房严密监视观察，必要时及时行进一步处理。支架内急性血栓形成，应先行经导管动脉溶栓，第1小时50万～100万U尿激酶，以后10万～20万U/h。开通后再进行PTA或支架置入治疗。在血管内支架置入术前，经导管向病变血管内注入肝素2000～5000U，以防血栓形成。

2. 血管内支架置入后再狭窄或闭塞的处理 血管内支架置入后，由于血栓形成或内膜增生所致的早期或晚期再狭窄或闭塞，需及时行再次的介入治疗，包括球囊扩张、溶栓、动脉粥样斑块旋切、激光治疗、内支架取出回收和再次内支架置入等，使狭窄或闭塞的管腔获得再通，提高其二期开通率。

六、介入放射学在临床各学科中的应用

（一）神经介入放射学

1. 血管内栓塞术 常见疾病包括颅内动脉瘤、脑动静脉畸形、颈动脉海绵窦瘘、硬脑膜动静脉瘘、脑膜瘤术前辅助栓塞、顽固性鼻衄、鼻咽纤维血管瘤、脊髓血管畸形等。

2. 血管内药物灌注术 常用于急性脑梗死溶栓、中枢神经系统肿瘤动脉内化疗药物灌注。

3. 血管成形术 常见疾病包括颈动脉、椎动脉、锁骨下动脉和颅内动脉狭窄。

（二）心脏介入放射学

1. 冠状动脉介入诊断和治疗 对疑有冠脉病变者进行选择性冠状动脉造影，是冠心病诊断的"金标准"。经皮腔内冠状动脉成形术（PTCA）是冠心病最常用的介入治疗方法。

2. 心脏电介入诊断和治疗 射频消融术利用高频交流电射频电流局部加热原理，治疗房室结双径路、预激综合征、室性心动过速、房性心动过速、心房颤动和心房扑动。

3. 先天性心脏病介入治疗 通过介入技术对先天性心脏缺陷进行封堵、扩张、修补等治疗。治疗疾病包括动脉导管未闭、房间隔缺损、室间隔缺损、肺动脉狭窄、肺动静脉瘘、冠状动脉瘘、主动脉缩窄。

4. 瓣膜性心脏病介入治疗 经皮瓣膜成形术。治疗疾病：二尖瓣狭窄、肺动脉瓣狭窄、主动脉瓣狭窄、经皮主动脉瓣置换。

（三）肿瘤介入放射学

1. 血管内介入 包括栓塞和灌注术，通常两种技术联合应用，即TACE。该技术主要特点是阻断肿瘤血供的同时用化疗药物局部灌注，从而达到"饿死"和"药死"肿瘤的目的。主要用于失去手术时机患者的姑息性治疗和手术前辅助治疗。

2. 非血管内介入 包括无水乙醇消融术、射频消融术、微波消融术、氩氦刀、粒子植入术和高能聚焦超声。

（1）无水乙醇消融术 在超声或CT引导下直接将乙醇注入肿瘤中央，使肿瘤细胞及附近血管内皮细胞迅速脱水，蛋白质变性凝固，导致肿瘤细胞坏死/缺血，即"醉死"肿瘤。主要用于肝癌。

（2）射频消融术 原理是在CT、超声的引导下，将多极子母针消融电极准确刺入肿瘤部位，通过射频消融仪使肿瘤组织产生局部高温（70～95℃），从而达到使肿瘤组织及其邻近组织凝固坏死的目的，即"烧死"肿瘤。目前临床较多应用于肝癌、肺癌、肾癌等。

（3）微波消融术 在CT、超声等影像设备监控下，用专门的治疗针经皮穿刺进入肿瘤内，利用微波炉一样的原理，使肿瘤组织局部在几分钟内达到70℃以上的温度，使肿瘤靶组织发生凝固性坏死，即"烧死"肿瘤。目前临床较多应用于肝癌、肝血管瘤、外周型肺肿瘤、肾肿瘤、子宫肌瘤等。

（4）氩氦刀 在CT或B超定位引导下将氩氦刀准确穿刺进入肿瘤体内，启动仪器，首先将病变组织冷冻至-170～-140℃，然后迅速复温至20～40℃。此种冷热逆转疗法，对病变组织的摧毁尤为彻底，即"冻死"肿瘤。目前临床较多应用于肝癌、肺癌、乳腺癌、子宫癌、肾癌、前列腺癌等。

（5）粒子植入术 又称肿瘤体内粒子刀、内放疗或组织间放疗或近距离治疗，是指将封闭放射源放入肿瘤组织内，通过放射性粒子持续释放射线来达到杀伤肿瘤的目的，使肿瘤得到最大照射（调强）的同时，周围正常组织受到尽可能小的照射（适形），即"照射死"肿瘤。目前临床较多应用于肝癌、肺癌、胰腺癌等。

（6）高能聚焦超声（HIFU） 于组织内产生热效应、空化效应等生物效应来治疗病变，即"烧死"肿瘤。临床较多应用于晚期、复发、不能再次手术的实质性肿瘤，如腹腔、盆腔以及体表肿瘤。另外对部分良性疾病，如子宫肌瘤、前列腺增生等治疗效果亦显著。

这些非血管内介入技术可以单独应用，也可在TACE后应用。

（四）外周血管介入放射学

治疗技术包括主动脉夹层支架置入术、主动脉瘤腔内隔绝术、肾动脉狭窄的血管成形术、静脉栓塞性疾病的介入治疗等。

此外，介入放射学在消化系统、骨科、妇产科等领域应用也较广泛。

（孙小丽　王　琳）

主要参考文献

陈敏，王霄英，2019.中华影像医学：泌尿生殖系统卷.3版.北京：人民卫生出版社.

陈晓丽，鲜军舫，2022.鼻腔鼻窦肿瘤和肿瘤样病变的影像学分析思路.中华放射学杂志，56（7）：826-830.

国家超声医学质量控制中心，中华医学会超声医学分会，2020.乳腺疾病超声检查质量控制专家共识（2019版）.中华超声影像学杂志，29（1）：1-5.

国家心血管病中心心肌病专科联盟，中国医疗保健国际交流促进会心血管病精准医学分会，《中国循环杂志》"中国成人肥厚型心肌病诊断与治疗指南2023"专家组，2023.中国成人肥厚型心肌病诊断与治疗指南2023.中国循环杂志，38（1）：1-33.

韩萍，于春水，2017.医学影像诊断学.4版.北京：人民卫生出版社.

金征宇，2018.放射学高级教程.2版.北京：中华医学电子音像出版社.

梁长虹，胡道予，2019.中华影像医学：消化道卷.3版.北京：人民卫生出版社.

廖伟雄，韩晓磊，谭理连，2018.医学影像诊断学.武汉：华中科技大学出版社.

廖伟雄，孟祥，夏正超，2017.医学影像诊断学.北京：科学出版社.

刘士远，陈敏，2022.医学影像学导论.北京：人民卫生出版社.

宋彬，韩萍，2018.腹部放射诊断学.北京：人民卫生出版社.

夏瑞明，刘林祥，2020.医学影像诊断学.4版.北京：人民卫生出版社.

徐克，2020.医学影像学.9版.北京：人民卫生出版社.

徐克，龚启勇，韩萍，2018.医学影像学.8版.北京：人民卫生出版社.

于春水，马林，张国伟，2019.颅脑影像诊断学.3版.北京：人民卫生出版社.

于春水，郑传胜，王振常，2022.医学影像诊断学.5版.北京：人民卫生出版社.

中华医学会放射学分会头颈学组，2017.鼻部CT和MRI检查及诊断专家共识.中华放射学杂志，51（9）：660-664.

中华医学会放射学分会头颈学组，2017.耳部CT和MRI检查及诊断专家共识.中华放射学杂志，51（9）：654-659.

中华医学会放射学分会心胸学组，《中华放射学杂志》心脏冠状动脉多排CT临床应用指南写作专家组，2017.心脏冠状动脉CT血管成像技术规范化应用中国指南.中华放射学杂志，51（10）：732-743.

邹煜，高莉，2017.医学影像学读片诊断图谱——胸部分册.北京：人民卫生出版社.